U0253146

麻醉创新诊疗学
——麻醉学原理诊治疑难病

安建雄　方七五　主编

清华大学出版社
北京

内 容 简 介

创新是本书的主线，本书重点介绍了慢性神经病理性疼痛和慢性失眠的全神经损伤新学说，这些创新理论不仅有助于读者理解创新诊疗的来龙去脉，也有利于读者举一反三，在临床实践中开展创新工作。利用这些新学说，作者对带状疱疹后神经痛、三叉神经痛、骨坏死和慢性盆腔痛等进行了有益探索，针对睡眠障碍，作者提出仿生睡眠滴定、病人自控睡眠等新概念，并建立了多模式睡眠创新诊疗体系，为慢性失眠，特别是药物依赖性失眠的治疗开辟了新的领域。作者采用麻醉学原理对抑郁症、银屑病、丙泊酚成瘾、精神分裂症、儿童孤独症、新冠病毒感染后综合征、过敏性鼻炎和咽反射敏感症等众多非疼痛类疾病进行了创新诊疗和临床经验总结。本书内容丰富，临床实用性强，对麻醉、疼痛与睡眠医学领域的相关专业人员有重要参考作用。

图书在版编目（CIP）数据

麻醉创新诊疗学：麻醉学原理诊治疑难病/安建雄，方七五主编.— 北京：清华大学出版社，2024.5（2024.12 重印）
ISBN 978-7-302-66355-3

Ⅰ.①麻… Ⅱ.①安… ②方… Ⅲ.①麻醉学 Ⅳ.①R614

中国国家版本馆CIP数据核字（2024）第107734号

责任编辑：肖 军
封面设计：钟 达
责任校对：李建庄
责任印制：沈 露

出版发行：清华大学出版社
  网 址：https://www.tup.com.cn, https://www.wqxuetang.com
  地 址：北京清华大学学研大厦 A 座 邮 编：100084
  社 总 机：010-83470000 邮 购：010-62786544
  投稿与读者服务：010-62776969, c-service@tup.tsinghua.edu.cn
  质量反馈：010-62772015, zhiliang@tup.tsinghua.edu.cn
印 装 者：三河市龙大印装有限公司
经 销：全国新华书店
开 本：185mm×260mm 印 张：25.75 字 数：492 千字
版 次：2024 年 6 月第 1 版 印 次：2024 年 12 月第 2 次印刷
定 价：268.00 元

产品编号：097648-01

编　者（以姓氏笔画排名）

丁永红　山东大学医学院

马　丽　新疆生产建设兵团第十三师医院

马宝丰　锦州医科大学第四附属医院

王若国　山东第二医科大学附属医院

方七五　航空总医院

左慕妍　中国科学院大学

石子文　广州市妇女儿童医疗中心

包文朝　中国医科大学

任国强　山东省精神卫生中心

刘　悦　中国医科大学

刘采采　中国医科大学

刘淑杰　开封市人民医院

闫伊宁　同济大学医学院

安建雄　山东第二医科大学麻醉创新诊疗研
　　　　究院

　　　　山东第二医科大学附属医院

　　　　南方医科大学中西医结合医院

李　彤　兰州市第一人民医院

李　备　高青县人民医院

李永祥　山东第二医科大学附属医院

李新友　山东第二医科大学麻醉创新诊疗研
　　　　究院

李耀祖　中国科学院大学

杨婉君　西安医学院第二附属医院

利　莉　广西医科大学第一附属医院

沈晶晶　中国医科大学

宋兴荣　广州市妇女儿童医疗中心

张文浩　航空总医院

张建峰　北京大学人民医院

张益佳　柳州市中医医院

张曼玉　山东第二医科大学附属医院

陈若文　航空总医院

林斯妤　宜昌市人民医院

周　利　山东第二医科大学麻醉学院

郑　鑫　中国科学院大学

赵倩男　航空总医院

钮　昆　山东第二医科大学麻醉创新诊疗研究
　　　　院暨麻醉学院

贺光宏　自贡市人民医院

郭　键　中国医科大学

涂静如　中国科学院大学

曹爽娇　山东第二医科大学麻醉创新诊疗研究
　　　　院暨麻醉学院

曹爽婕　山东第二医科大学麻醉创新诊疗研究
　　　　院暨麻醉学院

梁丽敏　河南大学淮河医院

喻　平　东莞市黄江医院

程　洁　中国科学院大学

曾　伟　中山市博爱医院

学术助理　　左慕妍　李耀祖　钮昆

　　在精神相关疾病领域，如疼痛、失眠和抑郁症等，尽管现代医学取得了显著的进步，但仍然有大量患者未能获得有效的治疗，从而陷入困境。根据世界卫生组织（WHO）的统计，全球超过10亿人口患有精神障碍，精神障碍已成为导致残疾的主要原因，患有严重精神卫生问题的人平均比一般人群早死10~20年。慢性疼痛影响着全球约20%的人口，全球约1/3的人口深受睡眠问题困扰。慢性疼痛患者常常经历持续的身体不适和情绪困扰，这不仅限制了他们的日常生活能力，也对他们的社会功能和工作能力造成了影响。失眠、抑郁等精神障碍同样对个体的健康和福祉产生了负面影响。长期的失眠不仅会导致认知功能下降和情绪问题，还与多种慢性疾病的发生有关。全球结构性威胁，如社会和经济不平等、突发公共卫生事件、战争和气候危机，进一步加剧了精神健康危机的严重性。以新冠病毒大流行为例，疫情期间，全球新增超过7000万抑郁症患者，9000万焦虑症患者，数亿人出现睡眠障碍等问题，这种心理层面的影响将持续至少20年。然而，全球范围内只有小部分需要精神卫生服务的患者能够获得有效、负担得起和高质量的服务。即使在大流行之前，全球约71%的精神病患者无法获得必要的精神卫生服务。为了应对这一挑战，开发面向广泛人群的综合性治疗方法，减少医疗资源不平等，确保更多患者能够获得及时和有效的治疗显得尤为重要。

　　安建雄博士，作为麻醉医生，较早地将麻醉学原理和方法用于慢性疼痛的治疗，并在带状疱疹后神经痛、复杂性区域疼痛综合征、慢性盆腔痛等疾病的治疗上取得了一定的成效。他还结合实验室研究，为疼痛医学发展做出了贡献。值得一提的是，安建雄团队在2011-2016期间，尝试用电休克治疗幻肢痛和躯体形式障碍等疑难病，并在国际杂志 *The Journal of ECT* 上发表相关文章。在过去十几年中，安建雄博士对失眠的诊疗领域进行了深入研究，结合家庭自控睡眠治疗，为伴有严重抑郁的失眠患者提供了新的治疗选择。安建雄博士及其团队在推广创新诊疗方法上做出了显著努力。在疫情后的两年内，已经举办国家级继续教育项目《睡眠医学中国行》全国巡讲21次，麻醉创新诊疗学术带头人培训8期，连同进修医师，共培养了超过300名麻醉创新诊疗人才。

　　安建雄博士的创新精神和成果获得了认可。他在多家医院，包括南京医科大学附属常州第二人民医院、康复大学青岛市中心医院、甘肃省金昌市人民医院等综合医院，以及山东省精神卫生中心、广西壮族自治区精神卫生中心（脑科医院）和兰州市精神卫生中心等精神专科医院建立了工作室，推动了精神卫生专科医院的创新工作。

在《麻醉创新诊疗学：麻醉学原理诊治疑难病》即将出版发行之际，向安建雄教授及来自全国的作者表示衷心祝贺，并期待该书能够进一步促进麻醉、疼痛与睡眠医学领域的学术交流和临床实践的发展。

中国科学院院士
北京大学第六医院院长

陆林

2024年5月30日

现代麻醉学的核心工作内容是：消除患者对伤害性刺激的疼痛和异常应激反应；对围麻醉期手术患者基本生命体征的监测与调控，对重要脏器组织及功能的保护与支持；围麻醉手术期危急重症的快速诊断、救治和积极预防。令人骄傲的是有部分富有远见的麻醉学家将麻醉期间的知识和技术用于手术室外造福人类，如中国王源昶教授发明的胸外心脏按压术和美国彼得·沙法（Peter Safar）教授发明的心肺复苏术，每年让成千上万的患者死而复生；而约翰·伯尼卡（John Bonica）创建疼痛医学则让无数人从慢性疼痛的煎熬中得以缓解或解脱；约翰·劳迪（John Loudy）因发明了血库，让因失血而濒临死亡患者"分享（share）"健康人的生命。不过以上案例多为麻醉学技术用于紧急情形救治或症状缓解，麻醉医生是否能治愈一个非麻醉手术期（疑难）疾病，一直是我们关注的问题。

早在20世纪90年代，我与安建雄博士在北京阜外医院麻醉科工作时，就开始从事冠状动脉粥样硬化性心脏病搭桥手术围术期心肌缺血、顽固性心绞痛的麻醉介入治疗及其机制研究。2005年安建雄从美国学习回国后，经过近20年的努力，先后用创新手段治疗带状疱疹后神经痛、股骨头缺血性坏死、慢性盆腔痛、顽固性呃逆和慢性失眠等顽症获得良好效果。更难能可贵的是，安建雄团队还以临床问题为引导，通过在实验室建立三种新型疼痛动物模型，结合临床证据，提出慢性疼痛的全神经损伤学说，并在新理论来指导临床行为，最终做到"不用一滴激素，不损毁一根神经，远期疗效大幅提高，并发症显著减少"。特别是近年来，提出仿生睡眠滴定、病人自控睡眠等新概念，建立了多模式睡眠创新诊疗体系，为慢性失眠，特别是药物依赖性失眠的治疗开辟了新领域。安建雄团队创建的睡眠滴定法快速鉴别诊断睡眠呼吸暂停综合征和不宁腿综合征，更是麻醉医生在诊断学鲜有贡献，实属难能可贵。而新近发表的慢性失眠全神经损伤新学说，更是麻醉与睡眠医学界难得的理论创新。

以安建雄为代表的一批麻醉学界有志之士，长期以来一直致力于发展麻醉创新诊疗新型亚学科。2020年发起成立中华医学会麻醉学分会睡眠医学学组，2023年又成功申请获批麻醉创新学组，最近又提出"麻醉精神医学"和"介入精神医学"等新概念。作为麻醉创新诊疗临床实践经验和科学研究成果的载体，《麻醉创新诊疗学：麻醉学原理诊治疑难病》吸纳了活跃在临床一线的麻醉创新诊疗医师，谱写了他们最新的临床经验和创新理论。相信本书的出版发行，必将对我国麻醉创新工作起到积极推动作用。我也借此机会对本书全体作者表示衷心祝贺！

四川大学华西医院麻醉学教授
中国医师协会麻醉学医师分会首任会长
中华医学会麻醉学分会第十一届委员会主任委员

2024 年 5 月 30 日于德国

以创新之法，探麻醉学诊疗之未来

从"麻醉大国"到"麻醉强国"，从"麻醉学"到"围术期医学"，麻醉科是"临床科室"而非"医技科室"，认知的转变需要用事实来证明。三十年前刘进教授曾问："麻醉学到底能不能治好一个病？"在我看来，这实际是麻醉学发展的核心问题之一，也是限制麻醉学科发展的"卡脖子"问题之一。《麻醉创新诊疗学：麻醉学原理诊治疑难病》给出部分答案。

"创新"从来没有条条框框，是天马行空的。我们见证了5G机器人超远程手术的应用，虚拟现实（VR）与增强现实（AR）在教学领域中的突破，以及3D打印技术为患者提供的"私人订制"服务，放在20年前是匪夷所思的。跳脱出医学，各行各业不外如是：SpaceX的可回收火箭、OpenAI的人工智能技术、无人驾驶汽车带来的商业变革等，无不让人啧啧称奇。埃隆·马斯克所秉持的关键信念就是"既然我觉得它有可能实现，那我就竭尽所能地试一试"。那么，"麻醉创新诊疗学"何尝不是呢？

其实，麻醉学科在骨子里就具备"创新"的优良基因。自麻醉学独立成科以来，麻醉学科的进步主要来自于临床药物和技术的迭代，而这种迭代主要源自麻醉医生天生具备快速发现问题、尝试提出新的解决方案、最终成为临床手段的能力。客观审视各个兄弟学科，麻醉学科最大优势究竟何在？麻醉学科能够从系统层面发现漏洞并系统性地解决问题，麻醉医生的视野始终关注全局，而非局部。"中华医学会麻醉学分会麻醉创新诊疗学"在2024年独立成"筹备"学组的意义何在？在于将这种隐性的优良传统强化成一种意识和认知，强调麻醉医生作为现代医疗系统中的一员是具备天生的职业优势的，即从全局考虑问题，具有解决系统中"卡脖子"难题的职业天赋。毕竟没有其他学科可以从患者入院到患者出院全程参与整个诊疗流程。

从"麻醉大国"到"麻醉强国"，关键在一个"强"字。如何真正体现"强"字？在于技术与药物的领先上，在于系统先进性和解决方案的领先上，在于手段和方法的领先上。唯有创新方可实现。麻醉学科的发展一路走来，从手术室内到手术室外，从术前访视到麻醉门诊，从专家会诊到主导患者整个围手术期方案，暂时尚缺患者术后诊疗和麻醉学应用于非手术诊疗这一块。《麻醉创新诊疗学：麻醉学原理诊治疑难病》无疑填补了这一空缺。

　　无论是传统医学还是现代医学，其发展的终极目标都是为人类健康提供更优的解决方案。作为麻醉医生不该、也不能给自己设限，而应积极探索和发展基于麻醉学原理的各种诊疗手段、方式与技术，并立足于系统性的视角谋求解决方案。坚持发现问题、鉴别问题、修正问题、解决问题的学科传统，并不断积累，方有一日实现真正意义上的"麻醉强国"之梦。

　　作为中华医学会麻醉学分会第十四届委员会的主任委员，我非常荣幸能为该书做序，也非常庆幸中国麻醉学科的发展有以安建雄教授和方七五教授为代表的学者在"麻醉创新诊疗学"领域钻研并不断奋斗。也希望更多有志于此的麻醉学同道能加入其中，因为麻醉学科的发展尚在"少壮"之年，仍需吾辈发愤图强、鞠躬尽瘁。

中华医学会麻醉学分会主任委员
上海交通大学仁济医院麻醉科教授

麻醉创新诊疗将成为麻醉学新的亚学科

　　从有文字记载的三国时期华佗先生的麻沸散，到1846年麻省总医院现代麻醉学标志性事件乙醚麻醉表演，不难看出，麻醉的初心都是为手术提供镇痛。不幸的是，在征服疼痛的同时，总会伴随高发的麻醉相关死亡率和并发症，尤其在麻醉学发展的第二个阶段，麻醉学家们实际是为麻醉安全而战。我们知道，防止缺氧是围麻醉期最主要的工作目标，直到20世纪80年代后期，由于脉搏氧饱和度监测的广泛普及，围麻醉期心脏骤停发生率和麻醉相关死亡率才显著降低。脉搏氧饱和度反映机体缺氧是一个渐进或量变到质变的过程，使得麻醉医生能更早发现缺氧并及时采取措施，从而避免灾难性后果，毋庸置疑，对于深肤色的患者，脉搏氧饱和度监测更显示出特殊的优势。另一方面，麻醉新设备、新药物的使用，加之模拟训练理念和教学手段的引入，将麻醉相关死亡率大幅降低，20世纪90年代约为二十万分之一，目前约百万分之一；当今麻醉安全技术已经达到相当高的水平。

　　麻醉安全问题基本解决后，麻醉学家将更多精力投入到舒适医疗中，舒适医疗不仅局限在围手术期，实际上已经延伸到非手术患者镇痛、镇静、恶心呕吐的治疗，分娩镇痛、癌痛控制、无痛胃肠镜、牙科镇静镇痛，甚至幽闭症患者接受影像检查的镇静等都属于这种场景。记得1997年我在中国医学科学院北京阜外医院工作时，陪同著名麻醉学家刘进教授接受新华社首席记者朱幼棣先生采访时，说过一句富有远见的话："由于麻醉医生参与不足，中国百姓正在经历着本可避免的痛苦"，当时偌大的首都北京找不到一家可以做无痛肠镜的医院。庆幸的是，目前舒适医疗在我国已经形成相当规模并迅速发展。而另外一批麻醉医生科学家们则把兴趣转向麻醉后患者的心、脑、肝、肾等重要脏器功能管理，包括，甚至对手术后患者寿命的影响。舒适医疗和麻醉管理对患者预后的影响构成麻醉学的第三和第四个阶段，实际上这两个阶段很难严格区分，基本是同期重叠的。

　　麻醉学发展的五个阶段可以定义为麻醉学原理和技术治疗疑难病。虽然很早就有前辈们尝试利用麻醉学原理治疗疑难病，但基本处于零星和散在行为，那时的主要关注点是疼痛治疗和危重症患者的管理，遗憾的是对医学和社会关注的疑难病诊疗并未形成气候。究其原因，除当时麻醉学界的认知水平外，他们所处时代和环境，包括观念，医院管理，法律法规，甚至麻醉医生短缺等因素都严重地限制这一亚学科的发展。近十年来，随着我国成为世界第二大经济体，国家对科研的投入大幅增长，以及我国数届麻醉学领袖的创新意识和国际眼光，从认知、舆论、政策法规到实际运作，都为麻醉创新诊疗学发展奠定了良好的基础。2023年，中华医学会麻醉学分会新一届主任委员俞卫峰教授，组织成立了麻醉创新诊疗学组，更是标志着我国麻醉创新诊疗学亚学科的诞生，并走在世界的前列。总之，我们有幸处于盛世之下麻醉创新诊疗学亚学科发展的黄金时期，完全有理由有条件大有作为。

麻醉对外科发展的重要性早已为人熟悉。美国前总统克林顿在自传中谈到自己经历冠脉搭桥手术时，说他对麻醉的感觉是"灵魂出窍"。的确，麻醉医生的工作让患者有"死去活来"感觉，可谓行走于阴阳之间的感受。统计表明，在大型医学中心至少有一半患者要经过麻醉科医生诊治，现代医学没有人敢言麻醉不重要，然而奇怪的是，长期以来，我国麻醉学的学科地位，麻醉医生在医学和社会的地位及话语权都不尽如人意，形成这种局面固然与我国的特殊历史文化背景有关，即使在现代麻醉学发祥地的美国，也同样有值得思考和借鉴之处。典型的例子是历史上麻醉学界只疼痛医学之父约翰·伯尼卡（John Bonica）与心肺复苏之父彼得·沙法（Peter Safar）曾获得过美国年度最佳医生（best physicians）荣誉，而有麻醉学教父美称的鲁夫·沃特斯（Ruf Waters）未曾有过如此殊荣，要知道 Waters 是美国第一个成为大学教授的麻醉医生，他率先建立现代麻醉学住院医生规范化培训制度，而且有多项重要麻醉技术发明，是公认的国际麻醉学巨匠，造成这一反差的重要原因是绝大多数麻醉医生的工作局限在手术室内，而 Bonica 和 Safar 用他们的执着，成功地将手术室的麻醉学原理和技术用于手术室外的更多受众，受到更广泛关注和尊重，获得最佳医生荣誉自在情理之中。我国麻醉学的发展也应避免孤芳自赏，警惕故步自封。只有积极坚持解放思想，锲而不舍地上下求索，通过积极救治疑难病患者并揭示其机制，我们一定会得到更广泛的承认、尊重和支持。

创新是本书的主线，我们不仅介绍了慢性神经病理性疼痛和慢性失眠的全神经损伤新学说，还提出肠道可能是人类第二个肺的推测。这些创新理论不仅有助于读者理解创新诊疗的来龙去脉，也有利于读者举一反三，自己在实践中更好地体验甚至开展创新工作。临床部分的内容基本属于麻醉学三要素范畴，即通过镇静、镇痛和肌肉松弛来诊断和治疗疑难病。睡眠滴定用于慢性失眠的鉴别诊断，病人自控睡眠，改良的电休克再升级，膈肌松弛治疗顽固性呃逆，三氧注射治疗股骨头缺血性坏死、慢性盆腔痛和带状疱疹后神经痛等都属于原创性极强的创新诊疗方法，具有临床技术先进性和优良的临床效果，特别是远期疗效更好。

我们给本书取名为"麻醉创新诊疗"来取代"麻醉治疗"，如果不经过创新，用于手术麻醉本身治疗疾病的功效有限，麻醉学原理和技术治疗疾病需要创新；另一方面，疾病治疗诊断先行，自古就有"治病容易断病难"的谚语；更有意义的是，我们在从事麻醉创新诊治失眠障碍时，意外发现仿生睡眠滴定可以快速精确地诊断出睡眠呼吸暂停综合征和不宁腿综合征，麻醉医生在诊断领域的这项贡献让我们始料不及；此外，传统麻醉学更倾向于护理学的管理模式，因此用使用"麻醉创新诊疗"一词不仅可以更客观反映我们的工作内容，也可以引起麻醉医生对诊断的重视，避免重蹈传统麻醉学之辙。

　　麻醉医生具有丰富的临床多学科知识，并掌握以气管插管、神经和血管穿刺术为代表的介入医学技能。但我认为麻醉医生的最大优势是"个性化医疗的典范"，因为迄今为止，没有任何医生（包括重症医学）能像麻醉医生一样，在围麻醉期时时刻刻守候在患者身旁，并密切监测和调控患者的生命体征，持续不断进行诊断、鉴别诊断、修正诊断、并采取相应处置。我们在从事疼痛、失眠、抑郁等疾病创新治疗时，深刻体验到麻醉医生的个性化医疗在创新诊疗过程无与伦比的优势。毋庸置疑，麻醉医生也有自己先天缺陷，那就是对慢性疾病临床表现评价经验不足。为方便广大读者，我们在本书的最后附上精神、神经、骨关节疾病等国际评价标准。

　　早在20世纪90年代，我在研究生毕业后分配到中国医学科学院北京阜外医院麻醉科工作，刘进主任给过我一个命题：麻醉医生到底能不能治好一个病？这一命题引导我和我的同事及学生们，以极大勇气从事带状疱疹后神经痛、三叉神经痛、慢性盆腔痛、股骨头坏死和顽固性失眠等疑难病的创新诊疗和理论研究，成果相继发表在国际和国内权威医学期刊上，更难得的是，睡眠滴定研究让麻醉医生意外发现失眠障碍快速诊断新方法，显示麻醉医生在诊断领域也能有所作为。我们通过培养进修生和举办学习班，已经为全国各地培养了300余名麻醉创新诊疗人才，通过他们星火燎原的麻醉创新诊疗工作来推广麻醉创新理念和技术。

　　从20世纪90年代后期开始思考到初见成效，历经了近三十个春秋，而本书作者写作也耗时三年有余。在著作即将出版之际，我是否可以这样回答"刘进之问"：我们超额完成了任务！

尚建雄

2024年3月2日初稿于高铁，
7日润色于空中

目录

第三篇　疼痛治疗

第四篇　非疼痛类疾病

第五篇　麻醉创新诊疗病案集

第六篇　麻醉创新诊疗新型冠状病毒感染

第七篇　麻醉创新诊疗疑难病流程

第八篇　常用测试量表

第九篇　进修生感言

第一篇
麻醉创新诊疗理论创新

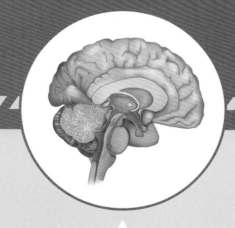

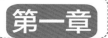

第一章 周围神经病理性疼痛新学说：全神经损伤

◦ 第一节　概　述 ◦

疼痛（Pain）是人类最古老和常见的症状之一。《黄帝内经》中将尖锐、浅表、开放的刺激定义为"疼"；而"痛"则是阴寒、内敛、沉闷的感觉。国际疼痛学会（International Association for the Study of Pain，IASP）先后用40余年时间，历经4次修订，最终将疼痛定义为"与实际或潜在组织损伤相关的不愉快的感觉和情绪、情感体验，或与此相似的经历"。

临床上可将疼痛分为急性疼痛和慢性疼痛。急性疼痛是机体的一种保护机制，旨在尽快使躯体脱离危险环境，一旦伤害性刺激去除、造成疼痛的组织损伤愈合或及时的临床干预，疼痛便会缓解或消失。若伤害性刺激持续存在，或疼痛得不到有效治疗，急性疼痛则会发展为慢性疼痛。相比于急性疼痛，慢性疼痛治疗的难度较大，超过半数慢性疼痛患者通常得不到及时有效治疗。若任由其发展，慢性疼痛则会导致患者继发一系列神经系统疾病，如焦虑、抑郁、失眠，甚至自杀等，而慢性疼痛中属神经病理性疼痛（Neuropathic pain，NP）的处理却最为棘手。

NP是由于神经损伤或功能障碍引起的慢性疼痛，发病率为7%～10%，且呈逐年增加的趋势。据统计，美国每年因NP导致的直接医疗支出约为100亿美元，不仅给患者带来极大的痛苦，也严重增加家庭和社会的经济负担。依据损伤部位，临床上将NP分为中枢性和周围性，中枢性NP主要指丘脑痛，周围神经病理性疼痛（Peripheral neuropathic pain，PNP）则包括三叉神经痛、带状疱疹后神经痛、幻痛、去传入性神经痛及复杂性区域疼痛综合征等，其中PNP发病率远高于中枢性NP。PNP临床症状往往千变万化，如火烧、电击、针扎、刀割等，或已经缺失的肢体仍感觉到疼痛及强迫体位等，使患者痛苦不已，且往往得不到有效的治疗，究其原因是发病机制不清。历史上虽然有诸多疼痛学说，但迄今只有"闸门控制理论"被普遍接受，然而随着时间的推移，人们发现这一理论并不能完全解释NP复杂的临床表现和疗效的不确定性。NP诊疗迫切需要新的理论指导。

◦ 第二节　疼痛医学理论研究历史回顾 ◦

自17世纪以来，为了探讨疼痛机制和有效控制疼痛，学者们不断提出有关疼痛的学说，如特异性学说、强度学说、模式学说和闸门控制理论等。其中闸门控制理论由梅尔扎克（Melzack）和沃尔（Wall）于1965年提出，是迄今被同行唯一广泛认可的疼痛学说。

该学说认为，外周感觉系统传递非伤害性信息的A_β粗纤维和传递伤害性信息的C类细纤维均可激活背角上行投射神经元，同时与脊髓背角Ⅱ层的抑制性神经元构成突触联系。当A_β粗纤维冲动增多时，会增强抑制性神经元的抑制效应，使得源于C类细纤维的伤害性信息上传受限，从而起到"闸门"样控制作用。闸门控制理论的提出极大地推动了疼痛学的发展，同时也促进了一系列神经调控技术的发展，如经皮电刺激、脊髓电刺激、经颅直流电刺激等，为神经病理性疼痛的临床治疗提供了更多选择。随着现代医学对神经系统和疼痛机制的深入认识，闸门控制理论也被原作者和其他学者多次修订。一方面强调了胶质细胞的多功能性和突触后抑制的存在，另一方面也提出了下行抑制系统在疼痛调控中的作用。

近60年来，闸门控制理论虽然几经修改，但仍存在不足之处，有作者认为随着生理学和组织学的发展，疼痛发生发展的机制远比闸门控制理论所描述的复杂得多，且闸门控制理论在形态学上并未被充分验证。近年新开展的疼痛治疗方法，如扰频器疗法（Scrambler therapy）也很难用闸门控制理论解释。扰频器疗法认为通过刺激C类细纤维受体合成并传输"无痛"信号可以达到镇痛效果。而闸门控制理论认为刺激较粗的A_β纤维控制"闸门"开关是镇痛的关键（如经皮神经电刺激疗法），直接刺激C类纤维必然引起疼痛。显然，扰频器疗法镇痛原理与闸门控制理论相反。现实临床工作中，闸门控制理论也很难覆盖以复杂性区域疼痛综合征和幻肢痛为代表的、患者经常描述的魔鬼般的PNP疼痛现象。因此，临床疼痛医学亟须对此有创新解析。

◦ 第三节　周围神经病理性疼痛治疗现状 ◦

PNP的治疗目前主要集中在药物和介入技术。针对PNP的一线治疗药物包括三环类抗抑郁药、普瑞巴林、加巴喷丁和5-HT去甲肾上腺素再摄取抑制剂，二线药物为肉毒杆菌毒素A、曲马多、辣椒素和利多卡因。然而，即使使用大量或多种药物，临床上仍有半数PNP患者的疼痛得不到有效缓解，甚至药物治疗所带来的不良反应、耐药性和戒断反应也会给患者带来进一步伤害。另一个不容忽视的现象是，药物治疗的个体化差异较大，因此临床医师无法提前预知和选择药物种类和剂量，只能盲目地重复着"试错（try and error）"的痛苦过程。总的来说，药物治疗PNP总体疗效令人失望。

介入治疗已成为当前疼痛治疗的核心技术。局部注射酒精、石碳酸或阿霉素进行化学性神经毁损，以及机械性压迫或射频热凝术等物理性神经损毁已被广泛使用。尽管上述方法可在短时间内缓解90%PNP患者的疼痛症状，但随着时间的推移，其弊端也逐步显现。数据表明，经过神经毁损治疗后患者有近半数1年内会复发，且处理复发后的疼痛较原发疾病更为棘手。不仅如此，神经毁损往往给患者带来比疼痛更为可怕的感觉缺失、感觉异常、痛性麻木等并发症，且治疗难度大幅增加，预后不佳。因此神经毁损现已逐渐弃用或更多用于其他治疗方法无效的患者。神经调控则包括电针、经皮电刺激、经颅磁刺激、经颅直流电刺激和高电压脉冲等无创技术，以及超声引导下三氧注射等化学调控。越来越多的证据表明和物理和化学神经调控技术对PNP患者有较好的治疗效果，其中使用最多的是外周或中枢电刺激治疗。电刺激以闸门控制理论为理论基础，可有效缓解75%三叉神经痛患者的疼痛症状，甚至有25%的患者可以达到完全无痛，且复发率低，这是药物治疗和神经毁损无法媲美的。此外，研究数据表明，高电压脉冲联合三氧治疗可有效缓解73%带状疱疹后神经痛患者的疼痛症状，同时也能缓解由带状疱疹后神经痛引发的感觉异常，具体表现为经过治疗后患者的冯弗雷（von Frey）阈值恢复至正常水平。

因此，尽管起效时间较长，但由于无（微）创的物理或化学神经调控有稳定的治疗效果以及低复发率和低并发症发生率，较药物治疗和有创治疗PNP更有优势和应用前景。我们分析可能是因为PNP可引起中枢和外周神经系统广泛损伤以及功能改变，要彻底治疗PNP需要对神经损伤进行修复治疗而非简单的毁损。为此我们对以往基础研究和临床工作进行总结，并综合大量文献，提出了周围神经病理性疼痛的新学说：全神经损伤（Comprehensive Neural Insult Theory）。

◦ 第四节　周围神经病理性疼痛可导致全神经损伤 ◦

三叉神经痛、臂丛神经痛以及坐骨神经痛均是研究PNP发病机制的常用动物模型。我们在上述三种模型中均发现慢性PNP可引起中枢神经系统广泛损伤，不管是化学性损伤（蛇毒因子神经鞘内局部注射）还是机械损伤（经典的神经压迫模型）均有类似发现。

三叉神经痛大鼠模型表现出的镜像痛现象，模型制作完成后大鼠术侧面部疼痛长达3个月，而对侧面部在首月也出现痛阈降低表现，笔者团队推测可能是外周神经破坏造成了脊髓的损伤，进而引起对侧面部疼痛（图 1-1）。在随后的系列研究中笔者团队也逐渐验证了此猜测。通过蛇毒型坐骨神经痛大鼠模型发现外周神经病理性疼痛大鼠不仅受损神经出现超微结构损伤，其神经系统包括大脑皮质、海马、颈髓、胸髓、腰髓平面背根神经节（dorsal root ganglion，DRG）及对侧坐骨神经均出现超微结构损伤，初步提示外周神经损伤可能会导致中枢结构改变。随后蛇毒型三叉神经痛和臂丛神经痛大鼠模型中验证了上述现象。为排除蛇毒因子对试验结果造成的影响，笔者团队又通过经典的坐骨神经损伤模型再次验证了上述形态学结果，其超微结构损伤在大脑主要变现为神经元线粒体嵴、内质网和高尔基体破坏，而在脊髓平面和外周神经主要表现为广泛脱髓鞘，表明外周神经损伤可能会导致中枢神经系统广泛的形态学改变（图 1-2）。

　　尽管对中枢神经系统进行形态学全面检测的方法是笔者团队率先实施，但这些有趣的发现过程也并非无迹可寻。首先是单侧外周神经损伤可引起对侧外周神经和神经节的结构损伤。早在 20 世纪 80 年代就有学者发现：结扎单侧坐骨神经会导致大鼠对

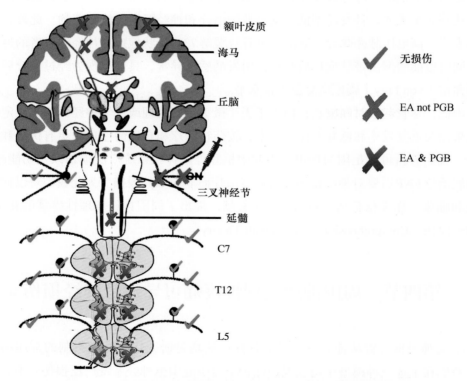

图 1-1　颅神经损伤（三叉神经痛）对全神经造成的超微结构损伤
（Zhang et al. *Pain Physician*. 2022，25：E271-E283）

三叉神经痛可导致大鼠双侧前额叶皮质、海马、丘脑、延髓、颈、胸、腰髓及同侧半月神经节和眶下神经均出现超微结构损伤。电针治疗可修复全部结构损伤，而普瑞巴林仅能修复脊髓和周围神经水平结构损伤。绿色 ✓ 表示此部位无结构损伤；红色 ✗ 表示三叉神经痛模型中被电针而非普瑞巴林治疗修复的结构；蓝色 ✗ 三叉神经痛模型中被电针和普瑞巴林治疗共同修复的结构，EA：电针；PFC：前额叶皮质；PGB：普瑞巴林。

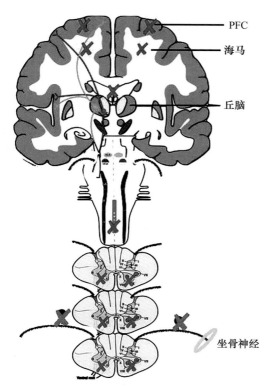
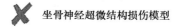

坐骨神经超微结构损伤模型

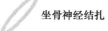

坐骨神经结扎

坐骨神经

图 1-2　周围神经损伤（坐骨神经痛）对全神经造成的超微结构损伤（原创图片）

坐骨神经痛可导致大鼠双侧前额叶皮质、海马、丘脑、延髓、颈、胸、腰髓及背根神经节和坐骨神经均出现超微结构损伤。电针治疗可修复上述结构损伤，但普瑞巴林对结构无任何修复作用。黄色椭圆表示坐骨神经结扎；红色 × 表示 SNI 模型中该部位出现超微结构损伤，上述损伤均可被电针治疗修复，而普瑞巴林对上述结构无修复作用。

PFC：前额叶皮质。

侧同源神经出现结构损伤，同时也提出了可能原因：第一个原因是循环因素介导的对侧神经损伤，也即单侧神经损伤后，来自失去神经支配的组织和受损神经的分解产物会引起对侧同源神经群发生改变；第二个原因是跨中线出芽介导的对侧神经损伤，单侧神经损伤可能导致神经出芽生长，这种生长会导致对侧神经元的结构改变。不管何种原因，均有中枢神经系统的参与。除外周神经外，笔者团队发现外周感觉神经传入所对应的背根神经节也有不同程度的结构损伤。众所周知，背根神经节是外周感觉传入第一级神经元胞体所在位置，是疼痛信号传导的重要中继站，在疼痛的发生发展过程中扮演重要角色。以往研究均将研究重点放在背根神经节中神经元兴奋性异常和炎症反应对慢性疼痛的促进作用，即传入神经元细胞膜膜电位和离子通道异常以及炎症因子释放是慢性疼痛的促进因素，但很少有其病理学改变的证据。外周神经损伤后，受损神经末梢及神经元周围胶质细胞激活释放的炎症因子会侵犯背根神经节，造成细胞超微结构损伤甚至凋亡，结构的改变影响膜电位功能，从而导致持续疼痛。正因如此，背根神经节也已成为缓解慢性疼痛的干预靶点。

相比于外周神经系统的改变，神经病理性疼痛对中枢神经系统造成的影响更为复杂。目前对于慢性疼痛发生的中枢机制最有代表性的猜测是中枢敏化。中枢敏化是指中枢神经系统在痛觉形成过程中表现出来的一种可塑性变化，表现为由外周神经系统持续异常放电导致的脊髓反应性升高，从而更加促进慢性疼痛的发展。在外周神经损伤的状态下，伤害性传入纤维和脊髓背角不同板层间形成异常的突触联系，促进慢性疼痛发展。同时，脊髓背角神经元被广泛激活，并伴随神经兴奋性增加，胶质细胞增生及活性增强，抑制性神经元广泛凋亡。除离子通道改变和受体密度改变，外周神经损伤及炎症还可导致脊髓背角神经元树突超微结构改变，表现为颗粒性物种增多。笔者团队发现外周神经损伤（三叉神经痛、臂丛神经痛、坐骨神经痛）后大鼠脊髓背角处出现广泛脱髓鞘。原本绝缘的神经纤维脱髓鞘后会影响相邻神经纤维的兴奋性，推测其可能是中枢敏化的形态学基础。同时，神经纤维广泛脱髓鞘改变也能解释为何传入神经纤维与脊髓背角不同板层投射对应关系发生紊乱。目前人们对于慢性疼痛的认识，比较明确在脊髓背角和脑干区域，而关于更高级的大脑中枢如何参与慢性疼痛的过程了解甚少。原因在于疼痛本身是极为复杂的过程，除影响直接参与疼痛传导或感知的脑区，也会影响与运动、内环境调控、情绪调控等有关的脑区。尽管如此，现有的证据也可初步证明高级中枢不仅会参与PNP的发生与发展过程，且随着疾病的进展而作出相应的结构和功能上的改变。但具体何种改变仍需进一步探索验证。

同样，临床上也不乏有慢性疼痛患者中枢神经系统不同脑区的结构和功能改变的证据。有影像学证据表明，三叉神经痛患者初级躯体感觉皮质、次级躯体感觉皮质、眶额皮质、前扣带皮质、背外侧前额叶、颞叶、海马、岛叶、丘脑和小脑的灰质体积较健康志愿者相比显著减少，且前扣带皮质、海马和颞叶灰质体积的减少与三叉神经痛病程持续时间呈正相关。纤维肌痛患者前扣带皮质、颞上回和中回、背外侧和内侧前额叶皮质、躯体感觉皮质、海马旁回、楔前叶、杏仁核灰质体积也较健康志愿者显著降低。而在其他常见类型慢性疼痛（如慢性腰背痛、偏头痛、慢性关节痛等）中也出现类似结果，即慢性疼痛患者较健康人相比大脑灰质体积会显著减少。由此可知，大脑灰质体积减小并非某种神经病理性疼痛的固有特征，而是所有类型慢性疼痛的普遍结果和改变。同样，有大量神经影像学研究也已证实外周神经损伤会导致中枢神经系统重组，包括大脑皮质、中继核、丘脑、脑干和脊髓，以及支配受损神经的感觉皮质，同时影响相应脑区功能。在神经损伤初期，大脑企图补偿神经受损而导致的感觉缺失，进而增加感觉神经区域及相应的网状结构；而到神经损伤晚期时，支配相关神经的脑区面积反而减小，被相邻脑区所侵蚀。幻肢痛的发病机制可能就是由于肢体截肢后支配相关肢体的运动皮质和感觉皮质发生重组，由相邻结构所对应的大脑皮质所侵蚀，从而引起的强迫体位和慢性疼痛。如上肢截肢患者出现肢痛的可能原因是支配受损神经的运动和感觉皮质被支配肘部和口部的皮质侵蚀所致。

◦ 第五节　周围神经病理性疼痛的治疗与全神经损伤 ◦

通过上述基础和临床研究，笔者团队初步肯定PNP的发生发展伴随着外周和中枢神经系统的改变。同样，PNP的治疗过程也应该包括外周和中枢神经系统。笔者团队发现对中枢神经调控或修复方法治疗PNP，效果要优于单纯作用于外周甚至直接毁损外周神经。

1. 普瑞巴林

普瑞巴林是抗癫痫药物的一种，现已广泛应用于PNP的治疗。笔者团队发现经过普瑞巴林治疗后上述三叉神经痛、臂丛神经痛和坐骨神经痛三种PNP大鼠模型疼痛程度均有所缓解，但对于慢性PNP引起的认知功能障碍无治疗作用。对于PNP引起的中枢及外周神经系统损伤，PNP仅可修复外周和脊髓水平的中枢神经系统损伤，而对于高级中枢，如前额叶皮质、丘脑、海马等部位结构损伤无修复作用，这可能也是普瑞巴林仅能缓解疼痛而对认知功能障碍无治疗作用的原因。从上述神经损伤和修复角度来讲，普瑞巴林等药物尽管可作为临床上治疗PNP的首选疗法，但并非最优选择，尤其是针对慢性PNP患者，长期服用药物带来的不良反应和戒断症状会让患者更加痛苦。

2. 电针

电针治疗是一种临床常用的神经调控手段。所谓神经调控，是使用声、光、电、磁等方式，对中枢神经、周围神经和自主神经系统活性进行调控，从而提高患者生活质量的方法，现已广泛用于阿尔茨海默病、帕金森病以及慢性疼痛等领域的治疗。电针将古老的针灸技术与现代医学相结合，使用一定频率和强度的电流通过针灸针对特定穴位进行电刺激，从而达到治疗的目的。韩济生院士用长达半世纪的时间对针刺镇痛机制进行了系列探索，并发现电针之所以可缓解疼痛是因为能刺激机体产生内啡肽和强啡肽，二者均可与吗啡受体结合，产生吗啡类似的镇痛效果，等同天然的镇痛剂，且不产生药物依赖等不良反应。

在此基础上，笔者团队也从全神经损伤与修复的角度对电针治疗疼痛进行了系列探索。笔者团队发现电针刺激确实可提高PNP大鼠的机械痛阈，并缓解其自发性疼痛。但与普瑞巴林治疗相比，电针不仅可缓解疼痛，还能修复由疼痛引起的学习与记忆功能损伤，为普瑞巴林等药物治疗所不及。其深层次原因在于电针可以修复普瑞巴林无法修复的组织损伤。经过电针治疗后所有被PNP破坏的全神经组织如双侧大脑皮质、海马、颈髓、胸髓、腰髓平面背根神经节及对侧损伤的同源外周神经均可被修复。这也可以解释电针治疗后PNP大鼠疼痛与认知功能障碍均可缓解，而普瑞巴林仅能缓解疼痛，对认知障碍无任何治疗作用。因此，相比于药物治疗，神经调控表现出更多的优势和更广阔的应用前景。

3. 射频热凝与高电压脉冲

射频热凝与高电压脉冲均属介入治疗，是临床上药物治疗PNP效果不理想或不良反应较大时可供选择的方法。射频热凝利用高温作用于神经节、神经干和神经根等部位，使其蛋白质凝固变性，使得神经膜电位短路、消失，使整个神经不能产生去极化，神经感觉冲动也无法产生，从而达到缓解疼痛的目的；高电压脉冲则是在合适温度下，通过输出脉冲幅度可调、脉冲宽度可调、脉冲频率可调、脉冲输出个数可设定的高压电源刺激，对受损组织进行修复，从而达到镇痛效果。射频热凝与高电压脉冲的本质区别在于前者是神经毁损，后者是神经修复。

射频热凝起效快，可在短时间内缓解患者神经病理性疼，缓解率高达90%，但缺点是有一定复发率，5年复发率高达50%。部分患者神经损毁后的并发症可能比原有疼痛本身更为痛苦，如感觉丧失和痛性麻木等；更糟糕的是，神经毁损后疼痛复发以及相关并发症，在临床上更难对付。甚至有患者提出"还我疼痛，不要麻木！"的诉求。射频脉冲尽管起效缓慢，但有复发率和并发症较少的优势，可为患者提供较长时间的远期治疗效果，有利于提高患者的生活质量。

4. 三氧疗法

三氧（ozone）是氧气的同素异形体，由三个氧原子组成，具强氧化性。人类最早记录用三氧治疗的患者，是100多年前第一次世界大战时期德国士兵的伤口感染。由于三氧具有强大的抗炎、抗病毒、免疫调控和组织修复作用，已经用于治疗包括PNP在内的各种慢性疼痛。

临床上用三氧治疗PNP主要是在超声引导下进行靶点（如神经节等）注射，使其包绕组织周围发挥抗炎及修复作用，三氧治疗本质上属于神经修复疗法。笔者团队将三氧注射于半月神经节周围，发现可有效缓解三叉神经痛和带状疱疹后神经痛患者的疼痛症状，短期缓解率高达97%，若辅以高电压脉冲则表现出更远期的治疗效果。笔者团队随访研究发现，单独使用三氧治疗1年后有效率为57.4%，而高电压脉冲联合三氧治疗1年有效率则为73.1%。此外，三氧治疗在缓解PNP患者疼痛的同时，对感觉异常（温度觉、触觉）也有良好的修复作用，表现为冯弗雷（von Frey）阈值恢复正常水平，这已成为三氧治疗PNP的显著优势之一。

尽管三氧和高电压脉冲对PNP有较好的治疗效果，但对于神经毁损后（如射频热凝术，局部注射酒精或石炭酸甘油等化学毁损，以及球囊压迫或神经切断等机械性毁损）复发的PNP患者的疗效可能会大打折扣，这一现象也提示，PNP的发病过程应为整个神经系统的参与，在治疗时应尽量避免神经损毁，否则会隔离神经系统交互作用，影响患者预后。

第六节　全神经损伤学说

基于大量的文献复习和分析，结合临床实践和实验研究，笔者团队提出了PNP的全神经损伤学说。笔者团队认为周围神经损伤引起的神经病理性疼痛，并不局限周围神经病变，同时也伴有包括脑和脊髓中枢神经系统以及背根神经节的广泛损伤。此新学说的主要内容为：周围神经损伤引起的神经病理性疼痛可引起包括脑、脊髓、神经节和对侧周围神经在内的广泛结构改变和功能障碍。其核心内容包括：一方面患有幻痛、带状疱疹后神经痛和复杂性区域疼痛综合征等为代表的周围神经病理性疼痛的症状千奇百怪，令人费解；另一方面，这类患者的损伤神经被切断或损毁后，其结果并非人们所期望的"疼痛上传信号通路被阻断后便不会感知疼痛"，而是表现为根本无效，或者疼痛缓解后再复发，甚至出现麻木等疼痛以外的新症状。然而未经神经损毁的周围神经病理性疼痛，如选择神经调控或者修复措施，多数患者可以得以缓解甚至痊愈，与之相伴随的是，如果患者经过神经损毁治疗后，神经调控和修复措施常难以奏效，学说模式图见图1-3。

对上述现象一个合理的解释是，当周围神经损伤后，中枢神经参与了PNP的形成。人类有关PNP功能磁共振观测脑容量的研究结果支持这种假设；更重要的是周

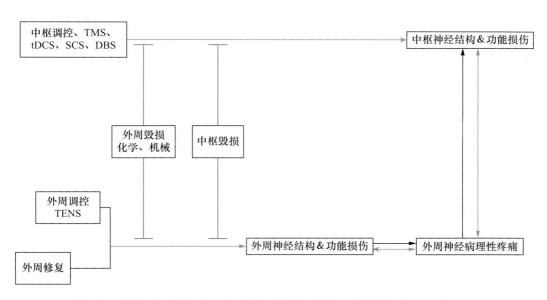

图1-3　周围神经病理性疼痛全神经损伤学说模式图（安建雄，张建峰. 2022）

周围神经损伤或功能障碍可引起周围神经病理性疼痛，进而导致中枢神经结构和功能广泛改变（黑色箭头所示过程）。周围神经调控、修复以及中枢调控均可缓解疼痛并修复周围及中枢（全神经）结构和功能改变（绿色箭头所示过程），但经过神经损毁上述修复机制不复存在（红色线条）。

DBS：脑深部电刺激；SCS：脊髓电刺激；tDCS：经颅直流电刺激；TENS：经皮神经电刺激；TMS：经颅磁刺激。

围神经损毁后患者预后并不符合患者期盼的方向，甚至伴有新的并发症；而神经调控和修复常可有效缓解疼痛的现象，为中枢神经参与PNP形成机制提供了更有力佐证。

尽管PNP会导致全神经广泛损伤，但中枢痛，如丘脑痛，损伤部位反而较为集中。根据笔者团队原创的丘脑痛动物模型发现，丘脑痛大鼠仅受损部位出现超微结构损伤，即术侧腹后外侧核，具体表现为神经元异型性增加表现，而大脑皮质和海马等部位无组织损伤。由此可知，中枢痛可能并不符合"全神经损伤学说"，其具体原因仍需进一步探索。尽管如此，相比于药物治疗，神经调控技术在丘脑痛的治疗过程中也表现出较好的效果。笔者团队发现电针和经颅磁刺激均可显著缓解大鼠疼痛，但普瑞巴林对此丘脑痛大鼠模型无治疗效果。

由于时代的局限性，既往理论很难解释所有疼痛的临床现象。以PNP为代表的疑难疼痛的解决方案需要新的理论指导。全神经学说就是在这种背景下产生的。尽管目前尚未被完全证实，但笔者团队认为此学说对PNP的治疗策略有指导意义，希望更多地采用神经调控和修复替代神经损毁，从而让PNP患者更多获益。

（张建峰　安建雄）

参考文献

［1］ AN JX, SHI WR, ZHANG JF, et al. A New Rat Model of Thalamic Pain Produced by Administration of Cobra Venom to the Unilateral Ventral Posterolateral Nucleus [J]. Pain Physician. 2019, 22(6): E635-E647.

［2］ AN JX, SHI WR, ZHANg JF, et al. A New Rat Model of Thalamic Pain Produced by Administration of Cobra Venom to the Unilateral Ventral Posterolateral Nucleus [J]. PainPhysician. 2019, 22(6): E635-E647.

［3］ BENSON CA, FENRICH KK, OLSON KL, et al. Dendritic Spine Dynamics after Peripheral Nerve Injury: An Intravital Structural Study [J]. J Neurosci. 2020, 40(22): 4297-4308.

［4］ FINNERUP NB, KUNER R, JENSEN TS. Neuropathic Pain: From Mechanisms to Treatment [J]. Physiological reviews. 2021, 101(1): 259-301.

［5］ GAO L, ZHANG JF, WILLIAMS JP, et al. Neuropathic Pain Creates Systemic Ultrastructural Changes in the Nervous System Corrected by Electroacupuncture but Not by Pregabalin [J]. J Pain Res. 2021, 14: 2893-2905.

［6］ MA BF, WILLIAMS JP, ZHANG JF, WANG RG, GUO J, An JX. Electroacupuncture Alleviates Thalamic Pain in Rats by Suppressing ADCY1 Protein Upregulation [J]. Pain Physician. 2022, 25(4): E629-E640.

[7]　MURPHY D, LESTER D, CLAY SMITHER F, et al. Peripheral neuropathic pain [J]. Neuro Rehabilitation. 2020, 47(3): 265-283.

[8]　ZHANG JF, WILLIAMS JP, SHI WR, et al. Potential Molecular Mechanisms of Electroacupuncture With Spatial Learning and Memory impairment Induced by Chronic Pain on a Rat Model [J]. Pain Physician. 2022, 25(2): E271-E283.

[9]　ZHANG JF, WILLIAMS JP, ZHAO QN, AN JX. Combined high-voltage pulsed radiofrequency and ozone therapy versus ozone therapy alone in treating postherpetic neuralgia: a retrospective comparison [J]. Med Gas Res. 2023, 13(1): 15-22.

第二章 慢性睡眠障碍新学说：全神经损伤

◦第一节 概　　述◦

失眠是指在合适的睡眠条件下，存在入睡困难或（和）睡眠维持困难，导致个体对睡眠时长和质量不满足，并影响日间社会功能的一种主观体验；其主要表现为夜间症状（入睡潜伏期≥30分钟、觉醒次数≥2次或觉醒时间≥60分钟、早醒以及总睡眠时长<6.5小时等）和日间症状（疲劳、情绪改变、躯体不适以及认知下降等）两大特征。失眠病程超过3个月即可诊断为慢性睡眠障碍，慢性睡眠障碍是高血压、脑卒中、糖尿病、认知障碍、抑郁症等多系统疾病的高风险因素[1]。近年来，随着生活节奏加快和社会压力增加，失眠的患病率不断上升，已逐渐发展成为全球第二大精神疾病。流行病学调查数据显示，全球范围内35%～50%的成年人出现失眠相关症状，其中失眠患病率为12%～20%[2]。在我国，高达57%的成年人存在失眠，30%～60%的失眠患者在数年内症状持续并发展为慢性睡眠障碍[3]。2019年开始的新型冠状病毒感染（Coronavirus disease 2019，COVID-19）全球性蔓延，失眠患病率显著增加。调查研究结果显示，COVID-19的患者约1/4发生中、重度失眠，并逐步发展为慢性病程，严重影响疾病预后和患者生活质量[4]。

慢性睡眠障碍发病率逐渐增高，危害严重；失眠的治疗主要包括药物和非药物疗法，口服药物是临床上治疗失眠的主要方法，但由于药物对受体的靶向选择性不足，并非完全针对失眠的病理学改变，因此难以避免如过度镇静、低血压、耐药和成瘾等药物不良反应，药物对失眠的治疗策略仍处于对症阶段；失眠认知行为疗法（Cognitive behavioral therapy for insomnia，CBT-I）是常用的非药物疗法，也是国内外睡眠医学治疗推荐失眠的一线方法[2]。CBT-I可有效调整睡眠状态、提高睡眠质量，远期疗效良好，但因治疗周期长和起效慢等原因，影响患者的依从性，CBT-I用于慢性睡眠障碍只能解决部分患者失眠，探索更有效的治疗方法势在必行。此外，慢性睡眠障碍治疗不理想的根本原因是发病机制不清，慢性睡眠障碍的治疗需要新的理论指导。

◦ 第二节 睡眠障碍的机制 ◦

失眠的确切发病机制尚不清楚，在以往的60年间，先后有过度觉醒、认知觉醒、神经认知以及3P模型等许多学说相继发表，这些理论从生理、认知、行为等多角度对失眠的可能机制进行了解释，但均不能令人信服地解释疾病的发生发展。现就上述理论进行简介。

1. 过度觉醒模型

过度觉醒假说由邦尼特（Bonnet）等于1997年提出，是目前学术界公认的失眠病理学说。在相同的睡眠压力刺激下，与健康成人相比，失眠患者中枢和外周神经系统（交感神经、迷走神经等）处于过度兴奋状态，主要表现为自主神经功能活性增加、下丘脑-垂体-肾上腺轴（Hypothalamus pituitary adrenal axis，HPA）功能亢进、细胞因子（组胺、儿茶酚胺等）释放，入睡困难、睡眠浅和易醒等症状均被认为是过度觉醒的表现[5]。过度觉醒模型认为：上述过度兴奋状态所反映的过度觉醒导致了失眠的发生，并且对失眠患者的长期随访发现，这种过度觉醒可能是慢性睡眠障碍发病率和疾病死亡率升高的重要原因。失眠与过度觉醒之间关系密切，与睡眠-觉醒相关的大脑区域结构损害或神经递质功能障碍均可导致失眠；研究发现，与健康成年人相比，失眠患者大脑皮质和外周神经系统都表现出过度兴奋状态，中枢神经系统（Central nervous system，CNS）参与睡眠-觉醒调控的脑核团相关神经元活动更强，代谢更活跃，主要表现为睡眠期间脑电波频率增快，同时伴有如全身代谢率增加、大脑葡萄糖消耗增加、体温升高、平均动脉血压升高、皮质醇水平升高等交感神经兴奋现象[6]。研究表明，HPA激活与失眠存在密切关系；HPA是压力系统的重要组成部分，睡眠起始阶段，HPA活动逐渐被抑制，皮质醇分泌减少，随着睡眠加深，皮质醇进一步下降至最低，在睡眠后期，随着昼夜节律变化，HPA活动逐步增加，皮质醇分泌相应升高，并最终促进觉醒；HPA功能亢进导致机体高皮质醇水平可能是失眠患者过度觉醒的机制之一[7]。有研究结果提示，下丘脑-垂体-甲状腺（Hypothalamic pituitary thyroid，HPT）轴功能亢进也是引起失眠的重要原因[8]。此外，研究显示失眠患者体内TNF-α、IL-1、IL-6、IL-8等升高，炎症细胞因子介导的免疫系统激活也被认为是过度觉醒的条件之一[9]。过度觉醒假说以神经生物学为基础，解释了失眠部分病理学机制，但其对病理机制未做深入阐述，并且由于正常情况下也存在过度觉醒，识别和判定生理性或病理性的觉醒阈值是失眠过度觉醒模型研究的重点与难点。

艾斯皮（Espie）等[10]基于过度觉醒假说提出了失眠的认知觉醒模型，该学说表明失眠的过度兴奋状态在认知和情绪以及生理水平上均有体现，睡前认知和情绪兴奋可能导致急性或慢性睡眠障碍的发生，而对睡眠的关注以及入睡渴望是失眠症状持续、发展及恶化的重要因素，导致患者常常伴有焦虑、抑郁等负性情绪。失眠的认知觉醒模型认为高敏感的皮质觉醒和生理兴奋性亢进为失眠的主要病理学机制，而机体高觉醒包括认知、皮质、生理三方面的过度兴奋和活动增强。

2. 3P模型

3P模型于1987年由斯皮尔曼（Spielman）等提出，主要内容是将失眠因素归纳为易感（Predisposing）、诱发（Precipitating）和维持（Perpetuating）3大类，简称为3P模型（图2-1）。该模型被认为是迄今最具说服力的失眠学说，也是睡眠CBT-I的理论基础[11]。3P模型为失眠的发生、预测和管理提供了有力支撑，其主要将失眠的影响因素根据发生的先后划分为易感、诱发和维持三大要素。易感因素即罹患失眠的个体特质，包括个体所有的生理、心理和社会因素，如个体遗传特性（有家族失眠史者的发病率约为无家族史的3倍）、性别（女性患病风险约为男性的1.4倍）、年龄（年龄越大，患病率越高）、生物钟紊乱、情绪控制差、过度忧思以及生活工作方面的压力大等[3]。诱发因素主要包括社会、心理和生理三个方面，如突发重大生活事件、情绪剧变、疾病、酒精滥用等；有报告指出，罹患精神疾病（如焦虑症、抑郁症、双相情感障碍等）的患者70%~80%合并失眠，而且失眠复发率远高于普通人群[3]。失眠维持因素即维持失眠长期存在的因子，是指个体在失眠后采取的各种不良策略，主要包括不当的睡眠卫生习惯和错误的睡眠认知如赖床、补觉、饮酒、药物不当应用以及焦虑情绪等；失眠维持因素是发展为慢性睡眠障碍的根本原因之一。简言之，3P模型认为急性失眠是心理、生理等因素超过个体的疾病易感阈值所诱发，而长期的负性情绪和不恰当行为使急性睡眠障碍发展为慢性睡眠障碍，如图2-1所示。3P模型在个人与社会层面对失眠做出了较全面的解释，但其对失眠的评价主要集中在行为学方

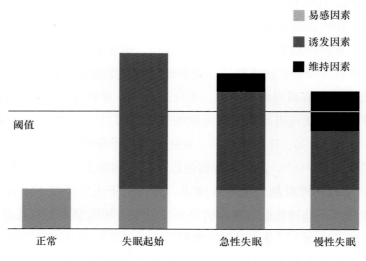

图2-1　慢性失眠的3P模型（Spielman，1987）

面，而对疾病发生发展的病理学机制未做解释，失眠的3P模型仍需更多研究加以补充和完善。

3. 神经认知模型

神经认知模型是3P模型的扩展，主要内容为：过度觉醒包括大脑皮质、认知和躯体等的觉醒，其中皮质觉醒是失眠的病理生理学基础；失眠患者睡眠起始和维持困难是由于在睡眠开始或非快速眼球运动（Non-rapid eye movement，NREM）睡眠阶段内/外源性刺激（躯体和心理疾病以及环境干扰等）引起感觉和信息处理增加导致，而NREM期感觉和信息处理的增加或睡眠中信息处理能力减弱是造成矛盾性失眠的原因[12]。神经认知模型认为认知、躯体和皮质觉醒可导致失眠转为慢性的维持因素，疾病状态下的觉醒程度相较于健康成人高，并且皮质觉醒与躯体的觉醒程度未呈现出平行关系，认知觉醒一般处于皮质和躯体觉醒之后。一般认为，觉醒是被动的结果，内/外源性刺激依次引起皮质、躯体和认知觉醒，而皮质、躯体和认知觉醒又可加强刺激与觉醒的相互关系。另外，如机体正处于感觉和信息处理增加的状态下，觉醒程度可进行累加，可以解释了工作或学习压力大的情况下更易出现失眠的原因，如图2-2所示[12]。当前，神经生物学和心理学的观点认为遗传、行为、认知以及情绪等因素影响机体的昼夜节律和内环境稳态，继而促使了失眠的发生与发展。

● 第三节　全神经损伤学说 ●

在以往的数十年间，为有效地治疗慢性睡眠障碍，人们在临床和基础研究等多个方面付出了巨大努力，随着失眠理论体系的不断丰富与完善，针对不同理论机制的药物也不断更迭，但目前对慢性睡眠障碍的治疗仍缺乏理想的治疗方案，基于前期实验研究和临床观察，通过大量文献复习，笔者团队提出了慢性睡眠障碍全神经损伤学说，介绍慢性睡眠障碍的全神经损伤学说的临床和实验室证据。

1. 慢性睡眠障碍全神经损伤学说

慢性睡眠障碍全神经损伤学说的主要内容为：慢性睡眠障碍是由长期、反复的睡眠节律紊乱引起包括大脑、脊髓在内的广泛神经结构损伤及相应的功能障碍，其中高级中枢的神经细胞损伤较低级部位的损伤更为严重，而传统安眠药或精神类药物可加重这种损伤；治疗应以化学或物理性神经调控手段配合长期的CBT-I，反复、长期地诱导仿生理睡眠，并减少和停用催眠或精神类药物，从而修复损伤的神经结构并改善相关功能，使患者逐渐恢复其正常睡眠状态。

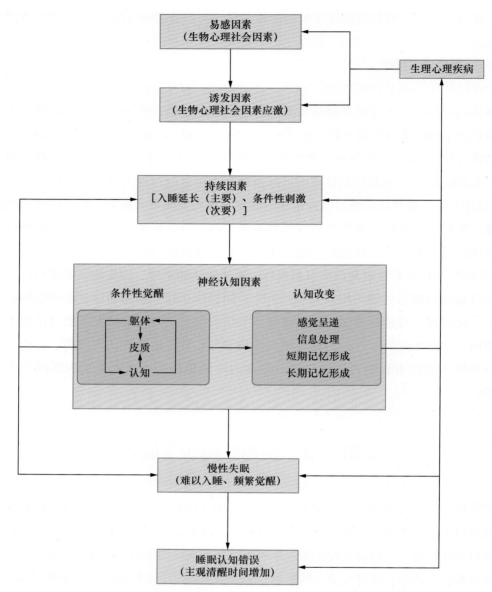

图2-2　失眠的神经认知模型（Perlis，2011）请将图中的皮层改为皮质

2. 临床证据

局部一致性（regional homogeneity，ReHo）和功能连接（functional connectivity，FC）分析是大脑功能核磁成像（functional Magnetic Resonance imaging，fMRI）探究神经病理学机制的重要方法，前者主要用于量化大脑某区域内局部神经元活动的一致性，后者通过评估远距离体素或相关区域间时间序列的相关性，反映大脑不同区域之间神经元活动的协调和相互作用[13]。研究显示，相关脑区及代谢机制具有广

泛时空连续性，而失眠患者存在脑区 ReHo、各脑区间 FC 以及神经功能网络连接异常，并且病程越长，部分脑功能区变化越显著[14,15]。基于体素的形态分析法（Voxel-Based Morphometry，VBM）是一种以体素为基本单位研究全脑形态学的方法，通过对大脑 MRI 的处理与分析，计算脑局部灰质、白质密度和体积的变化，可准确地测量大脑灰质、白质的体积，从而评估大脑组织结构的变化[16]。有研究采用 VBM 对失眠患者大脑各区域结构体积进行分析发现，失眠患者前额叶、颞上回、小脑、内侧额叶、颞中回、松果体、左侧眶额叶及楔前叶的体积出现不同程度减小[17, 18, 19]。Zhao 等[20]研究结果表明，慢性睡眠障碍患者大脑感觉运动区域的皮质厚度代偿性增加，而与工作记忆相关脑区如海马等的皮质厚度降低。总之，通过影像学手段，多数作者研究失眠患者大脑额叶、顶叶、海马、杏仁核、扣带回、松果体等脑区均存在结构异常，而这些脑区结构异常可能与失眠患者焦虑、抑郁以及大脑功能障碍等密切相关[17, 18, 19]。以上均提示额叶、海马、杏仁核等神经系统参与了失眠的形成和发展，其结构损伤可能是慢性睡眠障碍的重要原因。

重复经颅磁刺激（Repetitive Transcranial Magnetic Stimulation，rTMS）、经皮神经电刺激（Transcutaneous electrical nerve stimulation，TENS）、电针、右美托咪定（Dexmedetomidine，Dex）等物理和化学性神经调控治疗失眠远期效果优于传统药物。神经调控通过身体特定部位传递声、光、电、磁刺激或化学制剂，改变对应部位神经活动，从而达到改善功能和修复结构损伤等功效。先前研究结果表明，rTMS 可增加慢波睡眠和快速眼球运动（Rapid Eye Movement，REM）期时长，改善失眠患者睡眠结构，预后优于传统药物，作用机制可能与抑制 HPA 和 HPT 轴的功能亢进有关[21]。麦金太尔（Mcintire）等[22]的研究显示，TENS 通过调控迷走神经可提高睡眠效率，改善睡眠剥夺导致的认知功能下降。张霜梅等[23]通过对比针灸与药物治疗卒中后失眠的疗效，结果显示电针治疗可明显降低卒中后失眠患者入睡潜伏期、增加总睡眠时长并显著提高睡眠效率。右美托咪啶（Dex）是临床常见的镇静类药物，其可作用于蓝斑核抑制去甲肾上腺素分泌从而具有诱导仿生理睡眠的作用。笔者团队用 Dex 进行病人自控睡眠的研究发现，Dex 可增加失眠患者深睡眠时长，提高睡眠效率，并对患者焦虑、抑郁等症状均有一定疗效；更有意义的是，随着使用时间越长，Dex 剂量逐渐减少直至完全停药，停药后未见戒断反应等，并且随访 1 年未见失眠复发[24]。Akeju 等[25]报道 Dex 能减轻神经元凋亡而具有神经保护作用。Dex 可能通过化学性神经调控与神经修复治疗失眠。

3. 实验室证据

睡眠剥夺常用于动物实验中模拟失眠病理和功能的改变，可引起 CNS 中广泛的氧化应激反应，主要表现为脑细胞能量代谢、神经元形态结构和细胞内多种蛋白表达的变化，其相关结构损伤是功能障碍的病理基础[26]。金（Kim）等[27]研究结果显示，睡眠剥夺大鼠海马线粒体基因和相关蛋白表达异常可引起线粒体功能障碍，出现线粒体肿胀、空泡变性、神经纤维轴索结构紊乱等超微结构改变。本研究团队[28]通过向慢性睡眠剥夺大鼠腹腔注射三氧水溶液，结果发现三氧水溶液可修复和改善由慢性睡眠剥夺导致的神经结构损伤，并提高了大鼠学习记忆功能，而临床上常用的失眠药物咪达唑仑对结构损伤和功能障碍并未见治疗效果；三氧水的治疗机制可能与其激活免疫因子产生抗氧化作用有关。Zheng等[29]使用低频rTMS对慢性睡眠剥夺大鼠进行干预后发现，低频rTMS可减低由慢性睡眠剥夺导致的大鼠海马树突棘密度下降，改善突触形态并增加突触数量，从而提高大鼠的空间学习记忆能力。

安建雄团队分别用Dex、三氧疗法、rTMS和毫米波（Millimeter wave，MMW）等不同类型神经调控手段对慢性睡眠剥夺模型啮齿类动物进行干预，采用苏木精-伊红（Hematoxylin eosin，HE）和尼氏染色等病理学手段观察各组动物大脑和脊髓的不同区域，结果发现，慢性睡眠剥夺（SD）组动物大脑前额叶皮质（Prefrontal cortex，PFC）、海马、下丘脑、蓝斑核（Locus Coeruleus，LC）、杏仁核及脊髓颈胸腰段部分表现出染色质溶解、细胞核固缩以及细胞数量下降等神经元受损和坏死现象，其中PFC和海马损伤现象最严重，损伤累及下丘脑、LC以及杏仁核等区域，而脊髓颈胸腰各节段的损伤最轻，Dex、三氧疗法、rTMS和MMW干预组上述区域细胞损伤得到一定恢复，如图2-3、图2-4、图2-5、图2-6所示。高尔基染色观察并分析各组海马树突棘密度情况，发现慢性睡眠剥夺后海马树突棘密度下降，而Dex、三氧疗法、rTMS

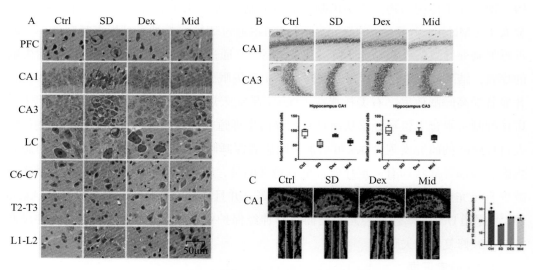

图2-3　Dex对慢性睡眠剥夺动物的病理学影响

Ctrl：对照组，SD：慢性睡眠剥夺组，Dex：右美托咪定+慢性睡眠剥夺组，Mid：咪达唑仑+慢性睡眠剥夺组；（A）大脑和脊髓不同区域HE染色图；（B）海马尼氏染色图以及海马CA1区、CA3区细胞数量统计分析；（C）海马CA1区高尔基染色图及树突棘密度统计分析。（图片源于本研究团队：张文浩、刘钰）

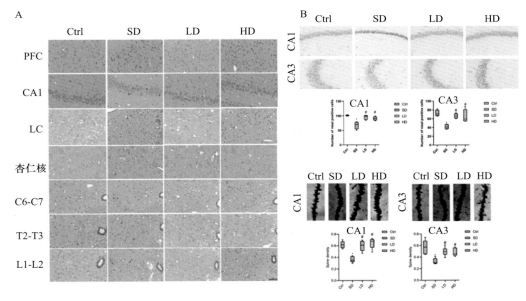

图2-4　不同浓度O₃对慢性睡眠剥夺动物的病理学影响

Ctrl：对照组，SD：慢性睡眠剥夺组，LD：低浓度O₃＋慢性睡眠剥夺组，HD：高浓度O₃＋慢性睡眠剥夺组。（A）大脑和脊髓不同区域HE染色图；（B）海马尼氏染色图以及海马CA1区、CA3区细胞数量统计分析；（C）海马CA1区、CA3区高尔基染色图及树突棘密度统计分析（图片源于本研究团队：闫伊宁、涂静如、程洁）

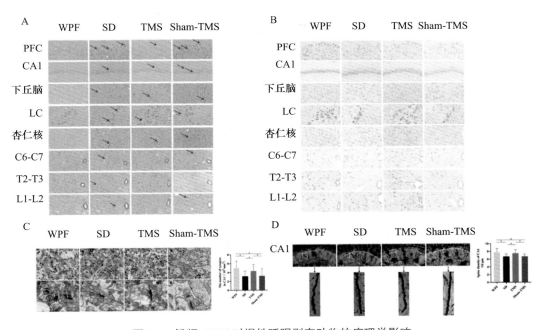

图2-5　低频rTMS对慢性睡眠剥夺动物的病理学影响

WPF：大平台对照组，SD：慢性睡眠剥夺组，TMS：低频rTMS＋慢性睡眠剥夺组，Sham-TMS：假rTMS＋慢性睡眠剥夺组。（A）大脑和脊髓不同区域HE染色图；（B）大脑和脊髓不同区域尼氏染色图；（C）透射电镜观察海马突触结构及突触数量统计分析；（D）海马CA1区高尔基染色图及树突棘密度统计分析（图片源于本研究团队：郑鑫）

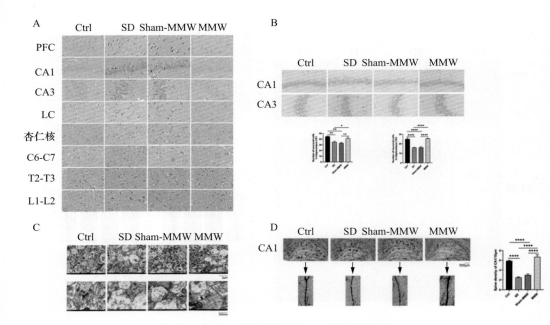

图2-6　MMW对慢性睡眠剥夺动物的病理学影响

Ctrl：对照组，SD：慢性睡眠剥夺组，Sham-MMW：假MMW+慢性睡眠剥夺组，MMW：MMW+慢性睡眠剥夺组。（A）大脑和脊髓不同区域HE染色图；（B）海马尼氏染色图以及海马CA1区、CA3区细胞数量统计分析；（C）透射电镜观察海马突触结构；（D）海马CA1区高尔基染色图及树突棘密度统计分析。（图片源于本研究团队：周利）

和MMW干预可不同程度提高慢性睡眠剥夺造成的树突棘密度；并改善由此导致的学习记忆功能下降。另外，如图2-3、图2-4所示，使用透射电镜观察并分析各组海马突触超微结构及其数量，发现SD组海马神经细胞可见胞质空泡、染色质边缘化、突触间隙变宽、模糊、突触后密度蛋白厚度降低，细胞器减少，细胞核形态异常，线粒体肿胀以及膜缺陷等，rTMS和MMW等神经调控手段对上述超微结构损伤均有一定修复作用。以上结果提示Dex、三氧疗法、rTMS和MMW等神经调控手段可不同程度修复由慢性睡眠剥夺造成的神经系统结构损伤，并改善相关功能障碍。

综上所述，慢性睡眠剥夺可导致包括大脑、脊髓在内的结构损伤及相应功能障碍，其中高级中枢神经损伤较低级部位更严重，rTMS、三氧疗法、Dex以及MMW等均可修复由慢性睡眠剥夺导致的结构损伤并改善相关症状；笔者团队将上述结构损伤整理归纳为慢性睡眠剥夺的全神经损伤，如图2-7所示[30]。与周围神经病理性疼痛的全神经损伤学说相似，推测慢性睡眠障碍可引起大脑和脊髓的广泛神经结构改变，而传统安眠药或精神类药物可加重上述结构的损伤，因此提出了慢性睡眠障碍的全神经损伤学说，基于该理论学说，慢性睡眠障碍的治疗提倡以诱导自然睡眠的化学或物理性神经调控手段为主。

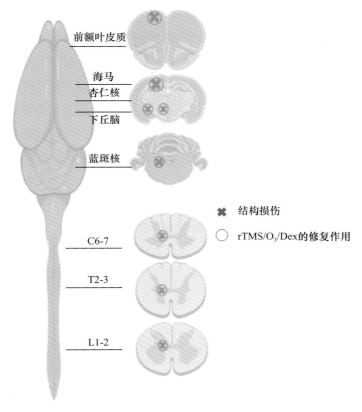

前额叶皮质

海马
杏仁核
下丘脑

蓝斑核

✖ 结构损伤

○ rTMS/O₃/Dex的修复作用

C6-7

T2-3

L1-2

图 2-7　慢性睡眠剥夺的全神经损伤示意图（郑鑫、安建雄，2023）

◦ 第四节　总　　结 ◦

　　慢性睡眠障碍的全神经损伤学说是本团队基于二十年来临床和实验室研究结果，综合文献研究后提出的失眠机制新学说，是对失眠发生发展机制现有理论体系的进一步补充。其核心内容是：失眠是睡眠生物节律的紊乱，长期、反复的睡眠节律异常可以包括脑和脊髓整体中枢神经结构的损伤；而传统的安眠类药物可以进一步加重睡眠节律的紊乱和中枢神经系统结构损伤；通过反复、长期诱导仿生睡眠，病人自控睡眠为主线的多模式睡眠，特别是神经调控措施，不仅可以自然睡眠的恢复，还可以促进中枢神经系统损伤的修复，同时也有利于安眠类药物的减少甚至停用；慢性睡眠障碍的痊愈不仅包括自然睡眠节律的恢复，也包括中枢神经系统损伤结构的恢复和安眠类药物的停用。

　　在慢性睡眠障碍全神经损伤学说指导下的临床实践已经取得初步效果，然而作为一种新理论，无论是在基础研究和临床数据还不完整。为进一步验证全神经损伤学说及其潜在的生物学机制，未来研究应使用多种神经调控手段如rTMS、TENS、tDCS、MMW、电针和三氧疗法等对不同睡眠剥夺模型动物进行干预，通过形态学、影像学等手段全方位观察神经系统结构和功能的改变以及神经调控的疗效与机制。通过组学测序、分子生物学验证、电生理和光遗传等神经环路研究，筛选结构损伤区域进行重点分析，探讨与全神经损伤有关的基因和蛋白通路，利用基因敲除、病毒示踪等技术，深入探索和完善全神经损伤的生物学机制。临床方面，可通过血液、免疫、病理和神经影像等技术手段对慢性睡眠障碍患者进行大样本、多中心研究并进行长期追踪，比较多种神经调控方式干预后疗效，并分析相关指标与结局的相关性，探讨不同指标与慢性睡眠障碍发生发展的内在联系，进一步构建疾病预测模型，通过更科学和完整的理论体系，指导慢性睡眠障碍的治疗和预防。

（郑　鑫　闫伊宁　周　利　程　洁　涂静如　张文浩　安建雄）

参考文献

[1] MORIN CM, JARRIN DC, IVERS H, et al. Incidence, Persistence, and Remission Rates of Insomnia Over 5 Years [J]. JAMA Network Open, 2020, 3(11): e2018782.

[2] BUYSSE DJ. Insomnia [J]. JAMA, 2013, 309(7): 706-716.

[3] 中国睡眠研究会. 中国失眠症诊断和治疗指南 [J]. 中华医学杂志, 2017, 97(24): 1844-1856.

[4] DZIERZEWSKI JM, DAUTOVICH ND, RAVYTS SG, et al. Insomnia symptoms during the COVID-19 pandemic: an examination of biopsychosocial moderators [J]. Sleep Med, 2022, 91: 175-178.

[5] BONNET MH, ARAND DL. Hyperarousal and insomnia [J]. Sleep Med Rev, 1997, 1(2): 97-108.

[6] LEVENSON JC, KAY DB, BUYSSE DJ. The pathophysiology of insomnia [J]. Chest, 2015, 47(4): 1179-1192.

[7] XIA L, CHEN GH, LI ZH, et al. Alterations in hypothalamus-pituitary-adrenal/thyroid axes and gonadotropin-releasing hormone in the patients with primary insomnia: a clinical research [J]. PLoS One, 2013, 8(8): e71065.

[8] SHEKHAR S, HALLL JE, KLUBO-GWIEZDZINSKA J. The hypothalamic pituitary thyroid axis and sleep [J]. Curr Opin Endocr Metab Res, 2021, 17: 8-14.

[9] BONNET MH, ARAND DL. Hyperarousal and insomnia: state of the science [J]. Sleep Med Rev, 2010, 14(1): 9-15.

[10] ESPIE CA, BROOMFIELD NM, MACMAHON KM, et al. The attention-intention-effort pathway in the development of psychophysiologic insomnia: a theoretical review [J]. Sleep Med Rev, 2006, 10(4): 215-245.

[11] SPIELMAN A, CARUSO L, GLOVINSKY P. A behavioral perspective on insomnia

treatment [J]. Psychiatr Clin North Am, 1987, 10:541-553.

[12] BASTIEN CH. Insomnia: Neurophysiological and Neuropsychological Approaches [J]. Neuropsychology Review, 2011, 21(1): 22-40.

[13] O'BYRNE JN, ROSA MB, GOUIN JP, et al. Neuroimaging findings in primary insomnia [J]. Pathol Biol (Paris), 2014, 62(5): 262-269.

[14] LI C, DONG M, YIN Y, et al. Abnormal whole-brain functional connectivity in patients with primary insomnia [J]. Neuropsychiatric Dis Treat, 2017, 13: 427-435.

[15] KILLGORE WD, SCHWAB ZJ, KIPMAN M, et al. Insomnia-related complaints correlate with functional connectivity between sensory-motor regions [J]. Neuroreport, 2013, 24(5): 233-240.

[16] FAROKHIAN F, YANG C, BEHESHTI I, et al. Age-related gray and white matter changes in normal adult brains [J]. Aging Dis, 2017, 8(6): 899-909.

[17] JOO EY, NOH HJ, Kim JS, et al. Brain gray matter deficits in patients with chronic primary insomnia [J]. Sleep. 2013, 36(7): 999-1007.

[18] BUMB JM, SCHILLING C, ENNING F, et al. Pineal gland volume in primary insomnia and healthy controls: a magnetic resonance imaging study [J]. J Sleep Res, 2014, 23(3): 274-280.

[19] WINKELMAN JW, PLANTE DT, SCHOERNING L, et al. Increased rostral anterior cingulate cortex volume in chronic primary insomnia [J]. Sleep, 2013, 36(7): 991-998.

[20] ZHAO L, WANG E, ZHANG X, et al. Cortical structural connectivity alterations in primary insomnia: insights from MRI based morphometric correlation analysis [J]. BioMed research international, 2015, 11: 1-23.

[21] JIANG CG, ZHANG T, YUE FG, et al. Efficacy of repetitive transcranial magnetic stimulation in the treatment of patients with chronic primary insomnia [J]. Cell Biochem Biophys, 2013, 67(1): 169-173.

[22] MCINTIRE LK, MCKINLEY RA, GOODYEAR C, et al. Cervical transcutaneous vagal nerve stimulation (ctVNS) improves human cognitive performance under sleep deprivation stress [J]. Communications Biology, 2021, 4(1): 1-9.

[23] 张霜梅, 吉晶, 邱朝阳, 等. 单纯针灸对比西药治疗卒中后失眠随机对照试验的 Meta 分析 [J]. 中华中医药学刊, 2019, 37(12): 2843-2852.

[24] AN JX, WILLIAMS JP, FANG QW, et al. Feasibility of patient-controlled sleep with dexmedetomidine in treating chronic intractable insomnia [J]. Nat Sci Sleep, 2020, 12: 1033-1042.

[25] AKEJU O, HOBBS LE, GAO L, et al. Dexmedetomidine promotes biomimetic non-rapid eye movement stage 3 sleep in humans: A pilot study [J]. Clin Neurophysiol, 2018, 129(1): 69-78.

[26] VILLAFUERTE G, MIGUEL-PUGA A, MURILLO-RODRÍGUEZ E, et al. Sleep deprivation and oxidative stress in animal models: a systematic review [J]. Oxid Med Cell Longev, 2016, 2015: 234952.

[27] Kim SA, Kim S, PARK HJ. REM-sleep deprivation induces mitochondrial biogenesis in the rat hippocampus [J]. In Vivo, 2022, 36(4): 1726-1733.

[28] YAN YN, WILLIAMS JP, NIU K, et al. Intraperitoneal ozone injection prevents REM sleep deprivation-induced spatial learning and memory deficits by suppressing the expression of Sema3A in the hippocampus in rats [J]. Iran J Basic Med Sci, 2022, 25(8):

第
二
章

慢
性
睡
眠
障
碍
新
学
说
：
全
神
经
损
伤

980-988.

［29］ ZHENG X, WANG RG, MA BF, et al. rTMS reduces spatial learning and memory deficits induced by sleep deprivation possibly via suppressing the expression of kynurenine 3-monooxygenase in rats [J]. Behavioural brain research, 2024, 456: 114704.

［30］ 郑鑫, 安建雄. 慢性失眠新学说: 全神经损伤 [J]. 中华麻醉学杂志, 2023, 43(11): 1287-1291.

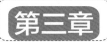

第三章　肠道可能是人体第二个肺

肺部急慢性疾病的全球发病率、死亡率居高不下，肺功能不可逆的损害严重缩短了伤残调整寿命年[1]。呼吸支持治疗是一系列改善、维持、替代肺的自主呼吸功能的技术手段，包括氧疗、无创/有创通气以及体外膜肺氧合（extracorporeal membrane oxygenation；ECMO）等人工肺技术，是急慢性呼吸衰竭等呼吸重症疾病中治疗的重要环节。呼吸道和肠道是人体的两个自然体腔，呼吸道和肠道上皮在胚胎发育过程中共同由内胚层发育和分化，这提示他们可能共享相似的细胞构成、功能及黏膜屏障模式，均作为"哨兵"响应各种环境刺激，并将这种动态变化的环境信号传递给机体[2, 3]。直肠O_3灌注（ozone rectal insufflation，O_3-RI）疗法是指使用医用三氧发生器制备特定浓度的O_3和O_2混合气体，并注入直肠，以达到治疗和预防疾病目的的一种治疗方法[4]。新型冠状病毒大流行期间，在常规呼吸支持无法缓解低氧血症的情况下，O_3-RI能迅速改善这类患者氧合指标、控制肺部炎症，为患者的肺康复及生存赢得时间[5]，同时，动物实验也已明确直肠O_2灌注能提高血氧含量，增强机体耐受缺氧的能力[6]；预示着肠道可能是潜在的呼吸器官。笔者团队推测肠道气体灌注疗法可能兼具改善全身氧合和修复肺损伤两方面的作用。因此笔者团队提出"肠道可能是人体第二个肺"的科学假说，以下就结合已有文献和笔者团队的临床实践和思考进行综述。

第一节　肠道的呼吸潜力

呼吸是生命体生物学极限和生命史的决定性事件，肺的形成是陆生动物最重要的适应生存的进化结果[7]。然而近年来印度尼西亚婆罗洲出现的无肺青蛙，极为罕见地逆转了脊椎动物的进化史[8]。肺的退化很大程度上提示了其他器官作为呼吸器官进行气体交换的可塑性。自然界中，部分水生或两栖类脊索动物，如泥鳅、鲶鱼，以及某些节肢动物如海蜘蛛，依赖肠腔的充足空间及蠕动功能完成氧气的运输和交换，当水域氧气含量降低时，胃肠道的柱状上皮会变为扁平的鳞状上皮，以便更高效地与毛细血管进行氧气的交换，并耐受低氧环境[9, 10]。在仿生学的启发下，塔可贝（Takebe）

等设计了人为磨损肠道黏膜后经肛门灌注O_2策略，成功提高致死性缺氧（FiO_2为0.08）小鼠的存活率，并延长其存活时间高达5倍以上[6]。该团队也在大型哺乳动物猪的缺氧模型中成功复制了肠道通气介导的全身氧合效应，肠道通气在开始后2～4分钟内就能明显改善混合血氧饱和度和动脉血氧饱和度，改善程度与通气前氧合状态呈负相关，在直肠O_2灌注的整个过程中，混合血氧饱和度的增加幅度总是高于动脉氧饱和度的增加幅度，提示肠内通气通过静脉系统输送氧气，进而促进全身动脉系统的氧合[11]。从解剖学角度推理直肠通气完全可行，尽管直肠吸收面积较小，仅200～400cm²，但具备丰富的静脉回流系统[12]，由直肠上、中、下静脉负责，直肠上静脉回流入门脉系统，而直肠中、下静脉回流入下腔静脉，然后共同进入肺循环至体循环[13]，因此具有吸收速度快的特点。这些研究成果提示，肠道可能具有肺外气体交换的潜力。

考虑到肠道复杂的微环境，肠道O_2灌注可能存在以下机制：首先，该动物模型中直肠通气策略需要将肠道黏膜机械磨损，从而通过上调黏膜下血管形成和黏膜炎症相关的基因，增强肠道气体交换效率，并能激活机体黏膜免疫反应[6]；其次，肠道定植的肠道菌群以厌氧菌为主，O_2改变肠道局部微环境中的氧含量后，可能通过影响肠道菌群的结构或丰度，影响肠道菌群的物质代谢和免疫调控，从而参与远端肺部缺氧性损伤的组织修复[14]。

◦ 第二节　直肠三氧灌注的疗效 ◦

在体外膜肺氧合甚至是呼吸机机械通气成为紧缺医疗资源的新型冠状病毒大流行期间，2000ml、O_3浓度为12.6ug/ml的单次大剂量O_3-O_2冲击治疗可以在2小时内迅速提高新型冠状病毒感染伴急性低氧血症患者的脉氧饱和度，稳定患者因缺氧所致的血流动力学波动[15]；100～200ml、O_3浓度为30～40ug/ml的常用剂量能在1～2周的疗程内改善患者的氧饱和度和氧合指数，提示O_3-RI对需要接受辅助通气的COVID-19患者有益；此外，O_3-RI还降低血清C-反应蛋白、IL-6、降钙素原、D-二聚体、LDH等炎症相关因子[5, 16, 17]。一项小样本量病例对照研究发现，150ml/次，1次/天，持续8天的O3-RI，与标准护理组对比，改善了SpO_2，减少了氧疗的需求，降低炎症指标的同时，改善了肺部X-Ray表现，死亡率和住院时长都有所降低[18]。意大利O_3-O_2治疗学会2021年发布了直肠O_3-O_2灌注用于不同严重程度COVID-19的治疗策略并通过了国家卫生部的批准，并在临床中推广应用[16]。为了明确O_3-RI对其他类型的肺部疾病是否具有类似的疗效，本课题组分别建立小鼠急性肺损伤模型和慢性肺气肿模型，O_3-RI可以有效抑制TNF-α等促炎因子释放，减轻急性肺损伤后肺泡间隔增宽及炎性细胞浸润等病理学表现，逆转肺弹性组织破坏和气道阻力增高导致的肺动态顺应性下降、功能残气量增加。除此之外，COPD相关睡眠障碍，包括睡眠呼吸障碍［阻塞性睡眠呼吸暂停（OSA）、睡眠相关换气不足、中枢型睡眠呼吸暂停、夜间低氧血症］、失眠和睡眠相关运动障碍（如不宁腿综合征，RLS），是临床工作中的容易忽视但十分影响患者生活质量和疾病转归的问题。课题组开展了一项O_3-RI治疗COPD相关睡眠障碍的单臂临床试验，发现O_3-RI可以有效缓解降低夜间呼吸系统症状，提高患者主观睡眠评价，提高睡眠质量。上述国内外研究进展及课题组工作为O_3-RI改善肺功能、修复肺组织损伤提供了较为扎实的临床前及临床证据。

O_3-RI改善患者的肺功能可能与以下机制有关：①O_3作为强氧化剂，可能与肠上皮细胞膜中多不饱和脂肪酸反应，影响细胞膜的稳定结构，从而模拟上述动物模型中轻度磨损的肠黏膜，生成的LOPs等脂质过氧化产物可以通过激活金属酶，特别是MMP-9的释放，激活肠黏膜下血管生成，黏膜暴露和血管密度增加能促进肠道氧气交换，同时激活黏膜相关的免疫反应并参与调控肺内的免疫调控[5, 19]；②O_3与肠腔表面小分子量抗氧化剂反应，生成低剂量活性氧和脂质过氧化物等活性介质，可能调控线粒体动力学、调控细胞内代谢，入血后可能调控红细胞的糖酵解途径，增加2,3-二磷酸甘油酸的含量，导致氧解离曲线右移，促进氧合血红蛋白中O_2释放和利用，从而减轻组织缺氧，逆转呼吸衰竭[20]；③O_3产生的上述活性介质，随血流到达远端肺部和靶细胞，可能通过激活适应性的防御反应，包括激活转录因子Nrf2及下游抗氧化系统、抑制NLRP3炎症小体通路等方式，参与机体抗炎、抗氧化应激、调控免疫等作用[5, 21]；④本课题组前期研究发现反复O_3-RI可以调控肠道菌群结构及肠道屏障功能，减轻远端器官的炎症反应。O_3-RI可能通过抑制优势条件致病菌的生长、恢复肠道菌群多样性。并通过肠道菌群间接调控肺部炎症、免疫、代谢反应，促进组织修复。

综上，O_3-RI用于呼吸衰竭、病毒或细菌感染性肺炎、急性肺损伤、哮喘、慢性阻塞性肺病等呼吸系统疾病，可能是一种良好前景的治疗方法。然而由于大部分临床研究样本量较少，而且多为自身前后对照或病例报道，确切的答案尚需深入研究。此外，诸如此类复杂的综合效应、还需要在建立临床前的急慢性肺部疾病模型下，在分子、动物组织离体、动物在体等多层面中，利用功能学实验、组织病理学分析、分子生物学、高通量测序等技术手段，全面深入地探索。

◦ 第三节　肠道菌群与肺部疾病 ◦

流行病学研究发现60%的炎性肠病患者同时患有呼吸系统疾病。[22]罹患炎性肠病的患者支气管扩张的发病率增加46%，间质性肺炎发病率增加52%，肺部结节和哮喘发生率分别增加35%和5.5%[23]，这些数据提示了肠道与肺的远程通信现象的存在。

肠道菌群及其分泌的活性介质，如小分子代谢物及细胞外囊泡，是这种通信机制的重要介质[24]。肠道微生态系统的失调已被认为是慢性阻塞性肺疾病（chronic obstructive lung disease，COPD）、哮喘、细菌及病毒性肺炎等肺部疾病的重要病理生理表现之一[25]，其变化特点为微生物多样性显著低于健康人群，有益菌数量减少，其中链球菌科和毛螺菌科与肺功能下降有关；肠道菌群的改变同时伴随着特有的代谢变化，已鉴定出包括N-乙酰谷氨酸及其类似物N-氨基甲酰基谷氨酸在内的20%氨基酸类代谢物和46%脂质与COPD显著相关[26]。N-乙酰谷氨酸及其类似物N-氨基甲酰基谷氨酸可能通过促进精氨酸合成途径从而促进上皮细胞增殖，减轻细胞内氧化应激、增强肺部免疫防御[27, 28]。正常情况下乙酸盐的水平与第1秒用力呼气容积（forced expiratory volume in one second，FEV_1）成正相关。与无症状吸烟者相比，出现肺气肿的吸烟人群粪便中乙酸盐、丙酸盐和短链脂肪酸产生菌更少，给予肺气肿模型小鼠补充乙酸盐和丙酸盐可以降低肺部$CD3^+CD4^+IL17^+T$细胞，降低促炎细胞因子的水平、改善肺泡的破坏[29]。

肠道菌群分泌的细胞外囊泡能穿过内皮到达循环系统，并运输到肺部，调控肺部疾病转归，细胞外囊泡携带一组被称为微生物相关分子模式（microbe-associated molecular pattern，MAMP）的分子，包括脂多糖（lipopolysaccharide，LPS）、脂蛋白、多糖，可以被肺上皮细胞和免疫细胞胞膜或胞浆的特定的模式识别受体（pattern recognition receptors，PRR）识别[30]。来源于肠道益生菌的BEVs通过诱导与M2巨噬细胞相关的细胞表面标记物和炎性因子的偏好性表达，促进巨噬细胞向M2b型极化，从而提高了抗炎能力[31]。靶向调控肠道菌群的治疗，比如饮食、抗生素、粪便移植和单菌分离移植等干预方法，有可能成为治疗肺部疾病的重要手段，但仍然面临诸多问题和挑战，是未来需要攻克的重要理论及技术难关。

基于肠道O_2灌注缓解哺乳动物急性呼吸衰竭、O_3-RI改善重症肺炎缺氧及炎症，以及肠道菌群对呼吸系统疾病的远程调控等有力证据，肠道有可能成为人体"第二肺"。根据肠道的解剖学特征，探索及优化气体灌注技术和策略，明确其在肺部呼吸支持及肺损伤修复中的安全性及有效性，为临床急慢性肺损伤和疾病的治疗提供新理论和新手段。

（曹爽娇　安建雄）

参考文献

[1]　INSTITUTE FOR HEALTH METRICS AND EVALUATION.global, regional, and

national deaths, prevalence, disability-adjusted life years, and years lived with disability for chronic obstructive pulmonary disease and asthma, 1990-2015: a systematic analysis for the Global Burden of Disease Study 2015 [J]. Lancet Respir Med, 2017, 5(9): 691-706.

［2］ Li J, Wang Z, Chu Q, et al. The Strength of Mechanical Forces Determines the Differentiation of Alveolar Epithelial Cells [J]. Dev Cell, 2018, 44(3): 176-181.

［3］ ZHAO L, SONG W, CHEN Y-G. Mesenchymal-epithelial interaction regulates gastrointestinal tract development in mouse embryos [J]. Cell Rep, 2022, 40(2): 111053.

［4］ 张文浩, 钱晓焱. 直肠三氧灌注疗法专家共识 [J]. 转化医学杂志, 2020, 9(01): 1-3, 33.

［5］ CENCI A, MACCHIA I, LA SORSA V, et al. Mechanisms of Action of Ozone Therapy in Emerging Viral Diseases: immunomodulatory Effects and Therapeutic Advantages With Reference to SARS-CoV-2 [J]. Front Microbiol, 2022, 13: 871645.

［6］ OKABE R, CHEN-YOSHIKAWA T F, YONEYAMA Y, et al. Mammalian enteral ventilation ameliorates respiratory failure [J]. Med, 2021, 2(6): 188-191

［7］ MIN M S, YANG S Y, BONETT R M, et al. Discovery of the first Asian plethodontid salamander [J]. Nature, 2005, 435(7038): 87-90.

［8］ BICKFORD D, ISKANDAR D, BARLIAN A. A lungless frog discovered on Borneo [J]. Curr Biol, 2008, 18(9): R374-R5.

［9］ PLAUL S E, BARBEITO C G, D AZ A O. Histochemical differences along the intestine of Corydoras paleatus (Siluriformes: Callichthyidae) [J]. Rev Biol Trop, 2016, 64(1): 327-340.

［10］ WOODS H A, LANE S J, SHISHIDO C, et al. Respiratory gut peristalsis by sea spiders [J]. Curr Biol, 2017, 27(13): R638-R9.

［11］ FUJII T, YONEYAMA Y, KINEBUCHI A, et al. Enteral liquid ventilation oxygenates a hypoxic pig model [J]. iScience, 2023, 26(3): 106142.

［12］ MACYGIN K M C, KULSTAD E, MOKSZYCKI R K, et al. Evaluation of the Macy Catheter®: a rectal catheter for rapid medication and fluid administration [J]. Expert Rev Med Devices, 2018, 15(6): 407-414.

［13］ HUA S. Physiological and Pharmaceutical Considerations for Rectal Drug Formulations [J]. Front Pharmacol, 2019, 10: 1196.

［14］ CHAKAROUN R M, OLSSON L M, B CKHED F. The potential of tailoring the gut microbiome to prevent and treat cardiometabolic disease [J]. Nat Rev Cardiol, 2023, 20(4): 217-235.

［15］ HENDAWY H A, MOSALLAM W, ABUELNAGA M E, et al. Old Treatment for a New Disease: Can Rectal Ozone Insufflation Be Used for COVID-19 Management? A Case Report [J]. SN Compr Clin Med, 2021, 3(6): 1424-1427.

［16］ IZADI M, CEGOLON L, JAVANBAKHT M, et al. Ozone therapy for the treatment of COVID-19 pneumonia: A scoping review [J]. Int immunopharmacol, 2021, 92: 107307.

［17］ FRANZINI M, VALDENASSI L, RICEVUTI G, et al. Oxygen-ozone (O_2-O_3) immunoceutical therapy for patients with COVID-19. Preliminary evidence reported [J]. Int immunopharmacol, 2020, 88: 106879.

［18］ FERN NDEZ-CUADROS M E, ALBALADEJO-FLOR N M J, ÁLAVA-RABASA S, et al. Compassionate Use of Rectal Ozone (O_3) in Severe COVID-19 Pneumonia: a Case-Control Study [J]. SN Compr Clin Med, 2021, 3(5): 1185-1199.

［19］ BOCCI V A. Scientific and medical aspects of ozone therapy. State of the art [J]. Arch Med Res, 2006, 37(4): 425-435.

［20］ YOUSEFI B, BANIHASHEMIAN S Z, FEYZABADI Z K, et al. Potential therapeutic effect of oxygen-ozone in controlling of COVID-19 disease [J]. Medical Gas Research, 2022, 12(2): 33-40.

［21］ BOCCI V A, ZANARDI I, TRAVAGLI V. Ozone acting on human blood yields a hormetic dose-response relationship [J]. Journal of Translational Medicine, 2011, 9: 66-69.

［22］ RAFTERY A L, TSANTIKOS E, HARRIS N L, et al. Links Between Inflammatory Bowel Disease and Chronic Obstructive Pulmonary Disease [J]. Front immunol, 2020, 11: 2144-2148.

［23］ PEMMASANI G, LOFTUS E V, TREMAINE W J. Prevalence of Pulmonary Diseases in Association with Inflammatory Bowel Disease [J]. Dig Dis Sci, 2022, 67(11): 5187-5194.

［24］ TROPINI C, EARLE K A, HUANG K C, et al. The Gut Microbiome: Connecting Spatial Organization to Function [J]. Cell Host Microbe, 2017, 21(4): 433-442.

［25］ BARCIK W, BOUTIN R C T, SOKOLOWSKA M, et al. The Role of Lung and Gut Microbiota in the Pathology of Asthma [J]. immunity, 2020, 52(2): 241-255.

［26］ BOWERMAN K L, REHMAN S F, VAUGHAN A, et al. Disease-associated gut microbiome and metabolome changes in patients with chronic obstructive pulmonary disease [J]. Nat Commun, 2020, 11(1): 588-596.

［27］ Kim Y J, LEE J-Y, LEE J J, et al. Arginine-mediated gut microbiome remodeling promotes host pulmonary immune defense against nontuberculous mycobacterial infection [J]. Gut Microbes, 2022, 14(1): 2073132.

［28］ SCOTT J A, MAARSINGH H, HOLGUIN F, et al. Arginine Therapy for Lung Diseases [J]. Front Pharmacol, 2021, 12: 627503.

［29］ LEE S H, Kim J, Kim N H, et al. Gut microbiota composition and metabolite profiling in smokers: a comparative study between emphysema and asymptomatic individuals with therapeutic implications [J]. Thorax, 2023, 78(11): 1080-1089.

［30］ DAZ-GARRIDO N, BADIA J, BALDOM L. Microbiota-derived extracellular vesicles in interkingdom communication in the gut [J]. J Extracell Vesicles, 2021, 10(13): e12161.

［31］ Kim W, LEE E J, BAE I-H, et al. Lactobacillus plantarum-derived extracellular vesicles induce anti-inflammatory M2 macrophage polarization in vitro [J]. J Extracell Vesicles, 2020, 9(1): 1793514.

第二篇
睡眠障碍

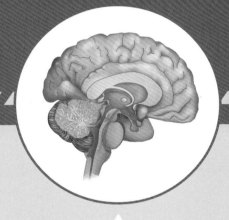

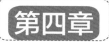

药物诱导睡眠滴定

● 第一节　睡眠与睡眠障碍 ●

　　睡眠是人体必不可少的一项生理活动，人类大约有1/3的时间用于睡觉，在睡眠作用下，人的身体、精神得到充分的休息与恢复。睡眠与觉醒的节律保障着我们记忆、免疫与内分泌等功能的正常运行。睡眠障碍不仅导致躯体各种不适，也可能会导致多种精神心理疾病，如抑郁情绪和焦虑情绪等。

　　睡眠障碍（sleep disorders）不是一种疾病，是一组由于各种原因导致睡眠异常的疾病的总称。简单来说睡眠障碍包括睡不着、睡不醒、睡眠质量不高（睡眠浅）等等。此外睡眠障碍还含有一些在睡眠中发生的疾病，例如夜间惊醒、梦游、不宁腿综合征、周期性体动等。

　　Xiang Yu-Tao团队进行了循证医学研究[1]，他们收集了11万余人的研究数据，表明中国普通人群睡眠障碍的发生率为15%。亚组分析结果显示，年龄大于43.7岁的普通人群睡眠障碍检出率低于年龄小于43.7岁的普通人群（11.6%，95%CI：7.5%～17.6% vs 20.4%，95%CI：14.2%～28.2%，$P=0.046$），男性和女性普通人群睡眠障碍的检出率差异无统计学意义（14.2%，95%CI：11.1%～18.0% vs 18.5%，95%CI：15.2%～22.4%）。

　　随着年龄的增加，老年人群睡眠障碍的发病率相应增加。Lu 等对中国老年睡眠障碍的患者进行了循证医学研究[2]，结果显示老年人群睡眠障碍的发生率为35.9%。亚组分析结果表明，农村地区的老年人睡眠障碍率高于城市地区的老年人（44.0%，95%CI：31.2%～56.8% vs. 34.3%，95%CI：29.1%～39.6%，$P=0.036$）。荟萃分析结果表明小样本研究和高睡眠障碍率相关（$P<0.001$），人群平均年龄以及研究时间与睡眠障碍率无统计学相关（$P=0.86$，$P=0.84$）。

　　大学生是一个特殊的群体，学业课程负担比较重，比较有活力。但是，离了家长的监管，电子游戏的诱惑，自控力不强等因素，导致大学生睡眠中障碍的比例增加。Li L 等研究表明[3]，中国大学生睡眠障碍的发生率25.7%（95%CI：22.5%～28.9%）。

另外一项在26个国家进行的、包含20 222名大学生的研究中，这一比例仅为10.4%，揭示中国大学生面临着更加严重的睡眠问题。

经历严重的灾害性事件也会导致睡眠障碍的发生率显著增加。创伤后应激障碍（Post-Traumatic Stress Disorder，PTSD）的主要表现之一就是睡眠障碍。四川汶川大地震后，青少年睡眠障碍的发生率达到将近54.9%[4]。2019年爆发了波及全球的新型冠状病毒感染也严重影响了大众的睡眠。在新型冠状病毒疫情的影响下，睡眠障碍的患者出现明显增加。2020年1月7日至5月29日期间武汉金银潭医院的1192名新型冠状病毒感染住院患者，分别在出院后6个月、1年和2年进行随访，这些患者主要的陈诉是疲乏与睡眠障碍，但是幸运的是随着时间的延长，发生率逐步下降[5]。

2022年发布的中国睡眠中障碍白皮书中表明，我国60岁以上的老年人群中，睡眠障碍的发生率约为35.9%，青少年睡眠障碍发生率为26%。2019年3月21日（中国失眠日）中国睡眠研究会发布了睡眠障碍的大规模调查结果，表明我国睡眠疾病发生率很高，各类睡眠障碍者约占总人群的38%，高于国际上27%的比例。

○ 第二节　睡眠障碍的常见原因 ○

睡眠障碍是由于各种复杂原因导致的睡眠异常，常常是社会、心理、精神、环境等因素共同作用的结果。导致睡眠障碍的原因主要有以下几个。

1. 神经系统疾病

原发性失眠、不宁腿综合征、脑卒中、帕金森病，甚至直立性心动过速等疾病都会导致睡眠障碍。这些疾病有些容易诊断，有些却容易漏诊，导致患者一直缺乏针对性的治疗而长期口服催眠镇静药物。

2. 精神疾病

抑郁症、创伤后应激障碍、焦虑症、精神分裂症等疾病是导致睡眠障碍的常见疾病，其他精神疾病都会伴有睡眠障碍，例如噩梦、睡行症等。睡眠障碍与精神疾病紧密联系，睡眠障碍会加重精神疾病，精神疾病也会加重睡眠障碍的病情，有时候睡眠障碍可能是精神疾病的主要表现之一。

3. 口腔、耳鼻喉疾病

阻塞性呼吸睡眠暂停、扁桃体肥大等疾病导致上呼吸道不通畅，影响患者的睡眠质量。

4. 其他躯体疾病

甲状腺功能亢进、呼吸功能不全（衰竭）、心功能不全、高血压、心律失常、严重贫血等躯体疾病也会导致失眠。

　　许多疾病都会导致睡眠障碍，有一部分导致睡眠障碍的疾病较易识别，依据患者的主诉、床伴等人的陈诉进行诊断。有一些睡眠障碍的疾病很难快速识别，需要通过一些复杂诊断手段，如多导睡眠监测进行诊断。这些不易识别的导致睡眠障碍的疾病通常经历长期缺乏有效、准确的诊断，缺乏更有针对性的治疗，导致病程迁延数年没有得到明确的诊断，治疗方面也缺乏针对性。

◦ 第三节　睡眠滴定概述 ◦

　　多导睡眠监测（Polysomnography，PSG）是对睡眠障碍进行诊断与鉴别诊断的重要手段，也是睡眠医学临床与科研的重要工具之一。PSG整合了睡眠期间的脑电图、血氧饱和度、呼吸动作、口鼻气流等参数，能够监测睡眠深度、睡眠类型、睡眠期间的呼吸状态等信息。但PSG也有一些缺点，例如，需要在夜间进行整夜睡眠监测，增加人力资源消耗、对相关工作人员的健康也有不良影响。如果能在白天工作时间使用药物滴定诱导睡眠后进行监测，取得与自然睡眠类似的结果，可能有重大临床意义，将有利于睡眠监测工作的开展。

　　传统的治疗方法往往采用标准化治疗方案，忽视了个体差异和患者特定的需求。个体化治疗策略基于患者个体特征和病情而定制的一种治疗方案，旨在提高治疗效果、减少药物不良反应。通过睡眠滴定了解患者对药物的反应，确定进行病人自控睡眠的自控参数，达到个体化治疗的目的。

　　药物滴定诱导的睡眠监测能够发现导致睡眠障碍的一些隐匿疾病，例如，不安腿综合征（restless legs syndrome，RLS）、周期性肢体运动障碍（periodic limb movements disorder，PLMD）等。这些疾病存在发作间歇期，在发作间歇期即使进行PSG也难有阳性发现。而在药物滴定诱导的睡眠监测时很容易筛查这些疾病，即使在发作间歇期也可显著提高检出率。

　　药物滴定诱导的睡眠监测不仅能诊断阻塞性睡眠呼吸暂停综合征（obstructive sleep apnea syndrome，OSAS），还有助于确定手术治疗的方式。OSAS是导致睡眠障碍的一种常见疾病，一般认为鼾声大小与疾病严重程度有关。实际上有一部分患者由于入睡后气道阻塞很严重而鼾声较小，真实病情可能比鼾声大者更加严重。药物滴定诱导睡眠监测下可以在很短时间内发现OSAS而不必接受整夜PSG。对于需要手术的OASA患者，进行睡眠滴定判断OSAS阻塞部位与严重程度，有助于科学制订手术方案。

◦ 第四节　睡眠滴定常用药物 ◦

1. 咪达唑仑

咪达唑仑是常用的苯二氮䓬类药物，与同类药地西泮比较具有起效快、消除快的优点。静脉注射咪达唑仑后 2～5 分钟起效，效应室的平衡时间是 1～5.6 分钟，因此滴定的时候需要考虑到药物的达峰时间，缓慢给予。该药物发挥作用后很快分布到无生物效应的组织并被肝脏代谢，作用消失。

咪达唑仑滴定过程中的主要的不良反应是与剂量有关的呼吸抑制。咪达唑仑的特异性拮抗剂氟马西尼能够快速（1 分钟内）拮抗其呼吸抑制与镇静作用。长期使用咪达唑仑的患者使用氟马西尼拮抗后会出现焦虑、烦躁等精神方面的不良反应。

咪达唑仑对睡眠结构的影响与剂量有关，主要是增加浅睡眠的时间（NREM 的 Ⅰ 期、Ⅱ 期睡眠）。极小剂量的咪达唑仑对睡眠结构几乎没有影响；随着剂量的增加，NREM 睡眠逐渐增加，REM 睡眠逐渐减少[6]。

咪达唑仑对咽喉肌群的影响同样也与剂量有关，小剂量的咪达唑仑对咽喉肌群没有明显的影响。与正常人群比较，小剂量缓慢注射咪达唑仑（平均 1mg，范围 0.6～1.2mg）没有增加 OSAS 患者的气道临界闭合压（通过持续气道正压通气测定）[6]。

咪达唑仑睡眠滴定的常用量是 1mg 缓慢静脉注射，能够诱导出 NREM 的 Ⅰ～Ⅱ 期睡眠，不能够诱导出快动眼睡眠。咪达唑仑滴定诱导的睡眠与自然睡眠比较，患者的呼吸暂停低通气指数（apnea-hypopnea index，AHI）指数、最低氧饱和度等没有显著性差异。对于所有打鼾者，咪达唑仑诱导的睡眠都出现了打鼾[6]。

2. 丙泊酚

丙泊酚是一种快速起效的静脉麻醉剂，作用强大、维持时间短。静脉注射后起效时间 <1 分钟，清除半衰期 45～55 分钟，主要在肝脏代谢为没有活性的产物，代谢物随尿排出。与咪达唑仑类似，丙泊酚睡眠滴定的不良反应同样是与剂量有关的呼吸抑制，但没有特异性的拮抗剂。

丙泊酚睡眠滴定对睡眠结构的影响依然与剂量有关。健康受试者靶控输注丙泊酚，靶浓度 1.54±0.23μg/ml 时候诱导出慢波睡眠，但是丙泊酚诱导的睡眠同样缺乏 REM 期。

丙泊酚睡眠滴定对咽喉肌的影响。正常受试者靶控输注小剂量丙泊酚（<1.5μg/ml）对咽喉肌的作用小，不增加气道阻力；1.5～2μg/ml 对颏舌肌有明显松弛作用，显著增加气道阻力；更高靶控浓度丙泊酚使颏舌肌更加松弛，颏舌肌的活性呈断崖式下降，气道阻力明显增加[6]。丙泊酚睡眠滴定中多采用靶控输注，常用靶浓度为

$1\sim1.5\mu g/ml$。丙泊酚靶控滴定诱导的睡眠与自然睡眠比较，AHI与平均血氧饱和度没有显著性差异，但是丙泊酚靶控滴定诱导睡眠的最低血氧饱和度比正常睡眠要低。对于打鼾或者呼吸暂停的患者，丙泊酚滴定诱导的睡眠与自然睡眠比较，打鼾或者呼吸暂停的程度没有显著性差异[6]。

总之，靶控小剂量的丙泊酚睡眠滴定能够维持颏舌肌的张力，AHI与平均血氧饱和度等没有表现出明显的影响，但是丙泊酚睡眠滴定时的最低血氧饱和度要低于自然睡眠。睡眠结构方面，丙泊酚睡眠滴定能够诱导出慢波睡眠但不能诱导出快动眼睡眠。

3. 右美托咪定

右美托咪定是α_2受体激动剂，有抗焦虑、镇静镇痛作用，常用于手术辅助麻醉。右美托咪定诱导的睡眠接近生理睡眠，睡眠深度能够达到慢波睡眠，但是同样不能诱导出REM。

右美托咪定起效较慢，10~15分钟起效，作用高峰在25~30分钟。阿替美唑能够逆转其镇静作用，但是目前没有用于人类的药物（仅供兽用）。右美托咪定镇静过程中患者能够配合医务人员，容易唤醒，呼吸抑制轻微等优点。尽管常规使用比较安全，但仍存在呼吸抑制、循环抑制等方面的不良反应。

右美托咪定导致的呼吸抑制概率很低，但由于患者的个体差异、给药的速度以及病情的影响，在联合使用的镇静镇痛药物时，仍然有可能出现严重的呼吸抑制。因此提醒在使用右美托咪定进行睡眠滴定的时候，应该准备完备的呼吸支持设备以及人员，避免发生意外[7-9]。

血容量不足的患者，在使用前补充血容量可以预防右美托咪定导致的低血压。血压控制不好的高血压患者应该缓慢给药，避免快速进入体内导致血压升高。对心动过缓或者房室传导阻滞的患者应避免使用，以免出现严重的心动过缓或者传导阻滞。

右美托咪定有预防与治疗谵妄的作用，但是部分患者在使用后却出现谵妄；此外发热也是右美托咪定使用过程中不良反应之一[10-12]。

右美托咪定用于睡眠滴定有不同的使用用法，笔者团队推荐的方案是$200\mu g$稀释到50ml，以60ml/h速度微量泵注射，当患者进入NREM II 期睡眠或者总量达$1\mu g/kg$后停药。注意观察患者用药期间及用药后一段时间内的镇静深度、呼吸频率、呼吸幅度、气道是否通畅等情况，同时监测血压、心率、血氧饱和度以及睡眠（镇静）深度等。镇静深度可以选择PSG、脑电双频指数（bispectral index，BIS）及临床镇静评分观察进行评估。

总之，药物诱导所产生的睡眠状态能够很好地模拟自然睡眠相关疾病状态，具有很高的诊断价值。但药物诱导的睡眠并不等同于一整夜的自然睡眠，临床应用中需要进行适当取舍与选择。快速眼动睡眠期间出现呼吸暂停或者快动眼睡眠期间相关睡眠障碍的患者，不适于药物诱导下的睡眠监测。

◦ 第五节　睡眠滴定中的监测 ◦

1. 多导睡眠监测（PSG）

PSG是睡眠医学中经典的监测方法。通过睡眠中的脑电、呼吸、血氧饱和度、体动、肌电、眼电等生物信号进行综合分期判断睡眠的方法。

呼吸暂停低通气指数（AHI）、睡眠呼吸暂停的类型、睡眠分期、睡眠期间氧饱和度是PSG的主要指标。

AHI是指睡眠期间每小时呼吸暂停加低通气的次数。呼吸暂停通常是指睡眠期间呼吸气流中止超过10秒，低通气是指睡眠过程中呼吸气流的强度较基础水平降低50%以上，并伴有血氧饱和度较基础水平下降≥4%，称为低肺通气。正常人群AHI<5；轻度呼吸暂停：5≤AHI<15；中重度呼吸暂停：15≤AHI<30；严重呼吸暂停：AHI≥30。

睡眠呼吸暂停是睡眠呼吸暂停综合征的主要表现，分为阻塞性的或中枢型睡眠呼吸暂停。阻塞性睡眠呼吸暂停因呼吸道气流的机械阻塞而发生，胸部继续进行呼吸运动，但空气不能进入肺部。阻塞的常见部位有咽壁的塌陷、舌后坠、肥大的扁桃体阻塞等。中枢型呼吸暂停的患者气道能够保持通畅，与正常呼吸相比，其呼吸非常浅或完全停止呼吸，胸部和腹部保持不动。

传统窒息的定义是2个或更多的呼吸周期中出现气流中断。低通气的定义是在2个或更多的呼吸周期中，气流减少50%以上并伴有氧饱和度下降3%～4%和（或）伴有觉醒。

睡眠分期是依据睡眠中的脑电图变化，将睡眠分为NREM与REM。其中NREM又分为Ⅰ～Ⅲ期。依据睡眠期间的脑电图表现计算睡眠的各种特征（入睡时间、睡眠持续时间、深睡眠时间、浅睡眠时间、快动眼睡眠时间等）。

睡眠期间的血氧饱和度监测正常范围是95%～98%，严重睡眠呼吸暂停的患者，SpO_2可降至50%～60%。

2. 脑电双频指数

脑电双频指数是通过脑电信号进行麻醉分期的一种方法，主要被用于手术中监测麻醉深度。PSG对睡眠分期的方法需要医师对脑电图的波形有比较深入的了解，能够识别出睡眠状态下不同脑电图的波形，对于睡眠监测初学者有一定难度。BIS监测仪将脑电图波形通过复杂的数学运算将脑电波形数据转换成可识别的数字，不要求医师对脑电图有深入的了解即可使用，具有简单方便等优点。

与监测麻醉深度类似，BIS值与睡眠深度同样有密切的关系。一般而言，BIS在

65～85属于浅睡眠，BIS在40～60属于深睡眠。尽管BIS监测具有简单方便的特点，但是也有一些缺点。首先，BIS监测识别REM有难度；其次，BIS监测不能完整反映睡眠中的呼吸暂停情况，需要监测人员的临床判断，或者联合使用其他监测手段。

3. 脑氧饱和度监测

儿童睡眠中因体动较大而干扰监测，脉搏氧饱和度容易出现错误结论，此外儿童睡眠监测中经常出现部分气流下降而没有脉搏氧饱和度的降低或者觉醒。因此需要更灵敏的监测指标来监测儿童睡眠期间氧合情况。

脑氧饱和度监测是利用近红外光穿透颅外结构到达大脑皮质的原理，测量两个相距一定距离的光源所发射光线的反射光，得到脑组织中血液吸收的光量，从而提供大脑额叶灰质内的氧饱和度信息。脑氧饱和度监测无须动脉搏动，直接测量大脑局部氧饱和度，主要代表静脉成分，用于临床治疗和脑氧供需平衡的监测，在手术室、恢复室和急诊室用于快速诊断脑缺氧、缺血[13]。研究表明呼吸睡眠暂停的儿童脑组织血氧饱和度下降更为明显，与传统的SpO_2更加敏感，呼吸睡眠暂停的儿童脑氧下降更为明显[14]。

4. 常规监测

脉搏氧饱和度、心率、血压、呼吸频率与呼吸动作、体动反应等作为睡眠滴定常规监测项目。经鼻呼气末二氧化碳分压监测也是比较重要的监测项目之一，通过呼气末二氧化碳的监测反应呼吸频率与呼吸幅度等内容。

◦ 第六节 睡眠滴定的临床应用 ◦

药物诱导的睡眠滴定能够更快速地发现引起睡眠障碍的疾病，而不需要进行整夜的睡眠监测，缩短监测时间、减少人力消耗等方面具有重要的作用。同时睡眠滴定能够发现一些隐匿原因导致的睡眠障碍，进而为患者提供有针对性的治疗。

1. 睡眠滴定与阻塞型睡眠呼吸暂停低通气综合征

阻塞型睡眠呼吸暂停低通气综合征（OSAS）是入睡后上呼吸道出现阻塞导致的通气功能障碍的疾病。该病的诊断主要依赖患者的主诉、特殊面容、床伴的描述，然后结合PSG的监测结果等进行诊断。必要时还使用CT、MRI等影像学结果、纤维喉镜等辅助手段进行定位诊断，决定手术方案。

整夜PSG耗时比较长、消耗的人力资源较多。尤其是纤维喉镜检查评估阻塞部位的时候，清醒状态下难以获得患者入睡后导致气道阻塞的结构变化，对手术方案的设计产生影响。因此有人就设想使用药物诱导睡眠后，了解阻塞的原因、明确阻塞的部位，以便有针对性地进行治疗。

药物诱导睡眠内镜（drug-induced sleep endoscopy，DISE）于1991年进入临床，21世纪以来被重新发现并广泛使用。它模拟自然睡眠（或者接近自然睡眠）后通过柔性内镜观察上呼吸道的变化。由于柔性内镜检查会刺激患者，导致患者清醒，对检查的结果有影响。因此目前又发展到药物诱导睡眠后通过影像设备进行检查，发现OSAS患者的气道阻塞的情况，了解阻塞的部位等。

目前，睡眠滴定诱导的药物有苯二氮䓬类、丙泊酚、右美托咪定等。右美托咪定主要作用于中枢蓝斑引起生理样睡眠，睡眠深度接近NREM Ⅲ期，对咽喉肌肉没有刻意的松弛作用，不影响深睡后的通气功能，不影响深睡后呼吸中枢对二氧化碳的反应。

Zhang等[15]利用右美托咪定诱导睡眠对OSAS患者进行滴定，与自然睡眠的患者比较，右美托咪定睡眠滴定后OSAS患者的呼吸情况与自然睡眠没有差异，能够用于诊断OSAS。该研究共纳入124例年龄在18～65岁的OSAS患者，在清醒和右美托咪定诱导睡眠时对上呼吸道进行计算机断层扫描（CT）。结果表明右美托咪定诱导的睡眠下CT扫描是一种安全、无创的诊断OSAS患者梗阻性部位的方法。

儿童患者OSAS的诊断，与成人类似的方法。其中的一些重要原则如下[16]：

（1）丙泊酚与右美托咪定都可以用于儿童药物诱导睡眠内镜的方案。

（2）宜采用缓慢滴定给药的方式达到适宜的镇静深度。镇静深度常用临床指标评价，出现打鼾、呼吸受到影响，或者进行纤维喉镜进行检查时没有体动反应或者没有被唤醒。

（3）吸入麻醉药仅仅用于开放静脉通道，不用于诊断。

（4）耳鼻喉医师与麻醉医师在药物诱导睡眠内镜前就应该进行沟通，对镇静深度达成一致的意见。

2. 睡眠滴定与不安腿综合征

不安腿综合征（Restless Leg Syndrome，RLS）是一种神经系统感知障碍导致的疾病。主要的临床表现是下肢出现不能忍受的不适感，需要或强迫性活动下肢以缓解症状，多发生在患者入睡后，清醒后一般没有异常表现。

RLS不仅导致患者下肢不适，重要的是引起与睡眠紊乱以及继发的记忆减退、情绪低落、生活质量下降等[17]。早期诊断与规范治疗是减少并发症、提高生活质量、降低疾病负担的重要措施。

RLS的诊断主要依赖于患者的主观陈诉，缺乏客观检查项目，因此RLS的漏诊率比较高，患者病程往往迁延多年，难以得到明确诊断[18]。许多患者往往辗转多地求诊而没有得到明确的诊断，病情迁延数十年。

2020年Ohshita等在临床发现1例患者使用右美托咪定镇静后出现RLS的表现[19]，

但作者没有继续追踪这一现象的来龙去脉，仅仅发表了病例报道。方七五与安建雄等在临床实践中也有类似的发现，并对此现象进行了深入的研究，通过回顾患者的病例资料，结合患者的病史与临床表现，认为右美托咪定滴定后出现的RLS，是患者原有隐匿的RLS在右美托咪定的作用下，表现更加典型而已，并率先提出将右美托咪定睡眠滴定用于诊断RLS的方法[20]。

该研究收集该睡眠中心接诊的失眠患者39例，在右美托咪定睡眠滴定期间，在浅睡眠下发现8例出现RLS的症状，其余31例患者没有出现RLS的症状。出现RLS症状的患者，停药后待患者清醒，症状逐渐消失。所有患者清醒后，由专业医师按照RLS的诊断指南进行诊断，结果表明滴定过程中出现的RLS症状的患者都可以诊断为RLS，滴定过程中没有出现RLS症状的31例患者不能诊断为RLS。

由于RLS的诊断困难，漏诊的比例很高。由于不恰当的诊断，许多失眠的患者经历多年的求诊都没有得到适宜的诊断与治疗。右美托咪定睡眠滴定诊断法用于RLS的诊断时，具有简单易行，准确率高等优势。

睡眠障碍是一组常见的疾病的总称，病因复杂。一些常见原因导致的睡眠障碍比较容易发现，但也有一些导致睡眠障碍的原因比较隐匿、难以发现。睡眠滴定能够快速识别导致睡眠障碍的RLS；能够快速对OSAS的患者进行病情判断，了解阻塞的部位以及阻塞的程度，有助于手术方案的设计。

此外睡眠障碍患者的治疗方案也需要个体化，通过滴定了解患者对药物的反应，以及适当的剂量，达到用药个体化的目标。

3. 睡眠滴定与个体化病人自控睡眠

睡眠滴定后依据患者个体化的药效学，确定病人自控睡眠的参数，达到最大的疗效与最少的不良反应。例如某患者因睡眠障碍拟行病人自控睡眠治疗。经过滴定前检验检查，没有发现各脏器有器质性的病变。滴定前禁食6小时禁饮2小时，滴定中监测无创血压、心率、PSG等，使用右美托咪定进行睡眠滴定，滴定方法见本章第四节。患者对右美托咪定滴定的反应情况如下，20μg进入嗜睡状态，40μg进入NREM II期睡眠，滴定过程中患者血压、血氧、呼吸的频率与幅度没有显著的变化。按照此滴定结果进行病人自控睡眠的参数设置，首剂0，单次量30μg，锁定时间10分钟，极限量120μg/小时。患者在夜间10点开启自控睡眠泵，中途醒来后按压自控按键即可，如果在凌晨4点后醒来就不用按压自控按键。治疗期间要求患者坚持写睡眠日记，后续自控失眠的参数按照睡眠情况再进行增减调整。

（方七五　贺光宏）

参考文献

［1］ CAO XL, WANG SB, ZHONG BL, et al. The prevalence of insomnia in the general population in China: A meta-analysis [J]. PLoS One, 2017, 12(2): e0170772.

［2］ LU L, WANG SB, RAO W, et al. The Prevalence of Sleep Disturbances and Sleep Quality in Older Chinese Adults: A Comprehensive Meta-Analysis [J]. Behavioral sleep medicine, 2019, 17(6): 683-697.

［3］ LI L, WANG YY, WANG SB, et al. Prevalence of sleep disturbances in Chinese university students: a comprehensive meta-analysis [J]. J Sleep Res, 2018, 27(3): e12648.

［4］ 张理义, 魏红辉, 宋梓祥, 等. 汶川地震对青少年睡眠障碍的影响研究 [J]. 中国健康心理学杂志, 2012, 20(05): 757-759.

［5］ HUANG L, LI X, GU X, et al. Health outcomes in people 2 years after surviving hospitalisation with COVID-19: a longitudinal cohort study [J]. Lancet Respir Med, 2022, 10(9): 863-876.

［6］ BLUMEN M, BEQUIGNON E, CHABOLLE F. Drug-induced sleep endoscopy: A new gold standard for evaluating OSAS? Part I: Technique [J]. Eur Ann Otorhinolaryngol Head Neck Dis, 2017, 134(2): 101-107.

［7］ 杨贵英, 彭静, 邓小凤, 等. 2 例停用右美托咪定后立即使用 PCIA 导致严重呼吸抑制的报道 [J]. 重庆医科大学学报, 2019, 44(01): 127-128.

［8］ 张小宝, 章云海. 右美托咪定致严重呼吸抑制一例 [J]. 临床麻醉学杂志, 2012, 28(11): 1075-1079.

［9］ 孙梅, 何洹, 施冲. 右美托咪定镇静致严重呼吸抑制 1 例 [J]. 中华麻醉学杂志, 2010, 30(12): 1497-1499.

［10］ SCHURR JW, AMBROSI L, LASTRA JL, et al. Fever Associated With Dexmedetomidine in Adult Acute Care Patients: A Systematic Review of the Literature [J]. J Clin Pharmacol, 2021, 61(7): 848-856.

［11］ STRAW LB, DODSON CR, SCHRIFT DS. Dexmedetomidine-induced fever and delirium: A case report [J]. J Clin Pharm Ther, 2018, 43(3): 430-433.

［12］ KRUGER BD, KURMANN J, CORTI N, et al. Dexmedetomidine-Associated Hyperthermia: A Series of 9 Cases and a Review of the Literature [J]. Anesth Analg, 2017, 125(6): 1898-906.

［13］ TSAOUSI G, TRAMONTANA A, YAMANI F, et al. Cerebral Perfusion and Brain Oxygen Saturation Monitoring with: Jugular Venous Oxygen Saturation, Cerebral Oximetry, and Transcranial Doppler Ultrasonography [J]. Anesthesiol Clin, 2021, 39(3): 507-523.

［14］ ULLMAN N, ANAS NG, IZAGUIRRE E, et al. Usefulness of cerebral NIRS in detecting the effects of pediatric sleep apnea [J]. Pediatr Pulmonol, 2014, 49(10): 1036-1042.

［15］ ZHANG X, LV N, LI X, et al. The value of drug-induced sleep computed tomography in diagnosis of obstructive sleep apnea syndrome: a pilot study [J]. Acta Oto-Laryngologica, 2019, 139(10): 895-901.

[16] BALDASSARI CM, LAM D J, ISHMAN SL, et al. Expert Consensus Statement: Pediatric Drug-Induced Sleep Endoscopy [J]. Otolaryngol Head Neck Surg, 2021, 165(4): 578-591.

[17] REESE JP, STIASNY-KOLSTER K, OERTEL WH, et al. Health-related quality of life and economic burden in patients with restless legs syndrome [J]. Expert review of pharmacoeconomics & outcomes research, 2007, 7(5): 503-521.

[18] TRENKWALDER C, ALLEN R, H GL B, et al. Comorbidities, treatment, and pathophysiology in restless legs syndrome [J]. The Lancet Neurology, 2018, 17(11): 994-1005.

[19] OHSHITA N, YAMAGATA K, HimEJimA A, et al. Anesthetic Management of a Patient With Restless Legs Syndrome: A Case Report [J]. Anesthesia progress, 2020, 67(4): 226-229.

[20] 方七五, 钱晓焱, 郑鑫, 等. 右美托咪定滴定判断不宁腿综合征的准确性 [J]. 中华麻醉学杂志, 2021, 41(7): 861-864.

第五章　麻醉原理用于不宁腿综合征的诊断与治疗

　　不宁腿综合征（Restless leg syndrome，RLS），也称为Willis-Ekbom病，是一种神经系统感知障碍导致的疾病。主要表现为下肢出现不能忍受的不适感，需要或强迫性活动下肢以缓解症状，多发生在患者入睡后，清醒后一般无异常表现。

　　法国伟大的思想家、散文作家米歇尔·德·蒙田（Michelde Montaigne，1533-1592）首次描述了自己患有RLS的表现，他描述自己的腿常"躁动不安"。RLS的首次医学报道来自17世纪英国著名的神经解剖学家和内科医师托马斯·威利斯（Thomas Willis，1621-1675），1663年他描述了一例RLS患者的临床表现；第二次世界大战期间瑞典神经科医师埃克波姆（Ekbom）对该病进行了深入的研究，并将这个病命名为不宁腿综合征。由于威利斯（Willis）最早描述了不宁腿现象，埃克波姆（Ekbom）全面描述该病多样化的临床症状并为其命名，因此，本病也被称为威利斯-埃克波姆（Willis-Ekbom）病[1]。

一、流行病学

　　《国际睡眠障碍疾病分类》（第3版）对欧洲、北美洲大样本人口调查发现RLS的患病率是5%～10%。亚洲国家发病率比较低，年发病率0.8%～2.2%。其中女性是男性的2倍。

　　我国尚无关于RLS的流行病学调查总体数据，仅有局部地区的调查报告，发病率普遍低于欧美国家。马建芳等对上海的一个社区3642名50岁以上的居民进行调查，其中2609名居民完成调查，结果发现50岁以上人群中RLS的患病率为0.69%，其中男性0.34%，女性0.87%[2]。石贺敏等在河北省调查了21 376名18岁以上的人群，RLS的患者数（患病率）为328人（1.53%），其中女性222人（1.9%），男性106人（1.1%），女性显著高于男性（$x^2=25.21$，$P<0.001$）；随着年龄的增加，RLS的发病率也出现增加[3]。赵路清等人对山西省军区离退休干部（接受老年神经系统健康评估调查的研究对象）进行横断面研究，结果表明老年人群RLS女性5.43%，男性1.91%，女性患病率高于男性（$P<0.05$）[4]。

二、发病机制

确切的发病机制不清楚，目前认为脑内铁缺乏、多巴胺通路障碍是RLS发病的主要病理生理学机制。

1. 脑铁缺乏

铁在体内有2种形式，血红素铁与非血红素铁。非血红素铁包括转运分子与储存分子两种形式，转运分子是转铁蛋白，储存分子是包含有铁蛋白与含铁血黄素等形式存在。

早期的证据表明，RLS的严重程度随着周边铁的减少而增加，并且在外周铁缺乏的患者中发现RLS的发病率较高，缺铁性贫血患者RLS的发病率是普通人群的9倍。相反，有一部分RLS患者外周铁检测却正常，也没有缺铁性贫血。这是由于外周铁水平检测无法反映脑铁水平，尽管血清铁和铁蛋白水平正常，但这些患者的脑铁转运系统可能不足，且脑铁稳态在很大程度上可能独立于外周铁水平。因此，脑脊液铁水平和脑铁成像已被推荐用于RLS患者的研究中。

目前认为RLS的发病与脑内铁储备减少有关。铁元素在髓鞘合成、能量供应、多巴胺产物与突出密度中有重要作用，RLS与脑内铁缺乏的关系已经被尸检、磁共振成像（Magnetic Resonance imaging，MRI）、脑脊液化验等不同检测方法证实。

2. 中枢多巴胺系统能异常

用多巴胺能制剂可以明显缓解RLS临床症状是有力证据。RLS患者多巴胺能神经元受损，主要表现为神经末梢多巴胺储存异常而非摄取与释放异常。中枢神经系统黑质-纹状体系统的多巴胺能神经元受损与RLS发病无关。功能磁共振（function Magnetic Resonance imaging，fMRI）和正电子发射计算机体层显像仪（Positron Emission Computed Tomography，PET）证实红核、脑干、小脑、丘脑，尤其是脑干上部和间脑的多巴胺能神经元受损在RLS的发病中起重要的作用。RLS的发病机制中，多巴胺主要影响脊髓通路的兴奋性和皮质的可塑性。

三、临床表现

RLS的主要临床表现是患者夜间睡眠时或处于安静状态下，双下肢出现难以控制的难受与不适，迫使患者活动下肢以缓解症状。当患者返回到静息状态时症状会再次复现，严重干扰患者的睡眠，导致入睡困难、觉醒次数增加等。

部分患者刚入睡后又被腿部不适惊醒，因此患者的主要表现可能是入睡困难，下肢难受不适往往不是患者的主要主诉，甚至患者没有陈诉下肢难受与不适，仅仅表现为入睡困难或者难以进入深睡眠。此时症状往往隐匿而增加诊断的困难。

这种异常感觉常常被描述为爬行感、麻刺感、烧灼感、抓痒感、酸痛感等，安静时候症状加重，活动后症状可以短暂消失。

多数RLS患者主要表现为腿部受累，但也有部分患者（21%～57%）可伴有上肢的不适感。RLS发病数年后1/3～1/2可能出现上肢症状，但仅单纯表现为上肢者极为罕见。伴随病情的进展，还有可能波及髋部、躯干以及面部等。

RLS患者具有显著而典型的昼夜节律，腿部不适多出现在傍晚或夜间，发作高峰常常出现在午夜到凌晨3点。由于RLS患者全身不适、难以入睡以及患者可能主观感觉凌晨4～5点睡得较好而故意推迟入睡时间。

长期的睡眠剥夺作为一种强烈的应激源严重影响机体的各方面，例如食欲不振、体重减轻、反应迟钝、运动能力下降等，也干扰日常活动以及交际能力下降。此外RLS导致的睡眠剥夺是高血压、糖尿病、肥胖等代谢综合征的潜在危险因素。

详细询问病史，约50%的患者白天表现为肌阵挛。通常会被描述为周期性的痛性痉挛或者抽搐。超过80%的RLS患者合并周期性体动，表现为单侧或双侧下肢的周期性反复出现的刻板样运动，形式多样，典型表现为足趾节律性背伸及踝部背屈，类似巴宾斯基征。周期性肢体运动指数增高支持RLS的诊断，但不是诊断RLS的必要条件，周期性腿动并不是RLS的特异性指标。

四、辅助检查

1. 多导睡眠图

虽然多导睡眠监测不是诊断RLS的必要条件，但PSG仍被认为是RLS最有意义的检查方法之一。PSG能够为诊断提供客观证据，例如入睡时间延长、较高的觉醒指数等。70%～80%的成年RLS患者整夜多导睡眠监测出现睡眠期周期性腿动≥5次，当长时间多晚监测PSG时，周期性腿动≥5次的比例将高达90%。

2. 暗示性制动试验

用以评价清醒状态下周期性腿动和RLS的相关感觉症状。睡前1小时，患者在舒适清醒的条件下在床上将腿伸直，用不带呼吸监测的PSG，如果在此期间腿动次数达到每小时40次，则支持RLS的诊断。

3. 血液检查

血常规、叶酸、维生素B_{12}、血清铁蛋白、总铁结合度、转铁蛋白饱和度等贫血相关检查，有助于排除缺铁性贫血继发的RLS。血尿素氮、肌酐等检查有助于排除尿毒症继发的RLS。血糖、糖化血红蛋白等检查有助于排除糖尿病继发的RLS。

4. 肌电图和神经传导速度检查

有助于各种周围神经病和夜间腿部肌肉痉挛产生的肢体不适相鉴别。

五、诊断

1. 常规诊断标准

RLS的诊断主要是依据患者提供的临床症状、血液化验、电生理检查为依据。诊断参考2014年美国睡眠医学会（American Academy of Sleep Medicine，AASM）出版的睡眠障碍国际分类第3版（American Academy of Sleep Medicine International classification of sleep disorders，3rd ed，ICSD-3）和国际不宁腿综合征研究小组（International Restless Legs Syndrome Study Group，IRLSSG）2014年制订的诊断标准。

ICSD-3关于RLS的诊断标准（诊断需同时满足A～C）：

A. 有迫切需要活动腿部的欲望，通常伴腿部不适感或认为是由于腿部不适感所致，同时符合以下症状：①症状在休息或不活动状态下出现或加重，如躺着或坐着；②运动可使症状部分或完全缓解，如行走或伸展腿部，至少活动时症状缓解；③症状全部或主要发生在傍晚或夜间。

B. 上述症状不能由其他疾病或行为问题解释（如腿抽筋、姿势不适、肌痛、静脉曲张、下肢水肿、关节炎或习惯性蹬脚）。

C. 上述症状导致患者忧虑、苦恼、睡眠紊乱，或心理、躯体、社会、职业、教育、行为及其他重要功能障碍。

补充说明：①有时没有腿部不适感也存在活动腿的冲动。除腿部有时也会累及手臂及身体其他部位；②对于儿童，问诊时需要考虑到儿童的特殊表达用语，以及询问是否存在需要家人按摩肢体方可入睡的现象；③在RLS早期可以通过活动肢体来缓解症状，但是当RLS加重后活动肢体并不能缓解症状。④当RLS本身症状较严重时，通过治疗干预获得腿部不适症状减轻，或者治疗导致的症状加重，以及RLS特有的夜间症状加重的特点变得不再明显。⑤对于在某些遗传学或流行病学研究中，应用本诊断标准时去除C标准更为合适，但需作出明确说明。

IRLSSG 2014提出诊断RLS的5个必要条件：①想活动双腿的强烈冲动并伴有（但非总是伴有）腿部不适感；②想活动肢体的冲动或不适感在休息或者静止状态下（如躺下或坐着）出现或加重；③想活动肢体的冲动或不适感多在运动时部分或者全部缓解，或在运动过程中有缓解；④想活动肢体的冲动或不适感在夜晚比其他时间要明显；⑤上述特征不能用其他疾病或特殊行为所解释（如肌痛、静脉回流障碍、下肢水肿、关节炎、腿痉挛、姿势不舒服和习惯性顿足）。

2. RLS 的分型

（1）慢性持续性不宁腿综合征：是指在过去未经治疗的一年中平均每周至少发作2次；

（2）间歇性不宁腿综合征：是指在过去未经治疗的一年中平均每周发作小于2次，至少要发作5次。

3. 支持诊断的标准

PSG 发现周期性腿动指数（PLMS 指数）增高，多巴胺制剂有效，RLS 阳性家族史，缺少显著日间思睡等。

4. 麻醉创新诊断 RLS

早期诊断与规范治疗是减少并发症、提高生活质量、降低疾病负担的重要措施。RLS 的诊断主要依赖于患者的主观陈诉，因此 RLS 的漏诊率比较高，患者病程往往迁延多年，难以得到明确诊断[5]。

PSG 仅能够提供参考信息，不能进行确诊。此外如果在疾病发作的间隙期，PSG 也不能发现异常。左旋多巴实验是在 RLS 发作期间服用后，通过 RLS 的症状是否得到缓解而诊断 RLS 的方法。左旋多巴实验诊断 RLS 的准确度、灵敏度均比较高，但是在疾病发作的间隙期间，左旋多巴实验也不能够发现 RLS 的患者。

方七五与安建雄等[6]在右美托咪定睡眠滴定过程中发现，原有 RLS 的患者在滴定时候出现 RLS 的临床表现。作者认为右美托咪定滴定可以作为 RLS 的诊断标准之一。右美托咪定滴定的方法具有简便可行，可操作性强，即使在疾病的发作间隙期，通过右美托咪定睡眠滴定也可发现 RLS 的患者。

右美托咪定滴定诱导的仿生睡眠期间，患者出现 RLS 的表现而诊断为 RLS 的患者，停止给药待患者彻底清醒后，按照上述传统诊断 RLS 的方法，通过仔细询问病情进行诊断患者是否是 RLS，两种方法具有极高的一致性。

六、治疗

（一）常规治疗方案

1. 基础治疗

去除诱因、停用可能引起 RLS 的药物与食物。常见诱发 RLS 的药物，例如，具有多巴胺受体拮抗作用的药物氟哌利多、抗抑郁药物奥氮平与米氮平等。同时要改变生活习惯，烟酒、含咖啡因的食物与饮料等刺激也会加重 RLS。

检查患者是否具有贫血或者缺铁的表现与症状，补充铁剂是 RLS 治疗中重要的基础步骤之一。尽管有一些患者铁蛋白水平不低，没有发现缺铁性贫血，但是对于具有

RLS症状的患者应该适当补充铁剂治疗。

2. 药物治疗

常用多巴胺受体激动剂、$\alpha_{2-\delta}$钙通道配体类药物等。

罗替戈汀透皮贴剂（1～3mg）短期或长期治疗有效；罗匹尼罗：短期使用，平均日剂量2.1～3.1mg，对原发性RLS有效；普拉克索：短期治疗，剂量在0.25～0.75mg有效。短期治疗RLS有效的药物还有$\alpha_{2-\delta}$钙通道配体类药物：加巴喷丁、加巴喷丁缓释片（1200mg/d）、普瑞巴林等药物。

左旋多巴（300mg/d）可以改善症状，但是相比其他多巴胺受体激动剂，不良反应较多，临床很少直接用左旋多巴用于治疗RLS。

一般结合患者的合并症等全面考虑选择适宜的药物。多巴胺能受体激动剂或$\alpha_{2-\delta}$钙通道配体都是RLS治疗的一线药物。症状严重、伴有抑郁或相关的周期性腿部运动时推荐使用多巴胺能激动剂；伴有失眠、疼痛或一般焦虑时推荐使用$\alpha_{2-\delta}$配体类药物，必要时使用低剂量阿片类药物；强烈的阿片类药物应优先用于多重耐药RLS[7]。

（二）治疗中的特殊现象

失效或者剂量增加是RLS治疗失败的主要原因。失效和剂量增加的患者，首先检查血清铁蛋白含量，低于75μg/ml，如果没有禁忌证或者患者不耐受者，建议口服铁剂治疗。此外还要改善患者的生活习惯，禁用加重RLS的药物、改变生活习惯（睡眠剥夺、失血、饮酒、饮咖啡等会加重RLS的症状）等。

1. 剂量增加

剂量增加是治疗过程中，原来维持治疗的药物药效减弱，需要增加剂量才可以达到以前相似的疗效。剂量增加的判断标准见表5-1。

表5-1　剂量增加的判断标准

满足以下两个标准之一：
1. 与初始治疗比较，RLS的症状至少提前2小时。
2. 具有2个以上剂量增加的特点。
（1）RLS症状严重程度与每天药物剂量增加有关，或者是症状程度减轻与每天药物剂量减少有关。
（2）休息时出现症状的潜伏期较开始治疗时缩短。
（3）症状波及以前没有累计的其他肢体或躯干。
（4）药效的持续时间缩短。
（5）每天清醒时候PLM首次发生或恶化的时间较开始治疗时候提前。
满足上述两个条件诊断标准之一以外，还必须同时满足下面两个标准：
（1）满足症状加重的诊断持续时间至少1周及5天。
（2）没有其他躯体疾病、精神疾病、行为异常或药物因素可以解释引起RLS症状加重的原因。

剂量增加是长期治疗不宁腿综合征后出现的一种常见问题，它可以使RLS的症状恶化。所有的多巴胺类药物和曲马多，都有不同程度的剂量增加的现象。

2．剂量失效

如果出现失效，当前所用的药物剂量会被增加，这时需要监测药物的不良反应，注意观察剂量增加后的表现或进一步出现的失效现象。此时也可以选择联合使用另一种药物或换药。对用单药治疗失效的患者，在原有药物治疗的基础上，加用另一种药物（多巴胺受体剂或者 $\alpha_{2-\delta}$ 钙通道配体），也可以直接替换掉原有药物。

（三）麻醉创新治疗

RLS常规治疗后，有一部分患者出现症状加重或者药物效果变差，因此需要一些新的方法与手段治疗顽固性RLS。

1．阿片类药物

（1）全身阿片类药物

传统多巴胺类药物治疗后，部分患者会出现治疗无效或者疗效减弱；部分患者甚至出现多重耐药。对于难治性RLS患者，可以使用阿片类药物进行治疗[8]。使用阿片类药物治疗RLS时，要点如下：

1）当一线治疗药物由于治疗反应差、药物不良反应、症状恶化等原因并未充分控制RLS时，应当考虑使用阿片类药物。

2）应考虑到能导致治疗效果变差的原因，尤其是低铁储备、正在使用可能加剧RLS的药物、阻塞性睡眠呼吸暂停等，便于应对处理。

3）使用阿片类药物前是否已经采用小剂量不同种类药物联合使用。

4）在开始阿片类药物治疗之前，应评估患者是否有阿片类药物滥用的风险。回顾患者的处方历史并考虑进行尿液药物检测了解患者是否有阿片类药物成瘾。

5）医师应当告知患者阿片类药物治疗的期望及用药风险。

6）应当确保患者已经明确阿片类药物的不良反应（包括恶心、便秘、瘙痒、肌阵挛、嗜睡和认知障碍）和阿片类药物使用障碍的风险，并保证药物供应合规，未与处方医师讨论的情况下不可改变剂量。

7）需要定期随访以评估治疗的有效性、不良反应和阿片类药物使用障碍的存在与否，对于高危患者，每年至少考虑1次尿液药物检测。

8）先使用短效药物来评价初始反应是合理的，但是为维持夜间较好的疗效长效或缓释剂是首选，此外有时根据需要在白天再添加短效或长效剂。

9）治疗应从低剂量开始，根据需要和患者的耐受程度增加剂量，但如果剂量过高时应认真考虑个人风险收益比。

10）具体用药的选择取决于医师和患者的偏好和成本问题，但应该非常熟悉药物的给药方案和药物之间的具体差异。

11）当患者需要从一种阿片类药物过渡到另一种时，由于不同药物的效能和交叉耐受性问题，在用药剂量上应当小心。

在实际应用中，对于阿片依赖风险较高的患者可能需要更密集的用药监测。医师应当根据患者的主诉来确定治疗目标，例如缓解晚上无法入睡的问题，对于大多数患者而言，症状完全缓解并不是一个现实的长期目标，因此主要目的是将症状减轻到能够保证整体生活质量的水平。

常用的药物有曲马多、美沙酮、羟考酮等。

大多数关于阿片类药物的研究使用的是羟考酮或美沙酮，其他药物也有临床应用，但没有比较性研究的相关报道。虽然也可以使用可待因或曲马多等效价较低的药物，但绝大多数难治性患者需要使用高效药物。

美沙酮被认为是治疗RLS最有效的阿片类药物，但其药代动力学和药效学变化较大，并且作用时间长，在高剂量情况下可能导致心电图QT间期延长，并降低睾酮水平，这些特点临床医师应当充分了解。在开始使用美沙酮之前，应该先用心电图来评估QT间期，而且应该在开始用药后复查，特别是当与其他可能导致QT间期延长的药物联用时。

缓释羟考酮也是经常用到的药物，与控释吗啡类似。曲马多有导致癫痫发作的风险，特别是当患者同时服用抗抑郁药时，并且曲马多还可能导致RLS的症状恶化。另外，阿片类药物不应与酒精一起服用，也不要与苯二氮䓬类药物一起使用。

使用短效阿片类药物前应该滴定，测试患者对药物的反应，根据滴定的结果（滴定结果通过疗效或者药物的不良反应判断）决定使用药物的有效剂量。首要目标是缓解夜间症状，为维持整夜高质量的睡眠，一般来说长效和控释药物是首选。如果部分患者白天也有不宁腿的症状，也需要额外用药。

用于难治性RLS的阿片类药物的剂量远远低于治疗慢性疼痛的剂量，因此在治疗RLS的过程中出现阿片类药物耐受与成瘾的风险显著较低。表5-2列出了RLS患者使用阿片类药物的推荐剂量。临床上有时可能需要使用高于下表列出的每日总剂量，但此时应仔细评估风险与效益，避免药物过量导致的不良事件。

表5-2　RLS患者使用阿片类药物的推荐剂量

药物名称	每日起始总剂量	通常有效的每日剂量
曲马多（速释或缓释）	50mg（缓释100mg）	100～200mg
可待因	30mg	60～180mg
控释吗啡	7.5～15mg	15～45mg
羟考酮（速释或缓释）	5～10mg	10～30mg
氢可酮（速释或缓释）	10～15mg	20～45mg
美沙酮	2.5～5mg	5～20mg

（2）鞘内阿片类药物

由于全身使用阿片类药物会出现阿片类药物成瘾、恶心呕吐等不良反应，鞘内使用阿片类药物没有药物成瘾的风险，比较适合顽固性RLS的治疗。

鞘内阿片类药物治疗是将特制的导管放入腰部蛛网膜下腔中，通过皮下隧道将导管与埋藏在皮下软组织层中的泵装置连接，泵装置定期定时按需给予吗啡类药物，缓解RLS的症状。

目前研究表明鞘内吗啡注射能够减轻顽固性RLS的症状，初步结果表明具有远期效果[9, 10]。

（3）阿片类药物治疗RLS的未来

阿片类药物是治顽固性RLS的最后一线希望，但是阿片类药物治疗RLS的前途还需要更多的研究与探索。

首先，目前部分研究表明阿片类药物缺乏长期有效的证据，包括鞘内吗啡泵。对于顽固性的RLS，由于多巴胺能激动剂、抗惊厥药物等已经"无药可治"，即使使用阿片类药物没有长期的疗效，但是短期使用后缓解患者的症状也值得尝试。此外，经过一段时间的阿片类药物治疗后，多巴胺能药物经过长时间的洗脱期后，再次使用多巴胺能药物治疗也是一种尝试。

其次，长期使用阿片类药物，部分患者可能会出现痛觉过敏、痛觉超敏等现象。

2. N-甲基-D-天冬氨酸受体拮抗剂氯胺酮

氯胺酮是一种传统、经典的静脉麻醉药。目前由于氯胺酮治疗RLS仅有零星的病例报道，缺乏更多的临床与基础研究结果，有作者报告了2例严重顽固性RLS患者口服氯胺酮后症状得到缓解[11]。第1例患者是70岁女性，有背痛、神经性跛行以及RLS，口服多巴胺激动剂、培高利特、羟考酮、阿米替林、加巴喷丁等药物无效；给予口服氯胺酮30mg后20分钟，疼痛视觉模拟评分（Visual Analogue Score VAS）评分从6分下降到2分，腿部不适感消失；该患者随后继续口服氯胺酮30mg，每日2次，随访6个月腿部感觉放松、睡眠好。第2例患者为61岁男性，慢性腰背痛、椎管狭窄、脊柱侧弯、RLS等疾病；由于疼痛加重而服用曲马多、罗非昔布、加巴喷丁、奎宁等药物无效，甚至还接受硬膜外激素注射也无效；口服氯胺酮50mg，15分钟后疼痛VAS评分从7分下降到2分，步行距离增加；该患者继续接受氯胺酮口服治疗，每次40mg，每日2次，1个月后随访腿部感觉放松、睡眠好。这两例患者口服氯胺酮治疗没有出现严重的不良反应。

该两例患者通过最初尝试氯胺酮口服显示有效后，后续给予氯胺酮口服显示了良好的治疗RLS的作用，提示该药可能是一种具有前景的治疗RLS的药物，氯胺酮治疗RLS的价值需要更多循证医学证据。

（四）其他方案

1. 毒扁豆碱

毒扁豆碱是拟胆碱药，抑制胆碱酯酶的分解增加乙酰胆碱的含量，具有拮抗非去极化肌松药的作用、麻醉后催醒等作用。

卡尔弗特（Calvert）等最先报道使用毒扁豆碱控制RLS患者下肢腿动[12]。该患者具有家族遗传性，77岁，在58岁的时候诊断出RLS；由于患者对常规药物治疗效果较差长期口服美沙酮治疗（下午2时10mg，晚上9时10mg）。口服美沙酮后尚不能完全缓解症状，尚有下肢轻微不适。该患者由于颈椎退行性病变准备在镇静条件下接受MRI检查。开始时候给予咪达唑仑5mg静脉滴注后患者述腿部瘙痒，给予苯海拉明12.5mg也不能缓解瘙痒，泵注丙泊酚50～75μg/kg，5分钟后患者仍然有周期性的腿动。单次推注丙泊酚30mg，分2次给予氢吗啡酮共2mg，10分钟后仍然有腿动而影响检查。格隆溴铵0.2mg联合毒扁豆碱1mg静脉推注后90秒，患者腿动消失，顺利接受检查。关于毒扁豆碱减轻RLS症状的机制，作者推测毒扁豆碱通过血脑屏障，增加乙酰胆碱在网状激活系统的胆碱能受体处积聚产生作用。以后皮科克（Peacock）等也报道了同样案例[13]。

毒扁豆碱治疗RLS的机制不清楚，这几例患者均是在使用一定剂量的麻醉药的条件下出现快速起效的治疗RLS的作用，需要后续的进一步研究。

2. 弹力袜

弹力袜具有增加下肢静脉回流力量，减少静脉曲张等作用。弹力袜一般用于减少下肢回流障碍和减少深静脉血栓等。

克里希纳（Krishna）等报道一例RLS多年准备眼科手术的患者，该患者对苯二氮䓬类药物、阿片类药物以及抗惊厥药物等疗效差。该患者肥胖且下肢难受不适拒绝在局麻下手术，准备全身麻醉，麻醉医师访视时叮嘱护士术前给患者穿上弹力袜避免下肢深静脉血栓。奇迹发生了，患者穿上弹力袜后进入手术室的时候，下肢难受不适感消失，能够安静平躺，顺利在局麻下完成手术，但作者没有解释弹力袜有效的原因[14]。弹力袜治疗RSL的价值需要更多病例和循证医学证据。

RLS是一种难治性的神经系统疾病，不仅仅导致睡眠障碍、还会导致精神异常，包括焦虑和抑郁等。该病比较隐匿、缺乏客观诊断依据，因此早期诊断、规范治疗的比例偏低，传统药物治疗疗效欠佳，容易出现药物耐受与失效等不良反应，该病往往伴随终生。麻醉学原理早期诊断RLS对本病的早发现、早治疗，改善预后可能具有积极意义。

腰交感神经节发出交感神经，调控下肢血管的舒张。腰交感神经节阻滞可以治疗下肢血管性疾病，例如脉管炎、动脉硬化性闭塞症等疾病有良好的疗效。目前有一些作者试用交感神经脉冲射频治疗不宁腿综合征，似乎取得了较好的近期效果，但是需要更多的对照研究以及射频对远期疗效的关注。

（方七五）

参考文献

［1］ 王化冰, 王维治. 医学史话: 不宁腿综合征的认识史 [J]. 中国卒中杂志, 2017, 12(10): 941-946.

［2］ 马建芳, 辛晓瑜, 梁樑, 等. 原发性不宁腿综合征的患病率调查——来自上海社区的流行病学研究 [J]. 中华神经科杂志, 2021, (12): 873-876.

［3］ 石贺敏, 贾海玲, 孙建华, 等. 河北省 18 岁以上人群不宁腿综合征流行病学调查 [C]. 中国睡眠研究会第十一届全国学术年会, 中国山东济南, F, 2019.

［4］ 赵路清, 胡凤云. 山西部队老年人不宁腿综合征的流行病学调查 [J]. 中华医学杂志, 2015, 95(05): 382-385.

［5］ TRENKWALDER C, ALLEN R, H GL B, et al. Comorbidities, treatment, and pathophysiology in restless legs syndrome [J]. The Lancet Neurology, 2018, 17(11): 994-1005.

［6］ 方七五, 钱晓焱, 郑鑫, 等. 右美托咪定滴定判断不宁腿综合征的准确性 [J]. 中华麻醉学杂志, 2021, 41(7): 861-864.

［7］ CHENINI S, ARNULF I, MONACA C C, et al. French consensus: Pharmacoresistant restless legs syndrome [J]. Rev Neurol (Paris), 2018, 174(7-8): 522-531.

［8］ SILBER M H, BECKER P M, BUCHFUHRER M J, et al. The Appropriate Use of Opioids in the Treatment of Refractory Restless Legs Syndrome [J]. Mayo Clin Proc, 2018, 93(1): 59-67.

［9］ HORNYAK M, KAUBE H. Long-Term treatment of a patient with severe restless legs syndrome using intrathecal morphine [J]. Neurology, 2012, 79(24): 2361-2362.

［10］ STEENSLAND I, KOSKINEN L D, LINDVALL P. Treatment of restless legs syndrome with a pump, efficacy and complications [J]. Acta neurologica Scandinavica, 2020, 141(5): 368-373.

［11］ KAPUR N, FRIEDMAN R. Oral ketamine: a promising treatment for restless legs syndrome [J]. Anesthesia and analgesia, 2002, 94(6): 1558-1559.

［12］ ALPERT C C, TOBIN D P, DIERDORF S F. Physostigmine for the acute treatment of restless legs syndrome [J]. Anesthesia and analgesia, 2005, 101(3): 726-727.

［13］ PEACOCK J, MISHRA G, ROY R C. Physostigmine and restless legs syndrome [J]. Anesthesiology, 2012, 117(5): 1144-1145.

［14］ KRISHNA M. Novel use of graded elastic compression stockings [J]. Anaesthesia, 2007, 62(9): 973-976.

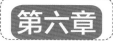 **多模式睡眠：慢性失眠麻醉创新诊疗方案**

∘第一节 背 景∘

睡眠（sleep）是人类不可或缺的一种生命状态，在我们的一生中有近1/3的时间都在睡眠中度过。早在2000多年前就有古希腊学者对睡眠进行了探索，但由于当时技术限制，人们对于睡眠始终了解甚少。直至1929年脑电技术的问世和1953年快动眼睡眠及非快动眼睡眠的提出，人们对睡眠的认识才开始逐渐深入。目前已知快动眼睡眠对促进学习与记忆以及精力恢复至关重要，而非快动眼睡眠有助于体力恢复和生长发育。正如饮食、喝水一样，我们的生命中离不开睡眠，因此当睡眠障碍发生时，会严重影响我们的生活质量和生命质量。睡眠障碍（sleep disorder）主要包括失眠障碍（insomnia disorder）、睡眠节律紊乱、呼吸暂停综合征、发作性睡病、异态睡眠等。其中，失眠障碍是发病率最高，也是治疗最为困难的睡眠障碍。失眠障碍是指尽管有适当的睡眠机会和睡眠环境，依然对于睡眠时间和（或）睡眠质量感到不满足，并且影响日间社会功能的一种主观体验。失眠患者主要表现为入睡困难、睡眠维持困难和早醒等，且上述症状通常每周至少发作3次。若失眠症状连续超过3个月则被诊断为慢性失眠。失眠障碍可分为原发性失眠和继发性失眠，临床上后者较为多见。目前已知有多种疾病均可伴有失眠症状，如慢性疼痛、抑郁、不宁腿综合征、阻塞性睡眠呼吸暂停综合征等，多数情况下随着原发疾病的治愈，失眠症状也会逐渐好转。但仍有部分继发性和原发性失眠患者在很长时间内都饱受失眠折磨，继而引发一系列神经系统并发症，严重影响患者生活质量，也加重了家庭和社会的经济负担。

∘第二节 流 行 病 学∘

根据最新数据表明，睡眠障碍在人群中发生率为6%～20%不等，其中50%的患者睡眠障碍持续时间超过1年。随着生活压力的增大，失眠的发生率也在逐年增加。数据表明，1993—2015年美国确诊为失眠患者的数量增加了11倍。而同样增加的还有睡眠障碍相关的经济支出。据统计，美国每年因睡眠障碍所致直接与间接医疗支出共计超过1千亿美元。因此，失眠不仅对患者造成了极大的痛苦，也增加了家庭和社会的经济负担。我国学者于2017年通过1项荟萃分析表明，睡眠障碍在我国发病率为15%，且该发病率仅与年龄显著相关，而与性别无显著性差异。该研究发现超过43.7岁的患者失眠发病率显著低于年龄不足43.7岁的患者，表明我国失眠患病率略低于西方国家，且年轻人似乎比老年人更易失眠。然而，也有学者持相反观点，认为女性和高龄是导致失眠患病率增加的主要决定因素。有研究发现与男性相比，女性失眠的发生率更高，推测其可能与性激素相关。雌二醇水平会影响女性睡眠质量，一方面雌二醇水平受月经周期影响，因此女性通常在月经黄体中期雌二醇水平开始下降时睡眠问题最为严重。同时，雌二醇水平还可受昼夜节律影响，若女性夜间雌二醇水平增加也会导致睡眠质量降低。正因雌二醇水平的波动，导致女性失眠发生率较男性高，特别是孕期及更年期。除性别因素外，高龄也是导致失眠发病率增加不可忽略的因素之一。一项针对老年人的睡眠质量调查报告指出，仅有20%的老年人对自己的睡眠质量感觉良好，而困扰老年人最常见的失眠症状是早醒，其次是入睡困难。不同年龄段所发生的失眠症状也不尽相同，有研究共分析了20多万名不同年龄段患者主要的失眠表现，发现14～17岁青少年中主要的失眠症状是睡眠维持困难，18～25岁主要问题是入睡困难，而26岁以后主要的睡眠问题都是过早清醒，且随着年龄增长发生率逐渐增加。

◦ 第三节　睡眠障碍发病机制 ◦

目前解释慢性失眠发生发展的理论基础是"3p"模型（易感因素、促发因素和维持因素）。慢性失眠患者通常具有失眠易感性（predisposing factor），通常包括生物学因素（基础代谢率增高、高反应性情绪、睡眠与觉醒相关性神经递质改变）和心理因素（易紧张或过度沉思默想的倾向）。当促发因素（precipitating factor）出现时常常导致失眠的发生。促发因素可以来自一般社会因素，如与床伴作息时间不一致、按不合理的作息时间睡眠（育儿、倒班）、偶尔的一次熬夜或饮浓茶咖啡等；也可以是生活应激事件，如家庭或婚姻变故、与人争吵等；还可以由疾病诱发，如外科、内科、神经和精神系统疾病等。多数患者失眠症状可随促发因素的解除而消失（短期失眠）。若促发因素持续不能消除，或发生失眠后的应对处理不当等因素（维持因素，perpetuating factor），则导致失眠演变为慢性化病程。特别值得关注的维持性因素是患者在寝室或床上从事非睡眠活动（如看电视、阅读、玩游戏、打电话等）、不规则的作息、长时间午睡和反复日间打盹。当失眠持续时，躯体和大脑皮质可逐渐产生过度唤醒（hyperarousal）现象。这种现象会强化慢性失眠。由于下丘脑-垂体-肾上腺皮质系统、交感神经系统的过度激活，患者心率增快、心率变异性和基础代谢率增加，形成生理性过度唤醒。在脑部表现为脑代谢和脑电图功率增加，此即皮质性过度唤醒。而情绪和认知性过度唤醒会使患者选择性注意睡眠相关性线索、有意识性入睡和睡眠努力增加。长期失眠本身也可成为慢性应激源，强化下丘脑-垂体-肾上腺轴和交感神经系统的过度激活，导致过度觉醒和失眠的恶性循环。

◦ 第四节　失眠的传统治疗 ◦

失眠障碍的治疗包括药物治疗、物理疗法和认知行为疗法等。

目前可用于治疗失眠的药物根据药效学作用可分为4类：氨基丁酸受体调控剂，苯二氮䓬类受体激动剂、褪黑激素受体激动剂、组胺受体拮抗剂和食欲素受体拮抗剂。这些药物均有治疗失眠的适应证，有的药物可用于治疗入睡困难、有的药物可用于治疗睡眠维持困难、有的药物可用于治疗觉醒后的再入睡困难等。在治疗失眠的过程中，药物不良反应也值得关注。部分患者会出现严重过敏和过敏样反应，以及服用治疗剂量后可能出现思维和行为异常，尤其是与遗忘关联的复杂行为，如驾驶、备餐和进食、打电话和不完全清醒时的性行为。若长时间服用口服药物还会导致药物依赖、耐受，长期服药后停药后还可能出现戒断反应等，因此指南不推荐长期服用催眠药物。

物理治疗包括声、光、电、磁等多种方法，其中电刺激（经颅直流和交流电刺激、电休克）和经颅磁刺激（transcranial magnetic stimulation，TMS）等无创神经调控技术，均被临床证实可有效增加失眠患者睡眠质量，且无明显不良反应。经颅电刺激（cranial electric stimulation，CES）涉及给予患者头部微小电流（通常不超过1～2mA）。CES不是失眠治疗的标准方法，但当常规方法失败时可提供一种辅助的临床干预措施。同样，TMS通过低频（1～5Hz）脉冲磁场直接超极化神经细胞，以降低局部脑组织代谢，抑制大脑皮质的过度兴奋（过度唤醒）状态。TMS也通过增加褪黑激素分泌和脑内神经递质平衡改善睡眠。但缺点是治疗周期较长，且对刺激脑区定位准确性要求较高。而改良电休克也在临床实践中发现可增加失眠伴抑郁患者睡眠质量。但治疗费用偏高和耗时较长，需在BIS监测全麻下进行，对操作医师经验要求较高也是电休克治疗的主要缺陷。

CBT被多数指南推荐为治疗失眠一线疗法。目的是解决扰乱睡眠与觉醒周期的因素，消除影响睡眠心理过程、增加易感和维持失眠的认知歪曲。标准化CBT需要每周2次团体或个体联系构建，通常进行6～8次。CBT比药物治疗更持久，适合于各年龄段人群。由于CBT需要较长的治疗周期且见效较慢，很多患者难以坚持，加之在我国从事相关治疗领域的医务人员相对缺乏，导致CBT整体效果一般，单独使用仅使40%失眠患者症状缓解。

总体而言，上述主流治疗方法对睡眠障碍的治疗效整体不理想，探索效果更明确且不良反应更小的治疗手段至关重要。

◦ 第五节　麻醉学原理治疗失眠初探 ◦

一般认为，现代麻醉主要包含三个要素：镇静、镇痛和肌肉松弛。实际上目前临床麻醉工作内容已经远远超过上述三要素并派生出新的亚学科，除疼痛医学和重症医学外，最早由麻醉科医师建立的血库如今已经发展为独立的输血科。实际上，从麻醉学发源看，三要素中的镇静最早等同于麻醉，当下已被广泛用于舒适化医疗。无独有偶，麻醉学前辈当然会想到去尝试用镇静术治疗失眠，只是限于器械和药物的发展水平难以突破。丙泊酚曾经为治疗失眠带来一线希望，特别是经历了人工流产术和胃肠镜手术麻醉后，患者时常会有"从来没有睡得这么好"之类的感叹。我国麻醉学领域也就丙泊酚治疗失眠做过一些研究，但由于丙泊酚的呼吸抑制以及反复应用可能导致的成瘾和认知损害等不良反应，目前已不建议用于失眠治疗。直至右美托咪定的出现，才使得通过麻醉学方法治疗失眠成为可能。

右美托咪定能通过降低投射到蓝斑中的去甲肾上腺素浓度产生镇静作用，可产生去甲肾上腺素的神经元包括基底前脑、下丘脑视前区等。同时，右美托咪定还可增加整个大脑、枕区和额叶区域的慢波δ、θ和纺锤波振荡，同时降低了整个大脑的β振荡，促进深睡眠发生。多项研究证实，右美托咪定诱导睡眠状态与自然睡眠过程非常接近，因此又被称为仿生睡眠药。基础研究中也发现，右美托咪定对大脑有强大的神经保护功能，同时对失眠或其他疾病引起的中枢神经系统结构损伤也有修复作用。再加上其不良反应小，无耐药性和成瘾性等优势。据此，安建雄团队通过病人自控给药技术，将右美托咪定用于病人自控睡眠（patient-controlled sleep，PCSL）获得成功。病人自控睡眠是指当患者想要睡觉时，通过自行按压自控装置给药键，按医务人员预先设定参数注入仿生睡眠药物，从而诱导和维持自然睡眠。

PCSL对失眠患者入睡有立竿见影的效果；加上操作简单，患者能够实现自行管理，可增加患者参与感；睡眠滴定确认安全后，患者可进行居家睡眠调控，方便患者同时也大幅降低治疗费用。但是这一疗法也存在一些局限性：部分患者对此不敏感，甚至副作用较大；睡眠滴定需要专业知识和系统培训；居家睡眠调控需要医务人员持续介入管理等。为了提高慢性顽固性失眠的诊治水平，安建雄团队实际工作中创建了以病人自控睡眠的"多模式睡眠"，为这类患者提供了中国原创解决方案。

○ 第六节　多模式睡眠 ○

多模式睡眠（multimodal sleep，MMS）是指根据患者不同睡眠障碍特征以及病情发展的不同阶段，配合病人自控给药装置，在生命体征、脑电监测及多导呼吸睡眠监测下，通过不同药物和治疗方法联合的一种个体化治疗手段，旨在恢复患者自然睡眠节律的同时，也治疗由失眠引发的一系列焦虑、抑郁、药物依赖和睡眠认知障碍等。MMS不仅专注纠正失眠患者睡眠节律，所用手段也更加多元化，如夜间针对患者不同脑电改变个体化用药（氯胺酮、东莨菪碱、γ-羟基丁酸钠），及日间行经颅磁刺激、三氧治疗等。所涉及方法和机制见表6-1。安建雄团队将MMS总结为5个主要步骤。

表6-1　不同治疗方法使用时机、原因及机制

方法	时机	原因	机制
右美托咪定	贯穿MMS始终	1. 诱导仿生睡眠； 2. 促进深睡眠； 3. 无呼吸抑制； 4. 无药物滥用和依赖	1. 减少蓝斑神经元释放去甲肾上腺素发挥关键的镇静作用； 2. 增加整个大脑、枕区和额叶区域的慢波δ、θ和纺锤波振荡
氯胺酮	失眠伴发严重焦虑和抑郁	1. 快速缓解抑郁样行为； 2. 减少清醒时间，增加总睡眠、慢波睡眠、慢波活动和快动眼睡眠	1. 提高脑源性神经营养因子（BDNF）水平； 2. 调控生物钟相关基因
东莨菪碱	1. 睡眠和深睡眠潜伏期分别超过15min和50min； 2. 失眠伴发严重焦虑和抑郁； 3. 口腔分泌物较多	1. 具有快速而强效的抗抑郁作用； 2. 可促进睡眠，调控睡眠节律	1. 增加额叶皮质中谷氨酸含量和突触功能； 2. 增加突触可塑性； 3. 对副交感神经功能有中枢控制作用
羟丁酸钠	1. 睡眠和深睡眠潜伏期分别超过15min和50min； 2. 患者需减少口服催眠药用量	通过增加慢波睡眠调控睡眠节律	1. 具有中枢神经系统抑制功能； 2. 抑制神经递质γ-氨基丁酸（GABA）
TMS	患者日间常规应用，尤其是出现药物戒断症状	1. 刺激背外侧前额叶皮质可减少睡眠潜伏期和增加总睡眠时间和快动眼睡眠潜伏期； 2. 改善戒断症状	抑制目标部位的皮质兴奋性，并可能通过长时程增强样机制调控突触强度

1. 多学科诊断评估

主要目的是筛选MMS适应证收集常规检查和多导睡眠呼吸监测（PSG）数据，由睡眠、精神、神经、耳鼻喉、口腔、呼吸、心血管和麻醉科医师进行多学科会诊，判定是否为MMS适应证。中、重度睡眠呼吸暂停综合征患者，应在无创呼吸机治疗基础上尝试多模式睡眠。

2. 药物滴定

目的为通过观察拟使用药物的不良反应，排除禁忌证；为PCSL参数设定提供依据。滴定药物包括抗焦虑药（右美托咪定）、抗抑郁药（氯胺酮）、抗胆碱药、镇静药（丙泊酚和γ-羟基丁酸钠）等。为安全起见，滴定应在麻醉恢复室或睡眠监护室等能开展生命体征监测和心肺复苏的场所进行。

3. 脱毒

对于无药物依赖的患者，主要目的是缩短睡眠潜伏时间，维持深睡眠和快动眼睡眠时间，恢复正常睡眠结构；对于有药物依赖的患者，为恢复自然睡眠，除外反复、长期诱导仿生睡眠外，还需要尽快减少和停止安眠类药物的使用，安建雄团队称之为"脱毒"。脱毒可以分为快脱毒和慢脱毒两种方式，快速脱毒以往主要用于阿片类药物依赖的患者，可在全麻辅助下阿片类药物成瘾的超快速脱毒，主要原理是通过使用大剂量阿片受体拮抗剂使阿片类药物与受体彻底分离4~6小时，全麻则可以让患者避免超快速脱毒引起的难以忍受的戒断症状。安眠药物成瘾者，除非患者需要短时间内停药或恐惧戒断症状，一般不需要使用拮抗剂和全麻下的快速脱毒，多数患者更倾向于慢脱毒。除苯二氮䓬类已有特异性拮抗剂外，其他药物可能需要血滤方能快速清除。脱毒早期由于戒断症状和药物需求个体差异较大，属于不稳定期，为不干扰患者昼夜睡眠节律，此期需要在夜间22点到凌晨4点进行，需要监测患者心率、血压和脉搏血氧饱和度。为合理调控睡眠结构，至少在治疗初期需要在脑电实时监测下进行。脱毒不稳定期最好由经过麻醉学专业培训的医师实施。待掌握好患者睡眠调控的规律后，患者即进入稳定期，此时用药单一、恒定，而且逐渐减少，可以由护士或者其他学科医师管理，居家睡眠调控，以及进行睡眠康复训练，防止失眠复发和药物再依赖。

慢性失眠患者的多模式睡眠方案里，安建雄团队更多采用慢脱毒，而"反向滴定"法是慢脱毒过程中，让患者避免遭受戒断症状的一个重要措施。"滴定"通常指化学实验中的酸碱度中和实验，麻醉医师在给手术患者（特别是重症和老年患者）麻醉给药时，为了避免血流动力学过度波动，通常会缓慢、分次将所需镇痛药和镇痛药逐渐加到手术所需血药浓度，这一过程可以形象地被描述为"麻醉滴定"。慢性失眠或抑郁合并失眠患者，长期服药会产生药物耐受、依赖甚至成瘾现象，在实施病人自控睡眠为主线的多模式睡眠过程中，为了既能达到减少和停用口服安眠类和抗抑郁类药物，又不让患者遭受药物戒断的痛苦，需要从小剂量开始试探性测试减药的剂量和速度，安建雄团队将这一过程称作"反向滴定"，简言之，反向滴定就是在为药物依赖患者进行慢性脱毒时，让患者在没有严重戒断症状的前提下减停依赖药物的最大速度和剂量的过程。由于每次减药间隔需要三周以上，这一过程通常是一个漫长过程，一般需要数月到半年。药物脱毒不仅有助于慢性失眠患者恢复自然睡眠节律，对由于长期失眠和使用催眠药物造成的神经细胞结构损伤有重要意义。

4. 居家睡眠调控

患者由不稳定期过渡到稳定期后，可回家进行居家睡眠调控，定期来医院或者社区医疗机构更换静脉通道和药物配制。此阶段从数天到数月不等，并配合睡眠认知行为疗法，也可以辅以物理疗法（经颅磁刺激、经颅电刺激）和替代疗法。患者可以白天工作，夜间进行自我睡眠调控。伴随神经修复，自控睡眠药物用量会逐渐减少，直至停药。是否可以停药受多种因素影响，包括患者自己的愿望、戒断症状的程度和耐受，对失眠的恐惧也是影响戒断停药的重要因素。

5. 防止复发

经过 PCSL 和 CBT 治疗，患者睡眠质量和时间、睡眠结构和日间功能恢复。此期主要目的是维持和巩固治疗效果，防止复发。CBT 应列为主要手段，通常需要终身坚持不懈。

病人自控睡眠为主的多模式睡眠是基于安建雄团队提出的慢性失眠全神经损伤基础上，为解决顽固性失眠，特别是药物依赖性失眠而建立的原创诊疗体系。临床实践也证实具有安全、有效和可复制的特点。作为创新的理论和诊疗体系，仍需要不断探索和完善。

（张建峰　安建雄）

参考文献

［1］　中国睡眠研究会. 中国失眠症诊断和治疗指南 [J]. 临床医学研究与实践, 2017, 2(27): 201-220.

［2］　KRYSTAL AD, PRATHER AA, ASHBROOK LH. The assessment and management of insomnia: an update [J]. World Psychiatry. 2019, 18(3):337-352.

［3］　SCAMMELL TE, ARRIGONI E, LIPTON JO. Neural Circuitry of Wakefulness and Sleep [J]. Neuron. 2017, 93(4): 747-765.

［4］　AKEJUO, HOBBSLE, GAOL, et al. Dexmedetomidine promotes biomimetic nonrapid eye movement stage 3 sleep in humans: a pilot study [J]. Clin Neurophysiol. 2018, 129(1): 69-78.

［5］ ANJX, WILLIAMSJP, FANGQW, et al. Feasibilityofpatient-controlledsleepwith dexmedetomidine in treating chronic intractable insomnia [J]. Nat Sci Sleep. 2020, 12: 1033-1042.

［6］ 张文浩, 方七五, 王永, 等. 病人自控睡眠治疗顽固性失眠一例 [J]. 麻沸散. 2020: 40-42.

［7］ 方七五, 钱晓焱, 郑鑫, 等. 右美托咪定滴定判断不宁腿综合征的准确性 [J]. 中华麻醉学杂志, 2021, 41(7): 861-864.

［8］ 安建雄, 张建峰, 赵倩男, 等. 多模式睡眠: 慢性失眠的创新疗法 [J]. 中华麻醉学杂志, 2020, 40(5): 520-523.

［9］ ZHANG JF, WILLIAMS JP, ZHAO QN, et al. Multimodal sleep, an innovation for treating chronic insomnia: case report and literature review [J]. J Clin Sleep Med. 2021, 17(8): 1737-1742.

［10］ 王强, 张加强, 熊利泽. 智能化病人自控镇痛管理专家共识 [J]. 中华麻醉学杂志, 2018, 38(10): 1161-1165.

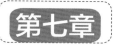

麻醉创新诊治失眠新概念：病人自控睡眠

◦ 第一节　背　景 ◦

失眠是指尽管有合适的睡眠环境与条件，患者依然对睡眠时间和睡眠质量不满，并影响日间社会功能的一种主观体验。失眠是最常见的睡眠障碍之一，常伴有焦虑、抑郁等精神疾病症状。对于传统疗法效果不满意的慢性顽固性失眠患者，寻求安全性好、起效快、疗效持久的创新治疗方法实属必要。

麻醉的三要素包括镇静、镇痛和肌肉松弛。镇静最早被等同于麻醉，当下已被广泛用于舒适化医疗。鉴于睡眠和全身麻醉在神经生理上有某些相似性，曾有一些富有远见的麻醉学前辈对治疗失眠有过浓厚的兴趣，并对麻醉学方法治疗失眠进行了不懈的探索，但由于药物、技术和理论等方面的限制，一直没有突破性进展。近年来我国麻醉医师基于病人自控给药装置和新型仿生睡眠药物，以及老药新用等诸方面的进展，创造性地形成了以病人自控睡眠为主导的多模式睡眠，为失眠的治疗找到新的途径，同时还提出失眠治疗新学说，在睡眠领域做出了具有中国特色的新贡献。

◦ 第二节　右美托咪定的镇静催眠作用 ◦

右美托咪定最初在1999年被美国食品和药物管理局（FDA）批准用于插管和机械通气患者的短期镇静，2008年被批准应用在围术期镇静、镇痛和抗焦虑，2009年在我国上市。以往研究主要集中在接受手术麻醉和重症监护治疗患者的镇静和睡眠质量研究，2021年被我国麻醉科医师首次报道用于治疗慢性顽固性失眠。

神经生物学机制认为慢性失眠与过度觉醒有关。慢性失眠患者分泌异常，全身和脑部新陈代谢激活增加，睡眠期间心率和交感神经系统激活增加，高频脑电图激活增加，脑内觉醒-睡眠调控系统功能紊乱，觉醒系统在日间和夜间均处于高度激活状态，降低脑皮质过度觉醒有益于改善患者失眠状态。右美托咪定作为高选择性 α_2 受体激动剂，在中枢内作用于脑干蓝斑-去甲肾上腺素能通路，通过轴突投射抑制脑内众多觉醒核团，发挥催眠作用。即右美托咪定可能通过降低局部和整体水平上有效信息的传递能力来诱导觉醒状态的改变，降低脑皮质过度觉醒状态，从而改善睡眠。

睡眠障碍患者可监测到睡眠结构发生改变，如核心睡眠（N3期深睡眠和REM）减少及前后半夜颠倒，睡眠碎片化等，这种反复长期的电生理改变可能造成顽固性失眠。美国麻省总医院布朗（Brown）等认为，右美托咪定诱导的大脑状态改变，在神经生理学近似自然深睡眠，增加整个枕叶区和额叶区的慢波δ波、θ波和纺锤波振荡，同时减少β振荡，促进N3期非快速眼动睡眠，其称之为仿生睡眠。右美托咪定还具有独特的"可唤醒"性特点，没有明显的呼吸抑制，长期使用也不产生依赖性。这些特点成为其治疗慢性失眠的药理学基础。

◦ 第三节　病人自控睡眠的药代学原理 ◦

病人自控睡眠（Patient-controlled Sleep，PCSL）源于病人自控镇痛（Patient-con-trolled Analgesia，PCA）。PCA是一种经医护人员根据患者疼痛程度和身体情况，预先设置镇痛药物的剂量，再交由患者"自我管理"的一种疼痛处理技术。20世纪60年代，塞泽尔（Sechzer）博士首次探索PCA技术应用于心脏外科重症监护病房患者术后镇痛，80年代开始，以PCA技术主导的术后镇痛逐渐普及。80年代末，国外学者用地西泮、咪达唑仑或异丙酚结合病人自控装置，以期为围术期患者提供舒适、安全和易于控制的镇静，缓解患者焦虑，此技术被称为病人自控镇静（Patient-controlled Sedation，PCS）。

病人自控系统的参数包括负荷剂量（Loading dose）、单次给药剂量（Bolus）、锁定时间（Lockout time）、背景输注速度（Background infusion rate）与最大用药量（Maximal dose）。负荷量指首次用药的剂量，目的是让患者迅速达到所需的最小有效浓度，快速消除症状。单次给药剂量是指患者未达到效果或复发时追加的药物剂量。其目的是维持一定的血药浓度，又不产生过度镇静，是克服个体差异的主要手段。锁定时间是指两次单次剂量间的间隔时间，目的是防止前次单次剂量尚未起效患者再次给药，预防药物过量。背景输注速度是为了维持一定需要浓度，也可以用于液路通畅。最大用药量也是一种安全保护方式，目的是对超过平均用药量的情况引起注意并加以限制。病人自控常见给药途径为静脉（patient-controlled intravenous analgesia，PCIA）、硬膜外（patient-controlled epidural analgesia，PCEA）与皮下（patient controlled subcutaneous analgesia，PCSA）等。

PCA给药方式可根据患者的年龄、体重、耐药情况等设定参数，在维持最低稳定血药浓度的同时，又能满足个体化需求，做到安全、简单、及时、有效。图7-1所示，与传统的大量、低频给药方式相比，这种个体化给药可避免药物剂量过大与过度镇静。

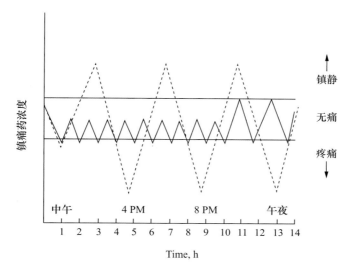

图7-1　病人自控镇痛系统（实线）与常规肌肉注射治疗（虚线）时，剂量间隔、镇痛药物浓度和临床效果的理论关系（White，1988）

◦ 第四节　适应证和禁忌证 ◦

1. 适应证

主要适用于慢性顽固性失眠患者，尤其对安眠类药物耐受、依赖和成瘾的患者；严重急性失眠患者使用病人自控睡眠不仅可以迅速控制睡眠障碍，也预防发展为慢性睡眠障碍。

2. 禁忌证

（1）中度睡眠呼吸暂停综合征为相对禁忌证；重度者，除非配合无创呼吸机治疗，应列为禁忌证。

（2）凝血功能障碍。

（3）严重神经精神疾病，如阿尔茨海默病、精神分裂症等。

（4）有严重心肺肝肾疾病，恶病质、重度营养不良的患者。

◦第五节 治疗过程◦

完整的PCSL包括右美托咪定仿生睡眠滴定与病人自控睡眠两个步骤。

1. 右美托咪定滴定

滴定前禁食6小时，禁水2小时。记录身高和体重以计算体重指数（Body Mass Index，BMI）。备好简易呼吸器、监护仪、吸引器、除颤仪等急救器材以及肾上腺素、山莨菪碱等急救药物。患者步入麻醉恢复室（Postanesthesia Care Unit，PACU），平卧位，由麻醉护士建立静脉通路，输注生理盐水250～500ml以防血容量不足。监测心电、血压、心率、脉氧、呼吸及脑电双频指数（或者多导睡眠图）等生命体征。盐酸右美托咪定注射液200μg稀释到50ml注射器中（4μg/ml）。注射泵参数为背景输注速度0.1ml/h，单次给药剂量10μg，给药间隔10分钟。研究者每次给药前根据改良的警觉/镇静评分（The Modified Observer's Assessment of Alertness/Sedation Scale，MOAAS）评估受试者的镇静程度。密切观察生命体征，进一步的抢救医疗方案由医师决定。右美托咪定剂量达到1μg/kg或者患者进入NREM Ⅲ期睡眠后停药。记录患者的用量、不良反应、睡眠深度等。

停药后待受试者苏醒并达到PACU出室标准后送回病房，身体条件好的也要直接回家。右美托咪定滴定不仅可用于决定病人自控睡眠的负荷量、单次给药剂量等参数的设定，还有助于排除右美托咪定可诱发显著不良反应的患者，耐受治疗的受试者继续PCSL。

2. 病人自控睡眠

病人自控睡眠是指当患者想要睡觉时，通过自行按压自控装置给药键，按医务人员预先设定参数注入药物，从而诱导和维持睡眠。根据滴定结果，确定病人自控注射泵药物配比和参数：背景输注速度0.1ml/h（0.4μg/h），最大用药量为30ml/h（120μg/h），单次给药剂量1～3ml（4～12μg），锁定时间10分钟。负荷剂量通常是睡眠剂量的25%。当患者想要睡觉时，或夜间醒来拟继续入睡，可自行按压自控装置的给药键。心率和外周动脉血氧饱和度在夜间由医务人员远程监测。如果没有明显的心血管和神经系统副作用和并发症，可带泵回家居家治疗，不仅方便患者，也可降低治疗费用。由于慢性失眠常需要较长时间才能治愈，居家治疗方式显得格外重要。此外，没有条件静脉自控睡眠时，也可以尝试其他给药途径。

◦ 第六节　注 意 事 项 ◦

首先，在严格遵守纳入和排除标准的同时，右美托咪定的抗交感作用可能致心动过缓和低血压，患者夜晚起夜时不排除会有晕厥、摔倒的危险，所以需要一组具有麻醉监测和管理背景且经过培训的专业医务人员实施，密切监护和管理患者。病房需要备有相应抢救器材与药物。其次，PCSL泵与静脉导管连在一起，长期携带可能会给生活和工作带来不方便。条件许可时，可以使用经外周静脉的中心静脉置管（PICC），白天脱离病人自控装置，夜间再连接PICC导管。轻症患者可以尝试舌下或经鼻给药，但目前尚无可供成人使用的剂型。第三，右美托咪定的分布半衰期约为6分钟，消除半衰期约为2小时。它在肝脏中通过葡萄糖醛酸化和CYP2A6羟基化代谢，然后主要通过尿液排出。研究表明，右美托咪定能抑制CYP-450同工酶3A4，并干扰某些药物的代谢，如伐地昔布、他克莫司等。因此，在临床应用中应注意右美托咪定与其他药物联合使用可能引起的药物相互作用或不良反应。第四，现有的文献很少有关右美托咪定长期使用安全性的报道，因此长期使用潜在的不良反应有待于进一步研究。

◦ 第七节　典型病例分享 ◦

一、病史简介

患者男性，62岁，失眠5年，加重3年。5年前因照顾老人和家庭矛盾诱发睡眠障碍，主要表现为入睡困难和睡眠浅。患者需要1～2小时才可入睡，入睡2～3小时后常觉醒，自觉烦躁焦虑明显。口服阿普唑仑片后睡眠时间延长到4～5小时。3年前患者入睡困难逐渐加重，不吃药时整夜难眠，并且药物的剂量与种类逐渐增加。在外院行物理治疗、高压氧治疗、口服疏肝解郁丸、帕罗西汀、状元丸、舍曲林、劳拉西泮片、奥氮平等药物后可睡6～7小时，减少剂量与种类后睡眠质量变差。目前口服右佐匹克隆1片半、劳拉西泮半片、舍曲林每天1粒，可间断睡4～5小时，偶有头痛和头晕，无心慌、心悸、胸闷和盗汗等不适。匹兹堡睡眠指数量表（PSQI）评分13分，汉密尔顿抑郁量表（HAMA）评分10分，汉密尔顿焦虑量表（HAMD）评分6分。入院诊断：失眠。

二、治疗过程

1. 右美托咪定滴定

首先于麻醉恢复室进行盐酸右美托咪定注射液滴定以确定适合患者的用药剂量和参数。滴定过程中的镇静深度与剂量见表7-1。心率低于50次/分（BPM）给予山莨菪碱1～2mg静脉点滴。

表7-1　右美托咪定滴定过程中生命体征的变化

MOAAS评分	右美托咪定（μg）	血压（mmHg）	心率（BPM）	血氧（%）	呼吸（次/分）	BIS
5	0	130/84	57	99	17	95
4	40	138/93	50	97	17	80
3	50	118/75	48*	98	16	73
2	60	139/85	46*	98	17	50

*单次静脉注射山莨菪碱2mg。

2. 病人自控睡眠

根据滴定结果设计自控睡眠参数右美托咪定浓度4μg/ml，山莨菪碱10μg/ml；单次剂量9.9ml（39.6μg），锁定时间为6分钟，背景剂量0.1ml/h，每小时限量40ml。当患者想要睡觉时，或夜间醒来拟继续入睡，可自行按压病人自控装置的给药键，按预先设定的剂量注入静脉。

3. 居家治疗

住院观察一个月，患者一般情况良好，使用PCSL后生命体征平稳，确认无风险，亦无其他不适，告知注意事项，签署知情同意书后回当地继续治疗。对当地对接医师和护士进行必要的培训。

三、治疗效果

患者接受治疗52日，随着治疗天数的增加，每日按泵次数逐渐减少，右美托咪定每日总用量逐渐减少（图7-2），最后停止用药也能入睡。治疗结束后次日测得PSQI评分3分。治疗结束后2个月随访，患者PSQI评分3分（图7-3），不需要服用催眠药物，睡眠质量获得长期改善。

四、病例小结

病人自控睡眠是由我国麻醉医师率先提出并践行的一种治疗失眠的方法，对失

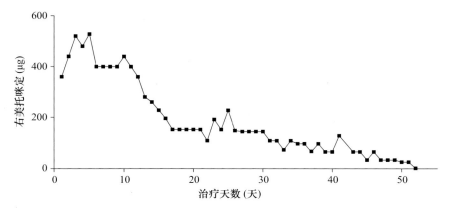

图 7-2　右美托咪定每日总用量与治疗时间的关系（随着治疗天数的增加，每日按 PCA 泵次数逐渐减少，右美托咪定每日总用量逐渐减少）

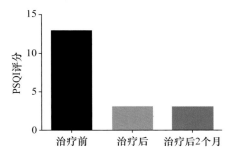

图 7-3　病人自控睡眠治疗前后及随访的 PSQI 评分（治疗前 PSQI 评分 13 分，治疗结束后次日 PSQI 评分 3 分，治疗结束后 2 个月随访 PSQI 评分 3 分）

眠患者入睡有立竿见影的效果，长期使用很少出现耐受、成瘾和依赖，患者自我给药增加了参与感，减轻了医务人员和家属的负担；但也存在一些局限性，如初期需要受过特殊训练的医务人员严密监测，滴定期间需要随时调整工作参数；卫生经济学成本较高。PCSL 经常需要配合"多模式睡眠"多种治疗方法，根据患者不同睡眠障碍特征以及病情发展的不同阶段，调整不同药物和治疗方法组合，其中认知行为疗法（CBT）应贯穿治疗过程始终。

（张文浩）

参考文献

［1］　GULDENMUND P, VANHAUDENHUYSE A, SANDERS RD, et al. Brain functional connectivity differentiates dexmedetomidine from propofol and natural sleep [J]. Br J Anaesth. 2017, 119(4): 674-684.

第七章　麻醉创新诊治失眠新概念：病人自控睡眠

［2］ WHITE PF. Use of patient-controlled analgesia for management of acute pain [J]. Jama. 1988, 259(2): 243-247.

［3］ AN JX, WILLIAMS JP, FANG QW, et al. Feasibility of patient-controlled sleep with dexmedetomidine in treating chronic intractable insomnia [J]. Nat Sci Sleep. 2020, 12: 1033-1042.

［4］ NGUYEN V, TIEMANN D, PARK E, et al. Alpha-2 Agonists [J]. Anesthesiol Clin. 2017, 35(2): 233-245.

［5］ HU J, LV BF, GUO WJ, et al. Effects of Dexmedetomidine on the Pharmacokinetics of Parecoxib and Its Metabolite Valdecoxib in Beagles by UPLC-MS/MS [J]. Biomed Res Int. 2020, 20: 1563874.

［6］ 申乐, 黄宇光. 术后疼痛管理的发展与变革 [J]. 中国科学: 生命科学. 2021, 51(8): 957-962.

［7］ 张文浩, 方七五, 王永, 等. 病人自控睡眠治疗顽固性失眠一例 [J]. 麻沸散. 2020, 1(1): 40-42.

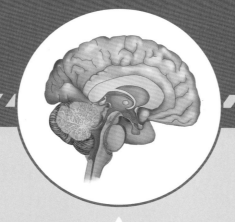

第三篇

疼痛治疗

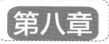

第八章　带状疱疹后神经痛

◦第一节　概　　述◦

带状疱疹（Herpes Zoster，HZ）临床治愈后持续疼痛超过1个月者被定义为带状疱疹后神经痛（postherpetic neuralgia，PHN），是带状疱疹最常见的并发症。PHN是最常见的一种神经病理性疼痛，可表现为持续性疼痛，也可缓解一段时间后再次出现[1]。PHN的发病率及患病率因疼痛持续时间和强度的定义不同而异，荟萃分析数据显示 PHN人群每年发病率为3.9～42.0/10万人。带状疱疹的年发病率为3‰～5‰。带状疱疹和PHN的发病率及患病率均有随年龄增加而逐渐升高的趋势，60岁及以上的带状疱疹患者约65%会发生PHN，70岁及以上者中则可达75%。我国尚缺乏相关研究数据，据以上资料估计我国约有400万名的PHN患者[2-3]。在相当比例的病例中，PHN与焦虑和抑郁等精神疾病同时出现，严重限制了患者的生活质量。PHN治疗的目标是提供有效缓解疼痛，提高睡眠质量，减少与慢性疼痛相关的焦虑和痛苦。

◦第二节　发 病 机 制◦

有关带状疱疹后神经痛的病理改变和发生机制目前尚未完全明了，带状疱疹的病原体是水痘-带状疱疹病毒（Varicella-Zoster Virus，VZV），病毒经上呼吸道或睑结膜侵入人体引起全身感染，初次感染在幼儿表现为水痘，在成人可为隐性感染，在老年患者则表现为局部感染：带状疱疹。病毒沿感觉神经侵入脊神经节或脑神经感觉神经节内并潜伏，当机体免疫功能低下时，潜伏的病毒再活化，大量复制并沿感觉神经纤维向所支配的皮节扩散，发生带状疱疹。受累神经元发生炎症、出血，甚至坏死，临床表现为神经元功能紊乱、异位放电、外周及中枢敏化，进而导致疼痛。神经可塑性改变是PHN产生的基础，其机制可能涉及：①外周敏化：感觉神经损伤诱导初级感觉神经元发生神经化学、生理学和解剖学的变化，引起外周伤害性感受器敏化，放大其传入的神经信号，并可影响未损伤的邻近神经元；②中枢敏化：中枢敏化是指脊髓及脊髓以上痛觉相关神经元的兴奋性异常升高或突触传递增强，从而放大疼痛信号的传递，包括神经元的自发性放电活动增多、感受域扩大、对外界刺激阈值降低、对阈上刺激的反应增强等病理生理过程。脊髓及脊髓以上水平神经结构和功能的改变，包括电压门控钙离子通道 $\alpha_{2-\delta}$ 亚基及钠离子通道表达上调、抑制性神经元的功能下降、支持细胞的坏死等，这些病理生理改变引起中枢敏化。相应的临床表现有自发性疼痛（spontaneous pain）、痛觉过敏（hyperalgesia）、痛觉超敏（allodynia）等。痛觉超敏即为正常的非伤害性刺激通过 A_δ 及 A_β 低阈值机械受体引起脊髓背角疼痛信号的产生。PHN 持续疼痛的主要机制在于中枢敏化。③炎性反应：水痘-带状疱疹病毒的表达通过继发的炎性反应导致周围神经兴奋性及敏感性增加。④去传入（differentiation）：初级传入纤维广泛变性坏死，中枢神经元发生去传入现象，引起继发性中枢神经元兴奋性升高，另外，还涉及交感神经功能异常[4-7]。

● 第三节　临床表现与诊断 ●

带状疱疹后神经痛临床表现复杂多样，大多数 PHN 患者的疼痛都属于中至重度疼痛，疼痛具有特征性的临床症状：自发性过电样、刀割样、撕裂样、针刺样、烧灼样或伴有紧束感。多数患者的疼痛表现主要以一种疼痛为主，也可以多样疼痛并存。疼痛可呈间断，也可为持续性，常见于单侧胸部、三叉神经（主要是眼支）或颈部，患者的皮区分布见表 8-1。并且 PHN 的疼痛部位通常比原有疱疹区域有所扩大。疼痛的发作往往缺乏规律性，与身体活动不一定相关。在受累皮区，往往可见皮疹后遗留的瘢痕、色素沉着或色素脱落，常影响患者的饮食及睡眠。疼痛特征：①自发痛：在没有任何刺激情况下，在皮疹分布区及附近区域出现的疼痛。②痛觉过敏：对伤害性刺激的反应增强或延长。③痛觉超敏：非伤害性刺激引起的疼痛，如接触衣服或床单等轻微触碰或温度的微小变化而诱发疼痛。④感觉异常：疼痛部位常伴有一些感觉异常，如紧束样感觉、麻木、蚁行感或瘙痒感，也可出现客观感觉异常，如温度觉和振动觉异常，感觉迟钝或减退。由于长时间剧烈疼痛，患者多伴抑郁烦躁等精神症状[8-9]。

表 8-1　带状疱疹后神经痛患者各部位受累所占比例

部位	占比	部位	占比
胸部	50%	腰部	10%～20%
头面部	10%～20%	骶尾部	2%～8%
颈部	10%～20%	其他	1%

带状疱疹后神经痛的病程：30%～50%患者的疼痛持续超过1年，部分病程可达10年或更长。

PHN的诊断主要依据带状疱疹病史和临床表现，一般无须特殊的实验室检查或其他辅助检查。需要鉴别诊断的疾病包括原发性三叉神经痛、舌咽神经痛、颈神经痛、肋间神经痛、脊柱源性胸痛、椎体压缩后神经痛、脊神经根性疼痛和椎体肿瘤转移性疼痛等。

◦ 第四节　治　　疗 ◦

带状疱疹后神经痛的治疗非常复杂和多变。应在对患者进行全面评估的基础上，采取治疗个体化的综合治疗方案用以缓解疼痛，提高患者的生活质量。治疗方法包括药物疗法、神经阻滞、介入微创治疗、物理疗法及心理治疗等。

一、药物治疗

选择用药应根据患者的具体病情特点，合理选配，联合用药，以减少不良反应，并及时调整给药方案。可供选择的药物有非甾体抗炎药（NSAIDs）、三环类抗抑郁药、抗惊厥药、麻醉性镇痛药、神经营养药以及其他药物[10-12]。

1．非甾体抗炎药（NSAIDs）

作为早期（病史6个月）PHN患者的辅助治疗能够取得一定的效果，尤其是神经根遗留炎症反应时，可配合其他药物共同使用。但应注意胃肠道不良反应，应特别注意老年人消化道出血的危险。

2．抗惊厥药

抗惊厥药物镇痛的机制可能与非特异性阻断钠通道稳定细胞膜兴奋性、抑制初级和二级上行通路神经元的活动有关。单独使用效果不明显，合用抗抑郁药可提高疗效，临床上常用的有卡马西平（200～300mg/d）和苯妥英钠（200～300mg/d）。使用过程中应注意肝肾功能和白细胞数量，特别是老年患者和长期服药的患者更要慎重。加巴喷丁和普瑞巴林之前作为治疗癫痫的辅助药物，其后发现在神经病理性疼痛的治疗中效果确切且不良反应少，可与电压门控钙离子通道（VGCC）的$\alpha_{2-\delta}$亚基结合，减少兴奋性神经递质的过度释放，抑制痛觉过敏和中枢敏化。加巴喷丁的起始剂量为每日300mg，该药剂量300～3600mg，主要不良反应为嗜睡和头晕，需要数周缓慢滴定至有效剂量。其疗效存在封顶效应。普瑞巴林是第二代钙离子通道调控剂，增强了与$\alpha_{2-\delta}$亚基的亲和力，能够缓解PHN、改善睡眠和情感障碍。普瑞巴林剂量每日为

150～600mg，滴定5～7天。在肾功能不全的患者中应减量。普瑞巴林的特点是滴定和起效更快，呈线性药代动力学特征，疗效可预估，不存在封顶效应，不良反应与加巴喷丁相似。为避免头晕和嗜睡，两药均应遵循：夜间起始、逐渐加量和缓慢减量的原则。与传统的抗惊厥药物（如卡马西平、苯妥英钠和丙戊酸）比较，加巴喷丁、普瑞巴林的不良反应明显减少。若同时应用三环类抗抑郁药和曲马多，应选用小剂量。

3. 三环类抗抑郁药

三环类抗抑郁药抑制神经突触对5-HT或去甲肾上腺素的再摄取，可提高痛阈。对灼性神经痛最有效，但需连用2～3周才起效。可采用丙咪嗪（imipramine）12.5～50mg或阿米替林25mg睡前服，也可应用氯米帕明（clomipramine）50～75mg/d。因其有心血管系统的不良反应，自主神经受累者慎用，青光眼患者禁用。加用吩噻嗪类药物如氟奋乃静可提高疗效，但可加重体位性低血压。此外，该药可能导致或加重认知功能障碍和步态异常。老年患者发生的不良反应风险高，使用过程中要加强监测。

4. 曲马多

具有阿片样和非阿片样镇痛作用，后者与脊髓水平抑制去甲肾上腺素重吸收、消除5-HT释放的刺激有关。一般100～300mg/d，对循环呼吸和肝肾功能影响小，不良反应有口干、出汗、恶心、便秘、头痛和嗜睡等。不宜与单胺氧化酶抑制剂合用。该药滥用率低，但也会发生药物依赖，需逐步停药。

5. 辣椒素

通过皮肤吸收，辣椒素使神经末梢释放并耗竭神经肽类递质，导致突触丧失传导功能。辣椒素用于皮肤和皮下组织损伤所致的表浅性疼痛，局部应用0.075%辣椒素乳剂，每天4次。用药后可出现一过性灼痛、刺激感和皮肤红斑，一般8周后可缓解疼痛。但也有报道使用辣椒素后疼痛加重，所以局部辣椒素用于治疗神经性疼痛仍需要进一步的临床探讨。

6. 神经营养药

维生素是参与多种代谢过程的酶类辅基类，对于维持正常机体各系统生理功能，特别是维持神经系统的正常功能和损伤后的修复过程具有重要作用。维生素B类是临床治疗中比较常用的药物，如维生素B_1、B_6、B_{12}等，口服或肌注。甲钴胺，又称弥可保，是活性维生素B_{12}制剂，更易于进入神经细胞，在甲基转移过程中起辅酶作用，参与卵磷脂和乙酰胆碱的生物合成。可用弥可保500mg口服，每日3次。不良反应少，偶有皮疹或胃肠道反应，停药后消失。

7. 局部外用药物

对于皮肤激惹症状明显的患者可局部使用利多卡因、布比卡因、阿司匹林和NSAIDs乳剂或膏剂，可取得一定疗效[13-15]。

二、神经阻滞

神经阻滞是治疗带状疱疹疼痛的有效方法之一。带状疱疹患者急性期使用神经阻滞（躯体神经与交感神经），能够减轻疼痛、预防PHN。

由于研究对象、研究方法等差异，神经阻滞治疗PHN的研究结果各不相同，大部分研究不支持神经阻滞对PHN的远期疗效。但PHN患者在其他疗法的同时进行病变部位的神经阻滞治疗，可速缓解疼痛。

PHN的发病机制比较复杂且尚不完全清楚，临床表现多样。PHN患者的疼痛有多重表现，对痛觉超敏的患者进行躯体损伤部位交感神经阻滞效果较好。出现局部痛性麻木、感觉减退等表现的PHN患者，由于大脑、脊髓等中枢结构的可塑性改变，使用交感神经阻滞以及躯体神经阻滞效果较差[16]。

三、微创介入治疗

1. 脉冲射频

脉冲射频（Pulsed radiofrequency，PRF）是治疗PHN的常用微创疗法，它可以通过中断A_δ和C纤维的信号来缓解急性和慢性疼痛。PRF应用于背根神经节可以提高因周围神经损伤引起的神经病理性疼痛大鼠的机械痛阈值[17-18]。PRF的主要优点在于其温度可控制（<42℃）。目前的研究表明温度低于45℃以下时，不会损伤神经纤维；如果使用脉冲射频镇痛，对神经的损伤很少[19]。

2. 三氧

三氧在临床有广泛的应用和良好疗效，其中30ug/ml的低浓度三氧具有抗炎特性，加速血液代谢和参与免疫调控作用，并可促进损伤神经的修复[20-21]，临床通常根据皮肤损害及疼痛区域来判断患者受累的神经节段。由于水痘-带状疱疹病毒多潜伏于DRG或三叉神经节中，有研究表明，DRG是治疗PHN自发性疼痛的优先干预靶点[18]。因此，治疗中常选择此类神经节作为治疗靶点。

以C5节段受累的PHN患者为例，患者取侧卧于治疗床上，将超声探头置于患者颈部偏外侧区域，获取颈部结构超声横轴视图，定位探头至C5节段DRG，如图8-1所示，刺入穿刺针，注射局部麻醉药（简称局麻药）后，注入浓度为30ug/ml的三氧-氧气混合气体，理想状态下，可见到注射物在目标DRG周围扩散。在治疗过程中，操作者应选择最适合的穿刺路径，避免损伤相邻的结构。治疗后患者应留观30分钟左右，观察是否出现血压波动、头晕、恶心、低氧、呼吸抑制等反应。研究发现，患者病程超过3个月及合并糖尿病等为影响疗效的重要因素[22]。

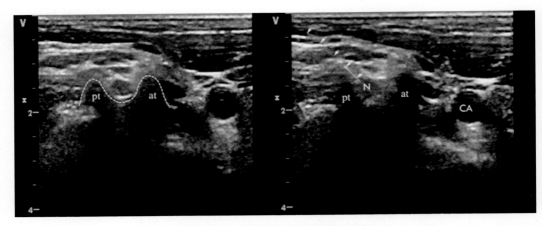

图 8-1 C5 前后结节的横轴超声视图

V：传感器探头的标记；x：深度（厘米）；pt：后结节；at：前结节；N：神经根；CA：颈动脉

3. 神经毁损

神经毁损适用于保守治疗无效的顽固性带状疱疹后神经痛患者。可根据部位的不同，选择性地毁损疼痛相关传入神经，以达到长期缓解疼痛的目的。常用药物为无水酒精、酚甘油、阿霉素等，方法包括周围神经毁损治疗及交感神经毁损治疗等。神经毁损还包括射频热凝等临床上应用较为广泛的技术，但也存在因操作问题引发的难治性疼痛，临床应用需尤为重视[23-25]。神经毁损通过破坏神经感觉功能来达到镇痛的效果，但这种疗法对神经是不可逆的，一些患者在治疗后可能会出现患处感觉减退，甚至麻木难忍，一定程度上会影响患者的生活质量，并且许多患者在接受神经毁损治疗后其镇痛效果只能维持一段时间，神经就像壁虎的尾巴，在经受破坏性处理后具有一定的再生和自我修复能力，但可能再生为功能异常的神经，并且经过毁损后的神经可出现异常放电，从而导致间断发作的刺痛、烧灼感或过电样疼痛。总而言之，神经毁损后疼痛症状仍有复发的可能，随后的神经修复治疗也会更加困难。

目前射频治疗从最初的神经热凝术朝着非神经毁损（脉冲射频）治疗的方向发展，扩大了在慢性疼痛治疗中的价值，保护性治疗的理念现在逐渐引起临床医师的重视，在今后的治疗发展中，潜藏着巨大的可能性。

四、物理治疗

如激光、经皮神经电刺激（Transcutaneous electrical nerve stimulation，TENS）和超激光治疗，根据疼痛的不同部位进行刺激和照射。

五、心理治疗

经过单用药物治疗或神经阻滞及其他疗法，并不能达到满意临床治疗效果的PHN患者，可以辅助进行心理治疗。由于PHN疼痛剧烈，生活质量下降，因此对患者的精神影响非常之大，故对PHN患者的心理治疗非常必要的。

六、其他治疗

包括中医中药、埋针、针灸等治疗措施，有时可有效缓解患者的疼痛[26-27]。另外病人自控镇痛（PCEA，PCIA）治疗，也在临床上取得了良好的疗效。根据近年来的研究，发现包括神经生长因子（nerve growth factor，NGF）、脑源性神经营养因子（brain-derived neurotrophic factor，BDNF）、神养因子3（NT3）、神经营养因子4/5（NT4/5）和胶质细胞源性神经生长因子（glial cell derived neurotro- phic factor，GDNF）等物质可能在损伤的神经纤维修复过程中发挥积极作用，为治疗顽固性PHN提供了新的思路和方法[4, 24]。

尽管PHN的治疗多种多样，但目前尚未证明任何有效治疗PHN的手段。因此，应考虑更有效和更全面的方法，包括多种方案联合治疗。有研究表明，潜伏的VZV在颅内或脊髓神经节中的复制会导致原发感染消退后继发炎症性神经损伤。除了出现炎症反应外，VZV感染DRG的感觉神经元受到破坏也是导致发生PHN的另一重要因素[28-29]。

有研究发现，通过影像引导精确注射三氧到带状疱疹后神经痛病变神经节，可以有效缓解患者疼痛，并且远期疗效确切。为了进一步提高疗效，联合应用"高电压脉冲神经调控"可以实现改善神经修复作用，对巩固远期疗效有突出优势，这种治疗方案也被称为"两弹一调控"（导弹+霰弹+神经调控）。通过分析病史超过一年的患者数据，安建雄团队发现联合高电压脉冲神经调控后，患者满意率明显提升。对于饱受折磨的PHN患者而言，或许帮助他们尽早走出困境。

七、预防

即便通过临床治疗，PHN依然很难被预防，预防的重点在于带状疱疹急性期的治疗，也可以考虑通过接种疫苗来进行预防[22]。

（林斯妤）

参考文献

［1］ FORBES HJ, THOMAS SL, et al. A systematic review and meta-analysis of risk factors for postherpetic neuralgia [J]. Pain. 2016, 157: 30-54.

［2］ VOLPI A, GROSS G, et al. Current management of herpes zoster: the European view [J]. Am J Clin Dermatol. 2005, 6(5): 317-325.

［3］ NEUZIL KM, GRIFFIN MR. Preventing shingles and its complications in older persons [J]. N Engl J Med. 2016, 375(11): 1079-1080.

［4］ 刘延青, 崔建君. 实用疼痛学 [M]. 北京: 人民卫生出版社, 2013: 763-765.

［5］ REICHELT M, ZERBONI L, et al. Mechanisms of varicella zoster virus neuropathogenes is in human dorsal root ganglia [J]. J Virol. 2008, 82: 3971-3983.

［6］ ESIRI MM, TOMLINSON AH. Herpes zoster: Demonstration of virus in trigeminal nerve and ganglion by immunofluorescence and electron microscopy. J Neurol Sci. 1972, 15: 35-48.

［7］ WATSON CP, MORSHEAD C, et al. Postherpetic neuralgia: Post-mortem analysis of a case [J]. Pain.1988, 34: 129-138.

［8］ CASTELLANOS JP, WOOLLEY C, et al. Chronic pain and psychedelics: a review and proposed mechanism of action [J]. Reg Anesth Pain Med. 2020, 45(7): 486-494.

［9］ KENNEDY PGE, GERSHON AA. Clinical Features of Varicella-Zoster Virus Infection [J]. Viruses. 2018, 10(11): 609-611.

［10］ FINNERUP NB, ATTAL N, et al. Pharmacotherapy for neuropathic pain in adults: A systematic review and meta-analysis [J]. Lancet Neurol. 2015, 14: 162-173.

［11］ BENZON HT, CHEKKA K, et al. Evidence-based case report: The prevention and management of postherpetic neuralgia with emphasis on interventional procedures [J]. Reg Anesth Pain Med. 2009, 34: 514-521.

［12］ DERRY S, BELL RF, et al. Pregabalin for neuropathic pain in adults [J].Cochrane Database Syst Rev. 2019, 1(1): 7076-7079.

［13］ KIRSON NY, IVANOVA JI, et al. Descriptive analysis of Medicaid patients with postherpetic neuralgia treated with lidocaine patch 5% [J]. J Med Econ. 2010, 13(3): 472-481.

［14］ NGO AL, URITS I, et al. Postherpetic Neuralgia: Current Evidence on the Topical Film-Forming Spray with Bupivacaine Hydrochloride and a Review of Available Treatment Strategies [J]. Adv Ther. 2020, 37(5): 2003-2016.

［15］ FORNASARI D, MAGNI A, et al. Changing the paradigm in postherpetic neuralgia treatment: lidocaine 700 mg medicated plaster [J]. Eur Rev Med Pharmacol Sci. 2022, 26(10): 3664-3676.

［16］ WU CL, MARSH A, DWORKIN RH. The role of sympathetic nerve blocks in herpes zoster and postherpetic neuralgia [J]. Pain. 2000, 87(2): 121-129.

［17］ FIELDS HL, ROWBOTHAM M, BARON R. Postherpetic neuralgia: irritable nociceptors and deafferentation [J]. Neurobiol Dis. 1998, 5: 209-227.

[18] DEVOR M. Rethinking the causes of pain in herpes zoster and postherpetic neuralgia: the ectopic pacemaker hypothesis [J]. Pain Rep. 2018, 3: 702-705.

[19] SLUIJTER ME, COSMAN E, et al. The effects of pulsed radiofrequency field applied to dorsal root ganglion: A preliminary report [J]. Pain Clinc. 1998, 11: 109-117.

[20] BOCCI V. Does ozone therapy normalize the cellular redox balance? implications for therapy of human immunodeficiency virus infection and several other diseases [J]. Med Hypotheses. 1996, 46(2): 150-154.

[21] ZHANG JF, WILLIAMS JP, et al. Combined high-voltage pulsed radiofrequency and ozone therapy versus ozone therapy alone in treating postherpetic neuralgia: a retrospective comparison [J]. Med Gas Res. 2023, 13(1): 15-22.

[22] LIN SY, ZHANG SZ, et al. The effect of ultrasound-guided percutaneous ozone injection around cervical dorsal root ganglion in zoster-associated pain: a retrospective study [J]. J Pain Res. 2018, 11: 2179-2188.

[23] Kim YH, LEE CJ, et al. Effect of pulsed radiofrequency for postherpetic neuralgia [J]. Acta Anaesthesiol Scand. 2008, 52(8): 1140-1143.

[24] LIN CS, LIN YC, et al. Interventional Treatments for Postherpetic Neuralgia: A Systematic Review [J]. Pain Physician. 2019, 22(3): 209-228.

[25] TACAR O, SRIAMORNSAK P, et al. Doxorubicin: An update on anticancer molecular action, toxicity and novel drug delivery systems [J]. J Pharm Pharmacol 2013, 65: 157-170.

[26] WANG Y, LI W, et al. Acupuncture for postherpetic neuralgia: Systematic review and meta-analysis [J]. Medicine (Baltimore). 2018, 97(34): 11986-11989.

[27] WU Q, HU H, et al. Efficacy and Safety of Moxibustion for Postherpetic Neuralgia: A Systematic Review and Meta-Analysis [J]. Front Neurol. 2021, 12: 676-680.

[28] KOPLOVITCH P, DEVOR M. Dilute lidocaine suppresses ectopic neuropathic discharge in dorsal root ganglia without blocking axonal propagation: a new approach to selective pain control [J]. Pain. 2018, 159: 1244-1256.

[29] VASO A, ADAHAN HM, et al. Peripheral nervous system origin of phantom limb pain [J]. Pain. 2014, 155: 1384-1391.

[30] ZHANG JF, WILLIAMS JP, et al. Combined high-voltage pulsed radiofrequency and ozone therapy versus ozone therapy alone in treating postherpetic neuralgia: a retrospective comparison [J]. Med Gas Res. 2023, 13(1): 15-22.

第九章 三叉神经痛

三叉神经痛（Trigeminal Neuralgia，TN）是常见的神经病理性疼痛。三叉神经痛在1世纪末就有记载，后来命名为"痛性抽搐"。因为发作时经常出现独特的面部痉挛。三叉神经痛分为原发性与继发性两种类型，原发性三叉神经痛是指临床上没有神经系统器质性原发病，检查也没神经系统体征；继发性三叉神经痛是指临床上发现神经系统体征，检查也有器质性病变。

◦第一节 流 行 病 学◦

据报道，三叉神经痛的年发病率为每10万人口4.3例。女性略高（年龄调整后的比率为1.74∶1）。三叉神经痛在40岁之前很少见，发病高峰是在60～70岁，原发性三叉神经痛的平均发病年龄为53岁，继发性三叉神经痛为43岁[1-3]。

在原发性三叉神经痛中，除了血管压迫外，没有其他原因可以导致症状出现。继发性三叉神经痛神经痛具有相同的临床标准，但是另一个潜在的疾病导致症状。三叉神经痛可能可累及三叉神经的一个或多个分支，其中以上颌支最常受累，眼支最少。右侧面部比左侧更容易受患病（比例为1.5∶1），这可能是因为右侧的圆形孔和卵圆形孔较窄[1]。

三叉神经痛一般是散发性的，但也有报告称该病发生在同一家族的几个成员身上。三叉神经痛有可能自发缓解。但大多数患者在多年后复发。

在多发性硬化患者中三叉神经痛的发病率为1%～2%，是最常见的相关疾病。高血压患者的三叉神经痛发病率略高于普通人，且没有种族偏向。

◦第二节 病 理 生 理 学◦

有学者提出，三叉神经痛的症状是由神经脱髓鞘引起的。手术标本已经证实了在三叉神经痛患者的三叉神经根中，髓鞘和脱髓鞘的轴突紧密相连。通过对脱髓鞘进行研究，结果表明，脱髓鞘的轴突容易产生异位冲动，这些冲动可能因轻度触摸转移到邻近的痛觉纤维上（突触性传导）。目前形成脱髓鞘的原因主要是异常的或迂回的血管（主要是小脑上动脉）对神经根的压迫。脱髓鞘现象与多发性硬化或影响神经根的肿瘤有关。大多数研究者现在接受这样的理论，即原发性三叉神经痛是由血管压迫神经根引起的，继而导致了神经的脱髓鞘化导致神经脱髓鞘，并产生异位冲动。异位冲动传播，从而诱发典型的发作。

三叉神经痛的其他多种原因已被描述，包括淀粉样蛋白浸润、动静脉畸形、骨质压迫，以及小的脑干梗死等其他神经系统疾病。

◦第三节　临 床 表 现◦

三叉神经痛患者的症状往往是因无害的感觉刺激引发的。感觉刺激可能是口外和口内的。最常见的诱发因素是正常的日常活动，如轻触、说话、咀嚼、刷牙、打招呼和冷风吹拂面部[2]。三叉神经痛不仅疼痛剧烈，而且疼痛是突然的、意外的和短暂的，因此称为阵发性疼痛。疼痛的性质是刺痛，电击样或射击样。尽管一次疼痛发作可能只持续几分之一秒，但可能会反复发作。一部分三叉神经痛患者还伴有相同的部位的隐痛或钝痛或烧灼感[4-6]。持续性疼痛通常与阵发性疼痛同时出现。这种持续疼痛最常见于女性。

◦第四节　诊断与鉴别诊断◦

三叉神经痛的诊断主要是基于患者典型的临床表现，包括疼痛部位、性质和特点。原发性三叉神经痛患者体格检查和实验室检查没有明显异常，可以通过三叉神经反射测试进行辅助诊断[3]。术前影像学检查（MRI、CT等）有助于确诊继发性三叉神经痛（图9-1）。

与三叉神经带状疱疹神经痛的鉴别诊断可通过疼痛发生的时间来鉴别。如果发生在之前或与带状疱疹皮疹同时发生的同侧三叉神经分布区疼痛，则疼痛的三叉神经应考虑由急性带状疱疹引起的三叉神经痛[7, 8]。如果疼痛之前有相关的疼痛且有同侧面部的相关外伤，例如，侵入性牙科手术或骨折，则有可能是外伤后三叉神经病变（PPTN）。研究表明外伤后三叉神经病变的疼痛可能与TN疼痛相当，是短暂的、强烈的触发性疼痛，但外伤后三叉神经病变通常有明显的感觉异常，包括对应神经功能的丧失和敏感[9]。疼痛的位置在鉴别诊断中十分重要。疼痛明显来源于牙齿应由牙医进

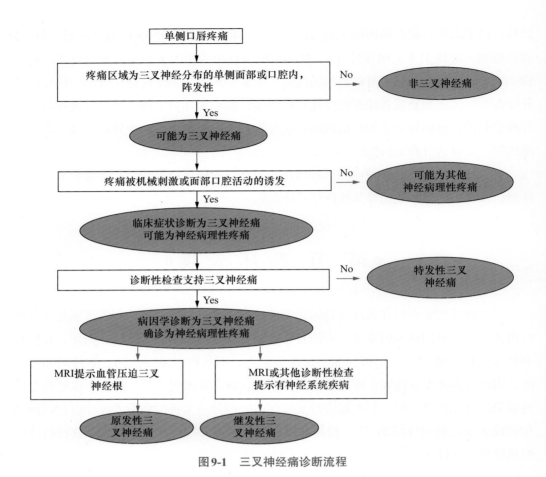

图9-1　三叉神经痛诊断流程

行评估。例如，有裂缝的牙齿可能出现类似三叉神经痛的症状。位于颞下颌骨区域的双侧持续疼痛，多为紧张型头痛。眶内、眶上或颞部疼痛应诊断为丛集性头痛，多伴有同侧自主神经症状和不安。如果是短暂的，强烈的刺痛且孤立于头皮或枕部的，则应诊断为枕部神经痛。舌咽神经痛位于舌背、软腭和咽部；中间神经痛位于耳朵深处。最后，相关症状也很重要，如果每次疼痛发作时伴有自主神经症状，如结膜注射、瞳孔缩小或流泪，则有可能是伴有结膜充血及流泪的单侧短暂持续性神经痛样头痛（SUNCT）[8]。

▢第五节　传统治疗方法▢

（一）药物治疗

卡马西平和奥卡西平：三叉神经痛的一线治疗药物是钠通道阻滞剂，如卡马西平或奥卡西平。但在用药之前，要进行实验室检查，以确保肝肾功能正常和钠含量正常。另外还需要检查心电图，卡马西平和奥卡西平禁用于房室传导阻滞患者。卡马西平不良反应包括嗜睡、头昏眼花、头晕目眩、皮疹和震颤等。与卡马西平相比，奥卡西平的药物作用风险小，而且耐受性更好。

拉莫三嗪：目前还没有足够的证据证明拉莫三嗪治疗三叉神经痛的有效性。临床医师经常将这种药物用于不能耐受卡马西平的患者（例如因为过敏），或者在卡马西平效果不佳时作为卡马西平的补充。拉莫三嗪的剂量必须缓慢增加，以避免出现皮疹。因此它不适合于急性期管理，但对长期控制中度三叉神经痛最为有效。

加巴喷丁：虽然在治疗许多神经病理性疼痛，特别是带状疱疹后疼痛方面很有效，但它在三叉神经痛的应用还缺乏证据。

巴氯芬：对发生三叉神经痛的多发性硬化患者有效。突然停药可能引起癫痫发作和幻觉。

如果患者对单一一线药物的最大剂量效果差可考虑进行手术治疗[10, 11]。

（二）手术治疗

1. 微血管减压术

微血管减压术后，70%～80%患者的疼痛完全缓解，60%～70%的患者在术后10～20年内仍无疼痛。术后60%～70%的患者仍然没有疼痛，手术是药物治疗无效且不愿意忍受抗癫痫药物潜在不良反应的患者以及生活质量明显恶化患者的首选。但该手术需要全身麻醉，其主要不良反应是同侧听力损失（不到5%）。血管减压术在与多发性硬化有关的三叉神经痛患者中的治疗成功率较低，所以不是这些患者的首选治疗方案。[10]

2. 三叉神经感觉根切断术

适用于疑有小脑桥脑角病变需行探查的继发性神经痛或微血管减压手术失败或术后疼痛复发的患者。不良反应包括后颅窝探查引起的感染，易伤及面神经引起周围性面瘫，伤及脑干可发生昏迷。术后可发生头晕、呕吐等前庭神经紊乱症状。

3. 立体定向放射手术

使用伽玛刀、Cyber刀等。它不需要全身麻醉，但不能立刻缓解疼痛。不良反应包括面部麻木。

4. 经皮破坏性神经外科技术

射频热凝术、甘油毁损术或球囊压迫，类似微血管减压术。

与立体定向放射手术不同的是，这些技术可以立即缓解疼痛，并可在手术后的数天内恢复。

因此可以考虑用于紧急处理。但疼痛缓解持续时间比微血管减压术短，疼痛容易复发，而且有时需要全身麻醉。不良反应包括脸部麻木、角膜缺失等风险，麻木、角膜不敏感和脱髓鞘的疼痛。

此外，所有这些手术都有一个风险，即在治疗过程中可能引起三叉神经-迷走神经反射，对心脏产生影响。微血管减压术与三叉神经感觉根切断术有可能造成颅内感染。球囊压迫有暂时性三叉神经运动障碍的风险。

◦ 第六节 创新性"两弹一调控"理论 ◦

"两弹"是指在X线和超声等影像技术引导下，将生物活性氧（医用三氧）注射到组织病变靶点，通过抗炎消肿、抗病毒和组织修复作用，达到缓解疼痛和恢复神经肌肉正常功能。"一调控"指高电压脉冲神经调控则可以通过电场调整紊乱的神经电活动达到镇痛作用。"两弹一调控"最早由我国学者安建雄提出，将影像引导技术比喻为导弹，而三氧注射形容为霰弹，为增加疗效，联合了神经调控。研究发现"两弹一调控"对世界上公认的带状疱疹后神经痛和复杂性区域疼痛综合征等顽固性疼痛具有良好远期疗效，彻底替代了以激素注射和神经损毁等传统疼痛治疗模式。研究结果显示，与传统方法相比，"两弹一调控"降低了激素注射和神经损毁的并发症，远期疗效得以显著提高。

（一）导弹＋霰弹：经皮三氧半月神经节注射

三氧是自然界存在的一种生物活性氧，对呼吸系统有损伤作用，但对神经系统等其他组织有抗炎和修复作用。安建雄团队自2013年年初开始探索三氧半月神经节注射治疗三叉神经痛，通过多中心临床对照研究，发现三氧疗法不仅可以获得满意镇痛效果，还避免了面部感觉缺失和面瘫等并发症，大幅提高了患者的生活质量。

1. 作用机制

将低浓度三氧（三氧30%与氧气混合）气体注射至半月神经节周围，通过三氧对抗神经炎症反应和促进神经损伤修复的作用，缓解三叉神经痛。

2. 适应证

年龄＞18岁，疼痛VAS评分≥4分，其他治疗无效，经其他治疗后疼痛复发。

3. 禁忌证

严重心脑肝肾等疾病，甲亢，葡萄糖-6-磷酸脱氢酶（G-6PD）明显缺陷，孕产妇，严重精神障碍，血小板减少的患者。

4. 操作技术

（1）患者体位及穿刺入路：患者仰卧于治疗床上，头略微后仰。按常规消毒、铺巾。根据术前设计的穿刺途径（前侧入路穿刺法）在C形臂下进行定点并标记。以患侧口角外2.5cm为穿刺点标记，以该点分别向患侧颧弓中点及患侧瞳孔方向做直线。

（2）三氧注射：局部穿刺点1%利多卡因局部麻醉后，用22G穿刺针（30mm）以上述所做两条直线为穿刺方向进行穿刺，然后在C形臂下进行穿刺针位置定位，影像资料显示穿刺针在卵圆孔周围（图9-2），确认位置正确未入蛛网膜下腔和血管后，注射0.5%利多卡因2ml，观察3～5分钟，若无全脊麻现象，则注入30μg/ml的三氧与氧气混合气体，容量为3～5ml，推注过程中密切观察患者的生命体征，推注完毕后拔出穿刺针，局部敷贴包扎。观察30分钟，生命体征稳定，无气颅症状及其他不适，送回病房。返病房后予以心电监护6小时，继续观察病情变化[11，12]。

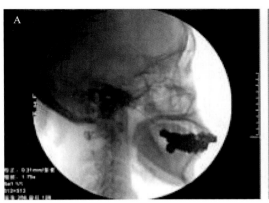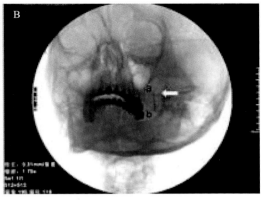

图9-2　半月神经节穿刺

A．X射线显示穿刺后针的轨迹；B．X射线显示穿刺针位于卵圆孔附近。
a．针尖位置；b．针尾位置；箭头所指为卵圆孔

5. 观察指标

（1）手术疗效评估：巴罗神经病学研究所（Barrow Neurologic Institute，BNI）疼痛评分评估手术疗效。

BNI疼痛评分为，Ⅰ级：无痛，不需服药；Ⅱ级：偶尔痛，不需服药；Ⅲ级：轻度疼痛，可用药物控制；Ⅳ级：轻度疼痛，无法用药物缓解；Ⅴ级：重度疼痛或疼痛未缓解。

（2）疼痛程度评估：视觉模拟评分法（VAS）评估患者的疼痛程度。

疼痛VAS得分及相应的临床表现如下：0分代表无痛；1～3分，有轻微的疼痛，患者能忍受；4～6分，患者疼痛并影响睡眠，尚能忍受；7～10分，患者有渐强烈的疼痛，疼痛难忍，影响食欲影响睡眠。VAS评分降低大于3分为有效。

（3）治疗观察指标：面部相应神经支配区域皮肤温度、痛觉、温度觉、触觉和面部肌肉运动功能，SF-36生活质量评估表、汉密尔顿焦虑量表（HAMA）和汉密尔顿抑郁量表（HAMD）、术后患者药物的使用情况和并发症以及发生率。

6. 临床疗效

通过多中心临床实践，共有103名患者接受三氧疗法治疗三叉神经痛。其中58名患者为原发三叉神经痛（A组），另外45名患者为继发带状疱疹三叉神经痛（B组）。研究表明88.35%的患者术后疼痛评分明显降低。治疗2年后，有83%的患者处于无痛。共有6名患者在治疗后的2个月至1年内疼痛复发。通过对患者进行Vonfrey检查，还发现两组患者的触觉在治疗后明显改善。通过单因素变量分析，安建雄团队发现：患者如患有糖尿病，曾经接受神经毁损术或脉冲射频术，则三氧疗法治疗效果欠佳（图9-3）。

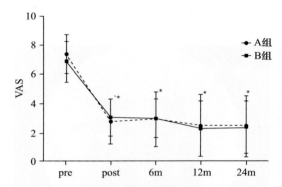

VAS的改变。三氧治疗后两组患者VAS评分显著降低（*P＜0.05），同时镇痛效果能维持24个月。两组患者VAS评分在各个时间点没有差异（P＞0.05）。说明三氧治疗对原发以及带状疱疹三叉神经痛均有效。

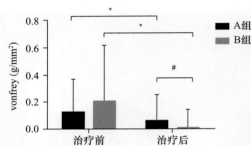

vonfrey的改变。治疗前两组患者vonfrey无明显差异（P＞0.05），治疗后两组患者的vonfrey较治疗前均明显降低（*P＜0.05）。同时A组和B组的vonfrey之间在治疗后出现明显差异（*P＜0.05）。

图9-3　三氧疗法治疗三叉神经痛

7. 并发症

并发症主要有神经损伤、出血、感染等。三氧注射相关并发症则为气颅、注射后头痛等。

（二）高电压脉冲神经调控

脉冲射频（pulsed radiofrequency，PRF）是由传统射频改进的新型微创介入技术，可将射频信号施加于神经组织，通过热效应和场效应调控受损神经，但整个过程电极附近组织温度低于传统射频，降低发生组织损伤或变性的风险。

1. 适应证

明确诊断为三叉神经痛，年龄≥18岁，术前疼痛视觉模拟评分法评分≥4。

2. 禁忌证

穿刺区局部感染，患有凝血功能障碍或出血性疾病，存在精神疾病和不能合作，患有严重的心、脑、肺或肝脏疾病。

3. 操作技术

（1）患者体位及穿刺入路：常规监测生命体征，患者仰卧位，采用单个10cm的

21G射频穿刺套管针，穿刺靶点为病灶节段的半月神经节，通过Hartel前入路进行穿刺。

（2）高压脉冲射频：C形臂下10cm长射频针至卵圆孔内口，连接射频电极（北京北琪医疗科技），0.3V感觉刺激可诱发患者疼痛区域异感。调整参数设置：42℃、2Hz、20ms、900s，初始射频电压为40V，逐渐提高至患者最大耐受电压（最高至99V）射频治疗15分钟，所有患者每疗程均进行1次射频治疗[13,14]。

所有患者均观察15分钟后生命体征平稳，安返病室后心电监护12小时，继续观察病情变化等，但单一的药物往往难以有效缓解疼痛；微创介入治疗包括神经介入技术和神经调控技术等，可以减少药物用量和不良反应，有效控制疼痛。

4. 观察指标

（1）VAS评分：是一种广泛用于测量疼痛强度的评分表，其范围从无痛到剧烈疼痛（0：无痛；1~3：轻度疼痛，可忍受；4~6：中度疼痛，可影响睡眠；7~10：严重，难以忍受的疼痛）。采用VAS评分<3作为三叉神经痛治疗有效的衡量指标。

（2）触觉评估：通过一系列校准的vonFrey细丝（Stoelting Co.，Wood Dale，IL，USA）进行触觉评估。将0.008g/mm^{2}的vonFrey纤维多次垂直于受累皮肤区域。从0.008g/mm^{2}开始测量，如果患者对机械刺激做出反应时，记录vonFrey的数值。如果没有反应，则选择较大克数细丝重复测量。

（3）总有效率：根据VAS评分将治疗效果分为有效与无效。有效：VAS评分<3；无效：VAS评分≥3。总有效率（%）＝有效/n×100%。

5. 临床疗效

（1）患者各时间点VAS评分比较与治疗前相比，治疗后1周及治疗后1个月、3个月、6个月各时间点的VAS评分均有所下降（$P<0.05$）。

（2）患者各时间点机械痛阈值比较治疗前相比，治疗后vonFrey测量机械痛阈值显著降低。

一项研究发现三氧注射联合高压脉冲射频治疗三叉神经痛效果显著。研究将患者分为四组，即鞘内注射组，神经干及周围神经分支三氧水注射组，半月神经节三氧水注射组和半月神经节高电压脉冲射频联合三氧水注射组。四组在治疗后1周、3个月及6个月时BNI、VAS、PSQI评分较治疗前均显著降低（$P<0.05$），在随访6个月时，半月神经节高电压脉冲射频合三氧水注射组疼痛及睡眠质量评分与其他三组相比降低（$P<0.05$），说明半月神经节高电压脉冲射频联合三氧水注射在6个月时有更明显的镇痛疗效[13]。

另一项研究将半月神经节高电压脉冲射频联合三氧水注射组（A组）和半月神经节三氧水注射组（B组）的疗效进行对比（图9-4），发现A组在治疗后1周、1个月和3个月时的有效率均显著高于B组，在6个月时的有效率稍低于B组，但差异无统计学意义[15]。

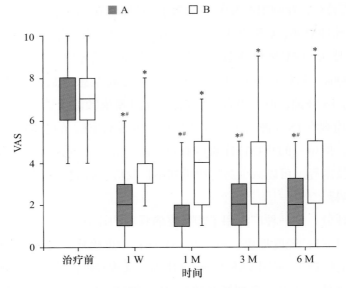

图9-4　三氧疗法治疗三叉神经痛

6. 并发症

主要有感染，出血，脑脊液漏等。

（陈若文　李　彤）

◦ 第七节　带状疱疹三叉神经痛 ◦

幼儿感染水痘-带状疱疹病毒后表现为水痘，水痘治愈后病毒潜伏在神经节里面，当成人抵抗力下降后神经节里面的病毒再次被激活后导致带状疱疹。脊神经节、脑神经节以及内脏神经节等是病毒侵犯以及藏匿的地点，不同神经节被侵犯后导致不同类型的疾病。例如三叉神经节内的病毒再次被激活后表现为三叉神经支配区域的疼痛，膝状神经节内的病毒再次被激活后表现为面神经功能障碍以及外耳道疼痛等。脑神经中三叉神经、面神经、前庭神经是常受累的神经。

带状疱疹三叉神经痛是由潜伏于三叉神经半月节的水痘-带状疱疹病毒（Varicella Zoster Virus，VZV）在细胞免疫功能低下时再激活损伤三叉神经支配区域皮肤所致的一种神经病理性疼痛。与原发性三叉神经痛不同，带状疱疹性三叉神经痛以眼神经支发病最多见，可引起失明、咀嚼运动障碍、味觉及听力减退等严重并发症，严重者可导致脑炎、脑血管病及脑卒中甚至危及生命。虽可单神经根受累，但常多神经根同时被侵犯，如面听神经等；长期持续性疼痛可出现大脑结构及功能异常，表现为焦虑、抑郁、失眠等，严重影响患者生活质量。目前是一种临床常见的顽固性疼痛疾病。

一、流行病学

带状疱疹三叉神经痛包括带状疱疹急性期疼痛及后遗神经痛，由于对带状疱疹神经痛的疼痛时间及人群特征的定义标准不一致，流行病数据差异较大。总体而言，随着社会老龄化的加剧，带状疱疹患病率逐年上升，一项全球流行病学数据显示总体患病率为2.9‰～19.5‰[16]，且无明显地域差异。我国七个城市地区的横断面调查研究显示，29.8%带状疱疹患者会发展为带状疱疹后神经痛[17]。脑神经带状疱疹是出现顽固性疼痛的高危因素，占带状疱疹神经痛病例的20%，在脑神经受累的带状疱疹病例中，累及三叉神经的占比高达57.9%[18]。Christina L 等研究发现[19]，三叉神经带状疱疹眼病发病率最高，在带状疱疹患者中占比达7.9%，有8‰的免疫缺陷人群中可出现脑炎、脑卒中等严重并发症。

带状疱疹三叉神经痛发生率随年龄增长患病率升高，50岁以后明显增加，≥70岁人群患病率最高，可达4.1%，三叉神经支配区发生率可较0～29岁年龄段增长10倍[20]，在三叉神经支配区带状疱疹的发生率，男性较女性无明显差异[21]；高龄、合并高血压、糖尿病及免疫缺陷疾病、免疫抑制状态是带状疱疹后神经痛的高危因素[22, 23]。

二、发病机制

三叉神经半月节是带状疱疹病毒潜伏的高发区，Hiroyuki Inoue 等[24]通过对尸体解剖研究发现，94.4%尸体三叉神经半月节检测出带状疱疹病毒DNA，潜伏的水痘-带状疱疹病毒主要集中于神经元[25]。免疫降低时病毒活化后经神经节沿轴突向神经末梢及其支配的皮肤、黏膜、角膜等组织扩散，出现皮肤黏膜疱疹和疼痛。三叉神经半月节被脑膜及脑脊液包围，病毒侵犯神经节后诱发炎症反应，炎性因子以及疱疹病毒等可以通过脑脊液或者血管途径播散，引起脑炎、脑血管病及脑卒中[26, 27]。

与原发性三叉神经痛相比，带状疱疹三叉神经痛的病理生理机制更加复杂，其中伤害感受性疼痛在其发病机制中起重要作用。由CD-4和CD-8 T细胞以及CD-20 B细胞组成的免疫细胞介导的，在发病数年后持续存在的神经炎症反应是带状疱疹性三叉神经痛形成的关键环节[28]。同时，水痘-带状疱疹病毒可以改变感染细胞中钙离子的分布，显著增加细胞内钙含量，钙离子平衡失调可能是增加神经兴奋性、形成疱疹性神经痛的重要原因[29]。此外，三叉神经干及神经末梢传入信号减少以及皮肤黏膜损伤后炎症刺激，触发疼痛传递和处理通路的病理激活，加剧神经元功能紊乱、异位放电，共同形成外周和中枢敏化[30]。因此，病毒损伤介导与神经炎症反应使伤害感受性疼痛、神经病理性痛同时存在[31]。

三、临床表现和诊断

（一）临床表现

带状疱疹三叉神经痛主要特征为三叉神经支配区的皮肤黏膜疱疹伴神经性疼痛，疱疹可发生于角膜、鼓膜及内耳，严重可导致失明及听力丧失。相较原发性三叉神经痛，疼痛发作特点通常表现为持续性发作、阵发性加重，疼痛性质除常见的电击样、针刺样痛外，常常以刀割样痛、灼痛、酸胀痛、痒痛、麻痛等为主；可无诱发因素表现为自发痛，亦可由冷热刺激、触碰、振动等动作诱发。

带状疱疹三叉神经痛急性期根据受累神经分支临床表现如下：

眼支病变（V1支）：发病率最高、多单支发病，疼痛以额顶部、鼻背皮支痛觉过敏、痛觉超敏及浅感觉减退为主要表现；鼻睫神经或睫状节受累出现眼球深部疼痛，伴急性期流泪、眼睑肿胀、结膜充血、角膜溃疡，后期失神经营养出现干眼症、角膜炎，甚至失明。

颌面部病变（V2或V3支）：可单支发病亦可与邻近分支或三叉神经三支同时受累，可沿上颌神经、下颌神经分支走行区域出现颌面部皮肤及口腔黏膜疱疹改变，并伴随皮损区疼痛、麻木。上颌支病变可通过翼腭神经节引起眼部症状如流泪、视物模糊等，下颌支病变可通过岩小神经、耳颞神经等分支与面听神经、舌咽神经、颈神经及迷走神经汇聚引起面瘫、听力减退、头痛、头晕等伴随症状。

除上述症状外，发病初期需警惕是否有脑血管、脑实质及脑膜受累并发症表现，如发热、肢体偏瘫无力、言语意识改变等。

带状疱疹三叉神经痛皮损愈合后疼痛持续一个月则为带状疱疹后三叉神经痛，有研究表明此位置带状疱疹后神经痛发生率与年龄无明显相关[32]。此时皮损区遗留褐色素沉着及瘢痕，Ⅰ支受累往往伴有不同程度的角膜溃疡、角膜白斑及视力障碍，Ⅲ支受累可有听力障碍[33]。此时疼痛发展为神经病理性疼痛，表现为痛觉异常为主（痛觉过敏和痛觉超敏），往往阵发性刀割样、烧灼样疼痛较前减轻，因疼痛迁延，极易导致患者焦虑、抑郁以及生活质量下降。

（二）诊断

1. 诊断

带状疱疹三叉神经痛依据带状疱疹病史及疼痛特点可明确诊断，对于疑似无疹型带状疱疹三叉神经痛，可行实验室检查，如患者唾液、血液、脑脊液中VZV病毒

DNA含量或抗VZV抗体（IgG或IgM）滴度检测[34]，值得注意的是皮肤疱底病毒DNA检测特异性及敏感性均较低，不推荐应用[35]，因国内试剂标准不同，实验室检查方法应用普及开展。带状疱疹早期，皮肤炎性反应在红外热成像检查中呈高温改变，因此可通过红外热成像检查双侧面部辅助诊断[36]。对于疑似中枢神经系统受累如脑炎、脑膜炎或脑血管病变需完善颅脑影像学检查并评估凝血功能。

2. 鉴别诊断

（1）原发性三叉神经痛：多见于50岁以上人群，右侧多于左侧，第二支、第三支较第一支更常见，短暂阵发性发作，疼痛性质为针刺、刀割、撕裂或电击样疼痛，吃饭、说话、刷牙、吹风可诱发疼痛，常有扳机点，无皮肤疱疹病史可鉴别，必要时行实验室检查。

（2）颅内感染或占位性病变：三叉神经带状疱疹易出现脑实质、脑膜、脑血管病变，除三叉神经支配区疼痛症状外，根据发热、言语意识、肌张力及肌力异常伴随症状，必要时行CT或MRI影像学或脑脊液穿刺检查。

（3）拉姆齐·亨特综合征（Ramsay Hunt syndrome）：带状疱疹病毒侵犯面神经引起患耳剧痛、耳部疱疹以及面瘫改变，因疱疹病毒沿神经鞘膜播散易合并听神经受损，出现听力减退。三叉神经带状疱疹如出现耳痛，需行耳科检查评估耳内疱疹、听力改变鉴别诊断。

四、常规治疗

带状疱疹三叉神经痛治疗目标是减少神经损伤、降低后遗神经痛发生的概率，有效镇痛、提高生活质量。治疗方法包括药物疗法、神经阻滞及微创介入手术治疗。

（一）药物疗法

1. 抗病毒药物

早期足疗程应用抗病毒药物是治疗的基础，规律足量的抗病毒治疗可有效促进皮疹愈合、压缩疼痛持续时间。目前被批准使用的常用抗病毒药物有：①核苷类药物，作用机制为抑制病毒DNA聚合酶中止病毒DNA的复制，包括阿昔洛韦、伐昔洛韦（阿昔洛韦前体药物、生物利用度为其3～5倍）、泛昔洛韦（喷昔洛韦前体药，作用机制同阿昔洛韦但生物利用度高）；②核苷类似物：溴夫定，作用机制为竞争性与病毒腺苷激酶结合，生成磷酸化的溴夫定，在病毒DNA聚合酶作用下掺入病毒DNA中，产生易碎的无意义DNA。③非核苷类药物：膦甲酸钠，通过非竞争性方式阻断病毒DNA聚合酶的磷酸盐结合部位，防止病毒DNA链的延伸。阿昔洛韦有口服及静脉应用两种剂型、伐昔洛韦及泛昔洛韦仅有口服制剂。发现疱疹48～72h内应用，一般疗程为7天，首选口服途径给药，当出现带状疱疹眼病、多发脑神经病变或出现脑膜炎、脑血管病变等严重并发症时推荐静脉滴注阿昔洛韦，疗程根据情况可适当延长至14~21天。免疫功能缺陷阿昔洛韦耐药时选择非核苷类药物膦甲酸钠。具体用药及注意事项见表9-1。

表9-1 抗病毒药物用药及注意事项

药物	作用机制	适宜人群	注意事项
阿昔洛韦	口服：每次400~800mg，每日5次。 静脉滴注：每次5~10mg/kg，每8h 1次（静脉滴注1h以上）	口服制剂适用于免疫正常轻症者。 静脉滴注适用于带状疱疹眼病或重症者，免疫功能缺陷者	药物过敏禁用，肾功能不全及高龄、孕妇慎用； 用药期间应多饮水，监测肌酐清除率
伐昔洛韦	口服：每次1000mg，每日3次	免疫功能正常者，免疫缺陷但轻症者	药物过敏禁用，脱水后肝肾功能不全、妊娠<20周孕妇及哺乳期患者慎用
泛昔洛韦	口服：每次250~500mg，每日3次	免疫功能正常者，早期疼痛症状突出者	药物过敏、哺乳期患者禁用 孕妇、肾功能不全慎用，常见不良反应头痛及恶心
溴夫定	口服：125mg/d，每日1次	免疫功能正常者，成人急性期早期治疗，尤其适用于老年患者（降低PHN发生率） 肾功能不全患者	药物过敏、免疫功能缺陷、孕妇及哺乳期患者禁用； 禁止与氟尿嘧啶及卡培他滨、氟尿苷、替加氟或氟胞嘧啶等氟嘧啶类药同服； 肝病活动期慎用
膦甲酸钠	静脉滴注：每次40mg/kg，每8h 1次	仅推荐用于阿昔洛韦耐药的免疫功能缺陷者	肝肾功能不全需谨慎调节剂量

2. 镇痛药物

有效镇痛是带状疱疹三叉神经痛的治疗核心，钙离子通道阻滞剂即加巴喷丁、普瑞巴林，镇痛效果明显且能减轻后遗神经痛的发生概率，应早期贯穿全程使用；联合用药遵循三阶梯镇痛药物应用原则，急性期炎性痛联合非甾体类抗炎镇痛药可有效减轻伤害感受性疼痛，而后遗症期不建议继续应用；三叉神经带状疱疹神经痛往往疼痛剧烈，在评估病情无禁忌情况下，推荐联合使用曲马多、氢吗啡酮等阿片类镇痛药。

3. 糖皮质激素

关于糖皮质激素的使用在国际及不同学科间存在争议，根据最新国际及我国专家共识，带状疱疹三叉神经痛患者如出现眼部或中枢神经系统并发症均推荐在发病1周内系统使用糖皮质激素，但注意需在规范抗病毒治疗基础上使用。推荐方案：口服泼尼松初始30~40mg/d，疗程1~2周，逐渐减量。糖皮质激素鞘内或神经节、神经干周围局部用药在亦广泛应用，通过局部及全身作用靶向缓解神经炎症，但目前尚无充足的循证学证据。

4. 抗抑郁药

带状疱疹三叉神经痛患者往往伴随焦虑、抑郁、失眠，严重影响患者生活质量，建议使用抗抑郁药辅助镇痛同时缓解患者情绪。一线用药为阿米替林，但心脏毒性严重不良反应、认知障碍及青光眼慎用等诸多风险因素，临床应用受限；5-羟色胺和去甲肾上腺素再摄取抑制剂（SNRIs）如度洛西汀、文拉法辛安全性相对较好，建议使用，但缺乏大型随机对照研究证据。

5. 外用药制剂

三叉神经的带状疱疹急性期如出现角膜受累，应用眼科抗病毒制剂；后遗神经痛因失神经营养予以人工泪液如玻璃酸钠滴眼液保护眼角膜；疼痛治疗可待带疱疹愈合结痂脱落后利多卡因外用制剂或辣椒碱外敷减轻外周敏化镇痛，但因面部特殊区域，外用药应用受限，此时选择阿司匹林与乙醇混合液外用可快速有效治疗带状疱疹神经痛[37]。

（二）神经阻滞疗法

因带状疱疹三叉神经痛皮损区覆盖面部，急性期疼痛随皮疹愈合可能消退，在抗病毒治疗基础上，建议首选药物镇痛治疗；急性期或后遗神经痛仅靠药物无法缓解的疼痛必要时可选择神经阻滞疗法辅助镇痛、提高生活质量。包括三叉神经干、神经支及皮内神经末梢神经阻滞等，亦可复合星状神经节阻滞调节交感神经活性，注射药物为局麻药加糖皮质激素，具体镇痛机制及循证医学依据需展开高质量的研究进行评价。

（三）微创介入手术

带状疱疹三叉神经痛通常疼痛剧烈、是发展成为带状疱疹后神经痛的高危部位。因此，在规范化药物治疗基础上或药物应用受限、不能耐受患者群中，选择微创介入手术干预有助于治疗顽固性疼痛。治疗方法包括神经调控和神经毁损术，因神经毁损可加重神经破坏作用、远期效果不佳且增加角膜溃疡、失明风险不推荐应用[23]。神经调控技术是近年来治疗带状疱疹神经痛的核心技术，包括脉冲射频、三叉神经半月节或周围神经电刺激，通过电场作用于神经组织周围，调节疼痛传导通路的可塑性以及神经炎症反应，临床广泛用于带状疱疹三叉神经痛的治疗[38]。对于病程＜6个月的顽固性疼痛建议早期干预、延缓或降低中枢敏化形成。目前神经节或周围神经电刺激治疗研究仍偏少，其长期有效性及安全性需更多的随机对照临床研究及基础研究理论支持，且需要将风险与经济因素纳入综合评估。脉冲射频调控技术用于治疗带状疱疹三叉神经痛的众多临床研究中多有糖皮质激素局部注射，顽固性疼痛患者反复多次激素治疗是否导致严重并发症，目前尚无充足的循证学证据。

五、麻醉创新诊疗

通过运用神经阻滞、神经调控技术治疗带状疱疹三叉神经痛虽改善了传统方法治疗的局限性，但顽固性疼痛病例仍较常见，尤其是出现在三叉神经支配区的带状疱疹。基于上述问题，笔者团队通过建立三叉神经痛、臂丛神经痛、丘脑痛等神经病理性疼痛模型提出了周围神经病理性疼痛新学说：全神经损伤理论，即通过调控外周神经使中枢神经得以修复，作为麻醉创新诊疗基石成功用于带状疱疹神经痛的临床治疗，建立了"导弹"＋"散弹"疗法[24]及"两弹一调控"理论体系[25]。

"两弹"是指在X线或超声等影像技术引导下，将医用三氧注射到组织病变靶点（"导弹"），三氧到达局部后（"霰弹"）通过抗炎消肿、抗病毒和组织修复作用，达到缓解疼痛和恢复神经肌肉正常功能。"一调控"指高电压脉冲神经调控则可以通过电场调整紊乱的神经电活动，从而达到镇痛作用。

"两弹一调控"最早由我国疼痛学家安建雄提出，研究发现其对带状疱疹三叉神经痛具有良好远期疗效，彻底替代了以激素注射和神经损毁等传统疼痛治疗模式。与传统方法相比，"两弹一调控"降低了激素注射和神经损毁的并发症，远期疗效得以显著提高（详见原发性三叉神经痛章节）。

（刘　悦　安建雄）

参考文献

[1] MAARBJERG S, GOZALOV A, OLESEN J, et al. Trigeminal neuralgia-a prospective systematic study of clinical characteristics in 158 patients [J]. Headache 2014, 54: 1574-1582.

[2] RASMUSSEN P. Facial pain. IV. A prospective study of 1052 patients with a view of: Precipitating factors, associated symptoms, objective psychiatric and neurological symptoms [J]. Acta neurochir 1991, 108: 100-109.

[3] GIORGIO CRUCCU. Trigeminal Neuralgia [J]. Continuum (Minneap Minn) 2017, 23(2): 396-420.

[4] MAARBJERG S, GOZALOV A, OLESEN J, et al. Concomitant persistent pain in classical trigeminal neuralgia-evidence for different subtypes [J]. Headache 2014, 54: 1173-1183.

[5] MAARBJERG S, WOLFRAM F, GOZALOV A, et al. Association between neurova-scular contact and clinical characteristics in classical trigeminal neuralgia: A prospective

clinical study using 3.0 Tesla MRI [J]. Cephalagia 2015, 35: 1077-1084.

［6］ BURCHIEL KJ, SLAVIN KV. On the natural history of trigeminal neuralgia. [J]. Neurosurgery 2000, 46: 152-154.

［7］ DWORKIN RH, PORTENOY RK. Pain and its persistence in herpes zoster [J]. Pain 1996, 67: 241-251.

［8］ STINE MAARBJERG, GIULIA DI STEFANO, LARS BENDTSEN, et al. Trigeminal neuralgia diagnosis and treatment [J]. Cephalalgia. 2017, 37(7): 648-657.

［9］ RAMESH VG ,PREMKUMAR G. An anatomical study of the neurovascular relationships at the trigeminal root entry zone [J]. J Clin Neurosci 2009, 16: 932-936.

［10］ ZAKRZEWSKA JM, LINSKEY ME. Trigeminal neuralgia [J]. Clin Evid 2014, 10: 1207-1209.

［11］ CRUCCU G, GRONSETH G, ALKSNE J, et al. AAN-EFNS guidelines on trigeminal neuralgia managemen [J] t. Eur J Neurol 2008, 15: 1013-1028.

［12］ GAO L, CHEN RW, WILLIAMS JP et al. Efficacy and Safety of Percutaneous Ozone Injection Around Gasserian Ganglion for the Treatment of Trigeminal Neuralgia: A Multicenter Retrospective Study [J]. J Pain Res 2020, 13: 1-10.

［13］ 孙丽娜, 云梦真, 马宝丰, 等. 头面部带状疱疹后神经痛微创疗法的非随机对照研究 [J]. 中国疼痛医学杂志, 2023, 29(03): 179-185.

［14］ ZHANG JF, WILLIAMS JP, ZHAO QN. Combined high-voltage pulsed radiofrequency and ozone therapy versus ozone therapy alone in treating postherpetic neuralgia: a retrospective comparison [J]. Med Gas Res. 2023, 13(1): 15-22.

［15］ 李雪萌, 赵倩男, 张建峰, 等. 超声引导下高电压脉冲射频联合三氧注射治疗带状疱疹后神经痛 [J]. 中国疼痛医学杂志 2023, 29(5): 346-352.

［16］ VAN OORSCHOT D, VROLING H, BUNGE E, et al. A systematic literature review of herpes zoster incidence worldwide [J]. Human Vaccines &amp, Immunotherapeutics, 2021, 17(6): 1714-1732.

［17］ YANG F, YU S, FAN B, et al. The Epidemiology of Herpes Zoster and Postherpetic Neuralgia in China: Results from a Cross-Sectional Study [J]. Pain and Therapy, 2019, 8(2): 249-259.

［18］ TSAU P-W, LIAO M-F, HSU J-L, et al. Clinical Presentations and Outcome Studies of Cranial Nerve Involvement in Herpes Zoster Infection: A Retrospective Single-Center Analysis [J]. Journal of Clinical Medicine, 2020, 9(4): 946-948.

［19］ KONG C L, THOMPSON R R, PORCO T C, et al. Incidence Rate of Herpes Zoster Ophthalmicus: A Retrospective Cohort Study from 1994 through 2018 [J]. Ophthalmology, 2020, 127(3): 324-330.

［20］ SHIRAKI K, TOYAMA N, SHIRAKI A, et al. Age-dependent trigeminal and female-specific lumbosacral increase in herpes zoster distribution in the elderly [J]. J Dermatol Sci, 2018, 90(2): 166-171.

［21］ 云梦真, 赵倩男, 赵文星, 等. 三叉神经带状疱疹后神经痛不同年龄组患者的临床特征分析 [J]. 中华疼痛学杂志, 2021, 17(01): 63-66.

［22］ 邵萌萌. 中国≥50 岁人群中带状疱疹的发病率和疾病负担情况: 来自综合医疗保健网络的数据 [J]. 中华医学杂志, 2021, (43): 3574-3578.

［23］ JUNG B F, JOHNSON R W, GRIFFIN D R, et al. Risk factors for postherpetic neuralgia in patients with herpes zoster [J]. Neurology, 2004, 62(9): 1545-1551.

[24] INOUE H, MOTANI-SAITOH H, SAKURADA K, et al. Detection of varicella-zoster virus DNA in 414 human trigeminal ganglia from cadavers by the polymerase chain reaction: a comparison of the detection rate of varicella-zoster virus and herpes simplex virus type 1 [J]. J Med Virol, 2010, 82(2): 345-349.

[25] KENNEDY P G, GRINFELD E, GOW J W. Latent varicella-zoster virus is located predominantly in neurons in human trigeminal ganglia [J]. Proc Natl Acad Sci U S A, 1998, 95(8): 4658-4662.

[26] GILDEN D, COHRS R J, MAHALINGAM R, et al. Varicella zoster virus vasculopathies: diverse clinical manifestations, laboratory features, pathogenesis, and treatment [J]. Lancet Neurol, 2009, 8(8): 731-740.

[27] ZHAO W, WANG Y, FANG Q, et al. Changes in neurotrophic and inflammatory factors in the cerebrospinal fluid of patients with postherpetic neuralgia [J]. Neurosci Lett, 2017, 637: 108-113.

[28] SUTHERLAND J P, STEAIN M, BUCKLAND M E, et al. Persistence of a T Cell Infiltrate in Human Ganglia Years After Herpes Zoster and During Post-herpetic Neuralgia [J]. Front Microbiol, 2019, 10: 2117-2119.

[29] WU S, YANG S, OU M, et al. Transcriptome Analysis Reveals the Role of Cellular Calcium Disorder in Varicella Zoster Virus-Induced Post-Herpetic Neuralgia [J]. Front Mol Neurosci, 2021, 14: 665-669.

[30] JOHNSON R W, WASNER G, SADDIER P, et al. Postherpetic neuralgia: epidemiology, pathophysiology and management [J]. Expert Rev Neurother, 2007, 7(11): 1581-1595.

[31] 中国医师协会皮肤科医师分会带状疱疹专家共识工作组, 国家皮肤与免疫疾病临床医学研究中心. 中国带状疱疹诊疗专家共识 (2022 年版) [J]. 中华皮肤科杂志, 2022, (12): 1033-1040.

[32] 赵倩男, 刘辉, 王永, 等. 带状疱疹后神经痛病人痛觉异常的临床调查 [J]. 中国疼痛医学杂志, 2019, 25(05): 361-367.

[33] 刘国伟, 王宜花, 刘学宽. 带状疱疹后三叉神经痛临床及病理分析 [J]. 中国疼痛医学杂志, 2001, 7(3): 133-135.

[34] FAN H-R, ZHANG E-M, FEI Y, et al. Early Diagnosis of Herpes Zoster Neuralgia: A Narrative Review [J]. Pain and Therapy, 2023. 18: 425-429.

[35] GROSS G E, EISERT L, DOERR H W, et al. S2k guidelines for the diagnosis and treatment of herpes zoster and postherpetic neuralgia [J]. JDDG: Journal der Deutschen Dermatologischen Gesellschaft, 2020, 18(1): 55-78.

[36] KO E J, NO Y A, PARK K Y, et al. The clinical significance of infrared thermography for the prediction of postherpetic neuralgia in acute herpes zoster patients [J]. Skin Research and Technology, 2016, 22(1): 108-114.

[37] BAREGGI S R, PIROLA R, DE BENEDITTIS G. Skin and plasma levels of acetylsalicylic acid: a comparison between topical aspirin/diethyl ether mixture and oral aspirin in acute herpes zoster and postherpetic neuralgia [J]. European Journal of Clinical Pharmacology, 1998, 54(3): 231-235.

[38] 闻蓓, 傅志俭. 头面部带状疱疹神经痛的治疗进展 [J]. 中华疼痛学杂志, 2020, (03): 225-229.

［39］ AN J-X, LIU H, CHEN R-W, et al. Computed tomography-guided percutaneous ozone injection of the Gasserian ganglion for the treatment of trigeminal neuralgia [J]. Journal of Pain Research, 2018, Volume 11: 255-263.

［40］ ZHANG J F, WILLIAMS J P, ZHAO Q N, et al. Combined high-voltage pulsed radiofrequency and ozone therapy versus ozone therapy alone in treating postherpetic neuralgia: a retrospective comparison [J]. Med Gas Res, 2023, 13(1): 15-22.

第十章 骨坏死

骨坏死（osteonecrosis，ON），也称为缺血性坏死（avascular necrosis，AVN）、无菌性坏死或缺血性骨坏死，与许多导致成熟骨细胞死亡的疾病和危险因素有关，各种原因可导致血管供应的紊乱，继而缺氧导致 AVN，包括创伤性或压缩性动脉流入中断、静脉流出阻塞或腔内血管阻塞。大约 75% 的骨坏死患者年龄在 30～60 岁[1]。除了系统性红斑狼疮（SLE）患者外，该病主要见于男性，男女比例为 7∶3[2]。股骨头、肱骨头、舟状骨和距骨是创伤性髓内血供中断后 AVN 最常见的部位。

ON 的原因分为创伤性和非创伤性。骨坏死最常发生于创伤性损伤，髋关节是最常见的部位。在足和踝，创伤性骨坏死最常与距骨骨折相关，距骨骨折后骨坏死的总发生率高达 58%。非创伤性原因包括皮质激素、酒精中毒、高脂血症、血红蛋白病、遗传性血栓、肾移植、糖尿病、系统性红斑狼疮（SLE）等。

对骨坏死发展的普遍共识是其共同途径最终涉及骨骼的血流受损。在创伤中，破坏骨骼的正常血液供应会导致坏死，但在非创伤性骨坏死中，潜在的病理学机制尚不清楚。

◦第一节　股骨头坏死◦

股骨头坏死（Osteonecrosis of the femoral head，ONFH），也称为股骨头缺血性坏死或者股骨头无菌性坏死，是由于静脉淤滞或动脉供血受损或股骨头中断导致骨细胞和骨髓成分局部死亡，随后发生结构变化，引起髋关节退行性关节炎导致股骨头进行性塌陷的一种疾病。ONFH 不是一种特定的疾病，而是由于各种疾病导致的结果。

股骨头坏死是临床常见的难治性疾病，它可以累及各年龄段的人群，尤其是 30～40 岁年轻人。

一、流行病学

该病在全球的发病率目前没有权威数据，据统计，世界上股骨头坏死患者数量多达3000万人。美国每年有20 000名新发股骨头坏死患者，占全髋关节置换术的10%；在2009-2015年，美国共有219 371名ONFH患者被确诊，平均年龄54岁（18～90岁），女性105 298例（48%），发病率呈逐年增加趋势[3]；在亚洲，日本每年新发病例12 000～24 000例。日本报道2004年患特发性ONFH为11 400人；韩国估计每年每10万人口的患病率从2002年的20.53增长到2006年的37.96，年发病估计为14 103例[4]。首次在国内开展的大规模非创伤性骨坏死流行病学调查结果显示：我国股骨头坏死患者人数达750万～1000万名，并且以每年30万例新增病例的速度增长，美国的年发病率在10 000至20 000例。各不同区域每万人ONFH患病率如下：平原农民每10万人11.76人，城市居民每10万人9.57人，工人每10万人7.92人，山区农民每10万人6.29人，沿海渔民每10万人5.53人；关于中国非创伤性股骨头坏死的发病率的统计显示：男性（1.02%）显著高于女性（0.51%）（$x^2=24.997$，$P<0.001$），北方（0.85%）患病率高于南方（0.61%）[5]。

二、发病机制

ONFH的病因包括外伤性和非外伤性两大类。ONFH通常发生在直接创伤后，主要包括髋关节脱位或股骨颈骨折。非创伤性ONFH的发病机制尚不清楚，主要危险因素包括：①长期或大量应用糖皮质激素类药物，引起血液处于高凝状态或脂肪栓塞而致股骨头缺血坏死；②长期过量饮酒：酒精可以通过代谢产物直接破坏骨细胞，或通过影响机体的脂肪代谢从而导致血液中大量脂肪聚集，形成脂肪栓导致股骨头供应血管堵塞；③减压病：潜水、飞行人员在高压情况下，血液和组织中溶解的氮增加，环境压力降低时，已溶解的超量氮需逐渐经由肺部排出，若压力降低过快，氮气来不及排出，即在体内游离出来形成气泡，形成的气体栓子阻塞股骨头供应血管，导致局部血供变差及缺血坏死；④吸烟、系统性红斑狼疮、压力失调、骨盆放疗、白血病和其他骨髓疾病的非甾体化学治疗剂、镰状细胞病等也被认为是股骨头坏死的危险因素[6]。

三、诊断标准

病情基本评估应包括全面询问病史，以及体格检查和髋、骨盆平片。早期骨坏死诊断最精确的手段是磁共振成像（MRI）。诊断标准依据《成人股骨头坏死临床诊疗指南（2019年版）》[7]。

临床特征：ONFH在早期可能无症状。临床上，最常见的症状是臀部、腹股沟深部间歇性、跳动性疼痛。疼痛可能放射同侧膝或者大转子。负重时症状加重，休息后症状减轻。运动范围变得有限，尤其多见于髋外展和内旋运动。

常用的影像学检查包括：

1. X线成像

正位和蛙位是诊断ONFH的基本X线检查体位。早期X线可能无法发现小的坏死灶。典型表现是软骨下硬化和新月征，晚期出现关节间隙变窄、髋臼变化或两者同时存在。

2. 磁共振成像（MRI）

MRI对早期ONFH具有高灵敏度。在T1加权图像上表现为有限的软骨下线性低信号强度图像或T2加权图像中的"双线征"。

3. 计算机断层扫描（CT）

股骨头CT扫描显示坏死骨和修复骨周围的硬化区域或软骨下骨折，但CT扫描不如MRI敏感。

4. 放射性核素骨扫描

股骨头急性期骨扫描$^{99}Tc^m$-MDP（亚甲基二磷酸盐）、$^{99}Tc^m$-DPD（二羧基丙烷二磷酸盐）等可发现冷区；坏死修复期间的扫描显示热区中间有一个冷区，即"面包圈样"改变。放射性核素检查的特异性不如MRI，但具有检测多灶性骨坏死（髋部以外的其他部位）的优势。

四、分期

股骨头坏死的分期方法很多，最常用的是国际骨微循环研究协会（Association Research Circulation Osseous，ARCO）2019年分期系统更新版[8]，见图10-1。

五、治疗

股骨头坏死一旦发生，若无及时、有效的干预，大多数病例将呈进行性加重。目前针对股骨头坏死的治疗方法繁多，大致可分为非手术治疗和手术治疗。非手术治疗包括减轻负重、药物治疗和物理治疗。其中，减轻负重是一切治疗的前提，通过使用单/双拐能够有效减少上半身躯干对髋关节的压迫，从而减轻疼痛症状；就药物治疗来讲，以往多使用依诺肝素、他汀类药物、双膦酸盐、伊洛前列素和乙酰水杨酸等，然而它们都缺乏高级别的证据证明是有效的，且大多数药物存在不良反应。因此，迄今为止仍没有一种能够令人完全满意的治疗手段，早期诊断和治疗是患者能够保留或延缓人工关节置换时间的最佳途径。如果得不到及时正规的治疗，将会错过最佳治疗时机，再加上负重（比如走路、爬楼、扛东西等）会加快股骨头塌陷，继而形成骨性

	Ⅰ期	Ⅱ期	Ⅲ期	Ⅳ期
X-ray	正常	硬化、局灶性疏松	软骨下骨折、塌陷±2mm	间隙变窄，髋臼/关节破坏
MRI	带状低信号包绕坏死区	囊性变	/	/

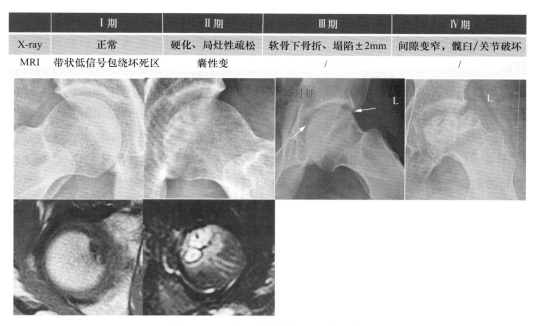

图10-1　ARCO股骨头坏死分期系统

关节炎，最终使患者致残。

1. 手术治疗

（1）髋关节核心减压：是用于治疗早期ONFH的最常用手术，目的是降低骨内压力，恢复血流并改善疼痛。标准的减压术通常是从坏死病变处钻孔和去除髓芯[10]。为了尽量减少手术引起的并发症，如关节软骨损伤或转子下骨折，手术改进开始使用小直径钻头经皮多次钻孔[11]。髓芯减压联合细胞移植（骨髓间充质干细胞或自体骨髓细胞）已在一些医疗机构进行[12-14]。

（2）非血管化骨移植：使用的主要方法包括通过股骨粗隆进行减压和骨移植，以及通过股骨头和颈部进行球部减压和骨移植[15]。骨移植方法包括致密骨移植和支柱移植。骨移植材料包括自体皮质骨和松质骨、异体骨和骨替代材料[16]。

（3）截骨术：截骨术用于将坏死区从负重区域移开至股骨头的非承重区，从而缓解压力。一般采取的截骨术包括有角度的转子间（内翻和外翻）截骨和通过股骨转子的旋转截骨[17]。截骨术后进行的全髋关节置换术在技术上通常比那些从未进行过截骨术的ONFH患者更难。

（4）血管化骨移植：当DSA和MRI结果显示动脉缺血时选择此方法。血管化骨移植的基本原理是减压，提供结构支持，并恢复血供。自体骨移植分为髋周骨移植和腓骨移植[9]。有学者建议使用带血管的髂骨移植，具有创口小，疗效好，手术操作相对简单等优势。此外，通过吻合术移植带血管的腓骨移植物是有效的。供血自体骨移植方式的选择应综合考虑各方式的优缺点、外科医师的熟练程度等因素。

（5）关节置换术：股骨头塌陷明显、存在晚期动脉闭塞导致关节受损和髋关节功能丧失或中重度疼痛，就需要进行全髋关节置换术[18]。由于技术和材料的改进，一些研究人员期望通过表面重修获得更好的结果。应考虑一些问题：①使用糖皮质激素会增加感染率；②骨质疏松导致假体进入髋臼；③既往保留股骨头的手术，如粗隆间截骨术，可能造成关节置换难度加大；④外伤性ONFH的疗效优于非外伤性。

2．非手术治疗

（1）减少负重：使用双拐可以有效缓解疼痛，但不推荐使用轮椅。

（2）药物治疗：包括降脂药物[19]、抗凝药[20]、血管扩张药和双磷酸盐[21]等。

（3）中医治疗：根据中医理念，动静结合、筋骨并重、内外结合、医患合作的方法。活血化瘀、清湿化痰和补肾健骨是治疗早期ONFH的中医疗法[22]。

（4）物理治疗：包括脉冲电磁场（PEMF）[23]、体外冲击波[24, 25]和高压氧疗[26]。

（5）固定牵引：可用于ONFH的早期和中期。

3．麻醉创新治疗

安建雄等[27]等联合美国和德国医师科学家共同完成了"超声引导三氧介入治疗股骨头坏死的疗效和机制"的研究工作，在2021年年底被美国介入疼痛医师协会官方杂志 *Pain Physician* 接收。该研究率先采用影像引导下将三氧精确注射到股骨头坏死病变部位，注射频率为每周5天，每天1次，连续2周为一个疗程，每个疗程结束后间隔3个月开始下一疗程，共持续3个疗程，辅以三氧全身免疫调控进行治疗（图10-2）。通过对患者疼痛评分、髋关节功能和生活质量，以及股骨头坏死诊断金标准磁共振成像等手段进行长期随访，发现三氧治疗能显著地缓解疼痛、改善髋关节功能和消退骨髓水肿，显著减少髋关节置换手术概率，延长关节置换的时限。

三氧治疗股骨头坏死的具体方法有以下几种。

（1）髋关节腔内三氧注射疗法：治疗前监测患者的心率、血压和脉搏血氧饱和度，髋关节注射采用超声引导下前下纵入路。患者仰卧位，超声凸阵探头在髋关节上方的副矢状面与股骨颈长轴纵向对齐，获得股骨头/颈部交界处的图像，确定了神经肌肉与髋关节结构和穿刺路径后，皮肤消毒后，使用长轴平面内入路将22号腰麻针刺入髋关节腔，并实时显示，定位针尖接近股骨头/颈交界处的表面，稳定穿刺针并确保穿刺针在关节间隙内。先注射0.1%罗哌卡因3～5ml，之后注射浓度为23μg/ml的液态三氧或者30μg/ml的三氧-氧气混合气体20～40ml。

（2）三氧自体血疗法：经肘前静脉取自体血100ml注入一次性抗凝血袋中，将三氧浓度为30μg/ml医用三氧-氧气混合气注入抗凝血袋中，缓慢混匀后将该自体20分钟内回输至患者体内。

（3）三氧髋关节腔内注射联合三氧自体血疗法：安建雄研究团队与中国科学院生物物理所徐涛院士研究组合作，用基因组学和生物信息学等手段对三氧介入治疗股

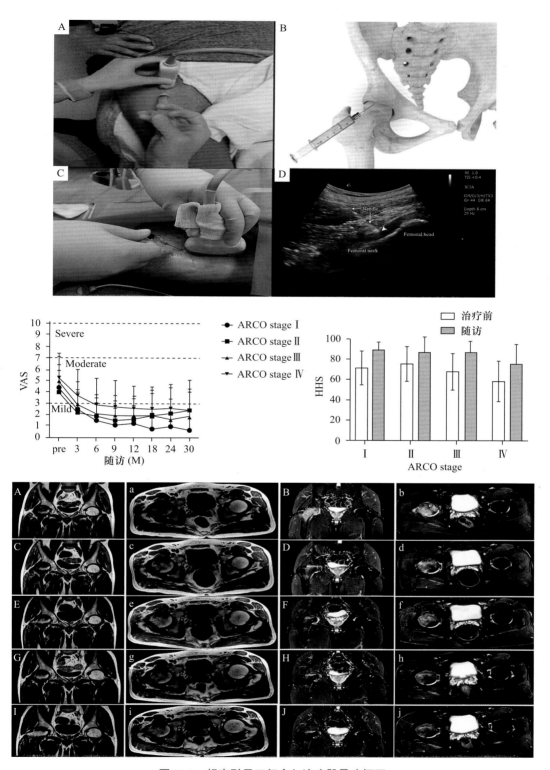

图 10-2 超声引导三氧介入治疗股骨头坏死

A，a，B，b 分别为治疗前冠状位 T1WI、轴位 T1WI、冠状位 T2WI、轴位 T2WI 影像；C、c、D、d、E、e、F、f、G、g、H、h、I、i、J、j 分别为治疗后 6 个月、12 个月、18 个月和 24 个月随访时冠状位 T1WI、轴位 T1WI、冠状位 T2WI、轴位 T2WI 影像

骨头坏死机制进行了初步探索，发现疗效与红细胞分化与免疫调控相关。股骨头坏死的关键病因是缺血缺氧，三氧髋关节腔内注射有稳定的抗炎和组织修复作用，治疗初期可以通过减轻炎症渗出改善水肿，减轻疼痛，改善功能；进而修复血管内皮细胞损伤，改善内皮细胞功能，持久释放血管扩张因子氧化亚氮可以修复血管损伤，促进新毛细血管形成，改善血供，从而终止新的骨坏死发生，促进新骨生长，该现象与前人研究结果一致[28]。三氧自体血的治疗作用；一是增加内源性血管扩张剂的生成，二是增强糖酵解和红细胞中的2，3-二磷酸甘油酸浓度，增加缺血组织的供氧，改善微循环障碍，促进骨坏死的修复[29]。笔者团队前期研究发现使用三氧关节腔内注射联合自体血在改善疼痛和功能方面不优于单独使用三氧关节腔内注射。而三氧直肠灌注是否有帮助，有待进一步观察。此外，门诊治疗患者（每周1～2次三氧治疗）与住院治疗患者疗效并无显著差异。

六、康复训练

康复训练是恢复功能和预防ONFH患者出现肌肉废用性萎缩的有效方法。功能锻炼应以主动动作为主，被动动作为辅，从小动作开始到大动作，从小动作逐渐进展到大动作。根据ONFH的阶段、治疗、髋关节功能评分和步态分析结果确定合适的运动方法。专家建议，有必要建立详细的记录，以持续评估ONFH患者的治疗结果。以下锻炼方式是专家们的共识。

（1）仰卧抬腿：患者仰卧，抬高患肢，臀部和膝弯曲90°。该动作应该每天进行200次，分3～4次完成。该方法用于ONFH的保守治疗和术后患者卧床期（图10-3）。

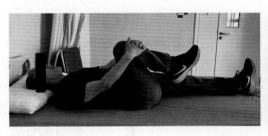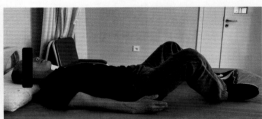

图10-3　仰卧抬腿

（2）坐姿腿分合：患者坐在椅子上，双脚与肩同宽，双手放在膝上，然后双腿同时充分伸展并内收。此动作每天进行300次，分3～4次完成。该方法用于ONFH的保守治疗和术后部分负重阶段（图10-4）。

（3）立位抬腿：患者抓住固定装置，保持直立姿势，抬起患侧腿，保持身体和双腿成90°，髋关节和膝关节屈曲90°。此动作每天应进行300次，分3～4次完成。

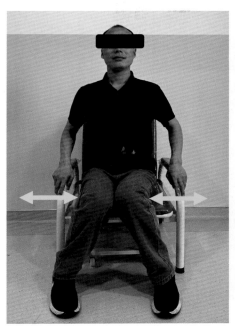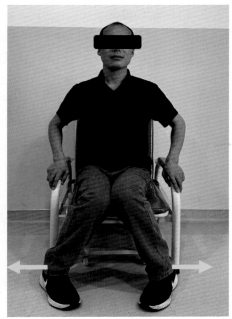

图10-4 坐姿腿分合

该方法用于ONFH的保守治疗和术后部分负重阶段（图10-5）。

（4）借助固定装置蹲：患者抓住固定装置，保持直立姿势，双脚与肩同宽。然后患者蹲下并站起来。该动作每天进行300次，分3～4次完成。该方法可用于ONFH的保守治疗和术后全负重阶段（图10-6）。

（5）内收和外展：患者抓住固定装置，双腿依次做完全内旋、外伸、圆周运动。这一动作每天至少进行300次，分3～4次完成。该方法用于ONFH的保守治疗和术后全负重阶段（图10-7）。

（6）挂拐行走或骑自行车训练：该方法用于ONFH的保守治疗和术后全负重阶段。

七、治疗和康复的疗效评估

ONFH疗效的评价方法可分为临床评价和影像学评价。临床评估使用髋关节功能评分，如Harris髋关节评分（表10-1），影像学评估采用X射线影像进行，同心圆模板用于观察股骨头形态、关节间隙和髋臼的变化。

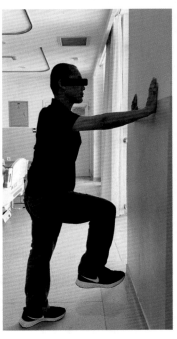

图10-5 立位抬腿

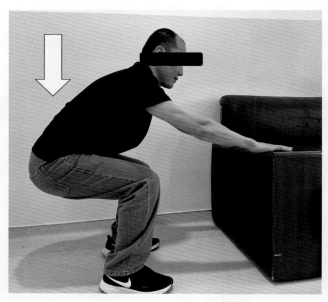

图 10-6　借助固定装置蹲

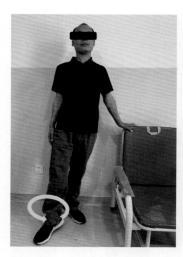 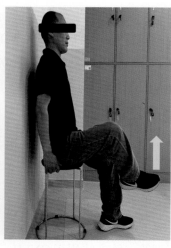 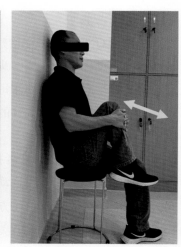

图 10-7　内收和外展

中国分期系统中2期或以下ONFH的病变评估应使用MRI数据。对接受血管化骨移植的患者应进行DSA以评估血液供应的恢复情况。

　　ONFH是临床常见的难治性疾病，患者数量在全球范围内每年都在增加，其治疗一直是临床医师面临的巨大挑战。ONFH是一种进行性疾病，病因复杂，发病机制不明，缺乏最佳治疗方法，尤其是年轻患者，因此应选择能够保留股骨头而不会对未来关节置换机会产生不利影响的治疗方案。

表 10-1　Harris 评分

项目（左/右）	得分	项目（左/右）	得分
Ⅰ．疼痛		2．功能活动	
无	（44）	（1）上楼梯	
轻微	（40）	正常	（4）
轻度，偶服镇痛药	（30）	正常，需扶楼梯	（2）
轻度，常服镇痛药	（20）	勉强上楼	（1）
重度，活动受限	（10）	不能上楼	（0）
不能活动	（0）	（2）穿袜子，系鞋带	
		容易	（4）
Ⅱ．功能		困难	（2）
1．步态		不能	（0）
		（3）坐椅子	
（1）跛行		任何角度坐椅子，大于1个小时	（5）
无轻	（11）	高椅子坐半个小时以上	（3）
度中	（8）	坐椅子不能超过半小时	（0）
度重	（5）	上公共交通	（1）
度	（0）	不能上公共交通	（0）
不能行走	（0）		
（2）行走时辅助		Ⅲ．畸形	（4）
不用	（11）	具备下述四条：	
长距离用一个手杖	（7）	a．固定内收畸形＜10º	
全部时间用一个手杖	（5）	b．固定内旋畸形＜10º	
拐杖	（4）	c．肢体短缩＜3.2cm	
2个手杖	（2）	d．固定屈曲畸形＜30º	
2个拐杖	（0）	Ⅳ．活动度（屈+展+收+内旋+外旋）	
不能行走	（0）		
（3）行走距离		210º～300º	（5）
不受限	（11）	160º～209º	（4）
1千米以上	（8）	100º～159º	（3）
500米左右	（5）	60º～99º	（2）
室内活动	（2）	30º～59º	（1）
卧床或坐椅	（0）	0º～29º	（0）

● 第二节　距骨骨坏死 ●

距骨 AVN 是一种罕见但真实的创伤性和非创伤性过程并发症。距骨表面约60%被关节软骨覆盖，并且没有肌肉或肌腱附着在这块骨头上，再加上营养血管小、骨内吻合的变化以及侧支循环的缺乏，这些特殊的解剖结构导致距骨的血液供应被阻断时，较容易发生骨坏死。

创伤是距骨坏死最常见的病因，占75%。距骨颈骨折占创伤后距骨 AVN 的近90%。不过无论是什么病因，发病机制都相同：血流供应中断导致缺血性骨死亡。创伤后距骨 AVN 的发生率和进展取决于初始损伤的严重程度。非创伤性病因，如糖皮质激素使用、酗酒、高脂血症和血栓形成，约占所有距骨 AVN 病例的 25%。

一、流行病学

据估计，在美国每年至少有 250 例非创伤性成人足和踝关节骨坏死病例，而创伤性病因每年大约有 1000 例成人踝关节骨坏死病例，这一数字还不包括由足部和踝关节医师诊治的其他潜在的前足和中足骨坏死患者。英国发现只有 3.1% 的骨坏死病例涉及足或踝，踝关节骨坏死占非创伤性骨坏死病例的 3%～4%，创伤性与非创伤性距骨骨坏死病例的比例已被报道高达 3∶1。

二、发病机制

在移位性骨折中，营养动脉可能被破坏，相关的软组织损伤可能减少局部血流。骨折本身和骨折固定都可能干扰骨膜血流。种植体下方早期骨质疏松可能是由小程度的局部坏死引起的重塑所致。在距骨骨折的情况下，受伤时相关的关节半脱位或脱位的程度以及伴随的有限的血供血管中断似乎是骨坏死发展的一个特别重要的因素。

三、诊断标准

距骨骨坏死患者经常出现进行性踝关节疼痛和活动范围受限。骨坏死最常见的诊断标准是距骨相对于邻近骨结构的放射密度增加。MRI 可以早期诊断，但可能因金属伪影混淆。

四、分期：骨坏死的 Ficat 和 Arlet 分期（踝关节修正）

1973 年，Marcus 首先根据病情变化规律，从轻到重，提出骨坏死的影像学分期方法。1977 年，Ficat 和 Arlet 根据 X 现改变和骨的功能性探察提出了 4 期分类体系（表 10-2）[30]。目前使用较多的三种方法为 Ficat 分期、Steinberg 分期与国际骨循环协会 ARCO 分期，分期的目的是帮助选择合适的治疗方法。

表10-2　骨坏死的 Ficat 和 Arlet 分期影像学表现

分期	影像学表现
I	正常
II	囊性和（或）硬化性病变，骨轮廓正常，无软骨下骨折
III	月牙征，软骨下塌陷
IV	关节间隙狭窄，继发性骨囊肿，骨赘，关节炎改变

五、治疗

虽然曾经鼓励长时间不负重（超过3个月），但这并没有阻止进展。在最初诊断为骨坏死后，许多患者可能最终表现为血管重建而无塌陷。关于骨坏死的治疗几乎没有共识，但主要包括药物治疗、带血管的自体移植物、距骨置换术、全踝关节置换术。

1. 非手术治疗

药物治疗主要有双磷酸盐治疗。其他保守治疗有体外冲击波疗法、骨刺激器的内部植入等。

2. 手术治疗

一般有三种治疗方法：保留关节（核心减压和血管化植骨），关节置换（距骨置换），关节固定术。全距骨置换（TTR）是距骨 AVN 最近的治疗选择，允许保存胫骨关节。关于距骨置换治疗 AVN 的早期研究主要集中在部分距骨假体。最近治疗距骨坏死最常见的关节融合术是采用逆行髓内棒的胫骨距骨跟骨（TTC）融合。

（包文朝　钮　昆　王若国）

参考文献

［1］ D'AUBIGN R M, FRAIN P G. Theory of osteotomies [J]. Revue de chirurgie orthopedique et reparatrice de l'appareil moteur, 1972, 58(3): 159-167.

［2］ ASSOULINE-DAYAN Y, CHANG C, GREENSPAN A, et al. Pathogenesis and natural history of osteonecrosis [J]. Seminars in arthritis and rheumatism, 2002, 32(2): 94-124.

［3］ MA M, TAN Z, LI W, et al. Osteoimmunology and osteonecrosis of the femoral head [J]. Bone & joint research, 2022, 11(1): 26-28.

［4］ KANG J S, PARK S, SONG J H, et al. Prevalence of osteonecrosis of the femoral head: a nationwide epidemiologic analysis in Korea [J]. The Journal of arthroplasty, 2009, 24(8): 1178-1183.

［5］ ZHAO D W, YU M, HU K, et al. Prevalence of Nontraumatic Osteonecrosis of the Femoral Head and its Associated Risk Factors in the Chinese Population: Results from a Nationally Representative Survey [J]. Chinese medical journal, 2015, 128(21): 2843-2850.

[6] WANG T, AZEDDINE B, MAH W, et al. Osteonecrosis of the femoral head: genetic basis [J]. International orthopaedics, 2019, 43(3): 519-530.

[7] ZHAO D, ZHANG F, WANG B, et al. Guidelines for clinical diagnosis and treatment of osteonecrosis of the femoral head in adults (2019 version) [J]. Journal of orthopaedic translation, 2020, 21: 100-110.

[8] YOON B H, MONT M A, KOO K H, et al. The 2019 Revised Version of Association Research Circulation Osseous Staging System of Osteonecrosis of the Femoral Head [J]. The Journal of arthroplasty, 2020, 35(4): 933-940.

[9] THE ASSOCIATION RESEARCH CIRCULATION OSSEOUS.Chinese Guideline for the Diagnosis and Treatment of Osteonecrosis of the Femoral Head in Adults [J]. Orthopaedic surgery, 2017, 9(1): 3-12.

[10] AL OMRAN A. Multiple drilling compared with standard core decompression for avascular necrosis of the femoral head in sickle cell disease patients [J]. Archives of orthopaedic and trauma surgery, 2013, 133(5): 609-613.

[11] PIERCE T P, JAUREGUI J J, ELMALLAH R K, et al. A current review of core decompression in the treatment of osteonecrosis of the femoral head [J]. Current reviews in musculoskeletal medicine, 2015, 8(3): 228-232.

[12] PERSIANI P, DE CRISTO C, GRACI J, et al. Stage-related results in treatment of hip osteonecrosis with core-decompression and autologous mesenchymal stem cells [J]. Acta orthopaedica Belgica, 2015, 81(3): 406-412.

[13] MAO L, JIANG P, LEI X, et al. Efficacy and safety of stem cell therapy for the early-stage osteonecrosis of femoral head: a systematic review and meta-analysis of randomized controlled trials [J]. Stem cell research & therapy, 2020, 11(1): 445.

[14] MAO Q, JIN H, LIAO F, et al. The efficacy of targeted intraarterial delivery of concentrated autologous bone marrow containing mononuclear cells in the treatment of osteonecrosis of the femoral head: a five year follow-up study [J]. Bone, 2013, 57(2): 509-516.

[15] ZHANG H J, LIU Y W, DU Z Q, et al. Therapeutic effect of minimally invasive decompression combined with impaction bone grafting on osteonecrosis of the femoral head [J]. European journal of orthopaedic surgery & traumatology: orthopedietrau-matologie, 2013, 23(8): 913-919.

[16] YANG S, WU X, XU W, et al. Structural augmentation with biomaterial-loaded allograft threaded cage for the treatment of femoral head osteonecrosis [J]. The Journal of arthroplasty, 2010, 25(8): 1223-1230.

[17] HAMANISHI M, YASUNAGA Y, YAMASAKI T, et al. The clinical and radiographic results of intertrochanteric curved varus osteotomy for idiopathic osteonecrosis of the femoral head [J]. Archives of orthopaedic and trauma surgery, 2014, 134(3): 305-310.

[18] NAKASONE S, TAKAO M, SAKAI T, et al. Does the extent of osteonecrosis affect the survival of hip resurfacing? [J]. Clinical orthopaedics and related research, 2013, 471(6): 1926-1934.

[19] SAKAMOTO K, OSAKI M, HOZUMI A, et al. Simvastatin suppresses dexamethasone-induced secretion of plasminogen activator inhibitor-1 in human bone marrow

adipocytes [J]. BMC musculoskeletal disorders, 2011, 12(1): 82-85.

[20] YAMAGUCHI R, YAMAMOTO T, MOTOMURA G, et al. Effects of an anti-platelet drug on the prevention of steroid-induced osteonecrosis in rabbits [J]. Rheumatology (Oxford, England), 2012, 51(5): 789-793.

[21] FANORD F, FAIRBAIRN K, Kim H, et al. Bisphosphonate-modified gold nanoparticles: a useful vehicle to study the treatment of osteonecrosis of the femoral head [J]. Nanotechnology, 2011, 22(3): 035102.

[22] LIU G H, JI W B, LIU J T, et al. [Clinical observation of Yishen Huoxue decoction (YSHXD) for the treatment of non-traumatic osteonecrosis of femoral head at early and middle stage] [J]. Zhongguo gu shang＝China journal of orthopaedics and traumatology, 2019, 32(11): 1003-1007.

[23] MASSARI L, FINI M, CADOSSI R, et al. Biophysical stimulation with pulsed electromagnetic fields in osteonecrosis of the femoral head [J]. The Journal of bone and joint surgery American volume, 2006, 88 Suppl 3: 56-60.

[24] VULPIANI M C, VETRANO M, TRISCHITTA D, et al. Extracorporeal shock wave therapy in early osteonecrosis of the femoral head: prospective clinical study with long-term follow-up [J]. Archives of orthopaedic and trauma surgery, 2012, 132(4): 499-508.

[25] FESSEL J. There are many potential medical therapies for atraumatic osteonecrosis [J]. Rheumatology (Oxford, England), 2013, 52(2): 235-241.

[26] CAMPORESI E M, VEZZANI G, BOSCO G, et al. Hyperbaric oxygen therapy in femoral head necrosis [J]. The Journal of arthroplasty, 2010, 25(6 Suppl): 118-123.

[27] AN J X, WU G P, NIU K, et al. Treatment of Femoral Head Osteonecrosis with Ozone Therapy: Pilot Trial of a New Therapeutic Approach [J]. Pain physician, 2022, 25(1): E43-e54.

[28] NOORI-ZADEH A, BAKHTIYARI S, KHOOZ R, et al. Intra-articular ozone therapy efficiently attenuates pain in knee osteoarthritic subjects: A systematic review and meta-analysis [J]. Complementary therapies in medicine, 2019, 42: 240-247.

[29] DE MONTE A, VAN DER ZEE H, BOCCI V. Major ozonated autohemotherapy in chronic limb ischemia with ulcerations [J]. Journal of alternative and complementary medicine (New York, NY), 2005, 11(2): 363-367.

[30] CODY E A, NUNLEY J A. Vascularized Pedicle Graft for Talar Osteonecrosis [J]. Foot and ankle clinics, 2019, 24(1): 121-129.

第十章 骨坏死

第十一章 慢性盆腔痛

慢性盆腔痛（chronic pelvic pain，CPP）是指存在于骨盆、下腹部、腰骶部、背部和臀部持续6个月以上且严重到足以导致残疾或需要医疗照顾的非周期性疼痛。

◦第一节 慢性盆腔痛的流行病学◦

CPP的患病率在各个国家不完全一致，全球范围内的患病率在6%~27%不等[1]。在美国18~50岁的女性中患病率为15%；英国12~70岁的女性中为24%；印度、泰国和巴基斯坦的患病率分别为5.2%、43.2%和8.8%。我国吉林省长春市慢性盆腔痛的总发病率为17.6%[2]，并且农村患病率明显高于城镇分别为14.4%和7.6%[3]。不同国家在患病率上的差异可能与经济发展，卫生医疗条件，生活方式等方面的差异有关。由于男性盆腔痛的患病率明显较女性低，因此本章节将重点探讨女性盆腔痛的病理生理、临床表现和治疗方法。

CPP不仅增加患者的痛苦，还增加了医疗支出，人力资源的消耗等。美国每年针对女性CPP诊断和治疗的医疗费用高达30亿美元，为缓解慢性盆腔痛而接受腹腔镜手术者约占40%，其中接受子宫切除术者占12%。实际上这些手术患者中，近80%患者疼痛并非因妇科疾病所致。更不幸的是，经历过手术后，仍有30%患者的盆腔痛依然存在。英国统计数据显示，约有18%的女性每年因CPP至少要请1天病假。

◦第二节 发 病 病 因◦

女性CPP很少由单一因素引起，引起疼痛的常见原因有子宫内膜异位症、盆腔炎性疾病及盆腔粘连、盆腔静脉淤血综合征、肠易激综合征、间质性膀胱炎等，此外盆腔器官脱垂、腰背部骨骼肌肉疾病等也可导致慢性盆腔痛。

1. 子宫内膜异位症

子宫内膜异位症是指在子宫腔外出现异常子宫内膜组织的一种雌激素依赖性疾病，最常见的异位部位是卵巢，可导致许多女性出现疼痛和不孕。异位的子宫内膜组织周期性出血可以引起炎症、瘢痕和粘连的形成，产生慢性盆腔痛、疲劳、痛经、排尿排便困难等症状。尽管子宫内膜异位症诊断的金标准是腹腔镜检查，但是仍然有许多子宫内膜异位症的患者诊断是不明确的。有时尽管患者有子宫内膜异位症，但是却不是导致患者CPP的病因；同样腹腔镜未发现病变也不排除子宫内膜异位症的可能性。所以，应用多种临床诊断技术有利于减少误诊率，进而尽早缓解患者的症状，限制疾病的进展和预防并发症。

2. 盆腔炎性疾病

盆腔炎性疾病（pelvic inflammatory disease，PID）被定义为女性内生殖器的炎症，可包括子宫内膜炎、输卵管炎、输卵管卵巢脓肿和盆腔腹膜炎。PID对女性健康的影响主要包括以下长期并发症：不孕、异位妊娠、慢性盆腔痛和盆腔脏器粘连。据美国疾病预防和控制中心估计，仅在1998年与盆腔炎性疾病及其并发症相关直接医疗费用高达18.8亿美元。因此，PID作为慢性盆腔痛的危险因素和病因，应该引起医务人员的足够重视。研究显示，及时有效地治疗盆腔炎症可显著降低盆腔炎症的远期并发症，提高女性患者的生活质量。

3. 盆腔粘连

盆腔粘连是临床常见病，多发生于盆腔炎症及腹部手术后，若治疗不及时，患者盆腔中形成瘢痕粘连，最终会导致慢性盆腔痛。临床常表现为长期下腹疼痛、坠胀，腰骶部疼痛，易疲劳和乏力等。对于有盆腔感染或手术史的患者，应高度怀疑粘连。由于炎症或者手术创伤对盆腔器官腹膜表面的损伤，腹膜液中白三烯和前列腺素E2浓度增加，纤溶酶原活性降低，最终结果是形成纤维蛋白沉积，形成盆腔粘连。就女性患者而言，经历妇产科手术后，应警惕慢性盆腔痛、肠梗阻和女性不孕的发生。剖宫产是产科常见手术，术后慢性盆腔痛的发生率高达7%，其原因主要是盆腔粘连，粘连的原因为子宫前壁的创伤部位与腹膜在修复过程中直接形成。

4. 盆腔静脉淤血综合征

盆腔静脉淤血综合征即盆腔静脉曲张综合征，是一种慢性盆腔静脉瘀血引起的女性生殖系统血管病，是育龄期女性慢性盆腔痛的常见病因之一，约占原因不明性慢性盆腔痛的90%。盆腔静脉淤血综合征与其他疾病鉴别比较困难，该病常表现为反复发作，随时间迁移逐渐形成持久性疼痛，早诊断早治疗非常重要。数字减影血管造影（digital subtraction angiography，DSA）虽然是诊断的主要方法，但该方法属于侵入性操作，同时未能得到普及，费用偏高，患者接受程度低。超声检查操作简单、具有可重复性、费用也较低，是目前比较理想的盆腔静脉淤血综合征诊断方法。超声检查可发现患者子宫旁伴有网格状无回声区，患者子宫明显增大，且子宫附近可见有大小不一的暗区或迂曲暗区，静脉丛走势呈现蚯蚓状、蜂窝状或串珠样。

5. 肠易激综合征

肠易激综合征是一种常见的功能性胃肠病，患者的胃肠道很敏感，一旦受到某些刺激就可能导致胃肠肌肉不正常地收缩，引起腹痛、腹部不适等症状。肠易激综合征可影响 7%～21% 的普通人群，可将其分为腹泻型肠易激综合征、便秘型肠易激综合征或混合型肠易激综合征。肠易激综合征不是一种单一的疾病，而是由多种病理改变引起的综合征。肠易激综合征发生的重要因素包括肠道微生物群的改变、肠道通透性、肠道免疫功能、运动性、内脏感觉、脑-肠轴以及心理社会状态。

6. 间质性膀胱炎

间质性膀胱炎又称膀胱疼痛综合征，是一种原因不明的慢性非细菌性膀胱炎症疾病。主要临床表现为膀胱或者盆腔、会阴区疼痛、尿频、尿急等。该病女性发病居多，常在膀胱充盈时疼痛加剧，排空膀胱尿液后疼痛缓解。目前，间质性膀胱炎的发病机制尚不十分明确，可能与感染、患者自身免疫反应、膀胱黏膜发生改变、肥大细胞被激活等因素较为密切。临床诊断该疾病较为困难，主要依靠病史、体格检查、尿液分析、尿培养、尿流量测定、膀胱镜检查甚至活检进行判断。膀胱镜下观察膀胱黏膜变化，大部分患者呈轻微炎症表现。诊断时必须排除其他易混淆疾病，包括膀胱或输尿管结石，活动性生殖器疱疹，子宫内膜、宫颈、阴道癌，尿道癌，尿道憩室，化学性、结核性、放射性膀胱炎，阴道炎，良性或恶性膀胱肿瘤等。

7. 痛经

痛经分为原发性痛经和继发性痛经。据估计，痛经会影响 70%～93% 的年轻女性[4]。原发性痛经通常在月经初潮后 6～12 个月出现，疼痛不适可能从月经前 1 天至 1 周开始，并在最初的 24～48 小时内持续存在。其发病机制与血管收缩和无菌性炎症有关。前列腺素、白三烯和血管升压素是关键驱动因素。前列腺素诱发子宫肌层收缩、血管收缩和子宫缺血、前列腺素水平升高，可引起头痛、恶心、腹胀、呕吐、腹泻和肌肉痉挛。疼痛可呈周期性、非周期性的和或伴有尿路或肠道刺激症状。继发性痛经通常出现在月经初潮 12 个月以后，疼痛可逐渐加重。常见病因包括子宫内膜异位症、子宫腺肌病等。

8. 其他

肌肉筋膜疼痛、神经病理性疼痛（阴部神经痛）、肛门区疼痛、会阴部痛、创伤性及特发性尾骨痛等。

◦ 第三节　慢性盆腔痛的病理生理学 ◦

慢性盆腔痛的临床表现与许多内脏、神经、肌肉骨骼和心理症状等多种因素有关。因此，对病因进行精确判断有一定难度。盆腔痛患者的临床症状或病因通常不是单独存在，常表现为多种临床症状或病因共存。有研究认为，48%的间质性膀胱炎患者同时患有子宫内膜异位症，而30%～75%的间质性膀胱炎患者同时患有肠易激综合征。

解释慢性疼痛疾病共有特征的机制包括（1）中枢和外周神经系统中的神经病学、神经内分泌学、免疫学和神经递质功能障碍；（2）不利的童年经历、虐待和创伤；（3）心理压力、精神障碍和对压力的功能失调反应。

盆腔的内脏结构（子宫、肠道和膀胱）和躯体结构（皮肤、肌肉、筋膜和骨骼）共享神经通路，会导致相似的症状，并使疼痛的躯体原因和内脏原因难以区分（图1）。内脏和躯体结构都可以从中枢神经系统（脊髓和大脑）接收信号以及向中枢神经系统传输信号，这种相互联系是内脏器官交叉敏化现象的基础。在这种现象中，一个器官（如子宫）因受到刺激变得敏感化可以使另一个器官（如肠道或膀胱）高度敏化。在一种类似的被称为内脏躯体会聚现象中，持续的内脏伤害性刺激可导致有害性躯体刺激。这种现象可以解释为什么肠易激综合征、间质性膀胱炎以及子宫内膜异位症等疾病均会表现出骨盆疼痛、肌肉疼痛、骨盆肌肉张力亢进以及广泛的

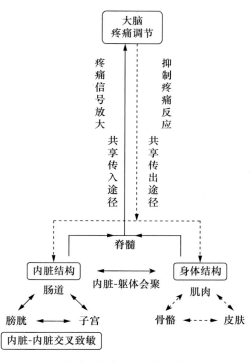

图11-1　内脏-内脏交叉致敏和内脏-躯体会聚通路

骨盆、腹部或下背部肌肉功能障碍等。相反，骨盆肌肉的功能障碍、各种损伤或手术创伤又可导致内脏功能障碍，表现为肠道症状（如便秘）和膀胱症状（如尿急、尿频和排空障碍）等。最终，从内脏和躯体结构到脊髓和大脑的增强或重复输入信号可以提高中枢神经系统的反应性并降低疼痛抑制（图11-1），导致整体疼痛过敏和中枢敏感化，表现为广泛疼痛（骨盆区域以外）、睡眠障碍以及情绪和应对能力恶化。

·第四节　慢性盆腔痛常见症状和临床表现·

CPP患者临床症状多样，可表现为多器官、多系统的一系列综合征。常见的症状可覆盖妇科、泌尿、胃肠道甚至神经和精神系统（表11-1）。CPP患者由于存在长期的疼痛史、生活质量下降，更有可能出现焦虑（10%～20%）和抑郁（25%～50%）等情绪障碍。情绪障碍和疼痛之间的联系往往表现为双向性，并且两者互为危险因素，即焦虑和抑郁患者对疼痛严重程度的感知会相应地增加以及疼痛耐受性会降低；而疼痛持续时间的延长又会导致情绪失调的增加。这种疼痛会引起痛觉过敏、中枢神经系统敏化以及情绪障碍，进而表现出精神和神经系统的一系列症状。

表11-1　慢性盆腔痛常见症状

1	盆腔、外阴或阴道疼痛、压力感、尿急、尿频或尿潴留以及性交困难
2	腹部或盆腔疼痛、压力感、腹胀、恶心、便秘、腹泻等
3	与肠道蠕动频率相关的疼痛
4	盆腔或阴道的压力感、尖锐或牵拉样疼痛：（1）可能是间歇性的，并随着活动或在一天结束时恶化；（2）可能与尿急、尿频或尿潴留、便秘或性交困难有关
5	盆腔疼痛或压力感以及剧烈、绞痛、周期性或持续性疼痛
6	月经量多或月经不规律
7	沿特定皮区放射的烧灼样疼痛
8	中枢敏化的症状，如身体出现多个疼痛部位或综合征、睡眠障碍、焦虑、抑郁、沉思、灾难化、痛觉过敏、异常性疼痛或对治疗无反应

·第五节　辅助检查及诊断·

导致慢性盆腔痛的病因很多，鉴别诊断相对困难。经阴道超声是鉴别CPP妇科病变的首选影像学检查，对确诊子宫肌瘤和鉴别子宫腺肌病具有90%以上的敏感性和特异性[5, 6]。腹腔镜用于诊断CPP仍然存在争议，原因是近40%的CPP腹腔镜检查并未发现任何病理改变。有研究评估了超声、磁共振（magnetic resonance imaging，MRI）和腹腔镜在诊断CPP中的作用[7]，该研究称超声诊断盆腔疾病的敏感性在58%～88.5%，MRI为56%～91.5%，而腹腔镜的敏感性为85.7%。与侵入性操作腹腔镜检查相比，非侵入性操作具有更好的耐受性、安全性，以及医疗花费低等优势。除了超声检查外，还可以选择CT和MRI，CT和MRI对识别深部浸润型子宫内膜异位症和子宫内膜癌引起的疼痛方面具有重要价值，但对于其他妇科病或特发性CPP则无诊断价值。腹腔镜在诊断浅表子宫内膜异位症、深层浸润性子宫内膜异位症、卵巢癌、子宫内膜癌导致的盆腔疼痛明显高于MRI。因此，对盆腔痛病因进行诊断时应选择辅助检查手段。

另外，在评估CPP时应包括肌肉骨骼系统查体，因为50%～90%的女性CPP可源自肌肉骨骼系统；如果仅关注患者的内脏或器官原因，忽视中枢敏感化和肌筋膜功能障碍，可能会误诊和导致治疗延迟，甚至让患者接受不必要的手术。临床指南也建议将以下筛查因素纳入CPP患者的常规评估：首先确定是否有中枢致敏症状（全身疼痛、多种疼痛综合征、过敏、睡眠障碍、情绪障碍）和社会因素（环境压力源）；其次确定肌肉疼痛还是神经痛，包括慢性腰痛和纤维肌痛；第三考虑妇科疾病（如痛经、子宫内膜异位症、外阴痛、盆腔肿块、慢性感染）和非感染性疾病（肠易激综合征、膀胱疼痛综合征或间质性膀胱炎）。此外，CPP应根据症状进行个体化诊断：①如果患者处于生育年龄，应判断是否存在妊娠；②患者存在阴道炎症可行阴道分泌物化验；③患者存在尿路感染症状可进行尿液分析；④患者有异常子宫出血（尤其是年龄＞45岁）或怀疑慢性盆腔炎的可进行子宫内膜活检。

◦ 第六节　治　　疗 ◦

CPP病因和症状的复杂性给临床医师的诊断和治疗带来了巨大挑战。CPP患者通常有多次同一医院同一科室或多个科室就诊记录，提示CPP患者对治疗不满意，他们会寻求多个医师的帮助，甚至有些患者对治疗失去信心。治疗CPP最好由多学科临床医师共同参与，包括妇科、胃肠科、泌尿科、疼痛科和心理科等；疼痛诊疗时医师要关注所有影响疼痛的因素，以及涉及康复的生物、心理和社会因素，包括睡眠、情绪和环境因素等；并且在开始治疗前，对患者进行泌尿系统、胃肠道或肌肉骨骼系统相关检查，对探究疼痛病因有重要价值。

1. 常规治疗方案

（1）药物治疗：CPP患者确诊后，多数医师会倾向于药物对症处理，以便迅速控制症状。治疗CPP的常用药物包括：中枢及外周性的镇痛药、抗生素、激素、抗惊厥药和三环类抗抑郁药等；但镇痛药物引起的胃肠道和中枢神经系统不良反应会严重影响患者的生活质量；抗生素滥用引起的菌群失调、细菌耐药、超级细菌产生的潜在风险也增高。药物治疗CPP的作用相对有限，长期使用会引起药物依赖性、成瘾及肝肾功能损害等不良反应和并发症，以上均限制了药物在CPP治疗中的长期应用。

（2）外科手术治疗：腹腔镜下子宫骶丛神经消融术、子宫切除术和腹腔镜粘连松解术可用于治疗CPP，然而上述手术疗法是否让患者获益尚缺乏确凿的证据。

Saravelos 等评估了慢性盆腔痛患者显微外科手术和腹腔镜粘连松解术疗效，发现总治愈率或改善率仅为 69%[8]。唯一影响慢性盆腔痛手术效果的因素是既往有无腹部手术史，既往有腹部手术史患者的疼痛持续或复发概率是无腹部手术史患者的 3 倍。是否使用腹部手术治疗 CPP 是一个艰难的选择，因为作为一种创伤性操作，手术很可能会带来一些严重的并发症，包括术后疼痛、术后新的粘连等，使 CPP 的诊断和治疗更加复杂。

（3）神经阻滞治疗：与 CPP 相关的神经包括躯体神经和内脏神经，躯体神经包括髂腹下神经、髂腹股沟神经、阴部神经、腹壁神经等；内脏神经包括交感神经（腰交感干、奇神经节）及部分神经丛（腹腔丛、上腹下丛和下腹下）[9]。

1）激痛点阻滞术：对于可以准确定位的腹壁肌肉疼痛患者，多采用激痛点阻滞术治疗，涉及的神经包括髂腹下神经、髂腹股沟神经、腹壁神经等，此类神经阻滞方法相对局限。

2）阴部神经阻滞术：阴部神经痛一般认为与阴部神经卡压有关，采用阴部神经阻滞术治疗阴部神经痛，对症状缓解有一定作用，但考虑到神经阻滞采用麻醉药局部注射而非神经破坏或修复，因此疼痛易复发。

3）上腹下丛阻滞：上腹下丛（也称骶前神经）是子宫、宫颈及近端输卵管的痛觉神经纤维及乙状结肠的传入神经，以及来自骶交感干的交感神经纤维。骶前神经阻滞可以阻断中枢神经系统接受痛觉，因此可以治疗子宫内膜异位症及各种其他原因引起的 CPP。但其持久性可能与选用的药物有关，如果使用神经毁损药物治疗 CPP，则需要权衡神经毁损并发症的风险。

4）奇神经节阻滞术：奇神经节接受腰骶部的交感与副交感神经纤维，并提供盆腔及生殖器官的交感神经，管理直肠末端、肛门、会阴部、阴道尾侧、尿道等部位的痛觉。因此奇神经节阻滞术主要用于药物保守治疗无效的疼痛，如肛门痛、会阴痛、创伤性及特发性尾骨痛等。奇神经节阻滞的并发症有大小便功能异常、直肠穿孔、瘘管形成等，而且远期易复发，可能与位置变异以及相关神经未被彻底毁损或神经再生有关。

5）电刺激疗法：电刺激疗法属于物理性神经阻滞的一种，可造成暂时或永久性的神经纤维传导功能障碍，从而达到神经阻断的目的，缓解顽固性神经痛。经皮神经电刺激（transcutaneous electrical nerve stimulation，TENS）具有无创、易操作的优点，易于被患者接受。将 TENS 与传统中医穴位结合，即经皮穴位电刺激，通过改变刺激频率，可以同时起到神经电刺激及中医针灸的治疗效果。然而文献报道 TENS 或经皮穴位电刺激治疗 CPP 的研究不多。

（4）其他：脊神经阻滞、脊髓刺激和背根神经节刺激也可用来治疗慢性盆腔痛，然而还需要进行较大规模的对照研究来确定其适用性。盆腔理疗、心理治疗和针灸等也广泛使用，但这些方法的治疗效果有限。

2．创新疗法

CPP作为一种严重影响患者生活质量的疾病，目前的治疗旨在解决疼痛，以实现更好的功能而并非治愈。安建雄团队在超声引导下，采用三氧腹腔灌注治疗炎症以及粘连所致的慢性盆腔痛，按疼痛视觉模型评分降低50%以上为有效，试验结果有78%的CPP患者获得满意疗效；伴随疼痛的缓解，CPP患者的生活质量也得到提高。生活质量的提高是评估治疗效果的一个关键参数。该试验结果证明三氧疗法在治疗CPP方面是合适的选择。

安建雄团队比较了15μg/ml的液态三氧和10μg/ml液态三氧的临床效果，发现15μg/ml在CPP长期随访患者中表现更好；而15μg/ml液态三氧和15μg/ml气态三氧在疼痛缓解方面并未存在差异。另外，不同的三氧形态，液态三氧比气态三氧更安全，避免了误入血管引起空气栓塞等问题。因此，安建雄团队建议使用15μg/ml液态三氧用于超声引导下三氧腹腔灌注治疗CPP[10]。安建雄形象地称这种疗法为"导弹+箭弹"。

（1）病例资料：患者女，45岁，主诉下腹部疼痛2年。无明显原因出现左下腹部持续性疼痛，疼痛性质为烧灼样，昼夜无明显差别，不影响睡眠，VAS为5分。于当地医院诊断"附件炎"，予以抗生素、中药等治疗后疼痛可有缓解，但停药后反复；2个月后患者开始出现右下腹部持续性疼痛，疼痛性质及程度同左侧。行盆腔CT、MRI、肠镜等检查未见器质性病变，行腹腔镜探查发现双侧输卵管、卵巢粘连，术中行双侧输卵管切除术＋粘连松解术；术后自觉双侧下腹部疼痛减轻，VAS为3分，但下腹正中部出现持续牵拉样疼痛，同时伴有腰骶部不适（发热感），坐位及卧位时症状明显，站立位症状减轻，VAS为6分。目前患者为整个下腹部疼痛，VAS为6分。患者既往体健，曾间断服用布洛芬缓释胶囊镇痛，无子宫内膜异位症、肠易激综合征等病史。腹部查体无压痛及反跳痛，无肌紧张。

（2）治疗经过：患者在进入治疗室后，平躺于治疗床上并建立静脉输液通路、连接心电监护，对血氧饱和度、脉搏、心率进行实时监测，每5分钟测量1次血压。治疗过程中，患者仰卧位，头部抬高约30°，腘窝处放置一个5～10cm高度的枕头，以便让患者处于舒适体位，尽量让腹部处于低张力状态。治疗前首先对穿刺部位进行定位及消毒。穿刺点定位：穿刺点选择在右侧脐和髂前上棘之间连线的中、外1/3的交界处（图11-2A）。消毒范围为：上方起自剑突下水平，下方到耻骨联合水平，两侧到腋前线。皮肤穿刺部位使用1%的利多卡因进行局部浸润麻醉（图11-3）。使用超声（GE，美国产）引导进行腹腔穿刺。腹部超声探头使用无菌护套进行覆盖，横向放置于穿刺部位以获得腹部的超声图像（图11-4A）。超声图像从浅层到深层的结构是：皮肤和皮下脂肪、腹外斜肌、腹内斜肌、腹横肌、腹膜和腹腔（图11-4A）。采用平面内进针法，使用90毫米22号穿刺针（图11-2B）从皮肤向腹膜缓慢推进（图11-4B和图

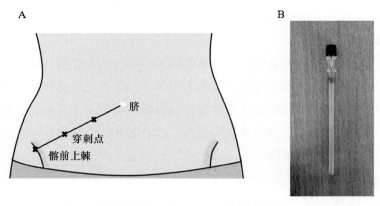

图11-2 穿刺点定位及穿刺针

注：（A）穿刺部位选在右侧脐和髂前上棘之间连线的中、外三分之一的交界处；
（B）CPP患者穿刺用针。

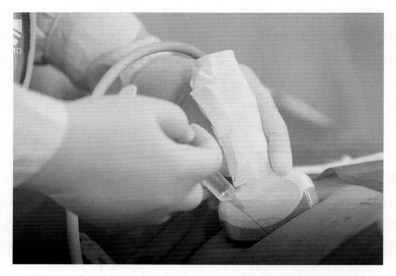

图11-3 超声引导下腹腔穿刺前对腹壁穿刺点进行局部浸润麻醉

11-4C）。当穿刺针穿过腹膜后（图11-4D），将穿刺针与延长管连接，并使用空针回抽以确保没有血液或肠道内容物被抽出。穿刺成功后经延长管向腹腔注射低浓度局麻药（0.2%利多卡因与0.1%罗哌卡因合剂）约20ml，注射时阻力不大。连接加压装置灌注三氧水（15μg/ml）共100ml。此患者治疗频率为每周3次，总治疗周期为1个月，共12次。在第2次治疗结束后患者下腹部疼痛缓解，VAS为5分，并停用非甾体抗炎药。在第6次治疗结束后VAS为3分。经过12次治疗结束后，疼痛性质由持续性变为间断性，疼痛范围由整个下腹部变为耻骨上子宫区域的局限性疼痛，VAS为1分。随访1年，患者疼痛VAS一直不高于2分。

3. 三氧治疗慢性盆腔痛的机制

CPP可由炎症引起，也可能是继发于外科手术的医源性疾病[11]。此例患者有慢

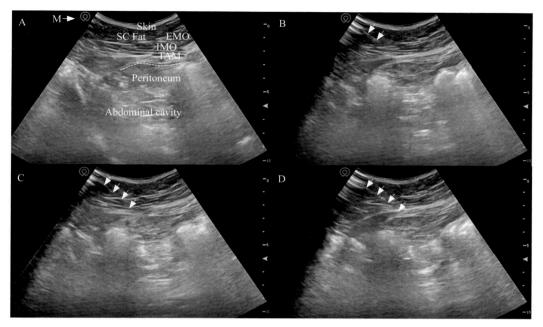

图 11-4 超声引导下腹腔穿刺过程

注：（A）超声显示腹壁解剖层次，虚线代表腹膜；（B）箭头指示穿刺针的位置；（C）白色箭头代表穿刺针位置，红色箭头为针尖到达腹膜的区域；（D）白色箭头指示穿刺针的位置，红色箭头指示穿刺针针尖到达的可能区域（超声图像中不能清晰识别针尖）。M：传感器探头标记点；SC Fat：皮下脂肪；EMO：腹外斜肌；IMO：腹内斜肌；TAM：腹横肌。

性盆腔炎症和腹部手术史，可能存在感染、炎症和粘连，从而引起慢性盆腔痛。三氧作为治疗疼痛的一种新方法，可通过调控免疫系统（平衡炎症和抗炎细胞因子）发挥镇痛作用，通过增加红细胞2，3-二磷酸甘油酸的产生，刺激更多的氧气输送到缺氧的组织或器官来改善局部的氧供应。另外，有关雌性大鼠盆腔内灌注三氧治疗盆腔炎症的实验研究显示，三氧腹腔灌注可明显抑制盆腔炎症，减轻子宫内膜的炎症反应[12]。而且，大鼠体内TNF-α及IL-6的含量降低。已知TNF-α是一种促炎细胞因子，可影响各种免疫介导或炎症性疾病。IL-6是一种典型的细胞因子，它的减少可以抑制慢性炎症。而IL-2的含量在大鼠体内是升高的，大鼠的血液免疫球蛋白的含量和免疫功能均得到改善。IL-2被认为在T细胞的维持和发展以及诱导细胞死亡中的一个关键因素，它除了介导免疫耐受外，还有助于抑制不适当的免疫反应。因此，笔者团队推测三氧治疗由PID引起的CPP的机制可能与三氧对免疫因子及免疫功能的调控作用有关。盆腔粘连作为引起CPP的原因之一，可在腹部手术或PID后出现。而氧化应激被认为在盆腔粘连的形成中起重要作用。三氧被认为可以诱导一种可控的氧化应激，从而在健康组织中激发适应性抗氧化反应，通过改变活性氧的产生有力地改变氧化应激过程。三氧疗法治疗炎症及粘连所致肩周炎的研究报道也证实了其有效性[13]。此外，三氧用于治疗输卵管阻塞的临床研究显示能有效提高术后妊娠率，减少输卵管再阻塞，抑制炎症反应，并可快速促进粘连的分离与创面的愈合[14]。三氧具有抗菌、抗炎、促进组织修复、减少粘连形成和缓解疼痛作用，适用于因炎症和粘连所致的慢性盆腔痛。

安建雄认为，除外抗炎和组织修复机制外，人体微生态理论也可以较好地解释三氧腹腔灌注治疗CPP的机制：人体每个部位有其特定微生态，当这种自然微生态遭遇破坏后，机体会尽快恢复原有微生态。但由于大量抗生素的应用，慢性盆腔痛患者盆腔的微生态环境会发生菌群失调，耐药菌对抗生素不敏感，而益生菌可能遭到重创，因此使用抗生素可能会加重CPP患者局部微生态紊乱。然而，作为一种不耐药的抗生素，三氧可以抑制甚至杀死病变部位所有微生物，然后通过机体自身机制重新建立正常微生态。

此例患者在经超声引导下腹腔灌注三氧治疗后疼痛明显缓解，并且在1年的随访期内该患者的VAS不超过2分，与治疗前VAS（6分）比较，该患者慢性盆腔痛得以缓解。总之，三氧腹腔灌注疗法用于慢性盆腔痛具有安全、绿色、创伤小、简单且有效等多种优点，显示出广阔的应用前景。

（张蔓玉　李　彤）

参考文献

［1］　LATTHE P, LATTHE M, KHAN KS. WHO systematic review of prevalence of chronic pelvic pain: a neglected reproductive health morbidity [J]. BMC Public Health. 2006. 6: 177-179.

［2］　王鹤, 刘素菊, 李杰, 林思影. 长春市女性慢性盆腔痛的患病情况及相关因素调查 [J]. 中国实用医药. 2016. 11(31): 185-186.

［3］　李晓青. 女性慢性盆腔痛 1880 例发病原因分析 [J]. 中国误诊学杂志. 2010. 10(16): 3923, 3996.

［4］　SACHEDINA A, TODD N. Dysmenorrhea, Endometriosis and Chronic Pelvic Pain in Adolescents [J]. J Clin Res Pediatr Endocrinol. 2020. 12(Suppl 1): 7-17.

［5］　DUEHOLM M, HANSEN ES, LEDERTOUG S, OLESEN F. Accuracy of magnetic resonance imaging and transvaginal ultrasonography in the diagnosis, mapping, and measurement of uterine myomas [J]. Am J Obstet Gynecol. 2002. 186(3): 409-415.

［6］　ANDRES MP, BARACAT EC, ABRÃO MS, KHO RM. Transvaginal Ultrasound for the Diagnosis of Adenomyosis: Systematic Review and Meta-Analysis [J]. J Minim Invasive Gynecol. 2018. 25(2): 257-264.

［7］　TIRLAPUR SA, DANIELS JP, KHAN KS. Chronic pelvic pain: how does noninvasive imaging compare with diagnostic laparoscopy [J]. Curr Opin Obstet Gynecol. 2015. 27(6): 445-448.

［8］ SARAVELOS HG, LI TC, COOKE ID. An analysis of the outcome of microsurgical and laparoscopic adhesiolysis for chronic pelvic pain [J]. Hum Reprod. 1995. 10(11): 2895-2901.

［9］ 金莹, 郭红燕. 神经阻滞治疗慢性盆腔痛 [J]. 实用妇产科杂志. 2016. 32(05): 328-331.

［10］ ZHANG MY, LI T, QIAN XY, et al. Feasibility of Ultrasound-Guided Peritoneal Perfusion with Ozone in the Treatment of Chronic Pelvic Pain: A Bicenter Retrospective Analysis [J]. Pain Physician. 2021. 24(3): E367-E375.

［11］ WADHWA V, SCOTT KM, CHHABRA A. CT-guided Perineural Injections for Chronic Pelvic Pain [J]. Radiographics. 2016. 36(5): 1408-1425.

［12］ WEI A, FENG H, LIAO YY, LI BR. Ozone therapy ameliorates inflammation and endometrial injury in rats with pelvic inflammatory disease [J]. Biomed Pharmacother. 2018. 107: 1418-1425.

［13］ 刘李斌, 汪梦. 医用三氧治疗肩周炎 40 例临床疗效观察 [J]. 实用中西医结合临床. 2010. 10(04): 55-56.

［14］ HE C, MA X. Distal fallopian tube recanalization using ozone treatment: a clinical study in two hundred tubal obstruction Chinese patients [J]. Int J Clin Exp Med. 2015. 8(2): 2958-2961.

第十一章 慢性盆腔痛

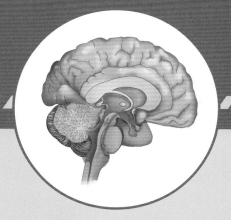

第四篇
非疼痛类疾病

第十二章 麻醉创新治疗抑郁症

○ 第一节 抑郁症概述 ○

抑郁症（depression disorder）是一种以情感、行为、认知系统受损为特征的精神疾病，以情感低落、思维迟缓、睡眠障碍、体重下降明显以及伴随自杀观念等为临床特征并持续两周以上。

抑郁症是一种全球性常见病，是人群中最常见的精神障碍之一，呈慢性反复发作性。抑郁症不同于通常的情绪波动和对日常生活中挑战产生的短暂情绪反应。尤其是当抑郁症反复发病，并达到中度或重度时，严重困扰个体的工作和家庭，给家庭和社会带来沉重负担。最严重时，抑郁症可引发自杀。

一、流行病学

据世界卫生组织统计，全球抑郁症发病率为3.8%。一项全国性的流行病学调查显示我国抑郁症总患者数超过9000万人，我国抑郁症患者当中，终身患病率为6.8%，复发率高达75%～90%，其自杀死亡率为15%～25%。

抑郁症在不同地区的患病率存在较大差异，国外抑郁症流行病学的特点是城市居民患病率高于农村，而我国的数据显示有些地区城市高于农村，更多的报道则是农村高于城市。抑郁症流行病学研究表明女性发病率高于男性，儿童期发病率约为2.8%，到青少年期增加到5.6%。调查研究显示13～18岁和青少年的抑郁症患病率达5.6%。有研究显示抑郁症患者青春期发病的复发率比成人期发病更高，且早发抑郁症患者临床症状会更易严重化和多样化。国外大部分研究认为，随着年龄的增加患病率减小，而国内研究则显示中老年人群患病率较高。具体到抑郁症某一特定亚型，不同亚型随着年龄、文化程度和就业情况具有不同的分布趋势。

二、发病机制

抑郁症的病因及发病机制尚不明确，涉及生物、生理、心理及社会生活环境等诸多因素，可单独存在也可与其他疾病同时发病。发病机制主要包括以下几个方面。

1. 与单胺类神经递质及其受体的关系

单胺类假说于 20 世纪诞生，该学说曾被认为是抑郁症治疗的革命性进展。研究表明，单胺类神经递质如 5-羟色胺（5-HT）和多巴胺（DA）浓度的降低是诱导抑郁症发生的主要原因之一。单胺不仅直接影响突触神经传递，还可以通过其 G 蛋白偶联受体间接影响细胞内通路。抑郁症患者特定脑区的 GABA、谷氨酸水平降低。为快速抗抑郁药（如氯胺酮）的发现提供了理论基础。

2. 与下丘脑 - 垂体 - 肾上腺轴的关系

下丘脑 - 垂体 - 肾上腺轴（HPA）、下丘脑 - 垂体 - 甲状腺轴等均与产生抑郁症具有相关性。临床发现抑郁症患者常出现 HPA 功能亢进，主要表现为体内激素如促肾上腺皮质素释放激素（ACTH）和糖皮质激素（GC）水平含量升高。此外，研究还发现抑郁症患者血浆甲状腺激素显著降低导致抑郁症患病阈值下降，引发抑郁症的发生。

3. 与体内炎症反应的关系

抑郁症的发生常伴有一定程度的炎症反应，常伴有 TNF-α 等炎症因子的升高及抗炎因子的降低。同时炎性细胞因子也会相应升高。炎症因子与脑 5-HT 系统密切相关，炎性细胞因子会通过血脑屏障影响脑内单胺类神经递质的代谢，对脑内 5-HT 的合成产生负面影响，影响去甲肾上腺激素的活性，从而使机体的精神意识活动发生异常。此外，研究还发现压力、老龄化和炎症诱导的炎性因子的异常升高，还会通过调控 *p38* 和 NF-κB 这两种信号分子引起神经元损伤和凋亡。

4. 神经营养因子（NTF）在抑郁症发病中的作用

杜曼（Duman）等提出了 NTF 学说，该学说认为抑郁症发生发展的最重要生理病理基础是神经可塑性的损伤，而一些药物能够缓解抑郁行为的可能机制则是通过改变相关信号传导通路，进而调控神经可塑性及细胞结构实现的。脑源性神经营养因子（BDNF）作为一种最为常见的 NTF，在成人脑部的边缘结构高表达，在神经元生长、存活、成熟，树突的分支和突触的可塑性等方面作用重大。已有研究显示，抑郁症患者海马及前额皮质中 BDNF 的含量显著降低，且发现创伤事件与抑郁症患者血浆中 BDNF 水平降低有关。

5. 表观遗传学

已有研究发现，部分抑郁症相关因素与 HPA 轴相关基因、前额皮质 p11 启动子区、胶质细胞源性神经营养因子启动子区等的甲基化有关；在参与 HPA 反应及抗抑郁治疗的启动子区，某些部位甲基化水平发生了改变。

6. 肠道菌群学说

抑郁、焦虑和认知功能下降等疾病很可能与肠道菌群失调有关。研究表明人类转录组超过 99% 的 mRNA 来自肠道菌群，这使得肠道菌群和宿主大脑可通过某些途径相互影响。据新近研究报道，肠道菌群影响 5-HT 的生物合成，进而通过中枢神经影响迷走神经环路，发挥情绪调控作用。

三、临床表现

抑郁症的临床表现多样化，通常以情绪改变为主要特征，并持续两周以上。大多数抑郁症患者症状表现类似，主要包括心境低落、思维障碍、意志活动减退、兴趣减退、失眠、认知功能损害、躯体症状、昼夜节律改变和其他不典型的抑郁障碍表现等。

四、辅助检查

抑郁量表主要包括检查量表、自评量表和特殊量表。较为常用的抑郁量表有：①汉密顿抑郁量表（HAMD）为检查量表，是抑郁量表中的标准量表，本量表有 17 项、21 项和 24 项三种版本，评分可客观反映抑郁严重程度。HAMD17 项得分＜7 分：排除抑郁；得分 7～17 分：轻度抑郁；得分 17～24 分：中度抑郁；24 分以上为重度抑郁。②抑郁自评量表（SDS）为自评量表，评分可反映患者自觉症状轻重。为百分制，得分＜50 分：表示患者不抑郁；得分在 50～59 分：患者轻度抑郁；得分在 60～69 分：患者中度抑郁；得分＞70：患者高度抑郁。

磁共振成像（MRI）、结构磁共振成像和功能磁共振成像检查：诊断抑郁症患者主要表现为侧脑室颞角增大，海马沟加深等。

磁共振波谱（MRS）主要结合了磁共振（MRI）波谱技术和 MRI 成像技术，可对某一区域代谢实现无损伤测定，有研究表明，患者患有抑郁症后，会出现海马神经元活性下降，且出现较为显著的双侧海马 N-乙酰天冬氨酸/肌酸改变所以对脑部代谢情况加以分析对辅助诊断抑郁症可能起到一定作用。

近红外光谱成像（near-infrared spectroscopy，NIRS）：能反映抑郁症患者脑皮质额颞叶的异常血流动力学活动，尤其是背外侧前额叶及额下回，其氧合血红蛋白浓度的变化可辅助诊断抑郁症的准确率较高。

五、诊断

抑郁症具体的诊断标准，可以参考的有三个体系。

1. 世界卫生组织出版的《精神与行为分类》，简称ICD。轻度抑郁、中度抑郁和重度抑郁是ICD体系中的一个分类。

2. 美国精神医学学会出版的《精神障碍诊断与统计手册》，简称DSM。

3. 中华医学会精神科分会出版的《中国精神障碍分类与诊断标准》，简称CCMD。目前临床最常用的诊断标准是DSM-5。通过密切的临床观察、对疾病症状及病程特点的把握和科学分析是保证临床诊断可靠性的基础。

（刘采采）

◦第二节　抑郁症的常规治疗◦

一、心理干预治疗

常用的心理干预治疗方法包括工娱治疗、音乐治疗、书写健康日志、加强健康教育、有效的心理沟通等方法。心理疗法对药物治疗起到很好的辅助作用，约50%的抑郁症患者采用药物联合认知行为疗法时症状有明显改善。

二、药物治疗

抗抑郁药物大致可分为以下几类：单胺氧化酶抑制剂（monoamine oxi-dase inhibitor，MAO）、三环和四环类抗抑郁药（TCAs）、选择性的5-HT再摄取抑制剂（SSRIs）、5-HT与去甲肾上腺素（norepinephrine，NE；noradrenaline，NE）再摄取抑制剂（SNRls）、抗抑郁中药等。

1. 单胺氧化酶抑制剂（MAO）

单胺氧化酶抑制剂是最早的抗抑郁药，包括非选择性MAO和A型MAO。非选择性MAO主要代表药物有苯乙肼、异卡波肼和反苯环丙胺，因其具有严重的毒副反应，在临床上已经较少使用。A型MAO则可以选择性地抑制MAO-A，并且其抑制作用是可逆性的，因而毒不良反应较小、不良反应低，在临床上被广泛应用，代表药物主要有吗氯贝胺、托洛沙酮等。但是这类药物与其他药物合用时，会发生相互反应，因此用药时需谨慎。

2. 三环和四环类抗抑郁药（TCAs）

三环和四环类抗抑郁药能抑制突触前膜神经递质的再摄取作用，而且还具有抗胆碱作用，对多种抑郁症的治疗均具有较好的效果，主要代表药物有阿米替林、普罗替林、多塞平等。四环类抗抑郁药物代表药物有马普替林等。但是这两种药物都存在着较大的不良反应，如口渴、大便干结、血压升高等，过量还可能导致死亡。

3. 选择性5-HT再摄取抑制剂（SSRIs）

SSRIs克服了 MAO 和 TCAs 的缺点，具有抗抑郁谱广、适用性强、生物利用度高、安全性高等特点，已成为一线抗抑郁药物。主要代表药物有氟西汀、帕罗西汀、氟伏沙明、舍曲林及西酞普兰等。

4. 5-HT与NE再摄取抑制剂（SNRIs）

其治疗抑郁行为作用主要是通过改变5-HT和NE两种神经递质的再摄取功能实现的，极大地提高了药物的安全性和耐受性。代表药物有文拉法新、度洛西汀等。

5. 抗抑郁中药

已有研究发现槲皮素、芒果苷元等贯叶连翘提取物，可通过调控免疫功能紊乱，降低氧化应激水平，抑制MAO以及单胺类神经递质的再摄取而发挥抗抑郁作用。人参皂苷、圣约翰草的提取物路优泰，也可以治疗轻、中度抑郁症，同时能改善失眠与焦虑。

6. 其他种类抗抑郁药物

N-甲基-D-天冬氨酸（NMDA）受体拮抗剂（美金刚）、氯胺酮以及调控B细胞淋巴瘤/白血病-2（Bcl-2）家族的小分子药物等，抗精神疾病类的药物也常作为辅助治疗药物用于抑郁症及焦虑症的治疗，常用的药物有奥氮平、舒必利和硫利达嗪等。

三、药物治疗困境

研究证实，近50%的抑郁症患者采用一线抗抑郁药物治疗无效，近33%的抑郁症患者对2种或2种以上的药物及心理干预无效，该类抑郁症被称为难治性抑郁症（Treatment Resistant Depression，TRD）。

目前公认TRD最为有效的治疗方法为电休克治疗（见本章第三节），（艾斯）氯胺酮与东莨菪碱等药物也开始用于TRD的治疗（见本章第四节、第五节）。

（刘采采）

● 第三节　改良电休克治疗抑郁症 ●

电休克（electroconvulsive therapy，ECT）疗法对抑郁症、躯体化疾病和精神性疾病等有良好的疗效。ECT治疗抑郁症是通过短暂而适量的电流作用于大脑，使大脑皮质产生广泛性放电，这种放电会引起大脑皮质神经细胞的电生理改变，从而调控失衡的神经递质，使之恢复平衡，以达到治疗抑郁的效果。ECT控制精神症状的机制迄今尚未完全阐明，但治疗过程中诱导出有效的全脑痫波发放是保证疗效的关键。

ECT的操作方法为：患者仰卧，四肢保持自然伸直姿势。

（1）电极的安置：将涂有导电冻胶或生理盐水的电极紧密置于患者头的顶部和非优势侧颞部或双侧颞部。置于非优势侧者不良反应较小，置于双侧者抽搐效果较好。

（2）电量的调控：原则上以引起痉挛发作的最小量为准。根据不同电抽搐机类型选择电量，一般用80~120mA，通电时间2~3秒。如未出现抽搐发作或发作不完全，多为电极接触不好或通电时间不够，应尽快在正确操作下重复治疗1次，否则，应在增加电量10mA或酌情增加通电时间情况下进行治疗。

（3）治疗次数：一般每日1次过渡到隔日1次或者一开始就隔日1次，一个疗程6~12次。一般躁狂状态6次左右即可；幻觉妄想状态多需要8~12次；抑郁状态介于两者之间。治疗次数和频度尚无统一标准。我国多数专家倾向于每个疗程8~12次，频率为隔日1次。实际操作中应根据患者的诊断、年龄、病情严重程度、既往电抽搐效果综合评估，注意个体差异。

ECT常见的并发症有头痛、恶心、呕吐、焦虑、可逆性的记忆减退、由于肌肉的突然剧烈收缩，关节脱位和骨折也是较常见的并发症。脱位以下颌关节脱位为多，骨折以4~8胸椎压缩性骨折多见。

改良电休克（modified electroconvulsive therapy，MECT）是在传统电休克的基础上使用镇静剂和肌松剂使患者意识消失后进行的电休克。MECT时患者没有意识，没有骨骼肌的痉挛，安全性得到了提高，同时患者的治疗依从性也得到提升，愿意坚持接受电休克治疗。然而MECT仍存在许多潜在风险。琥珀胆碱和丙泊酚是MECT中常用的麻醉药物，琥珀胆碱治疗窗较窄，并可致肌痛、恶性高热和高血钾等。虽然应用丙泊酚苏醒较快，但用量偏大会提高发作阈值甚至没有癫痫发作等。

MECT麻醉创新疗法

鉴于MECT的缺点，安健雄团队在电休克时选择脑电双频指数（BIS）监测患者意识状态精准镇静，同时选择作用时间更长、相对更安全的肌松药，麻醉机机械控制通气下进行MECT。此方法被称为MECT再升级。MECT再升级下癫痫发作率可达

100%，安全性大幅提高，患者感觉更舒适。该团队回顾性研究表明：电休克治疗全麻下监测麻醉深度和肌松程度有利于提高发作质量，延长发作时间及降低了并发症。MECT实施时BIS应维持在60～70，避免镇静过浅引起术中知晓，同时避免麻醉过深影响癫痫波发作。MECT再升级维持发作完成后进行密切监护BIS在35～40，直至TOF监测大于0.9后停用镇静药物，意识和反射恢复后停止机控呼吸，方可拔除喉罩。在此期间可给予舒芬太尼5～10μg、咪达唑仑1.0～1.5mg，再根据BIS值用异丙酚单次20mg进行滴定维持适当的麻醉深度。注意电休克成功后，患者BIS达40时便可以恢复意识，因此时麻醉深度BIS应低于40，而不是常规手术麻醉40～60。喉罩的应用更是保障了机械通气，刺激性小，对麻醉深度要求低。尽管顺式阿曲库铵延长了治疗时间但提供了足够的时间来调控麻醉深度。此种方法较传统的改良电休克更为安全、舒适。

MECT再升级优点是发作率高，患者舒适安全，缺点是费用高，时间耗费长，效率低。适用人群是高端患者、年老体弱患者。

（刘采采　喻　平）

◦ 第四节　氯胺酮类的抗抑郁作用 ◦

难治性抑郁症患者药物治疗往往无效，需要寻求更有效的治疗方法。此外，大部分患者MECT治疗后存在暂时性意识模糊和顺行性遗忘，其中少部分患者的逆行性遗忘可持续6个月以上，这种对于认知功能损害的担忧影响了MECT在临床的更广泛应用。

1. 氯胺酮抗抑郁作用的基础研究

1962年首次合成外消旋（R，S）-氯胺酮（以下简称氯胺酮），并将它作为一种全身麻醉药应用于临床，全麻的作用机制与拮抗NMDA受体有关。1990年，Trullas和斯科尼克（Skolnick）首次提出NMDA受体通路可能参与精神心理压力导致的行为变化，为探索氯胺酮的潜在抗抑郁作用奠定了基础。

阻断NMDA受体和激活α-氨基-3-羟基-5-甲基-4-异恶唑丙酸（AMPA）受体，然后驱动神经营养效应，如脑源性神经营养因子（BDNF）的释放和下游营养信号级联的激活，导致皮质和边缘脑区的树突发芽和突触形成，这可能是氯胺酮抗抑郁作用的原因之一。另外，氯胺酮与代谢型谷氨酸受体（mGluR）、阿片受体、单胺能受体和转运体、胆碱能受体结合产生抗抑郁作用。此外，氯胺酮的抗炎特性也可能是其抗抑郁作用的另一种潜在机制。总之，氯胺酮抗抑郁机制复杂且尚未完全明确。

2. 氯胺酮抗抑郁作用的临床应用

（1）静脉注射：2000年，伯曼（Berman）等进行了首个氯胺酮用于重度抑郁症（major depressive disorder，MDD）的双盲、安慰剂对照临床研究，7名患者接受了两次氯胺酮（0.5mg/kg）治疗，治疗间隔为1周，单次静脉输注后72小时内抑郁症状得到显著改善，4名患者在输注后3天内汉密尔顿抑郁评分降低超过50%，抗抑郁作用可持续1～2周。循证医学数据也表明氯胺酮具有稳定的抗抑郁作用。

除了成人研究之外，也有针对患有难治性抑郁症（treatment resistant depression，TRD）的青少年进行静脉输注氯胺酮的疗效和安全性评估的研究。在一项随机、双盲、安慰剂对照研究中，17名13～17岁的青少年接受单次静脉注射氯胺酮（0.5mg/kg）或以咪唑安定为安慰剂（0.045mg/kg）的临床研究。单一输注氯胺酮治疗后24小时抑郁症状明显改善，治疗后3天有76%的患者症状改善，并且在治疗后14天改善仍存在。

有作者对多次静脉输注氯胺酮的效果进行了观察性研究。在一项双盲、随机、安慰剂对照试验中，67名TRD患者每周2次和3次重复静脉输注氯胺酮（0.5mg/kg），每次输注时间为40分钟，可持续4周的疗效。这项研究在第15天时，每周两次给药的有效率为68.8%，每周3次给药的有效率为53.8%，耐受性无明显差异，且在反复输注过程中分离性不良事件显著减少，该结果表明每周2次或3次注射氯胺酮均可以产生强大且持续的抗抑郁作用，考虑到患者和医疗机构的负担和成本，每周两次治疗为更优先的选择。

静脉输注氯胺酮也可以缓解抑郁症患者的自杀意念和行为。37名TRD患者接受单次和重复输注氯胺酮（0.5mg/kg，40分钟），69%的参与者在反复输液后自杀意念完全缓解。氯胺酮对难治性双相抑郁症患者同样有快速抗抑郁作用。

（2）口服用药：少量临床研究评估了口服氯胺酮的抗抑郁作用，一项研究回顾了22名耐药性抑郁症患者口服氯胺酮的效果，剂量从50mg开始，每3天可增量25mg，直至抑郁情绪改善或无效，以及剂量达300mg。结果表明18%患者的贝克抑郁症量表评分减少了50%以上，14%的患者抑郁情绪部分改善，而45%的患者无反应，23%的患者的抑郁症症状有轻微恶化，持续疗效从15周到2年时间不等。

（3）肌肉注射：有研究表明肌肉注射氯胺酮可以有效缓解抑郁症急性恶化的情况，3天内进行两次氯胺酮（0.25mg/kg或0.5mg/kg）肌肉注射可在数小时内显著缓解抑郁症状，消除抑郁患者的自杀念头。

（4）皮下注射：每周1～2皮下注射氯胺酮0.1～0.5mg/kg能够显示出快速而有效的抗抑郁作用，可以使老年难治性抑郁缓解的可能性更高或复发间隔时间更长。

上述大部分证据是从研究TRD患者中单次或多次亚麻醉剂量静脉注射氯胺酮的研究中收集的。虽然已经探索了其他氯胺酮给药途径来治疗MDD，包括口服、直肠、肌肉内、皮下和硬膜外给药，但这些替代给药途径的数据有限，需要进一步研究以确定其疗效。

（5）氯胺酮作为MECT的麻醉剂：采用氯胺酮作为MECT的麻醉剂治疗TRD能够提高电休克的疗效。有研究发现MECT时使用静脉麻醉剂氯胺酮，临床疗效明显优于使用异丙酚以及硫喷妥钠等麻醉药物，氯胺酮激发发作所需的刺激强度明显较低，发作时间也较长，且可减少改善抑郁症状的MECT疗程，因此，使用氯胺酮进行MECT麻醉有利于抑郁症状的快速恢复。不过也有研究认为氯胺酮麻醉并不能提高MECT抗抑郁效果。

3. 艾司氯胺酮的抗抑郁作用

（1）静脉注射：与氯胺酮相比，艾司氯胺酮（esketamine）对NMDA受体的亲和力更高，是氯胺酮的2～4倍。静脉注射0.5mg/kg的氯胺酮与0.4mg/kg的艾司氯胺酮相当，同时艾司氯胺酮具有更高效力及更大的清除率。艾司氯胺酮适用于既往对至少2种抗抑郁药无反应的患者，以及抗抑郁药辅助用药。在一项多中心、双盲、随机、安慰剂对照试验中，29名TRD患者随机分配接受静脉注射0.20mg/kg或0.40mg/kg（注药时长40分钟）的艾司氯胺酮或安慰剂。两种剂量的反应率相似（分别为67%和64%），与静脉注射氯胺酮的疗效相当。然而，低剂量（0.20mg/kg）的耐受性更好，这可能代表了静脉注射艾司氯胺酮治疗TRD患者的最佳风险/效益比。另外一份回顾性报告发现，在23名难治性抑郁症患者和4名双相抑郁症患者中，静脉输注艾司氯胺酮0.25mg/kg（注药时长10分钟），注药后24小时内，16例（59.3%）对治疗有反应（MADRS降低≥50%），11例（40.7%）患者病情缓解（MADRS<7分），1周后这两项指标分别为13例（48.1%）和10例（37.0%）。

2022年7月，安建雄团队在山东第二医科大学附属医院成立了全球首家"快速抗抑郁中心"和自杀干预中心，主要面对有严重自杀倾向和传统药物治疗无效的顽固性抑郁患者。针对抑郁失眠共病患者，形成了"两快一滴定"创新诊治体系，包括艾司氯胺酮静脉输注进行快速抗抑郁治疗，睡眠滴定快速诊断和居家睡眠调控，初步研究发现，治疗效果与年龄呈负相关，治疗后24h汉密尔顿抑郁评分较治疗前下降50%，且通过fMRI观察到治疗后2h相较于治疗前，左侧杏仁核、左侧海马、左侧颞上回局部一致性（ReHo）值降低，右侧背外侧额上回、额中回、眶部额下回、眶部额中回ReHo值升高；左侧岛叶、左侧前扣带回和旁扣带脑回低频振幅（ALFF）值升高，左侧中央后回ALFF值降低，且治疗前后多个脑区功能连接出现改变。另外，56%的患者具有自杀意念甚至自杀行为，1次治疗后83%的患者自杀意念消失，3个月的随访发现，21%抑郁失眠患者可停用抗抑郁药及安眠药并达到痊愈标准。

（2）经鼻用药：鼻喷剂型抗抑郁药——艾司氯胺酮已于2019年3月4日美国食品和药物管理局（FDA）首次批准用于治疗成年TRD患者。鼻喷剂艾司氯胺酮联合抗抑郁药对 TRD 患者具有快速抗抑郁的作用，能够显著降低患者自杀风险，不良反应少，安全性较高，为 TRD 患者提供了一个重要的可行的治疗手段。

艾司氯胺酮通过鼻腔内丰富的血管迅速吸收，在给药后10～14分钟内达到最大血浆浓度。不同于口服制剂，经鼻给予艾司氯胺酮不受肝脏首过代谢的影响。一项安慰剂对照的随机试验显示，在67名难治性抑郁症患者中，鼻腔分别应用28mg、56mg或84mg艾司氯胺酮，并结合口服抗抑郁剂治疗，其抗抑郁效果与剂量相关，56mg和84mg的抗抑郁效果更强更快速。在本试验中，给药频率逐步降低，从每周2次到每周1次，再到每两周1次，结果表明停止给药后2个月内有持续的抗抑郁效应。研究证明，口服常规抗抑郁药物，辅以经鼻喷入艾司氯胺酮可对MDD和TRD患者均可产生良好治疗效果，但长期疗效及安全性仍需进一步观察。

艾司氯胺酮鼻喷后会出现镇静、分离症状，以及有滥用和误用等风险，在美国实行在风险评估和减低计划（risk evaluation and mitigation strategies，REMS）管理模式下有限制地分发。除此以外，患者的用药过程最好在医护人员的监督之下，给药后必须监测患者的意识至少2h方能允许其离开。由于鼻喷剂艾司氯胺酮刚刚上市，疗效及安全性仍需广大医务工作者进一步考察。但是，根据现有的研究表明，相对于鼻喷艾司氯胺酮，静脉注射表现出更显著的总体有效率和缓解率，以及更低的不良事件。此外，艾斯氯胺酮鼻喷剂操作虽然简单，但药物本身的费用昂贵。

（3）皮下注射：皮下注射也是一种安全、有效、简便的给药方式，但目前皮下注射艾司氯胺酮治疗抑郁症的高质量文献较少。一项研究对皮下注射艾司氯胺酮治疗后的解离症状进行了观察，70名患者在为期6周的试验中每周皮下注射1次，联合口服抗抑郁药物治疗，根据患者的反应给予0.5～1.0mg/kg的剂量，结果表明，艾司氯胺酮平均注射剂量为0.78mg/kg，34名（48.6%）患者抑郁症状改善，解离症状通常在注射后30分钟达到高峰，60分钟下降，120分钟恢复至注射前水平。

皮下注射艾司氯胺酮具有良好的耐受性，操作简便，相对于静脉注射和皮喷剂而言更经济，但抑郁改善率低于静脉注射。

4. 安全性和耐受性

氯胺酮的麻醉剂量通常为1～3mg/kg，用于快速抗抑郁时剂量较低（通常为0.5mg/kg），因此发生不良反应的风险大幅降低。静脉注射氯胺酮治疗TRD时发生的常见不良反应包括精神症状（如精神分裂、幻觉）、拟交感症状（如高血压、心动过速）和前庭症状（如恶心、呕吐、头痛、头晕）。虽然这些不良反应通常发生在注药过程中，并且持续时间短暂，但对经历过精神分裂症状的患者，精神症状可能会增加其痛苦。如果双相抑郁症患者应用氯胺酮治疗，需要密切关注安全性和耐受性，尤其是精神症状的变化。

接受艾司氯胺酮治疗的患者出现严重不良反应的比例低于5%。在使用艾司氯胺酮治疗期间，出现的不良事件包括髋部骨折、血压显著升高、室性早搏、体温过低、卒中、癫痫发作、晕厥、焦虑、激动、攻击行为、镇静、定向障碍和自杀意念，但尚不清楚是否有任何不良事件与应用该药物直接相关。

5. 滥用/成瘾的可能性

氯胺酮曾经是一种众所周知的被滥用的药物，但迄今为止，还没有关于氯胺酮或艾司氯胺酮在治疗抑郁症时被滥用或误用的公开数据。患者理论上存在与使用氯胺酮有关的耐受性、依赖性、渴求用药和发生戒断反应的风险。研究表明纳曲酮可阻断氯胺酮的抗抑郁作用，但尚不清楚这是否与氯胺酮和 μ 阿片受体结合或介导内源性阿片类物质的释放有关。虽然氯胺酮或艾司氯胺酮作为抗抑郁药物的使用剂量较低，但应用时间可能较长，因此密切监测和评估其成瘾性以及造成伤害的可能性至关重要。

6. 总结

氯胺酮和艾司氯胺酮单剂量和重复剂量抗抑郁治疗的研究表明，氯胺酮和艾司氯胺酮单次给药即可具有显著的抗抑郁和可能的抗自杀作用，重复给药（每周2～3次）可在数周内进一步维持这种反应。静脉用药方式更为常见，但理论上，鼻内喷入艾司氯胺酮可以改善用药耐受性。不良反应主要为轻微的神经系统症状及短暂的血压升高，短期内均可缓解直至消失。短期内应用氯胺酮或艾司氯胺酮均可产生满意的抗抑郁作用，但长期用药的有效性和安全性还需进一步观察。

（马宝丰　赵倩男　左慕妍）

◦ 第五节　东莨菪碱抗抑郁作用 ◦

一、东莨菪碱药理作用

胆碱能受体阻断剂常用于减少腺体分泌、减少平滑肌痉挛、增加心率等，阿托品、山莨菪碱、东莨菪碱等药物是常用的抗胆碱能药物。由于胆碱能受体阻滞剂化学结构各不相同，因此药物的作用时间、作用部位、作用强度等存在差异。山莨菪碱对平滑肌松弛作用比较强、东莨菪碱对腺体分泌的抑制比较强，而阿托品则处于两者之间。山莨菪碱增加心率比较温和，量效关系比较稳定；东莨菪碱对心率影响很小，几乎不增加心率；小剂量阿托品（一般认为 < 0.3mg）反而减慢心率，增加剂量引起心率增加，但是量效关系不稳定，可控性差。

东莨菪碱的另一个特点是能够透过血脑屏障，作用于中枢神经产生镇静、镇痛等作用。在20世纪六七十年代，由于麻醉药品短缺，以东莨菪碱为主要成分的中药麻醉是常用的麻醉方法之一。20世纪伴随我国改革开放，更多新型安全有效麻醉药物逐步应用于临床，中药麻醉也退出了历史舞台，但是中药麻醉中的主要成分东莨菪碱在治疗抑郁症等精神疾病方面却刚刚显露头角。

二、抑郁相关的神经递质

单胺类神经递质、谷氨酸类神经递质、乙酰胆碱类神经递质参与抑郁症的发生及发展。单胺类递质包括多巴胺（DA）、去甲肾上腺素（NA）和5-羟色胺（5-HT）等。单胺假说认为持续的压力或者大脑功能紊乱使单胺类神经递质浓度和活性下降从而导致抑郁。尽管单胺类神经递质学说能够解释一部分抑郁的发病机制，但是还有一些难以解释的现象，其他的神经递质也可能参与抑郁症的发病机制，其中胆碱能神经递质与抑郁症之间的关系尚无规律可循。

中枢胆碱能系统也与人的情绪、认知、人格等有关。1961年格申（Gershon）在Lancet报道了长期暴露在有机磷杀虫剂环境下的人群，体内乙酰胆碱分解减慢导致大量的乙酰胆碱聚集，这些人出现了抑郁的症状，表明胆碱能神经元与抑郁有关。

由于胆碱能与单胺能神经元均参与情绪的调控，1972年提出中枢胆碱能-肾上腺素神经元与躁狂-抑郁之间的关系，提出两者之间的不平衡导致精神障碍的学说。该学说认为：去甲肾上腺素与乙酰胆碱之间保持相互抑制，躁狂相乙酰胆碱减少且去甲肾上腺素增加，抑郁相乙酰胆碱增加且去甲肾上腺素减少。动物实验也证实，中枢乙酰胆碱含量增加导致抑郁样行为，给予东莨菪碱或抗抑郁药能够阻断毒扁豆碱引起抑郁样行为。

三、东莨菪碱抗抑郁的临床研究

常规的抗抑郁药物是以5-HT抑制剂或者NE再摄取抑制剂为主的药物。通过增加突触间隙的5-HT与NE的浓度，达到治疗抑郁的作用。常规抗抑郁药物起效慢，一般需要2~4周才达到稳定的抗抑郁效果；此外，还有约1/3的患者对常规抗抑郁药耐药。

东莨菪碱能够通过血脑屏障，作为非传统的新型抗抑郁药物，具有起效较快、维持时间长等特点。一般给药后2~4天开始起效，连续使用3次后抗抑郁维持时间可长达2周。

东莨菪碱抗抑郁临床研究已有三十余年。有学者（Newhouse PA，1988）对严重老年抑郁症患者（DSM-3标准诊断）静脉注射不同剂量的东莨菪碱、劳拉西泮以及安慰剂等观察其对抑郁情绪的影响。结果表明静脉注射大剂量（0.5mg）东莨菪碱可引起认知障碍；但静脉注射0.25mg东莨菪碱却有抗抑郁的作用，0.1mg东莨菪碱与劳拉西泮似乎无抗抑郁作用，随后又有系列研究证实了东莨菪碱的抗抑郁作用，并且东莨菪碱还可增强常用抗抑郁药物的效果。

对于复发的难治性抑郁症，东莨菪碱也有作用。弗瑞（Furey ML）在研究中收集了按照DSM-4标准的严重抑郁症或者双相情感障碍患者，患者年龄18～50岁，患者治疗前蒙哥马利抑郁量表与汉密尔顿焦虑量表没有差异，患者接受4μg/kg东莨菪碱治疗后蒙哥马利抑郁量表与汉密尔顿焦虑量表评分明显下降，表明东莨菪碱能够快速减轻难治性抑郁症的症状，具有快速强大的抗抑郁作用。

四、东莨菪碱抗抑郁作用的前景

东莨菪碱作为一种非典型新型抗抑郁药物，具有常规抗抑郁药物不具备的作用，首次使用后（一般剂量4μg/kg）3～5天出现抗抑郁效果，作用时间可持续10～14天。

药物治疗抑郁症的疗效与抑郁症的类型、性别以及治疗经过等有关。首先，大约1/3的患者对传统的抗抑郁药物出现抵抗；其次，女性抑郁症患者对传统抗抑郁药物疗效较男性差；最后，传统抗抑郁药对复发的抑郁症疗效也较差。东莨菪碱作为一种新型的抗抑郁药物，对于难治性抑郁症、双相情感障碍、女性抑郁症等特殊人群也表现出良好的抗抑郁作用。此外，笔者团队在临床中发现，东莨菪碱不仅可以增强艾司氯胺酮的抗抑郁作用，还可以使右美托咪定诱导的自然睡眠更加容易进入深睡眠。

尽管目前东莨菪碱抗抑郁的临床研究取得了一些成果，但是这些临床研究也存在一些缺陷。首先，研究大多为小范围、单中心研究，将研究结果推而广之需要多中心、设计严谨的随机对照试验来证实。其次，东莨菪碱可以引起心率增快、口干、视物模糊等不良反应，这些不良反应不仅导致患者的不适，更重要的是这些不良反应会导致研究缺乏严谨的对照，因此实验中需要设计更好的研究方案来证实东莨菪碱的抗抑郁作用。

总之，东莨菪碱具有相对快速和强大的抗抑郁作用，不良反应相对较低、耐受性良好。由于毒蕈碱受体亚型比较多，需要更多的基础研究去探明东莨菪碱抗抑郁作用的受体亚型，了解这些亚型可能为寻找新型的、快速起效的抗抑郁药物提供参考。

（方七五）

◦ 第六节　笑气、丙泊酚等麻醉药的抗抑郁作用 ◦

NMDA受体拮抗剂治疗抑郁症是近十年来精神病学的重要成果。许多麻醉药都具有拮抗NMDA受体的作用，除氯胺酮（艾司氯胺酮）外，还有许多其他麻醉药也有NMDA受体拮抗作用，例如，笑气（N_2O）、含氟吸入麻醉药等，甚至丙泊酚对NMDA受体也有拮抗作用。

1. 丙泊酚

γ-氨基丁酸（GABA）是中枢神经系统的抑制性神经递质，GABA受体主要有三种，即GABAA受体、GABAB受体和GABAC受体。GABA的不同生理功能的发挥，依赖于不同受体的结合。

抑郁症患者的GABA水平和GABAA受体功能可能存在异常，而使用增加GABA神经递质的药物或者直接激活GABAA受体的药物，有助于改善抑郁症症状，靶向GABAA受体成为研究抑郁症病理机制和药物治疗的重要途径之一。丙泊酚是常用的静脉麻醉药，不仅激动GABAA受体，还拮抗NMDA受体，似乎是一种理想的抗抑郁药。

米基（Mickey）等对此进行了尝试，将10名难治性抑郁的患者在脑电双频指数监测下使用大剂量丙泊酚使脑电暴发抑制达到70%～90%并维持15分钟，每周3次，共治疗10次治疗。所有的受试者耐受良好，没有严重并发症。这10个研究对象中有6人治疗后抑郁评分量表下降大于50%，对这6人进行远期随访，6人中至少有5人的抗抑郁效果能够维持3个月以上。研究中还对电休克与大剂量丙泊酚深麻醉这两种方法进行比较，纳入了与大剂量丙泊酚深麻醉治疗的10人病情轻重相似的20例进行电休克，结果表明大剂量丙泊酚抗抑郁的效果与电休克相似。

老年期抑郁障碍（late life depression，LLD）指年龄60岁及以上的老年人中出现的抑郁障碍，与年轻患者相比，LLD患者自杀观念频发且牢固、自杀计划周密，自杀成功率高。失眠是LLD的主要症状之一，失眠与抑郁常常相互影响，并且认知功能损害常常与老年期抑郁障碍共存。

正常情况下随着年龄增加，慢波睡眠逐步减少。LLD是否与慢波睡眠减少有关，增加慢波睡眠是否会达到神奇的抗抑郁作用？这是一个极其有趣的临床问题。治疗LLD将显著改善老年人的生活质量，降低自杀风险，促进老年患者整体健康水平提高，减少照料者负担等。由于老年患者合并有较多的其他疾病，抗抑郁药在老年人群的研究资料缺乏，因此对LLD的患者在药物选择、疗效、预后等方面存在很多困难。

里奥斯（Rios）报道了使用丙泊酚治疗老年难治性抑郁症（late life treatment-resistant depression，LL-TRD）的研究。病例1是71岁女性患者，该患者从15岁开始患抑郁症，几十年来经历了很多足量、充分的治疗，但病情都未达到持久的缓解。此次治疗前多导睡眠监测显示慢波睡眠仅2.7分钟（占总睡眠时间的0.7%，正常70～80岁人群慢波睡眠占7%～9%）。接受丙泊酚输注后慢波睡眠逐步增加，第1次静脉输注丙泊酚1006mg，输注时间1小时42分钟，慢波睡眠达到12.5分钟（占总睡眠时间的

5.3%），第2次静脉输注丙泊酚1035mg，输注时间1小时34分钟，慢波睡眠达到24分钟（占总睡眠时间的10.6%）。重要的是患者的抑郁得到缓解，蒙哥马利抑郁量表评分从26分降到7分，此后蒙哥马利抑郁量评分一直维持7分有9个月时间。病例2是77岁男性抑郁症患者，同时合并OSAS，患者从15岁开始有抑郁症，经历了足量、充分的治疗但是抑郁病情没有显著改善。治疗前多导睡眠监测显示没有慢波睡眠。第1次静脉输注丙泊酚治疗的时候，患者出现气道阻塞，需要托起下颌才可保持气道通畅；由于间断的呼吸道不通畅，该患者使用丙泊酚779mg，输注时间为1小时4分钟。第2次静脉使用丙泊酚652mg，输注时间1小时33分钟。该患者丙泊酚用量少于第1个患者，因此两次丙泊酚输注慢波睡眠都少于第1例患者，仅在第2次输注丙泊酚时检测到暴发抑制，持续3秒。该患者2次丙泊酚输注后慢波睡眠也仅增加到3分钟（占总睡眠的时间的1.3%），患者的蒙哥马利抑郁量表评分从治疗前的13分增加到19分，6个月后为20分，也就是患者的抑郁没有得到改善。该两病例表明以慢波睡眠为目标的治疗可能是抑郁症的新方向，后续需要更多的一些临床研究。

尽管上述研究表明丙泊酚有抗抑郁作用，但是这些研究报道病例仅是初步的临床研究且样本量偏少，丙泊酚抗抑郁疗效还要进行更多、更细致的研究来证实。应特别注意丙泊酚的成瘾性、对呼吸循环的抑制等严重不良反应，因为丙泊酚成瘾治疗困难，也有歌王杰克逊丙泊酚催眠致死的惨痛教训。

2. 笑气（一氧化二氮，N_2O）

吸入麻醉中最古老的药物是笑气（Nitrous Oxide）已经使用了近二百年，目前在临床上很少使用笑气进行麻醉，但笑气在治疗难治性抑郁症方面却有新的发现。

Yan等将44例TRD患者随机分组，分别吸入50% N_2O/50%氧气（N_2O组）或50%空气/50%氧气（安慰剂组）的混合物1小时。结果表明单次吸入50% N_2O后2小时患者的抑郁症状显著改善，但是疗效持续时间不超过1周。对于有自杀意念的难治性抑郁症患者，吸入笑气也有效。

N_2O与氯胺酮（艾司氯胺酮）都是NMDA的非竞争性的NMDA受体拮抗剂，但是在分子水平上他们的作用途径存在差异。谷氨酸与NMDA受体结合，促进跨膜离子通道的打开或激活，导致Na^+、K^+和Ca^{2+}等阳离子具有高通透性。氯胺酮（艾司氯胺酮）特异性地进入这个开放的通道，并结合到离子通道孔深处的一个位点上，从而阻断离子流动，这种现象被称为"捕获离子通道阻滞"。形成鲜明对比的是N_2O，N_2O效应是弱电压依赖性的，并且不表现出与开放通道阻滞剂一致的特征。此外，在临床试验中也观察到一些显著的差异。首先，N_2O不引起精神障碍、不升高血压；其次，N_2O起效快消除快，患者可以在短时间内恢复正常的日常功能，而给予氯胺酮后2小时内需要更全面的监测。

临床前和临床研究结果表明，N_2O可能对人类大脑皮质产生有害影响，但不会产生严重不良反应，给予异氟醚以及东莨菪碱等能够防止 N_2O 对大脑皮质的损害。

N_2O 尽管目前不是属于管制药品，但是一定要防止滥用，做到发挥其有利的一面，避免有害的作用。N_2O 滥用抑制了钴胺素代谢缺陷、导致高甲基丙二酸血症和高同型半胱氨酸血症，从而导致神经系统广泛损害，出现脊髓亚急性联合变性、周围神经病等，甚至出现中枢神经损害。

3. 含氟类吸入麻醉药

1985年兰格（Langer）最早发现异氟醚深麻醉对TRD患者具有快速抗抑郁作用，随后又进行了更加细致的研究。研究中TRD患者吸入异氟醚深度麻醉，每周2次共6次。每次麻醉开始时使用戊巴比妥（4mg/kg 静脉注射）和琥珀胆碱（1～1.5mg/kg 静脉注射）诱导，气管插管后仅用氧气和异氟醚维持。插管后机械通气，动脉血 $PaCO_2$ 保持在20～25mmHg之间（分钟通气气量：8～11升/分钟）。异氟烷吸入浓度从4%开始，直到出现第1次脑电抑制（即2秒的平直脑电图）后吸入异氟烷的剂量降至2.5%，直到出现脑电暴发抑制后15分钟停止吸入异氟烷。对照组相同方法诱导后进行电休克。两组患者继续口服原有的抗抑郁药。结果表明首次异氟醚深麻醉后抗抑郁作用起效时间比ECT快，连续几次治疗后异氟醚与ECT都能改善抑郁症状，但是异氟醚的改善情况更好。治疗结束后2周，对患者进行16项汉密尔顿抑郁量表（HADS-16）测试，结果显示异氟醚深麻醉后患者的抑郁改善情况优于电休克组。

七氟烷也是一种含氟麻醉剂，同样具有抗抑郁作用。通过面罩持续吸入低浓度七氟烷（0.8～1.0 MAC，MAC最低肺泡气浓度），每次1小时。吸入七氟烷后产生与氯胺酮类似的抗抑郁效果，大约2小时后起效，维持2天～2周。重复使用七氟烷后能够产生更长时间的抗抑郁作用，有报道称再次吸入后抗抑郁作用可达到24周。

七氟烷的药理特点，起效与消除快，体内代谢低，不影响肝肾功能等；与氯胺酮不同，不导致幻觉；与 N_2O 不同，没有欣快感，没有成瘾性等，可能是一种比较好的抗抑郁药。但是目前七氟烷的抗抑郁作用需要更多的研究，例如，吸入七氟烷的浓度与时间，适宜病例的选择等方面。

第七节　麻醉技术与麻醉药物抗抑郁作用总结

抑郁症是21世纪严重危害人民群众健康的疾病。传统抗抑郁药物经过几十年的发展，进展比较缓慢，而麻醉药物以及麻醉辅助药物抗抑郁方面却独放异彩，特别是麻醉药物与麻醉技术用于TRD的患者。由于传统抗抑郁药产生抗抑郁作用的主要途径是通过抑制5-HT与NE再摄取产生作用，但是麻醉药物作用的途径与传统抗抑郁药物都不同，并且麻醉药的抗抑郁作用更强大，因此有可能通过这一途径寻找抗抑郁药物的新靶点，发现抑郁症发病的新机制。

  本章回顾了MECT、氯胺酮以及艾斯氯胺酮、东莨菪碱、丙泊酚、笑气、吸入麻醉药等麻醉相关药物与技术的抗抑郁相关研究。这些药物与技术为治疗难治性抑郁症带来了更多的希望，但是麻醉药物抗抑郁作用的临床研究大多是单中心小样本研究，并且药物的给药方案也各不相同，得到的结论也有差异，因此还需要做更多探索。

  抑郁症的发病机制目前虽然有一些假说，能够解释抑郁症的部分发病原因，并且按照这些假说开发了一些抗抑郁药物，也取得了一些进展。但仍然有大约1/3患者对这些抗抑郁药的疗效不理想，麻醉药物抗抑郁作用弥补了传统抗抑郁药物治疗抑郁症的不足，并且对探索抑郁症的发病机制也提供了一些思路。

（方七五）

参考文献

［1］ JANE C E, ERKANLI A, ANGOLD A. Is there all epidemic of child or adolescent depression? [J]. J Child Psychol Psychiatry, 2006, 47(12): 1263-1271.

［2］ NAICKER K, GALAMBOS N L, ZENG Y, et a1. Social, demographic, and health outcomes in the 10 years following adolescent depression [J]. J Adolesc Health, 20 13, 52(5): 533-538.

［3］ LIU CC, QIAN XY, AN JX, et al. Electroconvulsive Therapy Under General Anesthesia With Cisatracurium, Laryngeal Mask Airways, and Bispectral Index [J]. J ECT 2016, 32: 17-19.

［4］ TRULLAS, R. Skolnick, Functional antagonists at the NMDA receptor complex exhibit antidepressant actions [J]. Eur J Pharmacol, 1990. 185(1): 1-10.

［5］ ZANOS, P. Convergent Mechanisms Underlying Rapid Antidepressant Action [J]. CNS Drugs, 2018. 32(3): p. 197-227.

［6］ BERMAN, R.M. Antidepressant effects of ketamine in depressed patients ［J］. Biol Psychiatry, 2000. 47(4): p. 351-354.

［7］ DWYER, J.B. Efficacy of Intravenous Ketamine in Adolescent Treatment-Resistant Depression: A Randomized Midazolam-Controlled Trial [J]. Am J Psychiatry, 2021. 178(4): 352-362.

［8］ SINGH, J. B. A Double-Blind, Randomized, Placebo-Controlled, Dose-Frequency Study of Intravenous Ketamine in Patients With Treatment-Resistant Depression [J]. Am J Psychiatry, 2016. 173(8): 816-826.

［9］ DALY, E. J. The effect of esketamine in patients with treatment-resistant depression with and without comorbid anxiety symptoms or disorder [J]. Depress Anxiety, 2021. 38(11): 1120-1130.

［10］ GEORGE, D. Pilot Randomized Controlled Trial of Titrated Subcutaneous Ketamine in Older Patients with Treatment-Resistant Depression [J]. Am J Geriatr Psychiatry, 2017.

25(11): 1199-1209.

[11] SINGH, J. B. Intravenous Esketamine in Adult Treatment-Resistant Depression: A Double-Blind, Double-Randomization, Placebo-Controlled Study [J]. Biol Psychiatry, 2016. 80(6): 424-431.

[12] CORREIA-MELO, F.S. Rapid infusion of esketamine for unipolar and bipolar depression: a retrospective chart review [J]. Neuropsychiatr Dis Treat, 2017. 13: 1627-1632.

[13] DALY, E.J., Efficacy and Safety of Intranasal Esketamine Adjunctive to Oral Antidepressant Therapy in Treatment-Resistant Depression: A Randomized Clinical Trial [J]. JAMA Psychiatry, 2018. 75(2): 139-148.

[14] 张文渊. 抑郁症中枢神经递质及治疗研究进展 [J]. 中国临床药理学杂志, 2010, 26: 540-544.

[15] GERSHON S, SHAW FH. Psychiatric sequelae of chronic exposure to organophosphorus insecticides [J]. Lancet. 1961, 1(7191): 1371-1374.

[16] JANOWSKY DS, YOUSEF MK, DAVIS JM, et al. A cholinergic-adrenergic hypothesis of mania and depression [J]. Lancet, 1972, 2(7778): 632-635.

[17] MINEUR YS, OBAYEMI A, WIGESTRAND MB, FOTE GM. Cholinergic signaling in the hippocampus regulates social stress resilience and anxiety-and depression-like behavior [J]. Proc Natl Acad Sci U S A, 2013, 110(9): 3573-3578.

[18] NEWHOUSE PA, SUNDERLAND T, TARIOT PN, WEINGARTNER H. The effects of acute scopolamine in geriatric depression [J]. Arch Gen Psychiatry, 1988, 45: 906-912.

[19] 时丹丹. 东莨菪碱抗抑郁作用研究进展 [J]. 中华精神科杂志, 2018, 51: 194-197.

[20] 马旭霞, 汪天宇, 岳莹莹, 等. 东莨菪碱快速抗抑郁的研究进展 [J]. 中华精神科杂志, 2020, 53(3): 258-262.

[21] FUREY ML, DREVETS WC. Antidepressant efficacy of the antimuscarinic drug scopolamine: a randomized, placebo-controlled clinical trial [J]. Arch Gen Psychiatry, 2006, 63: 1121-1129.

[22] DREVETS WC, BHATTACHARYA A, FUREY ML, et al. The antidepressant efficacy of the muscarinic antagonist scopolamine: Past findings and future directions [M]. // Duman RS, Krystal JH, et al. Advances in Pharmacology, Academic Press, 2020, 89: 357-386.

[23] 李云峰, 米卫东. 抑郁症治疗的新曙光——低剂量全麻药物. 中华麻醉学杂志, 2019, 39: 129-131.

[24] NAGELE P, PALANCA BJ, GOTT B, BROWN F. A phase 2 trial of inhaled nitrous oxide for treatment-resistant major depression [J]. Sci Transl Med, 2021, 13(597): 1376-1379.

[25] MICKEY BJ, WHITE AT, ARP AM, TADLER SC. Propofol for Treatment-Resistant Depression: A Pilot Study [J]. Int J Neuropsychopharmacol, 2018, 21(12): 1079-1089.

[26] MICKEY BJ, WHITE AT, ARP AM, et al. Propofol for Treatment-Resistant Depression: A Pilot Study [J]. Int J Neuropsychopharmacol, 2018, 21(12): 1079-1089.

[27] RIOS RL, KAFASHAN M, HYCHE O, E, et al. Targeting Slow Wave Sleep Deficiency in Late-Life Depression: A Case Series With Propofol [J]. Am J Geriatr Psychiatry, 2023, 31(8): 643-652.

[28] YAN D, LIU B, WEI X, et al. Efficacy and safety of nitrous oxide for patients with treatment-resistant depression, a randomized controlled trial [J]. Psychiatry Res, 2022,

317: 114-140.

[29] DE LEON VC, KUMAR A, NAGELE P, et al. Nitrous Oxide Reduced Suicidal Ideation in Treatment-Resistant Major Depression in Exploratory Analysis [J]. J Clin Psychiatry, 2023 16, 84 (5): 220-225.

[30] QUACH DF, DE LEON VC, CONWAY CR. Nitrous Oxide: an emerging novel treatment for treatment-resistant depression [J]. J Neurol Sci, 2022, 434: 120-129.

[31] YANG C, HASHimOTO K. Combination of Nitrous Oxide with Isoflurane or Scopolamine for Treatment-resistant Major Depression [J]. Clin Psychopharmacol Neurosci, 2015, 13(1): 118-120.

[32] LANGER G, KARAZMAN R, NEUMARK J, et al. Isoflurane narcotherapy in depressive patients refractory to conventional antidepressant drug treatment. A double-blind comparison with electroconvulsive treatment [J]. Neuropsychobiology, 1995, 31(4): 182-194.

[33] WANG S, CHENG S, FENG M, et al. Sevoflurane augmentation in treatment-resistant depression: a clinical case study [J]. Ther Adv Psychopharmacol, 2020, 10: 204-226.

[34] FENG M, CHENG S, FANG Y, et al. Augmentation of Sevoflurane inhalation for treatment-resistant depression with different features: A case series [J]. Asian J Psychiatr, 2023, 82: 103495.

第十二章 麻醉创新治疗抑郁症

第十三章　银　屑　病

　　银屑病（psoriasis）是一种常见的慢性皮肤病，病变部位有特征性红斑、丘疹以及红色丘疹或斑片上覆有银白色鳞屑，以四肢伸面、头皮和背部较多，而非寻常型银屑病则表现为脓疱、红皮病或关节病。我国1984年抽样调查显示该病发病率约为0.123%，多见于青壮年，无明显性别差异性。慢性病程，易复发，冬季复发或者加重，夏季缓解。

◦ 第一节　病因与发病机制 ◦

1. 遗传因素

　　流行病学与人类白细胞抗原（human leukocyte antigen，HLA）分析以及全基因扫描研究均支持本病与遗传关系密切。临床上约20%的银屑病患者有家族史，父母一方有银屑病，子女患病概率为16%，父母双方都有银屑病时，子女患病概率高达50%。

2. 感染

　　既往发现链球菌感染可诱发和加重银屑病，在儿童患者表现突出，发病率为10%～54%。除链球菌外，临床上部分银屑病系因真菌（如糠秕孢子菌、念珠菌）、葡萄球菌、肠道细菌及病毒（如HIV）等感染触发。微生物感染致病的机制尚不清楚，可能与微生物及其代谢产物作用于免疫系统有关。

3. 内外环境的改变

　　体内外环境的改变可能诱发或促进银屑病的发生发展。诱发或者加重银屑病的因素有紧张及应激事件、外伤、妊娠、分娩、哺乳及月经等。此外，气候、光线、潮湿和环境污染等也会诱发或加重银屑病。

4. 免疫

　　寻常型银屑病皮损处淋巴细胞和单核细胞浸润明显，T淋巴细胞真皮浸润为本病的重要病理特征。可能是皮损中活化的T淋巴细胞释放细胞因子（IL-1，IL-6，IL-8，INF-γ等）刺激角质细胞增生，促发并参与银屑病的发生发展。银屑病病理生理的一个重要特点是表皮基底层角质形成细胞增殖加速，有丝分裂周期缩短，组织病理出现角化不全，颗粒层消失。

总之，越来越多的研究倾向于银屑病是一种 T 细胞异常的免疫性疾病，其发生、发展和消退的病程与遗传、精神、神经内分泌及气候等因素密切相关。

◦ 第二节　临　床　表　现 ◦

临床上将银屑病分为寻常型、脓疱型、关节病型和红皮病型等4种类型。

1. 寻常型银屑病

寻常型银屑病最为常见，占95%以上。发病初期有红色丘疹或斑丘疹，自粟粒至绿豆大，上覆成层银白色鳞屑。鳞屑在急性损害期较少，慢性期较多。皮损中央部分鳞屑附着较牢固。将鳞屑刮除后，其下为一红色发亮的薄膜，称薄膜现象，轻刮薄膜即可出现散在的小出血点，呈露珠状，称为点状出血现象（Auspitz征）。损害边界清楚，皮损周围有0.2～0.5cm宽的淡色晕（Woronoff环），该处皮肤外观正常，但皮肤毛细血管已弯曲而不正常，对紫外线红斑反应和对药物刺激反应均减弱，无合成前列腺素E2的能力。皮损处出汗减少，皮损消退后仍持续一个时期而不是立即恢复正常。

损害呈点滴状散布于身体各处时称为点滴状银屑病，此现象常见于儿童，特别是因扁桃体炎而发病者。如皮损扩大，成圆形扁平斑片状，形如钱币，称为钱币状银屑病。若皮损继续扩大，邻近的损害相互融合，形成大片不规则地图状损害，称为地图状银屑病。点滴状银屑病经过适当治疗后可在数周内消退，部分患者发展成慢性病程。

按病情的发展，本病又可分为进行期、稳定期和退行期。进行期为急性发作阶段，此时可有同形反应。当炎症停止发展，皮损无新发，处于静止状态，称稳定期。当损害变薄，红色变淡，直至皮损消失，留有色素减退或色素沉着斑，称为退行期。有时皮肤有新疹出现，同时部分皮疹也在消退，此时分期应根据整个皮损的发展趋势而定。

2. 脓疱型银屑病

脓疱型银屑病较少见，约占0.77%。临床上分为局限性与泛发性脓疱型银屑病。

局限性脓疱型银屑病：皮损局限于手掌与足跖，对称分布，掌部好发于大小鱼际，可扩展至掌心、手背和手指。跖部好发于跖中部及内侧，足弓和在足弓水平上足的内侧或外侧，足跟的侧面或后面。原发损害是局限在边界不清的红色鳞屑性斑块基底上的角层下或表皮内脓疱或水疱，后者常于几小时内迅速变为脓疱，脓疱直径为2～8mm，新鲜时呈黄色，以后变黄棕色，经2天至2周，脓疱即干燥结痂，变成褐色鳞屑而脱落。继之新的成簇脓疱又相继出现，往往最常发生在斑块边缘，亦可发生在正常皮肤上，但常很快被红斑和鳞屑围绕。脓疱反复发生，以致同一斑块上可见脓疱和结痂等不同期的损害。

泛发性脓疱型银屑病：常急性起病，寻常性银屑病皮损或者无皮损的正常皮肤上迅速出现针尖至粟粒大小、淡黄色或黄白色的潜在性无菌性小脓疱，密集分布，可融合成片状脓湖，皮损可迅速发展到全身，伴有肿胀感与疼痛感。常伴有全身症状，出现高热与寒战，呈弛张热。一般1~2周后脓疱干燥结痂，病情自然缓解，但可反复周期性发作；患者也可因继发感染，全身衰竭而死亡。

3. 关节病型银屑病

关节病型银屑病：患者除外皮损外，还有关节病变。皮损与关节病变可同时或者先后出现，任何关节均可受累。包括肘、膝的大关节，指趾小关节，脊柱与骶髂关节等。表现为关节肿胀疼痛，活动受限，严重时候出现关节畸形、呈进行性发展，但类风湿因子多为阴性。X线显示软骨消失、骨质疏松，关节腔狭窄和关节侵蚀等。

4. 红皮病型银屑病

全身皮肤弥漫性潮红、浸润肿大并伴有大量糠状鳞屑，但常有边界很清楚的小片正常皮肤存在（皮岛）。常伴发热、浅表淋巴结肿大等全身症状。病程长且易复发。

◦ 第三节　诊断与鉴别诊断 ◦

1. 寻常型银屑病

根据好发部位、层层的银白色鳞屑、薄膜现象、点状出血等容易作出诊断。

2. 脓疱型银屑病

其主要特点是在寻常型银屑病基础上出现多数小脓疱，且反复发生。

3. 关节病型银屑病

常与寻常型或脓疱型银屑病同时发生，大小关节可以同时发病，特别是指关节易发病。关节症状的轻重随皮损的轻重而变化。银屑病缓解时，关节症状亦随之减轻，甚至消失。

4. 红皮病型银屑病

皮肤弥漫性发红、干燥，覆以薄鳞屑，有正常皮岛，有银屑病史，易诊断。

5. 鉴别诊断

头皮银屑病与脂溢性皮炎、头癣等鉴别。脂溢性皮炎皮损为边缘不清的红斑，头发稀疏、变细、脱落，没有束状发。头癣皮损上覆盖灰白色糠状鳞屑，有断发以及脱发，可以查到真菌。

第四节　治　疗

（一）常规治疗

1. 外用药物治疗

在搽外用药前宜先用热水、肥皂洗去鳞屑。急性期不宜用刺激性强的药物以免激发红皮病，若有渗出可按一般急性或亚急性炎症处理。稳定期可涂抹作用较强的药物，初时浓度宜低，以后酌情增加，如皮损广泛，外用药吸收较多时易引起中毒，宜将病损划分为几个区域，各区擦以不同药物。

常用药物有糖皮质激素、维A酸霜、维生素D_3衍生物等，还可选用各种角质促成剂（如煤焦油、蒽林软膏、10%～15%喜树碱软膏、水杨酸软膏等），上述药物也可联合使用。

2. 全身药物治疗

皮损严重且广泛，传统疗效较差的患者可以全身用药治疗。常用药物有甲氨蝶呤、环孢素A、维生素A酸等药物。这些药物大多具有器官毒性，临床应用过程中需密切注意其不良反应。例如甲氨蝶呤有上皮组织与骨髓抑制，环孢素A有肾毒性等。

银屑病的常规治疗方案主要有外用糖皮质激素、维A酸霜以及全身使用免疫抑制剂等药物。由于银屑病的患病面积一般较大，较多的药物经过皮肤吸收入血以及全身用药，这些药物对肝肾功能以及免疫有不良的影响，因此有必要探索新兴的治疗方案减轻患者痛苦。

（二）麻醉创新治疗

1. 普鲁卡因静脉滴注

普鲁卡因静脉滴注不仅可以缓解瘙痒症状，对银屑病也有治疗作用。1953年特略（Tello）首先将普鲁卡因用于治疗银屑病。临床研究发现，银屑病患者伴有血液黏稠度增加和甲皱微循环障碍，普鲁卡因静脉滴注后毛细血管血流增加、红细胞聚集现象得以改善。

普鲁卡因属于脂类局麻药，过敏反应的可能性大于酰胺类局麻药。临床要求使用普鲁卡因常规皮试，但也有学者研究显示，普鲁卡因皮试的假阴性和假阳性率都较高，因此有专家建议取消普鲁卡因皮试。值得注意的是，时至今日普鲁卡因药品说明书中还是要求进行皮试。作者建议使用前应仔细询问过敏史，给药时先给予小剂量，仔细观察没有异常后再给予适当剂量。一旦发生过敏反应按照过敏性休克进行治疗与处理。

常用0.5%的普鲁卡因200～300ml进行静脉滴注，每日1次、10次为一疗程，停药5天后进入下一疗程，连续进行4个疗程，静脉滴注速度宜慢，2～3小时完成滴注为宜，借助微量泵等设备精确控制注射速度更好。老年患者、肝肾功能不全等患者适当减少剂量。

普鲁卡因静脉滴注的不良反应有过敏反应、中毒反应、高敏反应等，严重者可有心律失常和心功能抑制等。尽管不良反应较多，在麻醉科医师的监护下上述不良反应是可控的。

酰胺类局麻药过敏的可能性更小，采用普鲁卡因静脉滴注的方案使用"全能局麻药"利多卡因（与普鲁卡因等效剂量的利多卡因）治疗银屑病，可能需要进行更多的探索与尝试。

2. 东莨菪碱静脉滴注

20世纪中叶，由于麻醉药物短缺，我国进行了大量有关"中药麻醉"的临床实践。"中药麻醉"是以中药洋金花（主要成分是东莨菪碱）复合氯丙嗪与阿片类等药物的麻醉方法。由于"中药麻醉"时视物模糊、眼压升高、心率加快、手术时渗血较多、体温升高等固有缺点，加之改革开放后我国麻醉药物与麻醉技术的快速进步，"中药麻醉"逐渐退出历史舞台，但临床实践发现其对某些疾病有治疗作用，引起人们的关注，值得深入研究。

东莨菪碱具有改善微循环、增加红细胞的变形性、止痒、抑制上皮细胞的异常分裂等功效，对银屑病的免疫异常也有治疗作用。有研究发现，氯丙嗪对皮肤病也有治疗作用，其机制可能是氯丙嗪作为一种为一种钙调蛋白抑制剂，减轻皮肤角质细胞的更新速度。动物实验也证实氯丙嗪可以缓解银屑病症状。

有研究显示，使用东莨菪碱为主的"中药麻醉"方案可以用于银屑病的治疗。以下方案可供参考：东莨菪碱3～4mg缓慢静脉给予，同时给予氯丙嗪25～50mg静脉进行滴注，中途间断追加东莨菪碱与氯丙嗪，麻醉持续时间维持在6小时左右。每个月1次，一般治疗3次即可。东莨菪碱静脉滴注治疗后，皮肤脱屑，逐步好转。有学者通过随访得出复发率低于常规方法的结论。大剂量东莨菪碱的不良反应主要有口干、视物模糊、排尿困难、心率增加、谵妄、幻觉，青光眼患者出现眼压增加等不良反应。

由于东莨菪碱的中枢抗胆碱能作用，会导致意识错乱、谵妄、幻觉等不良反应。为减少其中枢神经系统的不良反应，可以在使用东莨菪碱治疗银屑病的同时添加丙泊酚镇静，并且丙泊酚不影响东莨菪碱治疗银屑病的疗效。

丙泊酚与东莨菪碱治疗联合治疗银屑病，由于这两种药不是长期使用，一个月1次，一般三次，所以出现药物耐受与依赖的可能性较小。

3. 阿片类药物及其拮抗剂

地芬诺酯是哌替啶的衍生物，常用于治疗腹泻。对肠道作用类似吗啡，直接作用于肠平滑肌，通过抑制肠黏膜感受器，消除局部黏膜的蠕动反射而减弱蠕动，同时可增加肠的节段性收缩，从而延长肠内容物与肠黏膜的接触，促进肠内水分的回吸收。

拉尼尔（Lanier）在临床治疗一名合并有银屑病的急性腹泻患者，使用地芬诺酯治疗腹泻后，戏剧性发现不仅腹泻得到了控制，而且多年的银屑病也好转。随后再在临床实践中对更多的病例进行了验证，证实了地芬诺酯对银屑病有治疗作用，但是作者没有进行深入的机制方面的研究。

由于银屑病的发病机制比较复杂，部分研究者对阿片受体与银屑病之间的关系进行了一些研究，咪喹莫特诱发的银屑病动物模型发现中枢的μ受体与κ受体、外周的μ受体参与了银屑病瘙痒的发生与发展。纳曲酮是长效的阿片受体拮抗剂，低剂量的纳曲酮（1～5mg/d）通过免疫调控对银屑病有治疗作用，其机制是通过调控Toll样受体信号，减少促炎细胞因子（TNF、IL-6、IL-12）的释放，抑制T淋巴细胞增殖，下调趋化因子受体和黏附分子的表达等；常规剂量纳洛酮（50～100mg/d）常用于不同类型瘙痒的治疗。

银屑病不仅损害患者的容貌，造成患者的心理创伤导致社交障碍，此外银屑病还会由于难以控制的瘙痒而对患者的日常生活造成严重的影响。据统计银屑病患者60%～90%伴有瘙痒，因此控制银屑病瘙痒的症状也是很重要的一个环节。晚清重臣曾国藩曾经在家书中多次提到他的银屑病，虽经多方医治，一直是时好时坏，不能根除，其瘙痒极其难受。

4. 硬膜外神经阻滞

安建雄等主编的《临床疼痛治疗学》（第3版，天津科技出版社2003）中描述了椎管内麻醉后患者的银屑病得到控制的病例。2022于布为团队建立了大鼠硬膜外置管模型，发现硬膜外利多卡因明显改善大鼠类银屑病皮肤炎症。通过外周神经剔除发现利多卡因作用于外周感觉神经系统，并能显著降低类银屑病模型大鼠皮肤中感觉神经纤维异常增多的现象。进一步的研究表明利多卡因直接作用于感觉神经，抑制其分泌降钙素基因相关肽（calcitonin gene related peptide，CGRP），进而抑制皮肤树突状细胞中IL-23（IL-23）的表达。该研究为硬膜外利多卡因治疗银屑病提供了理论基础，但还需要更多的临床观察，例如利多卡因的浓度、硬膜外阻滞的时间与次数等。

○ 第五节　银屑病患者的麻醉与镇痛 ○

不推荐对银屑病患者椎管内使用阿片类药物进行镇痛。椎管内使用阿片类药物的主要不良反应是瘙痒，其中吗啡引起瘙痒的发生率最高。严重的瘙痒导致患者全身抓挠，在原没有银屑病皮肤损害的地方出现银屑病的表现，这称为皮肤病的同型反应。

　　同型反应指没有病变的皮肤在受到非特异性损伤（如创伤、抓伤、手术切口、日晒、接种、炎症等）后，表现出与已患皮肤病相同临床表现。该现象在1877年由德国皮肤科医师海恩里希·科布内首先发现，其发生机制尚不清楚，可能与细胞因子、黏附分子及自身抗原等多种因素有关。许多皮肤病，例如，银屑病、白癜风、扁平苔藓等，都有此类现象。

　　马哈詹（Mahajan）报道了2例麻醉后由于同型反应而加重原有病情。第1例是一位42岁的男性患者，有20年的银屑病史，手术后硬膜外间隙推注4mg吗啡，硬膜外给药后2小时开始出现严重的瘙痒，静脉给予纳洛酮后瘙痒才得到控制；术后7天在面部、躯干、大腿等处出现新发的银屑病皮肤损害，与抓挠的部位一致。第2例是37岁的女性患者，有9年银屑病史，由于下肢骨折行腰硬联合麻醉，鞘内给予芬太尼20μg、布比卡因7.5mg，术后从硬膜外导管给予布比卡因与芬太尼镇痛。硬膜外镇痛1小时后（硬膜外已使用芬太尼30μg）出现严重的瘙痒，苯海拉明止痒无效而使用纳洛酮滴定，一共静脉注射纳洛酮0.3mg后瘙痒减轻。术后10天在瘙痒部位出现新发的银屑病的皮肤损害。

　　此外，银屑病患病部位由于角质层过度增生，皮肤脱屑明显，局部的抵抗力下降，椎管内穿刺后局部皮肤难以愈合，并且增加感染风险，因此在局部皮肤病变没有得到控制之前，不建议在经此椎管内穿刺。

　　银屑病是一种严重毁容性疾病，同时还会对关节、内脏等造成损害。创新性地利用麻醉学的原理与方法治疗银屑病，虽然已经获得一些临床和实验研究数据，但距离方法成熟尚远，有很多未知问题有待于长期和艰苦的求索。

（方七五）

参考文献

［1］　王霞生, 廖康炎. 杨国亮皮肤病学 [M]. 上海: 上海科技出版社, 2005.

［2］　中华医学会皮肤性病分会银屑病学组. 中国银屑病治疗专家共识 (2014版) [J]. 中华皮肤科杂志 2014, 47: 213-215.

［3］　TELLO EE. Treatment of psoriasis with novocaine injected intravenously, preliminary report [J]. Prensa Med Argent. 1953, 40: 3161-3163.

［4］　安建雄, 苏心镜, 吴芬, 程桂枝. 普鲁卡因皮试可靠性的临床试验报告 [J]. 中国实用护理杂志, 1987(06): 1-2.

［5］　潘耀东. 建议取消普鲁卡因皮内试验的常规 [J]. 临床麻醉学杂志, 1988, 4: 124-126.

［6］　茅伟安, 王锡堂. 普鲁卡因静脉滴注治疗银屑病的临床观察 [J]. 蚌埠医学院学报, 1994, 19: 183-186.

［7］ 罗础炎. 普鲁卡因加 Vit C 静滴治疗银屑病 137 例 [J]. 中国皮肤性病学杂志, 1993, 5: 218-219.

［8］ 王秋红, 肖洪彬, 姚风云, 匡海学. 洋金花治疗银屑病有效部位的药理作用研究——抗炎、抗瘙痒及抗过敏作用 [J]. 中国实验方剂学杂 2008, 14: 49-51.

［9］ 王秋红, 肖洪彬, 杨炳友, 匡海学. 洋金花治疗银屑病有效部位的药理作用研究（Ⅱ）——对免疫功能、上皮细胞有丝分裂及皮肤角化的影响 [J]. 中国实验方剂学杂 2008, 14: 32-34.

［10］ NICZYPORUK W, KRAJEWSKA-KUŁAK E, ZimNOCH L. Preliminary study on the effect of the selected calmodulin antagonists on the skin [J]. Rocz Akad Med Bialymst, 1996, 41: 515-524.

［11］ LI Q, LI M, ZHI Y, YU B. Efficacy of scopolamine plus propofol in the treatment of recalcitrant psoriasis: A pilot study [J]. Dermatol Ther, 2021, 34(2): 486-496.

［12］ LANIER EW. Diphenoxylate therapy for psoriasis [J]. Arch Dermatol, 1985, 121(12): 1486-1488.

［13］ TAKAHASHI N, TOMINAGA M, TAKAMORI K. Involvement of μ-opioid Receptors and κ-opioid Receptors in Itch-related Scratching Behaviour of imiquimod-induced Psoriasis-like Dermatitis in Mice [J]. Acta Derm Venereol, 2017, 97(8): 928-933.

［14］ KUPCZYK P, REICH A, HOŁYSZ M, SZEPIETOWSKI JC. Opioid Receptors in Psoriatic Skin: Relationship with Itch [J]. Acta Derm Venereol, 2017, 97(5): 564-570.

［15］ LEE B, ELSTON DM. The uses of naltrexone in dermatologic conditions [J]. J Am Acad Dermatol, 2019, 80(6): 1746-1752.

［16］ SIKORA M, RAKOWSKA A, RUDNICKA L. The Use of Naltrexone in Dermatology. Current Evidence and Future Directions [J]. Curr Drug Targets. 2019, 20(10): 1058-1067.

［17］ SZEPIETOWSKI JC, REICH A. Pruritus in psoriasis: An update [J]. Eur J Pain, 2016, 20(1): 41-46.

［18］ YIN Q, SUN L, CAI X, WANG H. Lidocaine Ameliorates Psoriasis by Obstructing Pathogenic CGRP Signaling-Mediated Sensory Neuron-Dendritic Cell Communication [J]. J Invest Dermatol, 2022, 142(8): 2173-2183.

［19］ MAHAJAN R, KUMAR GROVER V. Neuraxial opioids and Koebner phenomenon: implications for anesthesiologists [J]. Anesthesiology, 2003, 99(1): 229-230.

第十三章

银屑病

第十四章 丙泊酚成瘾的麻醉创新诊疗

丙泊酚（2，6-二异丙酚）是一种强效静脉催眠药物，1986年在欧洲上市，1989年在美国上市[1]。像大多数麻醉剂一样，丙泊酚是一种γ-氨基丁酸（γ-Aminobutyric Acid，GABA）受体激动剂。它具有非常有利的药物代谢动力学和药效学特征，这使得它成为临床最常用的静脉麻醉药物[2, 3]。丙泊酚麻醉诱导起效迅速，几乎没有兴奋现象和药物残留现象，并且终末半衰期短和术后恶心和呕吐（Postoperative Nausea and Vomiting，PONV）的发生率低。它适用于各类手术镇静和麻醉，且特别适合用于门诊患者的麻醉[4]和需要意识和运动功能快速恢复的神经外科。丙泊酚最常见的不良反应是注射疼痛，其他常见的不良反应包括心血管副作用（心动过缓、低血压）和代谢副作用（继发于输注的高脂血症）[5]。随着丙泊酚在临床上的广泛使用，近年来关于丙泊酚成瘾的报道也逐渐增多，值得引起关注。近年研究[6-8]报道，丙泊酚可以诱发试验动物出现奖赏效应。一些患者在使用丙泊酚之后出现愉悦和欣快感等主观感觉[9, 10]。这些动物试验以及临床报告均提示，丙泊酚存在成瘾及滥用的潜在风险。

●第一节 丙泊酚的药理学特点●

丙泊酚不溶于水，目前临床使用的丙泊酚的脂肪乳制剂，一般包含大豆油、甘油、鸡蛋、卵磷脂等[2]。丙泊酚味苦，首过效应高，因此只适合静脉注射使用，不适合胃肠道途径给药[11]。静脉给药后，丙泊酚与血浆蛋白（主要是白蛋白）和红细胞广泛结合。

丙泊酚很容易穿过血脑屏障并导致意识迅速丧失。麻醉诱导的速度取决于患者因素（心输出量是最重要的因素之一）和输注速度。血浆游离丙泊酚仅占总量的1.2%～1.7%，脑脊液中游离的丙泊酚浓度约为31%[12]。持续泵注丙泊酚30分钟后达到血脑平衡，血液中丙泊酚大约是脑脊液中丙泊酚的50倍[13]。丙泊酚的血-胎盘转移也很迅速，但由于其可以从新生儿循环清除，它对新生儿只有低限度的和短暂的临床影响[14]，目前还需要更多的证据以明确丙泊酚是否可以安全使用于剖宫产全麻[15]。

单次或短时间输注丙泊酚后，由于其快速的初始分布，临床效果的持续时间很短。由于高脂溶性，丙泊酚往返于慢室进行再分配。这个慢室的表观容积非常大（三到四倍总体积），有很大的吸收能力，使得丙泊酚以稳定的速度分布[16]。与其他镇静催眠药物相比，由于丙泊酚由慢室再分配至血液的速度慢于机体代谢和清除的速度，所以即使在长时间给药后丙泊酚临床效应消失的速度仍然相当快。

丙泊酚主要在肝脏被有效代谢，肝摄取率为90%。因为肝摄取率高，丙泊酚的代谢主要依赖于肝脏血供，肝血流的减少可降低丙泊酚的代谢率。丙泊酚的平均清除率约2.2L/min[16]。经肝脏代谢后，88%的丙泊酚在5天内经肾脏排出，0.3%丙泊酚以原形排出体外[16]。

● 第二节　丙泊酚成瘾机制研究进展 ●

药物依赖又称为药物成瘾，表现为个体出现渴求和强迫性觅药行为，用药后产生欣快感或感到痛苦减轻。目前，关于药物依赖性行为的发生机制研究中，常用的动物实验模型有自身给药（Self-Administration，SA）实验、条件位置偏爱（Conditioned Place Preference，CPP）实验以及药物辨别（Drug Discrimination，DD）实验。目前采用这三种方法判断动物在丙泊酚使用后是否出现奖赏效应。其中，SA和CPP实验是最常见的评定药物精神依赖性的实验动物方法，可为临床提供初步药物依赖倾向信息；DD实验侧重于说明动物可以清楚辨别丙泊酚和相应溶剂，继而产生不同的行为反应[17]。

1. 自身给药实验

在SA实验中，动物主动触碰鼻触器后获得某种药物，导致动物产生渴望，这一效应又强化了动物的主动觅药行为。常用的实验程序有固定比率（Fixed Ratio Schedule，FR）和渐进比率（Progressive Ratio Schedule，PR）两种。FR是指鼻触次数与给药次数的比率不变，可以反映药物摄取速度的变化。PR是指增加鼻触次数以获得药物注射，鼻触比率逐步增加，可用于评估药物的强化效应。SA实验较好地模拟了人类的成瘾行为，在评价药物精神依赖性方面有很好的可信度。有研究将大鼠按照FR程序进行药物训练，连续训练14天后，观察到丙泊酚自身给药的有效鼻触次数显著增加，建立了稳定的丙泊酚自身给药行为，表明大鼠产生了奖赏效应，也即丙泊酚依赖行为[6]。

2. 条件位置偏爱实验

在CPP实验中，注射药物后将动物放在一定的环境中，使奖赏刺激（药物）与某个特定的非奖赏中性刺激联系起来。研究发现泊酚诱发大鼠出现奖赏效应，大鼠对其具有精神依赖性[7]。CPP和SA实验适用于大部分精神依赖性药物，二者的实验结果往往是一致的。但相对于SA试验，CPP实验动物被动地接受强化，强化的主动权由操作人员掌握，所以实验数据存在一定的假阳性率。

3. 药物辨别实验

DD跟精神依赖性相关，是一种行为药理学实验，包括食物训练、辨别训练和替代测试三个阶段[18]。有研究观察到可大鼠有效辨别丙泊酚和溶剂，继而产生不同的行为反应，表明丙泊酚具有成瘾潜力[8]。

近年来在临床和动物实验中，从神经通路、细胞和分子水平上探讨丙泊酚奖赏效应产生的机制，中脑腹侧被盖区-伏隔核-前额叶皮质（Ventral Tegmental Area-Nucleus Accumbens-Prefrontal Cortex，VTA-NAc-PFC）通路及多种神经递质-受体系统参与了丙泊酚的奖赏效应过程。

（1）VTA-NAc-PFC通路：VTA-NAc-PFC是大脑内重要的奖赏通路[19]，参与药物刺激后的奖赏效应。多巴胺受体-1介导了丙泊酚增强谷氨酸能突触传递过程；选择性多巴胺转运体拮抗剂也可以增强VTA区域多巴胺能神经元的兴奋性突触后电流频率，可见细胞外液中多巴胺水平增加是丙泊酚导致多巴胺能神经元兴奋性增强的重要原因[20]。腺苷受体的激活对于NAc脑区多巴胺信号调控也具有重要作用，介导了丙泊酚奖赏效应的发生[21]。

（2）神经递质—受体机制：有研究发现丙泊酚可诱发大鼠奖赏效应，但腹腔注射非竞争性NMDA（N-methyl-D-aspartic acid receptor，NMDA）受体拮抗剂后大鼠主动触鼻次数显著减少，丙泊酚自身给药次数和总输注量减少；丙泊酚显著抑制小鼠海马神经元NMDA受体内向电流强度，对大鼠前脑神经元NMDA受体激活导致的钙离子浓度升高同样具有抑制作用，这表明NMDA受体可能与丙泊酚的奖赏效应过程密切相关[22]。GABA是中枢神经系统中最重要的抑制性神经递质。GABA与γ-氨基丁酸A型受体（GABAAR）结合导致Cl⁻内流，产生抑制性突触后电位，随后神经元兴奋性降低。大鼠成功建立丙泊酚SA模型后，VTA脑区注射微量GABABR激动剂可以显著降低丙泊酚SA的次数和总输注量。相反，VTA微量注射GABAAR抑制剂则显著增加SA次数和总输注量。这说明VTA脑区GABAAR可以影响大鼠丙泊酚SA，与丙泊酚的奖赏效应密切相关[23]。

第三节 丙泊酚成瘾的临床特点

丙泊酚可以增强突触后膜GABAAR功能，发挥抗癫痫和抗焦虑作用[24]。金姆（Kim）等[9]对169例患者输注丙泊酚（2mg/kg）进行胃镜检查，采用成瘾研究中心调查表（Addiction Research Center Inventory，ARCI）、吗啡 - 苯丙胺组（Morphine-Benzedrine Group，MBG）评分表和戊巴比妥 - 氯丙嗪 - 酒精组（Pentobarbital-Chlorpromazine-Alcohol Group，PCAG）评分表评估患者情绪变化，结果表明一半以上的患者输注丙泊酚后产生欣快感，镇静作用相对较弱，MBG 平均得分为6.3分，高于大麻药物；PCAG平均评分为8.1分，低于大多数阿片类药物。Brechmann等[10] 对82例行胃镜检查的患者用数字评定量表（1-10分）评定用药前后的情绪状态，近一半的胃镜患者在使用丙泊酚镇静后出现快乐、放松、宁静等主观感觉，焦虑程度有所减轻。据文献报道丙泊酚成瘾多见于麻醉人员、有抑郁症病史及早期生活创伤的患者[25]。尽管丙泊酚能产生奖赏效应，具有滥用和成瘾的潜力，但目前世界各国尚未将丙泊酚归类为管控药物。

第四节　丙泊酚成瘾的治疗

药物依赖是指药物与机体相互作用所造成的一种精神状态，有时也包括躯体状态，表现为强迫性地，连续或定期地使用某种药物的行为或其反应。药物依赖的表现可分为身体依赖和精神依赖两方面。戒断综合征是指在药物依赖的基础上产生的因停用或减少精神活性物质所致的综合征，临床表现为精神症状、躯体症状或社会功能受损[26]。药物戒断反应通常与其药物的治疗效应相反（镜像反应）。当药物快速消除后解除了药物对神经系统的抑制作用，导致所有因被抑制而功能性上调的神经系统产生了过度的反跳症状，大脑和周围神经系统都会处于过度兴奋的状态，并且对压力极度的敏感。

脱毒是指逐渐清除体内毒品，减轻主观不适及戒断症状，预防突然中止体内毒品后产生戒断反应的治疗方法[27]。

1. 脱毒治疗的传统方法

脱毒治疗的传统方法主要有丁丙诺啡替代疗法和美沙酮替代疗法。然而传统脱毒治疗方法存在一定的局限性。脱毒周期长（数周至数月）和脱毒过程中出现使患者难以忍受甚至是致命的戒断症状，因此导致有些患者终止脱毒治疗[27]。

2. 全麻下超快速脱毒

全麻下超快速脱毒，也称快速阿片类脱毒或超快速阿片类脱毒（UROD），主要是在全麻或者深度镇静的状态下，用超大剂量的阿片类药物的拮抗剂将患者的戒断症状激发出来，迅速越过高峰期，6～8小时治疗结束后成瘾者即能迅速进入纳曲酮维持治疗，从而将脱毒时间缩短至24小时。该方法特别适用于那些由于过去传统的脱毒过程中产生恐惧经历而不接受治疗的患者。全身麻醉可有效地控制戒断症状，使药物依赖患者在无意识状态下快速平稳度过脱毒期。患者不再受到传统脱毒方法的痛苦和折磨，脱毒过程变得更加人性化。据文献报道，右美托咪定能够显著减少全麻下快速脱毒中患者的戒断症状，满意度更高[28]。亨泽尔（Hensel）等曾对72例患者实施了UROD，整个脱毒过程平稳，无麻醉相关并发症发生，只在20例患者身上观察到轻微的不良反应，如心动过缓或低血压。之后2个月随访结果显示，有49例（68%）没有复吸，只有17例患者在随访期间重新吸食了阿片类药物，6例患者失访[29]。同样，纳赛里（Nasseri）等对60例患者实施UROD后也指出，在规范操作的情况下，UROD不失为一个安全、有效、并发症少的脱毒方法[30]。

目前，临床上关于丙泊酚依赖的戒断尚无相关文献报道。安建雄教授团队在工作中应用艾司氯胺酮联合右美托咪定为一位丙泊酚依赖的年轻女性进行丙泊酚脱毒治疗并获得效果。

现将该病例简要介绍如下：患者女性，年龄33岁。患者入院8个月前由于担心身体健康问题出现焦虑、抑郁、烦躁、夜间入睡困难、间断觉醒、梦多、睡眠浅、易醒等症状。未在正规医院就诊。入院前7个月自行注射丙泊酚5mg后入睡，每晚使用20mg可整晚入睡；入院1个月因睡眠不规律，夜间丙泊酚总用量增加至100mg，入院前曾有2天停药，改用口服安定片可入睡，停药后出现头痛、头晕、烦躁、全身乏力、偶有恶心，后继续应用丙泊酚，用量仍以每晚100mg，未口服其他药物。患者为求进一步治疗，门诊以"失眠"收入院。入院诊断：①失眠；②精神药品依赖。入院后诊疗计划：①完善常规检查。②焦虑抑郁量表测试及24小时脑电监测评估睡眠状况。③盐酸右美托咪定自控睡眠。

诊疗经过：患者入院各项检查无明显异常，入院第2日21:00行右美托咪定注射液滴定治疗。患者连接好多导睡眠监测。予以右美托咪定注射液200ug用生理盐水稀释至50ml，连接静脉通路予以持续泵入，以60ml/h泵入。右美托咪定泵入约32ug时患者有睡眠感觉，泵入约60μg时，患者进入Ⅱ期睡眠状态。停止右美托咪定泵注，观察约1小时，患者逐渐清醒，诉稍有口干。患者生命体征平稳。连接睡眠泵（泵内药物：右美托咪定），行病人自控睡眠治疗。夜间患者生命体征平稳，效果良好。病人自控睡眠治疗2次后睡眠状态明显好转，无镇静剂戒断症状，效果理想，予以出院，并继续于家中应用右美托咪定注射液调整睡眠，门诊随诊。随访一年患者已返回工作岗位，恢复正常生活。

此案例体现了针对复杂失眠和药物依赖情况下，采用综合诊疗策略的重要性。患者因为持续的焦虑、抑郁情绪引发的失眠，最终导致对丙泊酚的依赖。丙泊酚虽然能够快速诱导睡眠，但其安全边际窄、依赖性强，并不适合长期治疗失眠。因此，寻找替代治疗方案至关重要。

右美托咪定是一种α₂肾上腺素受体激动剂，可以减少交感神经系统的活动，产生镇静、催眠、镇痛以及抗焦虑效果，但其不像传统的镇静剂那样有依赖性风险。此外，右美托咪定不抑制呼吸，对心率的影响相对较小，使其成为一个相对安全的选择。

病人自控睡眠治疗通过允许患者根据需要调控药物的给药间隔，可以更精准地满足患者个体的睡眠需求，减少过度或不足给药的风险。此外，病人自控睡眠治疗既考虑了患者的个体差异，也赋予了患者一定的控制权，可能有助于增强患者治疗的依从性。这种方法可能帮助患者重建对睡眠的信心和控制感，降低焦虑感，进一步促进睡眠的改善。

此病例涉及精神心理评估、睡眠医学和麻醉学的知识，表明了跨学科合作在处理复杂病例中的重要性。通过综合评估和治疗，可以为患者提供更为全面和个性化的治疗方案。

综上所述，通过精心设计的诊疗方案和个性化的治疗方法，可以有效地帮助患者克服失眠和药物依赖的问题，恢复正常的生活和工作状态。这种治疗模式为处理类似复杂病例提供了重要的参考价值。

（郭　键）

参考文献

[1] THOMPSON KA, GOODALE DB. The recent development of propofol (DIPRIVAN) [J]. Intensive Care Med. 2000, 26 Suppl 4: 400-405.

[2] BAKER M T, NAGUIB M. Propofol: the challenges of formulation [J]. Anesthesiology. 2005, 103(4): 860-876.

[3] TRAPANI G, ALTOMARE C FAU-LISO G, LISO G FAU-SANNA E, et al. Propofol in anesthesia. Mechanism of action, structure-activity relationships, and drug delivery [J]. Curr Med Chem. 2000, 7(2): 249-271.

[4] JOO H S, PERKS W J. Sevoflurane versus propofol for anesthetic induction: a meta-analysis [J]. Anesth Analg. 2000, 91(1): 213-219.

[5] MARIK P E. Propofol: therapeutic indications and side-effects [J]. Curr Pharm Des. 2004, 10(29): 3639-3649.

[6] LU L, WANG S B, RAO W, et al. The Prevalence of Sleep Disturbances and Sleep Quality in Older Chinese Adults: A Comprehensive Meta-Analysis [J]. Behavioral sleep medicine, 2019, 17(6): 683-97.

[7] SHAHZADI A, USKUR T, AKKAN A G, et al. Effects of propofol on conditioned place preference in male rats: Involvement of nitrergic system [J]. Am J Drug Alcohol Abuse. 2018, 44(2): 167-174.

[8] LI L, WANG Y Y, WANG S B, et al. Prevalence of sleep disturbances in Chinese university students: a comprehensive meta-analysis [J]. J Sleep Res, 2018, 27(3): 2648-2649.

［9］ Kim J H, BYUN H, Kim J H. Abuse potential of propofol used for sedation in gastric endoscopy and its correlation with subject characteristics [J]. Korean J Anesthesiol. 2013 Nov, 65(5): 403-409.

［10］ BRECHMANN T, MAIER C, KAISLER M, et al. Propofol sedation during gastrointestinal endoscopy arouses euphoria in a large subset of patients [J]. United European Gastroenterol J. 2018, 6(4): 536-546.

［11］ RAOOF A A, AUGUSTIJNS PF FAU-VERBEECK R K, VERBEECK R K. In vivo assessment of intestinal, hepatic, and pulmonary first pass metabolism of propofol in the rat [J]. Pharm Res. 1996, 13(6): 891-895.

［12］ DAWIDOWICZ A L, KALITYNSKI R FAU-FIJALKOWSKA A, FIJALKOWSKA A. Free and bound propofol concentrations in human cerebrospinal fluid [J]. Br J Clin Pharmacol. 2003, 56(5): 545-550.

［13］ ENGDAHL O, ABRAHAMS M FAU-BJ RNSSON A, BJ RNSSON A FAU-VEGFORS M, et al. Cerebrospinal fluid concentrations of propofol during anaesthesia in humans [J]. Br J Anaesth. 1998 Dec, 81(6): 957-959.

［14］ GIN T, YAU G FAU-JONG W, JONG W FAU-TAN P, et al. Disposition of propofol at caesarean section and in the postpartum period [J]. Br J Anaesth. 1991 Jul, 67(1): 49-53.

［15］ TUMUKUNDE J, LOMANGISI D D, DAVIDSON O, et al. Effects of propofol versus thiopental on Apgar scores in newborns and peri-operative outcomes of women undergoing emergency cesarean section: a randomized clinical trial [J]. BMC Anesthesiol. 2015, 15: 63-65.

［16］ SimONS P J, COCKSHOTT ID FAU-DOUGLAS E J, DOUGLAS EJ FAU-GORDON E A, et al. Disposition in male volunteers of a subanaesthetic intravenous dose of an oil in water emulsion of 14C-propofol [J]. Xenobiotica. 1988 Apr, 18(4): 429-440.

［17］ 唐其, 吴愚, 万琪, 等. 丙泊酚的奖赏效应机制研究进展 [J]. 临床麻醉学杂志, 2021, 37(11): 1217-1220.

［18］ 李贝贝, 张欢, 谢行舟, 等. 固定比率为 10 的大鼠吗啡静脉注射自身给药模型建立 [J]. 中国新药杂志, 2020, 29(3): 269-274.

［19］ LÓPEZ-GAMBERO AJ, RODRÍGUEZ DE FONSECA F, SUÁREZ J. Energy sensors in drug addiction: A potential therapeutic target [J]. Addict Biol. 2021, 26(2): 129-132.

［20］ SCHURR J W, AMBROSI L, LASTRA J L, et al. Fever Associated With Dexmedetomidine in Adult Acute Care Patients: A Systematic Review of the Literature [J]. J Clin Pharmacol, 2021, 61(7): 848-856.

［21］ DONG Z, HUANG B, JIANG C, et al. The Adenosine A2A Receptor Activation in Nucleus Accumbens Suppress Cue-Induced Reinstatement of Propofol Self-administration in Rats [J]. Neurochem Res. 2021, 46(5): 1081-1091.

［22］ CHEN B P, HUANG X X, DONG D M, et al. The role of NMDA receptors in rat propofol self-administration [J]. BMC Anesthesiol. 2020, 20(1): 149-152.

［23］ YANG B, WANG BF FAU-LAI M-J, LAI MJ FAU-ZHANG F-Q, et al. Differential involvement of GABAA and GABAB receptors in propofol self-administration in rats [J]. Acta Pharmacol Sin. 2011, 32(12): 1460-1465.

［24］ SOLOMON V R, TALLAPRAGADA V J, CHEBIB M, et al. GABA allosteric modulators: An overview of recent developments in non-benzodiazepine modulators [J]. Eur J Med Chem. 2019, 171: 434-461.

［25］ EARLEY P H, FINVER T. Addiction to propofol: a study of 22 treatment cases [J]. J Addict Med. 2013, 7(3): 169-176.

［26］ 汪志良, 寻知元, 范强. 浅谈精神药物的撤药反应与依赖综合征和戒断综合征 [J]. 中国药物依赖性杂志, 2016, 25(3): 320-322.

［27］ SINGH J, BASU D. Ultra-rapid opioid detoxification: current status and controversies [J]. J Postgrad Med. 2004, 50(3): 227-32.

［28］ 黄伟华, 肖晓山, 马松梅, 等. 右美托咪定在全麻下超快速脱毒中的应用研究 [J]. 实用医学杂志, 2014, 30(2): 284-286.

［29］ HENSEL M, KOX W J. Safety, efficacy, and long-term results of a modified version of rapid opiate detoxification under general anaesthesia: a prospective study in methadone, heroin, codeine and morphine addicts [J]. Acta Anaesthesiol Scand. 2000, 44(3): 326-333.

［30］ NASSERI K, AHSAN B FAU-FARHADIFAR F, FARHADIFAR F FAU-SHAMI S, et al. Shortening anesthesia duration does not affect severity of withdrawal syndrome in patients undergoing ultra rapid opioid detoxification [J]. Acta Med Iran. 2010, 48(1): 27-32.

第十四章　丙泊酚成瘾的麻醉创新诊疗

第十五章　麻醉创新诊疗用于幽闭恐惧症患者的磁共振检查

恐惧症是焦虑症的一种类型，它是以恐怖为主要临床表现的一种神经症，并且对个人的日常生活能力造成严重损害，表现为回避所害怕的物体或场景[1]。根据《精神障碍诊断与统计手册》（第5版，DSM-5），焦虑症包括分离焦虑症、社交焦虑症、恐慌症、广泛性焦虑症、选择性沉默症和特定恐惧症。特定恐惧症可以进一步细分为动物、自然环境、情境和注射血液伤害等类型[2]。特定恐惧症是对某些活动、人、物体或环境的极度恐惧[3]。

幽闭恐惧症是一种特殊的恐惧症，表现为害怕封闭的空间，例如机房、小房间或上锁的房间、地窖、隧道、电梯、磁共振设备、地铁、拥挤的地方等[4]。幽闭恐惧症在封闭空间感到可能会受到伤害、厌恶或经历身体症状[5]。大多数患者都会避开狭小或封闭的地方来应对。另外，害怕被困住，例如排长队等待或坐在牙医的椅子上，也被认为是幽闭恐惧症的表现。大多数幽闭恐惧症患者会描述一种被困或者窒息的主观感觉。

磁共振成像（MRI）是临床最重要的检查之一。MRI提供出色的软组织对比度，并且具有很高的空间分辨率，通常在亚毫米级范围。患者进行MRI扫描时经常会遇到幽闭恐惧症，噪声，周围神经刺激等问题。其中幽闭恐惧症对MRI检查的影响最严重。近年来，磁共振仪器的设计变得更加人性化，扫描孔变得更短更宽、开放式MRI扫描仪和噪声更低等[6]。但目前仍有很多患者进行MRI检查时的幽闭恐惧反应[7]。

尽管MRI技术不断进步，但MRI扫描时间仍然比CT长，患者通常需要在封闭的扫描腔室中保持静止很长一段时间。严重焦虑或幽闭恐惧症会增加扫描期间患者移动，导致运动伪影并降低扫描的质量和诊断价值[8, 9]。患者在MRI扫描过程中产生的焦虑可能与幽闭恐惧症或其他因素有关，例如害怕医院工作人员，担心诊断结果，或其他环境因素（如注射针头）等[10]。据文献报道幽闭恐惧症的患病率约为2%，一项研究估计，在美国因幽闭恐惧症造成的经济损伤在4.25亿～14亿美元[11]。另有报道，2011年全球约有200万例患者在进行MRI检查因幽闭恐惧症提前终止或无法完成，由此造成的经济损伤估计约10亿欧元[12]。

1. MRI检查时控制幽闭恐惧症的措施

认知行为疗法对接受MRI检查的幽闭恐惧症患者效果有限，药物抗焦虑是该类患者MRI扫描时常用的干预策略。大多数幽闭恐惧症患者都需要接受深度镇静或麻醉来实施MRI扫描。但深度镇静或麻醉的实施有一定的局限性。首先深度镇静与麻醉必须由麻醉医师实施；此外，实施深度镇静或麻醉需要设备和空间，用于患者与医生的交流、患者的准备和恢复等。

其他一些方法如患者教育、不同的体位、环境控制、照明水平、安装应急按钮、音乐、开放式MRI设计、心理预防和催眠也已用于减少焦虑和幽闭恐惧症，但是这些方法操作复杂、成功率低[13]。

2. MRI扫描时进行药物抗焦虑的注意事项

麻醉医生对此类患者进行药物抗焦虑时，一般在MRI室狭小的空间进行操作，再加上强磁场的影响，因此需要特别关注：①强磁场对监测设备的干扰；② 监护仪对图像质量的干扰效应；③麻醉医师与患者的距离较远，不易接近；④强磁场的潜在危险效应，包括起搏器、自动植入心脏除颤器、人造心脏瓣膜或金属血管夹等[14, 15]。

核磁室内抗焦虑的准备工作与手术室外麻醉一致。手术室外麻醉主要指在手术室以外的地方对接受手术、诊断检查或治疗的患者实施的麻醉[16]，应当根据患者的年龄和ASA分级，能够获得的设备（麻醉机）等选择麻醉技术。基于安全的考虑，麻醉医生应当熟练掌握气管插管全身麻醉。为了提高 MRI检查的效率，在MRI检查室，有时也会采用深度镇静、全凭静脉麻醉（TIVA）或吸入麻醉等方案[17]。

3. 常用镇静药物

咪达唑仑是一种短效苯二氮䓬类药物，具有镇静、镇痛和肌肉松弛的特性，并且会产生顺行性遗忘效应[18]。因其安全范围广，咪达唑仑是影像学检查的一线镇静剂之一。咪达唑仑可经多种方式用于镇静。口服咪达唑仑可用于轻度或中度镇静。尽管口服后吸收非常迅速，但因为肝脏的首过消除效应，其生物利用度为只有44%[19]。肌肉注射和静脉注射给药具有起效迅速、生物利用度高、效果更好及可控性佳的优点。经鼻腔给予咪达唑仑应用于幽闭恐惧症行MRI检查的镇静也有报道[20]。一项双盲安慰剂对照研究表明，鼻内应用咪达唑仑显著降低了MRI相关的焦虑，提高了磁共振成像的质量[21]。相比口服和直肠给药，鼻内给药具有较大的优势。鼻内给药没有首过效应并且可以被很好的耐受。此外，鼻内应用咪达唑仑，容易穿过血脑屏障，吸收迅速完全（约83%）[22]。

右美托咪定是一种选择性中枢 α_2 激动剂，具有镇静、镇痛、抗交感和抗焦虑特性，该药最大的优势在于镇静的同时对呼吸影响轻微。这一特性对因患有神经发育障碍或阻塞性睡眠呼吸暂停等有呼吸抑制倾向的患者接受镇静或麻醉时非常重要[23]。右美托咪定可通过口服、颊黏膜、鼻、直肠、皮下、肌内，和静脉途径给药。给药途径的不同决定了给药剂量和生物利用度的不同。静脉注射镇静作用的平均起效时间为8.6分钟，恢复时间为41.4分钟；再分布半衰期约为7分钟，终末消除半衰期约为2小时；其镇静的推荐剂量：负荷剂量为1μg/kg，泵注时间10～15分钟，然后维持输注0.2～0.7μg/kg·h[24]。随着MRI扫描的复杂性和时间的增加，有研究表明单独使用右美托咪定具有非常高的镇静失败率（90%以上）[25]。总之，由于其独特的药理学特性，右美托咪定可用于轻度和中度镇静的磁共振检查。

丙泊酚也是常选择的镇静药物之一。丙泊酚静脉输注效果确切，呼吸抑制与剂量有关、通过滴定调节剂量易于保持自主呼吸，并且苏醒非常迅速完全；由于丙泊酚苏醒迅速，丙泊酚输注镇静可能会减少患者进入麻醉后监护室的概率[26]。丙泊酚与戊巴比妥均可安全用于MRI扫描的镇静，但接受丙泊酚镇静的患者住院时间更短[27]。许多输液泵无法在MRI检查室安全使用，可以用于MRI的输液泵必须放在距MRI扫描仪较远的位置（至少1.8米）[28]。另一种方法是使用一次性静脉输液器，将丙泊酚稀释到3mg/mL浓度进行滴定[29]。因为MRI检查本身并不会导致疼痛，除非患者因疼痛而无法仰卧，MRI扫描的镇静很少需要阿片类药物。所以丙泊酚输注非常适用于幽闭恐惧症患者的镇静。

氯胺酮是N-甲基-D-天冬氨酸受体拮抗剂，其具有意识-疼痛解离、遗忘和镇痛作用。氯胺酮的给药途径有静脉注射（0.05～2mg/kg）、肌肉注射（4～5mg）、口服（5～6mg/kg）和鼻内给药（5～10mg/kg）。氯胺酮具有起效迅速（1～2分钟）、持续时间短（10～15分钟）的特点。氯胺酮呼吸抑制的作用轻微，因此临床应用价值较高。一项对神经重症患者脑MRI扫描进行镇静的研究发现右美托咪定-氯胺酮的镇静作用与咪达唑仑相当。与咪达唑仑相比，右美托咪定-氯胺酮组的扫描时间更短，镇静相关的并发症发生率更低（SpO_2降低、低血压和吸入性肺炎）[30]。

瑞马唑仑是一种新型短效苯二氮䓬类药物。该药的药代动力学特性与瑞芬太尼相同，其不依赖肝肾代谢而通过组织和血浆的非特异性酯酶迅速水解。因此其可安全用于肝肾功能不全者，且不必担心作用时间长，并可使用氟马西尼来逆转瑞马唑仑的镇静作用。瑞马唑仑起效时间与咪达唑仑相似，但苏醒时间更短。

（郭　键）

参考文献

［1］　SCHOWALTER JE. Fears and phobias [J]. Pediatr Rev. 1994, 15: 384-388.
［2］　MURIS P, SIMON E, LIJPHART H, et al. The Youth Anxiety Measure for DSM-5

(YAM-5): Development and First Psychometric Evidence of a New Scale for Assessing Anxiety Disorders Symptoms of Children and Adolescents [J]. Child Psychiatry Hum Dev.2017, 48: 1-17.

[3] GARCIA R. Neurobiology of fear and specific phobias [J]. Learn Mem. 2017, 24: 462-471.

[4] RADOMSKY AS, RACHMAN S, THORDARSON DS, et al. The Claustrophobia Questionnaire [J]. J Anxiety Disord. 2001, 15: 287-297.

[5] LEBEAU RT, GLENN D, LIAO B, et al. Specific phobia: a review of DSM-IV specific phobia and preliminary recommendations for DSM-V [J]. Depress Anxiety. 2010, 27: 148-167.

[6] LEMAIRE C, MORAN GR, SWAN H. Impact of audio/visual systems on pediatric sedation in magnetic resonance imaging [J]. J Magn Reson Imaging. 2009, 30: 649-655.

[7] DEWEY M, SCHINK T, DEWEY CF. Claustrophobia during magnetic resonance imaging: cohort study in over 55 000 patients [J]. J Magn Reson Imaging. 2007, 26: 1322-1327.

[8] BANGARD C, PASZEK J, BERG F, et al. MR imaging of claustrophobic patients in an open 1. 0T scanner: motion artifacts and patient acceptability compared with closed bore magnets [J]. Eur J Radiol. 2007, 64: 152-157.

[9] GREY SJ, PRICE G, MATHEWS A. Reduction of anxiety during MR imaging: a controlled trial [J]. Magn Reson Imaging. 2000, 18: 351-355.

[10] MUNN Z, JORDAN Z. The patient experience of high technology medical imaging: a systematic review of the qualitative evidence [J]. JBI Libr Syst Rev. 2011, 9: 631-678.

[11] LANG EV. A Better Patient Experience Through Better Communication [J]. J Radiol Nurs. 2012, 31: 114-119.

[12] ENDERS J, ZIMMERMANN E, RIEF M, et al. Reduction of claustrophobia during magnetic resonance imaging: methods and design of the "CLAUSTRO" randomized controlled trial [J]. BMC Med Imaging. 2011, 11: 4-8.

[13] MUNN Z, JORDAN Z. Interventions to reduce anxiety, distress and the need for sedation in adult patients undergoing magnetic resonance imaging: a systematic review [J]. Int J Evid Based Healthc. 2013, 11: 265-274.

[14] NIXON C, HIRSCH NP, ORMEROD IE, et al. Nuclear magnetic resonance. Its implications for the anaesthetist [J]. Anaesthesia. 1986, 41: 131-137.

[15] KANAL E, SHELLOCK FG, TALAGALA L. Safety considerations in MR imaging [J]. Radiology. 1990, 176: 593-606.

[16] WANG X, LIU X, MI J. Perioperative management and drug selection for sedated/ anesthetized patients undergoing MRI examination: A review [J]. Medicine (Baltimore). 2023, 102: e33592.

[17] OSBORN IP. Magnetic resonance imaging anesthesia: new challenges and techniques [J]. Curr Opin Anaesthesiol. 2002, 15: 443-448.

[18] AMREIN R, HETZEL W, BONETTI EP, et al. Clinical pharmacology of dormicum (midazolam) and anexate (flumazenil) [J]. Resuscitation.1988, 16 Suppl: S5-27.

[19] AMREIN R, HETZEL W. Pharmacology of Dormicum (midazolam) and Anexate (flumazenil). Acta Anaesthesiol Scand Suppl. 1990, 92: 6-15.

[20] TSCHIRCH FT, SUTER K, FROEHLICH JM, et al. Multicenter trial: comparison

of two different formulations and application systems of low-dose nasal midazolam for routine magnetic resonance imaging of claustrophobic patients [J]. J Magn Reson Imaging. 2008, 28: 866-872.

[21] HOLLENHORST J, MÜNTE S, FRIEDRICH L, et al. Using intranasal midazolam spray to prevent claustrophobia induced by MR imaging [J]. AJR Am J Roentgenol. 2001, 176: 865-868.

[22] FISCHER S, RENZ D, KLEINSTÜCK J, et al.In vitro effects of anaesthetic agents on the blood-brain barrier [J]. Anaesthesist. 2004, 53: 1177-1184.

[23] MAHMOUD M, MASON KP. Dexmedetomidine: review, update, and future considerations of paediatric perioperative and periprocedural applications and limitations [J]. Br J Anaesth. 2015, 115: 171-182.

[24] MASON KP, ZURAKOWSKI D, ZGLESZEWSKI SE, et al. High dose dexmedetomidine as the sole sedative for pediatric MRI [J]. Paediatr Anaesth. 2008, 18: 403-411.

[25] HEARD CM, JOSHI P, JOHNSON K. Dexmedetomidine for pediatric MRI sedation: a review of a series of cases [J]. Paediatr Anaesth. 2007, 17: 888-892.

[26] KAIN ZN, GAAL DJ, KAIN TS, et al. A first-pass cost analysis of propofol versus barbiturates for children undergoing magnetic resonance imaging [J]. Anesth Analg. 1994, 79: 1102-1106.

[27] BLOOMFIELD EL, MASARYK TJ, CAPLIN A, et al. Intravenous sedation for MR imaging of the brain and spine in children: pentobarbital versus propofol [J]. Radiology. 1993, 186: 93-97.

[28] MCBRIEN ME, WINDER J, SMYTH L. Anaesthesia for magnetic resonance imaging: a survey of current practice in the UK and Ireland [J]. Anaesthesia. 2000, 55: 737-743.

[29] LEFEVER EB, POTTER PS, SEELEY NR. Propofol sedation for pediatric MRI [J]. Anesth Analg. 1993, 76: 919-920.

[30] KIM JG, LEE HB, JEON SB. Combination of Dexmedetomidine and Ketamine for Magnetic Resonance Imaging Sedation [J]. Front Neurol. 2019, 10: 416-419.

第十六章 麻醉创新诊疗治疗精神分裂症

精神分裂症（schizophrenia）是一组常见的病因未明的严重的精神疾病，其特征是患者在思维、情感和行为方面出现严重的异常。患者可能会经历幻觉、妄想、思维紊乱、情感淡漠、社交能力退化等症状。这些症状可能会导致患者与现实世界脱离联系，影响其日常生活和功能。世界卫生组织估计，全球精神分裂症的终生患病率为3.8‰～8.4‰。美国报道的终生患病率高达13‰，年发病率0.22‰左右。精神分裂症通常在青少年或成年早期发病，对患者和其家庭造成严重的心理和社会负担。

第一节 病因与发病机制

精神分裂症的发病危险因素尚未完全阐明，目前主要的观点包括：大脑神经发育障碍导致脑内存在微小病理变化是发病的基础；遗传和环境因素在精神分裂症的发病过程中具有重要作用。

1. 神经发育和突触连接异常

神经发育和突触连接异常可能是精神分裂症的重要机制之一。该学说认为，在脑内神经元及神经通路发育和成熟过程中出现紊乱并导致发病，有可能存在大脑神经环路的病理改变。研究发现精神分裂症患者的大脑结构和功能存在异常，如脑室扩大和皮质体积减小、皮质厚度变薄和功能连接异常、存在神经细胞构筑异常等。这些异常可能与神经元迁移、突触形成和突触可塑性等有关。

2. 遗传因素

在人类基因组中有100多个遗传区域与精神分裂症有关，研究表明遗传学因素是精神分裂症发病的危险因素。目前认为该疾病是一种复杂的多基因遗传病，遗传度为75%～85%。基因组关联研究已经发现了一些与精神分裂症相关的基因变异，如多巴胺受体基因DRD2、DISC1、NRG1、DTNPB1、COMT和锌指蛋白804（ZNF804A）等。这些基因变异可能影响神经递质的功能、突触发育和神经元连接等关键过程，从而增加患病风险。表观遗传学的研究显示，DNA甲基化、组蛋白修饰和MicroRNA的异常均可能与精神分裂症的发病有关。

3. 环境因素

多种环境因素可能与精神分裂症发病有关，包括母体妊娠期精神应激、感染、分娩时的产科并发症、冬季出生等。既有生物学因素也有社会心理因素，从胎儿期一直到成年早期都可能对神经发育起到不同程度的不良影响。

4. 炎症/免疫假说

母体在妊娠早期和妊娠中期的感染暴露（流感病毒、单纯疱疹病毒、风疹病毒、麻疹病毒、弓形虫等）可能是引起子代在成年期发生精神分裂症的重要危险因素。研究发现细胞因子参与神经炎症、神经发育障碍、神经递质变化，在精神分裂症发生、发展中起到一定的作用。母体感染暴露后，母体内细胞因子浓度增加，而细胞因子又通过胎盘进入胎儿体内，通过血脑屏障进入胎儿大脑，刺激小胶质细胞和星形胶质细胞产生大量细胞因子，从而引起精神分裂症有关神经通路发育障碍等。除此之外精神分裂症患者的脑脊液中，检测到IL-1、IL-2、IL-6、IL-8等炎性因子，表明精神分裂症患者存在中枢神经系统免疫异常。

5. 神经生化因素

神经递质在调控和保持正常精神活动方面起着重要作用，而许多抗精神病药物的治疗作用也与某些中枢神经递质浓度或受体功能密切相关，因此提出了精神分裂症的多种神经递质假说。其中影响最大的是多巴胺假说，近年来，谷氨酸假说、γ-氨基丁酸（GABA）假说和五羟色胺假说也受到广泛的关注和重视。GABA是一种主要的抑制性神经递质，在中枢神经系统中起到重要的调控作用。研究表明，精神分裂症患者的GABA功能可能存在异常，包括GABA受体的异常表达和GABA合成酶的异常活性等。这些异常可能与精神分裂症的病理生理过程有关。

◦ 第二节　临床表现与诊断 ◦

临床上精神分裂症分为前驱期和显症期。

前驱期主要表现：①情绪改变：抑郁，焦虑，情绪波动，易激惹等；②认知改变：出现一些古怪或异常观念，学习或工作能力下降等；③对自我和外界的感知改变；④行为改变：如社会活动退缩或丧失兴趣，多疑敏感，社会功能水平下降等；⑤躯体改变：睡眠和食欲改变，乏力，活动和动机下降等。

显症期主要表现：①阳性症状：阳性症状指精神功能的异常或亢进，包括幻觉、妄想、明显的思维形式障碍、反复的行为紊乱和失控；②阴性症状：精神功能的减退或缺失，包括情感平淡、言语贫乏、意志缺乏、无快感体验、注意力障碍。

精神分裂症是一种复杂的、异质的行为和认知综合征，其症状多种多样，核心特征是阳性症状（妄想、幻觉和明显的思维障碍等），阴性症状（自发性言语下降、情感淡漠和社交退缩等）和认知障碍。通常，以上的症状会在一个患者身上同时出现，但是以其中一种症状为其主要表现。

精神分裂症的诊断

目前精神分裂症的诊断标准有美国《精神障碍诊断统计手册》第5版（DSM-5，2013）、《国际疾病与分类》第10版（ICD-10，WHO1992）和《中国精神障碍分类与诊断标准》第3版（CCMD-3）。

诊断精神分裂症需要满足特定的症状和持续时间等标准。在DSM-5中，精神分裂症的诊断标准包括至少两个或更多症状，如幻觉、妄想、语言障碍、情感反应缺失等，并且这些症状持续6个月以上。在ICD-10中，诊断标准与DSM-5类似，但要求持续时间为至少1个月。ICD-10和DSM-5关于精神分裂症的诊断标准参见附录。

◦ 第三节 治　　疗 ◦

一、常规治疗

目前精神分裂症的主要治疗是抗精神病药，第一代抗精神病药（如氟哌啶醇）也称为典型抗精神病药，其主要药理作用为阻断中枢多巴胺D2亚型受体，改善精神分裂症的阳性症状，如幻觉、妄想、思维障碍等。第二代抗精神病药（如氯氮平、利培酮）也称为非典型抗精神病药，作用于D2R和5-HT$_R$。第三代抗精神病药（如阿立哌唑）部分激动D2R、拮抗5-HT$_{R2A}$、部分激动5-HT$_{1AR}$。目前的临床研究表明，上述的抗精神病药物可有效改善阳性症状，但对精神分裂症的认知障碍和阴性症状无效，且长期使用可导致代谢、内分泌紊乱、认识损害等不良反应。虽然抗精神病药物是精神分裂症治疗的主要药物，但在临床上联合用药仍然非常普遍，其中最为常见联合用药的是镇静催眠药物，用来治疗精神分裂症的共病（失眠、焦虑）及急性期激越症状。

精神分裂症是一种严重的精神障碍，需要综合治疗。治疗方案应根据症状的严重程度和患者的特殊情况进行制订。以下是常见的精神分裂症治疗方法。

1. 药物治疗

药物是精神分裂症治疗的主要方法之一。抗精神病药物是治疗精神分裂症的基础药物，可以减轻幻觉、妄想、思维障碍等症状。目前常用的抗精神病药物包括第一代和第二代抗精神病药物。同时，患者还可能需要辅助用药，如镇静剂、抗抑郁药和焦虑药等。目前精神分裂症药物治疗痊愈与基本控愈率高达60%。

精神分裂症药物治疗应系统而规范，强调早期、足量、足疗程的"全程治疗"；一旦明确诊断应及早开始用药。急性期患者临床症状以阳性症状、激越冲动、认知功能受损为主要表现，宜采取积极的药物治疗，争取缓解症状。预防病情的不稳定性，急性期治疗为6～12周，大多数患者在治疗6周左右可以达到症状缓解，多次发作的患者也应力争在12周内达到症状缓解。在急性期治疗使阳性症状缓解后以原有效药物、原有效剂量继续巩固治疗，促进阴性症状进一步改善，疗程至少6个月。

维持治疗对于减少复发或再住院具有肯定的作用。第1次发作维持治疗1～2年，第2次或多次复发者维持治疗时间应更长一些，甚至是终生服药。维持治疗的剂量应个体化，一般为急性治疗期剂量的1/2～2/3。美国精神分裂症结局研究组的研究结论是，经典抗精神病药物维持治疗剂量不应低于300mg/d（以氯丙嗪折算）否则预防复发的效果会降低。

抗精神病药物按作用机制可分为经典药物与非经典药物两类。传统或典型的抗精神病药物主要阻断多巴胺受体，有效控制与精神分裂症相关的幻觉、妄想和混乱。经典抗精神病药物包括：氯丙嗪（Thorazine）、氟奋乃静（Prolixin）、氟哌啶醇（Haldol）、洛沙平（Loxitane）、奋乃静（Trilafon）、三氟拉嗪（Stelazine）等。虽然它们有助于控制症状，但抗精神病药物自身也有各种不良反应。管理这些药物的不良反应，也是治疗的另一个重要部分。这些通常会在治疗开始几周后消失，例如口干、视力模糊、便秘、嗜睡、头晕等。更严重的不良反应可能有：坐立不安、肌肉抽筋或痉挛、无意识的肌肉抽动等。非经典抗精神病药于20世纪90年代问世，其中一些药物可能对5-HT和多巴胺受体均有效。因此，这些药物可能会对治疗精神分裂症的阳性和阴性症状有作用。非经典抗精神病药物包括：阿立哌唑（Abilify）、阿塞那平（Saphris）、氯氮平（Clozaril）、伊潘立酮（Fanapt）、鲁拉西酮（Latuda）、奥氮平（Zyprexa）、帕利哌酮（Invega）、利培酮（Risperdal）、喹硫平（Seroquel）、齐拉西酮（Geodon）等。这些药物不太可能引起"迟发性运动障碍"但它们可能有不同的不良反应，例如，体重增加、2型糖尿病、性功能障碍、嗜睡或麻痹、心律失常等（表16-1）。

表16-1　常用抗精神病药物

抗精神病药	起始剂量（mg/d）	每天用药次数	初发目标剂量（mg/d）	复发目标剂量（mg/d）	最大剂量（mg/d）
第二代抗精神病药（SGAs）					
氨磺必利	200	（1）～2	100～300	400～800	1200
阿塞那平	5	1	5～10	5～20	20
阿立哌唑	5-15	1	15～（30）	15～30	30
氯氮平	25	2-（4）	100～250	300～800	900
伊潘立酮	1～2	2	4～16	4～24	32

抗精神病药	起始剂量（mg/d）	每天用药次数	初发目标剂量（mg/d）	复发目标剂量（mg/d）	最大剂量（mg/d）
鲁拉西酮	20～40	1	40～80	40～120	120
奥氮平	5～10	1	5～15	5～20	20
帕利哌酮	3～6	1	3～9	3～12	12
喹硫平（IR/XR）	50	2/1	300～600	400～750	750
舍吲哚	4	1	12～20	12～24	24
利培酮	1～2	1～2	1～4	3～10	16
齐拉西酮	40	2	40～80	80～160	160
佐替平	25～50	2～（4）	50～150	100～250	450
第一代抗精神病药（FGAs）					
氯丙嗪	50～150	2～4	300～500	300～1000	1000
氟奋乃静	0.4～10	2～3	2.4～10	10～20	20～（40）
氟哌噻吨	2～10	1～3	2～10	10～20	60
氟哌啶醇	1～10	（1）～2	1～4	3～15	100
甲哌丙嗪	50～150	1～2	100～300	200～600	1000
奋乃静	4～24	1～3	6～36	12～42	56
匹莫齐特	1～4	2	1～4	2～12	16
珠氯噻醇	2～50	1～3	2～10	25～50	75

2. 心理治疗

心理治疗可以帮助患者学习如何应对病情，缓解症状，改善社交和沟通技能。常见的心理治疗方法有认知行为治疗、支持性治疗和家庭治疗等。

3. 社交技能训练

社交技能训练可以帮助患者学习与人交往、沟通、自我表达等基本社交技能。

4. 支持性治疗

支持性治疗可以通过提供支持、安慰、理解等方式来帮助患者缓解症状，增强自尊心和信心。

5. 康复训练

康复训练旨在帮助患者恢复其日常生活能力，如自我照顾、社交技能、工作技能等。

6. 改良电抽搐疗法（MECT）

一般情况下，药物治疗效果不明显、各类难治性精神疾病，如难治性抑郁障碍、难治性强迫症、精神分裂症以及伴有紧张症状群（木僵/亚木僵）及严重焦虑情绪的部分心身疾病等，都可以尝试采用MECT。对于重度抑郁，尤其是伴有精神病性症状或有自杀倾向的抑郁症患者，MECT可作为首选治疗方法。

MECT以及MECT再升级详见本书抑郁症章节。

二、麻醉创新诊疗：吸入七氟烷治疗精神分裂症

有证据表明，精神分裂症患者大脑中多个脑区尤其是皮质和海马GABA能系统各个水平均存在缺陷，包括：GAD67转录和蛋白水平下调，GABA水平降低，GABAAR亚基表达下降，抑制性中间能神经元减少。大量研究表明增加脑内GABA合成，提高GABA浓度对精神分裂症、抑郁症、认知障碍等多种神经精神疾病具有治疗作用。

七氟烷自1990年开始在临床使用，以挥发性麻醉药广泛用于麻醉中。七氟烷可增强GABA和GABA受体（GABAAR 和GABABR）的亲和力，其麻醉效应主要是通过激活GABAAR，致氯离子内流，增强突触后抑制性神经传递而发挥作用。七氟烷起效和苏醒迅速，体内代谢率低，97%经过肺以原形呼出，有大量研究表明：低浓度（低于1.8%）的七氟烷具有神经和器官保护作用。

有报道每天吸入1%七氟烷1小时，连续5天，可以改善MK801诱导的精神分裂症模型小鼠的社交障碍。除了基础研究发现低浓度七氟烷可以改善精神分裂症的症状外，该作者也进行了相应的临床研究，结果表明低浓度七氟烷不仅可以快速控制急性期症状，并且提高1～2周治疗有效率。传统的抗精神病药物两周治疗有效率为30%～50%，而低浓度七氟烷1周治疗有效率为60%，两周治疗有效率为80%，明显高于传统的抗精神病药物。具体的治疗方案如下：

面罩吸入七氟烷，起始浓度为6%，载气为50%氧气的混合气体（2.5L/min），维持5分钟，并且静脉滴注0.5μg/kg负荷量的右美托咪定，使患者意识消失，BIS值为55～60时，降低七氟烷浓度至0.5%～1.5%，右美托咪定0.1～0.3μg/kg·h，持续5小时。间隔1～2天治疗1次，2周治疗6次。

采用七氟烷治疗精神分裂症是一个初步的探索，尚不能得出临床有效和推广的证据和结论，需要进一步开展大样本的随机对照临床研究。

（石子文　宋兴荣）

参考文献

[1] AMERICAN PSYCHIATRIC ASSOCIATION. Diagnostic and Statistical Manual of Mental Disorders [M], Fifth Edition (DSM-5). New York City:American Psychiatric Association, 2013.

［2］ FLINT J, MUNAFÒ M. Schizophrenia: genesis of a complex disease [J]. Nature, 2014, 511 (7510): 412-413.

［3］ ROBERT E, STUART C, GLEN O. The American Psychiatric Publishing Textbook of Psychiatry [M]. 5th, New York City: American: Psychiatric Publishing, 2008.

［4］ CLARKE MC, HARLEY M, CANNON M. The role of obstetric events in schizophrenia [J]. Schizophr Bull 2006, 32: 3-8.

［5］ KRINGLEN E. Twin studies in schizophrenia with special emphasis on concordance figures [J]. Am J Med Genet 2000, 97: 4-7.

［6］ CARDNO AG, MARSHALL EJ, COID B, et al. Heritability estimates for psychotic disorders: the Maudsley twin psychosis series [J]. Arch Gen Psychiatry 1999, 56: 162-168.

［7］ CANNON TD, KAPRIO J, LÖNNQVIST J, et al. The genetic epidemiology of schizophrenia in a Finnish twin cohort. A population-based modeling study [J]. Arch Gen Psychiatry 1998, 55: 67-69.

［8］ HJORTHØJ C, STÜRUP AE, MCGRATH JJ, et al.Years of potential life lost and life expectancy in schizophrenia: a systematic review and meta-analysis [J]. Lancet Psychiatry 2017, 4: 295-301.

［9］ SUZUKI T, REMINGTON G, UCHIDA H, et al. Management of schizophrenia in late life with antipsychotic medications: a qualitative review [J]. Drugs Aging, 2011 28(12): 961-980.

［10］ INSEL TR. Rethinking schizophrenia [J]. Nature, 2010, 468(7321): 187-193.

［11］ LIAN P, XU L, GENG C, et al. A computational perspective on drug discovery and signal transduction mechanism of dopamine and serotonin receptors in the treatment of schizophrenia [J]. Curr Pharm Biotechnol, 2014, 15(10): 916-926.

［12］ BALU DT. The nmda receptor and schizophrenia: from pathophysiology to treatment [J]. Adv Pharmacol, 2016, 76: 351-382.

［13］ MELTZER-BRODY S,COLQUHOUN H, RIESENBERG R, et al. Brex-anolone injection in post-partum depression: two multicentre double-blind, randomised, placebo-controlled, phase 3 trials [J]. Lancet, 2018, 392(10152): 1058-1070.

［14］ SCHMIDT MJ, MIRNICS K. Neurodevelopment, gaba system dysfunction,and schizophrenia [J]. Neuropsychopharmacology 2015, 40(1): 190-206.

［15］ BALU DT. The NMDA Receptor and Schizophrenia: From Pathophysiology to Treatment [J]. Adv Pharmacol. 2016, 76: 351-382.

［16］ HERNANDEZ-VAZQUEZ F,GARDUNO J,HERNANDEZ-LOPEZ S. Gabaergic modulation of serotonergic neurons in the dorsal raphe nucleus [J]. Rev Neurosci, 2019, 30(3): 289-303.

［17］ CHEN X, ZHOU X, et al. Neonatal Exposure to Low-Dose (1.2%) Sevoflurane Increases Rats' Hippocampal Neurogenesis and Synaptic Plasticity in Later Life [J]. Neurotox Res. 2018 Aug, 34(2): 188-197.

［18］ 赵天云, 凌秾喜, 石子文, 等. 低浓度七氟烷辅助治疗精神疾病急性期患者的效果: 单臂、开放试验 [J]. 中华麻醉学杂志, 2020, 40(12): 1494-1498.

［19］ ZHAO T, SHI Z, et al. Sevoflurane Ameliorates Schizophrenia in a Mouse Model and Patients: A Pre-Clinical and Clinical Feasibility Study [J]. Curr Neuropharmacol. 2022 Nov 15, 20(12): 2369-2380.

附　　录

一、ICD-10

1．症状标准

具备下述（1）～（4）中的任何一组（如不甚明确常需要2个或多个症状）或（5）～（9）至少两组症状群中的十分明确的症状。

（1）思维鸣响、思维插入、思维被撤走及思维广播；

（2）明确涉及躯体或四肢运动，或特殊思维、行动或感觉的被影响、被控制感或被动妄想；妄想性知觉；

（3）对患者的行为进行跟踪性评论，或彼此对患者加以讨论的幻听，或来源于身体某一部分的其他类型的幻听；

（4）与文化不相称且根本不可能的其他类型的持续性妄想，如具有某种宗教或政治身份、超人的力量和能力（如能控制天气，与另一世界的外来者进行交流）；

（5）伴转瞬即逝或未充分形成的无明显情感内容的妄想，或伴有持久的超价观念，或连续数周或数月每日均出现的任何感官的幻觉；

（6）思潮断裂或无关的插入语，导致言语不连贯，或不中肯或语词新作；

（7）紧张性行为，如兴奋、摆姿势，或蜡样屈曲、违拗、缄默及木僵；

（8）阴性症状，如显著情感淡漠、言语贫乏、情感迟钝或不协调，常导致社会退缩及社会功能下降，但须澄清这些症状并非由抑郁症或神经阻滞剂治疗所致；

（9）个人行为的某些方面发生显著而持久的总体性质的改变，表现为丧失兴趣、缺乏目的、懒散、自我专注及社会退缩。

2．严重程度标准

无。

3．病程标准

特征性症状在1个月以上的大部分时间内肯定存在。

4．排除标准

（1）存在广泛情感症状时，就不应作出精神分裂症的诊断，除非分裂的症状早于情感症状出现；

（2）分裂症的症状和情感症状两者一起出现，程度均衡，应诊断分裂情感性障碍；

（3）严重脑病、癫痫、或药物中毒或药物戒断状态应排除。

二、美国《精神障碍诊断统计手册》第5版（DSM-5）

1. 症状标准

存在2项（或更多）下列症状，每一项症状均在1个月中相当显著的一段时间里存在（如成功治疗，则时间可以更短），至少其中1项必须是（1）、（2）或（3）：

（1）妄想；

（2）幻觉；

（3）言语紊乱（例如频繁离题或不连贯）；

（4）明显紊乱的或紧张症的行为；

（5）阴性症状（即情绪表达减少或动力缺乏）。

2. 社交或职业功能失调

自障碍发生以来的明显时间段内，1个或更多的重要方面的功能水平，例如，工作、人际关系或自我照顾，明显低于障碍发生前具有的水平（当障碍发生于儿童或青少年时，则人际关系、学业或职业功能未能达到预期的发展水平）。

3. 病期

这种障碍的体征至少持续6个月。此6个月应包括至少1个月（如成功治疗，则时间可以更短）符合诊断标准A的症状（即活动期症状），可包括前驱期或残留期症状。在前驱期或残留期中，该障碍的体征可表现为仅有阴性症状或有轻微的诊断标准A所列的2项或更多的症状（例如奇特的信念、不寻常的知觉体验）。

4. 分裂情感性障碍或双相情感障碍伴精神病性特征已经被排除，因为：①没有与活动期同时出现的重性抑郁或躁狂发作；②如果心境发作出现在症状活动期，则他们只是存在此疾病的活动期或残留期整个病程的小部分时间内。

5. 这种障碍不能归因于某种物质（例如，滥用的毒品、药物）的生理效应或其他躯体疾病。

6. 如果有孤独症（自闭症）谱系障碍或儿童期发生的交流障碍的病史，除了精神分裂症的其他症状外，还需有显著的妄想或幻觉，且存在至少1个月（如成功治疗，则时间可以更短），才能做出精神分裂症的额外诊断。

第十七章 麻醉创新诊治儿童孤独症

儿童孤独症也称儿童自闭症（autistic spectrum disorder，ASD），是一类起病于3岁前，以社会交往障碍、沟通障碍、局限的兴趣、刻板性及重复性行为为主要特征的心理发育障碍，是广泛性发育障碍中最有代表性的疾病。

广泛性发育障碍包括儿童孤独症、儿童阿斯伯格综合征、雷特综合征、童年瓦解性障碍、非典型孤独症以及其他未分类的广泛性发育障碍。目前，国际上有将儿童孤独症、儿童阿斯伯格综合征和非典型孤独症统称为孤独谱系障碍的趋向，其诊疗和康复原则基本相同。

ASD的患病率和诊断率在过去20年间大幅上升，达到1%～2.5%，美国ASD最新患病率为2.3%。我国报告6～12岁儿童ASD患病率约0.70%。该病对儿童身心健康有严重的负面影响，社会致残率高，完全自发缓解的可能性几乎为零，严重影响了人口素质，是当前急需关注的社会公共卫生问题。

◦ 第一节 病因与发病机制 ◦

虽然孤独症的病因还不完全清楚，但目前的研究表明，某些危险因素可能同孤独症的发病相关。引起孤独症的危险因素可以归纳为遗传、环境以及神经生物学因素。

1. 遗传因素

双生子研究显示，孤独症在单卵双生子中的共患病率高达61%～90%，而异卵双生子则未见明显的共患病情况。在兄弟姊妹之间的再患病率，估计在4.5%左右。这些现象提示孤独症存在遗传倾向性。研究显示，某些染色体异常可能会导致孤独症的发生。目前已知的相关染色体有7q、22q13、2q37、18q、Xp，某些性染色体异常也会出现孤独症的表现。如47、XYY以及45、X/46、XY嵌合体等。表现出孤独症症状的常见染色体病有4种：脆性X染色体综合征、结节性硬化症、15q双倍体和苯丙酮尿症。每年均有新的关于孤独症其相关基因的报道。近年来，新报道的孤独症其相关基因有：FMR1、TSC1、TSC2、NF1、MECP2、UBE3A、CACNA1C、NLGN3、

NLGN4、NRXN1、CNTNAP2、SHANK3、CTNND2。另有研究报道，在汉族孤独症患者中，NRP2基因存在遗传多态性。繁多的候选基因提示了孤独症是一种多基因遗传病，即孤独症可能是在一定的遗传倾向性下，由环境致病因子诱发的疾病。

2. 环境因素

环境因素可增加个体发病风险，包括父母生育年龄大、第1胎或第4胎之后、母亲妊娠前肥胖或体重不足、母亲妊娠前和妊娠期糖尿病、母亲妊娠期高血压、病毒感染、接触某些药物（如妊娠早期接触镇静剂、丙戊酸钠、米索前列醇等）、暴露于环境污染（如暴露于有杀虫剂、重金属、多氯化联苯、多溴联苯醚等环境中）、先兆流产、宫内窘迫、出生窒息、低出生体重等都增加了ASD的风险。

3. 神经生物学因素

随着医疗水平的提高，医疗设备的广泛应用，研究者们通过神经解剖学、病理学、影像学等技术对ASD患儿的大脑结构和功能展开了研究，发现ASD患儿的大脑和小脑多方面都存在异常，例如，两侧大脑半球不对称、脑室扩大、小脑体积减小、小脑神经细胞不规则增生、少量浦肯野细胞、大脑梭状回和侧副沟等区域信号传导异常、海马回、基底节、颞叶异常及脑电图异常率较高等。有人解释为是由于患儿在大脑发育关键期受到不良因素影响，神经细胞增值、迁移、突触发生修剪等重要事件出现异常，致脑发育障碍，引起ASD的发生。

另外，孤独症存在多类神经递质的异常，关系最紧密的主要是5-HT（5-HT）系统、γ-氨基丁酸（GABA）和谷氨酸。

5-HT是一种重要的神经递质，其转运体基因SLC6A4启动子区5-HT$_{TLPR}$存在可变串联重复序列多样性，会改变基因转录，从而导致神经质或精神焦虑，引起大脑结构异常和引发孤独症的相关行为。有报道指出，约1/3的孤独症患儿外周血中的5-HT水平升高，其齿状核—丘脑—皮质通路5-HT合成异常。5-HT神经元主要分布在与认知功能有密切关系的额叶皮质区，其浓度的异常增高可影响患儿认知功能。

γ-氨基丁酸（GABA）受体的B3亚单位基因（GABRB3）定位于15q11～13区，较多孤独症病例显示均存在15q11～13区段的共同复制。GABRB3基因在诸多ASD研究中被提及，被认为是GABA的共性标志物。GABA是一种主要的抑制性神经递质，参与调控神经元之间的抑制性信号传递。研究表明，孤独症患者的GABA系统可能存在异常。有研究发现，孤独症患者的大脑中GABA的合成、释放和再摄取可能受到影响，导致GABA水平的异常。这可能导致神经元活动的不平衡，影响大脑的正常功能。具体来说，自闭症患者的GABA合成酶（GAD）的活性和表达水平可能降低。GAD是负责合成GABA的关键酶。此外，孤独症患者的GABA受体的功能可能也受到影响，包括GABA-A受体和GABA-B受体。这些GABA异常可能与孤独症患者的一些特征和症状有关，如社交互动困难、感觉过敏、刻板行为等。

谷氨酸受体所介导的神经兴奋性信号在皮质发育中起重要作用。GABA受体及谷氨酸受体在新皮质、海马及小脑的不同皮质调控神经元呈放射状、切线及喙状迁移。谷氨酸在成熟的神经系统中扮演着重要的角色，它可以调控突触可塑性，从而诱导长时程增强（LTP）或长时程抑制（LTD），这种机制有助于建立神经元网络的可塑性。具体来说，谷氨酸的作用对于学习、记忆和其他认知功能非常关键。在对谷氨酸与孤独症关系的研究中发现，编码谷氨酸 kainate受体、代谢型受体及NMDA受体的基因GluR6、GRM8、GRIN2A等均与ASD相关。

近年来，催产素（OXT）与孤独症的关系逐渐成为研究热点。人体中，催产素不仅在乳房和子宫的周期性变化中起着重要作用，而且在中枢神经系统的调控中也起着非常重要的作用，特别是和社会认知功能有着非常密切的关系。体内合成的催产素除释放进入循环系统外，在大脑内部存在广泛的受体结合点。ASD患儿出现社会交往障碍可能与催产素对杏仁核的负性调控相关。杏仁核位于大脑前额叶背内侧部，调控恐惧与社会认知，对识别危险刺激并将危险信号与防御反应相关联方面起着关键的作用。ASD患儿之所以不能够正常地表现亲社会的行为，是因为杏仁核上丰富的催产素受体发生了变化，无法负性调控杏仁核的功能故孤独症儿童会出现恐惧与进攻的行为，尤其表现为对亲人冷漠、亲情淡薄、容易激怒、暴躁等，这都是个人不能正常进行社会识别与社会交往的重要表现。

◦第二节　临　床　表　现◦

1. 社会交往障碍

表现为缺乏社交的欲望，缺乏自发性社会或情感交流动机和行为。如不喜欢与医师眼神对视和交流，眼神游离，眼神接触时没有面部表情变化，不听从指令，我行我素。喜欢独自摆弄物品或玩耍，不喜欢与其他小朋友共享玩具或玩耍，缺乏亲子依恋。非语言交流行为明显缺陷，较少运用肢体语言表达自己需求，而是通过发怒、自我损伤表达情感，经常不能准确判断情境。

2. 交流障碍

非言语交流障碍，常以哭或尖叫表示他们的不舒适或需要。缺乏相应的面部表情，很少用点头、摇头、摆手等动作来表达自己的意愿。

3. 言语交流障碍

言语障碍是许多ASD就诊的首要原因，主要表现为语言发育落后或语言倒退、语言不符合语境、刻板言语、自言自语或简单重复别人语言等。部分高功能ASD虽然词汇量和基本沟通能力较好，但是其应用语言的能力常常不合时宜、不切语境，言语技巧机械性，音量、语调及语速单一，不能理解成语、俗语、讽刺、幽默等复杂语言表达。

4. 兴趣狭窄及刻板重复的行为方式

对一般儿童所喜爱的玩具和游戏缺乏兴趣，而对一些通常不作为玩具的物品却特别感兴趣。行为方式刻板，常出现刻板重复的动作和奇特怪异的行为，迷恋物品、行为定式、感觉异常，无目的地乱跑、转圈等。

5. 感官特异性

表现为不能判断声音性质和内涵，对于某些声音、视觉图像或场景存在特殊恐惧，或喜欢用特殊眼神注视某些物品。拒绝亲密接触，很多患儿不喜欢被拥抱。其他感官异常还有痛觉迟钝现象，特殊本体感觉，如喜欢长时间坐车或摇晃，特别喜欢或害怕乘坐电梯或过山车。这可能导致他们对特定刺激的过度或低反应。

6. 其他症状

30%～50%患儿存在智力发育障碍，1/3～1/4患儿合并癫痫。

◦第三节　诊断与鉴别诊断◦

临床对于病史和行为观察结果符合ASD诊断标准的患儿可以诊断为ASD。目前主要有2套诊断标准：DSM-5和ICD-10。

（一）DSM-5标准

ASD的诊断应满足以下所有条件。

1. 社交沟通和社会互动缺陷

在多种情况下持续存在社交沟通和社会互动缺陷，表现为以下3方面均存在缺陷。

（1）社交-情绪互动缺陷，例如，因缺乏共同兴趣、无法意识到或理解他人的想法或感受而无法产生令彼此愉快和适宜的对话或互动。

（2）社交互动中所用的非语言沟通行为缺陷，例如，难以协调语言交流和非语言交流（目光接触、面部表情、姿势、身体语言和说话的韵律/语调）。

（3）发展、维持以及理解关系的能力缺陷（例如，难以根据社交场合调整行为难以展现恰当的社交行为对社交缺乏兴趣，即使对交朋友感兴趣也难以交到朋友）。

2. 受限、重复的行为、兴趣或活动模式

表现为以下情况或至少满足2项（当前存在或在病史中提及）。

（1）刻板或重复的躯体动作、使用物品或言语，如摇摆、拍打或旋转等刻板动作：模仿言语（重复部分言语），重复电影或之前对话中的内容，将玩具摆成一行。

（2）坚持千篇一律，坚持遵守常规，或者语言/非语言行为的仪式化模式，如难以转变，坚持僵化的问候礼仪，每日需吃相同的食物。

（3）高度限制性的固定兴趣，兴趣强度和专注度异常，例如，对某些物体（火车、真空吸尘器或其某些部件）全神贯注，持续的兴趣（如对恐龙或自然灾害等主题过多关注）。

（4）对感觉刺激的反应增加或降低，或对环境中的感觉刺激有异常的兴趣（如对特定声音的不良反应、对温度明显不敏感、过度嗅闻或触摸某些物体）。

3. 症状和功能

症状必须损害了功能（如损害社能力、学习能力和完成日常活动的能力）。

4. 症状必须存在于早期发育阶段

症状必须存在于早期发育阶段，然而这些症状可能仅在社交需求超过患儿有限的能力后才变得明显；患儿年龄较大后，这些症状可能因患儿学会了应对技能而被掩盖这些症状不能通过智力障碍或全面发育迟缓来更好地解释。

（二）ICD-10标准

1. 3岁以前就出现发育异常或损害，至少表现在下列领域之一：

（1）人际沟通时所需的感受性或表达性语言。

（2）选择性社会依恋或社会交往能力的发展。

（3）功能性或象征性游戏。

2. 具有以下（1）、（2）、（3）项下至少六种症状，且其中（1）项下至少两种，（2）、（3）两项下各至少一种：

（1）在下列至少两个方面表现出社会交往能力实质性异常：

1）不能恰当地应用眼对眼注视、面部表情、姿势和手势来进行社会交往。

2）（尽管有充分的机会）不能发展与其智龄相适应的同伴关系，用来共同分享兴趣、活动与情感。

3）缺乏社会性情感的相互交流，表现为对他人情绪的反应偏颇或有缺损；或不能依据社交场合调整自身行为；或社交、情感与交往行为的整合能力弱。

4）不能自发地寻求与他人分享欢乐、兴趣或成就（如不向旁人显示、表达或指出自己感兴趣的事物）。

（2）交流能力有实质性异常，表现在下列至少一个方面：

1）口语发育延迟或缺如，不伴有以手势或模仿等替代形式补偿沟通的企图（此前常没有牙牙学语的沟通）。

2）在对方对交谈具有应答性反应的情况下，相对地不能主动与人交谈或使交谈持续下去（在任何语言技能水平上都可以发生）。

3）刻板和重复地使用语言，或别出心裁地使用某些词句。

4）缺乏各种自发的假扮性游戏，或（幼年时）不能进行社会模仿性游戏。

（3）局限、重复、刻板的兴趣、活动和行为模式，表现在下列至少一个方面：

1）专注于一种或多种刻板、局限的兴趣之中，感兴趣的内容异常或患儿对它异常地关注；或者尽管内容或患儿关注的形式无异常，但其关注的强度和局限性仍然异常。

2）强迫性地明显执着于特殊而无用的常规或仪式。

3）刻板与重复的怪异动作，如拍打、揉搓手或手指，或涉及全身的复杂运动。

4）迷恋物体的一部分或玩具的没有功能的性质（如气味、质感或所发出的噪声或振动）。

3. 临床表现不能归因于以下情况：其他类型的广泛性发育障碍；特定性感受性语言发育障碍及继发的社会情感问题；反应性依恋障碍或脱抑制性依恋障碍；伴发情绪/行为障碍的精神发育迟滞；儿童少年精神分裂症和雷特综合征。

（三）鉴别诊断

儿童孤独症需要与广泛性发育障碍的其他亚型以及其他儿童常见精神、神经疾病进行鉴别。

1. 儿童阿斯伯格综合征

儿童阿斯伯格综合征以社会交往障碍和兴趣、活动局限、刻板和重复为主要临床表现，言语和智能发育正常或基本正常。和儿童孤独症患儿相比，儿童阿斯伯格综合征患儿突出表现为社交技能的缺乏，言语交流常常围绕其感兴趣的话题并过度书面化，对某些学科或知识可能有强烈兴趣，动作笨拙，运动技能发育落后。

2. 雷特综合征

雷特综合征是一种神经发育障碍，几乎仅见于女性。患者最初发育正常，在18月龄后逐渐丧失言语能力和有目的地使用手部的能力。大多数雷特综合征缘于MECP2基因突变。雷特综合征的特征性表现包括：头围生长减慢（这与ASD中的头围生长速度加快相反）、刻板性手部运动。

3. 童年瓦解性障碍

又称黑勒综合征（Heller syndrome）、婴儿痴呆。患儿2岁以前发育完全正常，起病后已有技能迅速丧失，并出现和儿童孤独症相似的交往、交流障碍及刻板、重复的动作行为。该障碍与正常发育一段时期后才起病的儿童孤独症较难鉴别。主要鉴别点在于童年瓦解性障碍患儿起病后所有已有的技能全面倒退和丧失，难以恢复。

4. 注意缺陷多动障碍

注意缺陷多动障碍的主要临床特征是活动过度、注意缺陷和冲动行为，但智能正常。孤独症患儿，特别是智力正常的孤独症患儿也常有注意力不集中、活动多等行为表现，容易与注意缺陷多动障碍的患儿混淆。鉴别要点在于注意缺陷多动障碍患儿没有社会交往能力质的损害、刻板行为以及兴趣狭窄。

5. 儿童少年精神分裂症

儿童少年精神分裂症多起病于少年期，极少数起病于学龄前期，无3岁前起病的报道，这与儿童孤独症通常起病于婴幼儿期不同。该症部分临床表现与儿童孤独症类似，如孤僻离群、自语自笑、情感淡漠等，还存在幻觉、病理性幻想或妄想等精神病性症状。该症患儿可能言语减少，甚至缄默，但言语功能未受到实质性损害，随着疾病缓解，言语功能可逐渐恢复。儿童少年精神分裂症药物治疗疗效明显优于儿童孤独症，部分患儿经过药物治疗后可以达到完全康复的水平。

6. 精神发育迟缓

精神发育迟滞患儿的主要表现是智力低下和社会适应能力差，但仍然保留与其智能相当的交流能力，没有孤独症特征性的社会交往和言语交流损害，同时兴趣狭窄和刻板、重复行为也不如孤独症患儿突出。

● 第四节　治　　疗 ●

儿童孤独症的治疗以教育干预为主，药物治疗为辅。因儿童孤独症患儿存在多方面的发育障碍及情绪行为异常，应当根据患儿的具体情况，采用教育干预、行为矫正、药物治疗等相结合的综合干预措施。

（一）常规治疗

1. 教育康复

教育康复是针对孤独症谱系障碍的一种主要治疗干预方法。在进行教育康复之前，需要对患者的发展水平进行评估。评估工具常用的包括心理教育量表（PEP）和言语行为里程碑评估（VB-APP）。

教育康复有多种干预方法，较为常用的有发展理念下的教育干预技术（如地板时光、关系发展介入、丹佛模式及早期介入丹佛模式、结构化教学、图片交流系统等），以及基于应用行为分析（ABA）的行为教学技术。ABA是当前循证依据最为充分的可以有效改善孤独症谱系障碍患儿社会适应和生活能力的方法。该方法利用辅助等教学技术，从无到有、从少到多地增加患儿适应性的学习和生活技能。常用的行为教学技术包括回合试验教学（DTT）、串联行为教学以及自然情境教学等。

2. 问题行为管理与矫正

孤独症谱系障碍患儿容易出现影响自身和他人的各种挑战性问题行为，如自伤、攻击和破坏性行为等。对于这些问题行为，首先应进行行为功能评估，在了解问题行为的发生背景、功能及其强化因素后，采用相应的行为矫正方法和预防策略，从多到少、从少到无地减少干扰患儿学习和生活的问题行为。

3. 药物治疗

孤独症谱系障碍以教育康复为主，药物治疗不是首选，但在患儿存在较严重的情绪不稳、自伤、攻击和破坏性行为，而且其他干预措施无效，或共患其他精神障碍时，可以在严格把握适应证或目标症状的前提下采用药物治疗。在使用药物时，应遵从以下原则：①权衡利弊，根据患者的年龄、症状、躯体情况合理选择治疗药物。一般情况下，0～6岁以康复训练为主，不建议使用精神科药物。②做好知情同意。③低剂量起始，根据疗效和药物不良反应逐渐增加药物剂量；达到理想疗效后，可连续服用6个月，然后逐渐减量，并视情决定是否停药。如停药症状反复，则需继续服药。④单一、对症用药，根据药物的类别、适应证、安全性与疗效等因素选择药物，尽可能单一用药。⑤密切监测并及时处理药物的不良反应。⑥同时进行其他形式的治疗干预，如教育训练、行为治疗等。

各类精神科药物在孤独症谱系障碍患者中均有应用，包括抗精神病药、抗抑郁药、情绪稳定剂、中枢兴奋剂（治疗注意缺陷多动障碍）。美国FDA已批准利培酮和阿立哌唑用于治疗5～16岁及6～17岁孤独症儿童的易激惹行为和重复行为。除了上述药物外，还可以选择一些替代药物和补充剂（如：褪黑激素、维生素、ω-3脂肪酸等），但是其有效性并未评估过。

（二）麻醉创新诊疗

孤独症谱系障碍患者存在多种神经递质异常，主要集中于谷氨酸和γ-氨基丁酸（GABA）。动物模型研究及临床研究均提示GABA信号通路可能在孤独症谱系障碍的发病机制中发挥重要作用。兴奋性谷氨酸能神经递质系统和抑制性GABA能神经递质系统失衡与孤独症谱系障碍的发病密切相关，但是目前尚无相关的临床治疗药物。临床最常用的全麻药七氟烷是GABAA受体增强剂，无创吸入给药，起效迅速，可控性好，97%以原型经肺呼出，毒副作用小。临床前的研究发现七氟烷治疗通过改善兴奋/抑制（E/I）失衡、增加线粒体呼吸从而改善自闭症小鼠的行为学异常。除此之外，还有研究表明低浓度七氟烷具有神经保护作用，可改善认知功能。因此，广州市妇女儿童医疗中心宋兴荣团队展开了七氟烷治疗孤独症谱系障碍患者的临床研究，并取得较好的治疗效果。该团队采用低浓度七氟烷吸入治疗孤独症谱系障碍患者。具体治疗方案为：面罩吸入七氟烷，起始浓度为8%，载气为50%氧气的混合气体（2.5L/min），维持5分钟，使患者意识消失，BIS值为55～60时，降低七氟烷浓度至0.4～0.6MAC，持续2h。在这过程中持续监测心电，体温、血压、脉搏氧饱和度以及七氟烷浓度，根据行为活动评估量表（BARS）调控七氟烷浓度，使BARS维持在2~4分。每周治疗2~3次，3个月1个疗程。

传统的研究表明，在神经发育的重要阶段，反复接触麻醉药物会引起神经细胞增值、迁移、突触发生修剪等重要事件出现异常，致脑发育障碍。然而，在发育早期，自闭症模型小鼠经过2.5%七氟烷暴露，不仅可以改善自闭症小鼠的社交行为，可以改善自闭小鼠的刻板行为。七氟烷改善自闭症行为的有关病理生理机制可能与七氟烷改善自闭症模型小鼠的E/I失衡、增加了线粒体呼吸和增强了脑源性神经营养因子/酪氨酸激酶受体B（BDNF/TrkB）信号通路有关。

对于低浓度七氟烷吸入是一个初步的探索，具体的实施过程仍需要深入的研究。孤独症谱系障碍为慢性，甚至持续终身的疾病，因此，应坚持长期的治疗干预，从而促进患者各方面能力的发展，提高其社会功能和适应，减轻家庭负担，提高患者及其家庭的生活质量。

（石子文　宋兴荣）

参考文献

［1］ LYALL K, CROEN L, DANIELS J, et al.The Changing Epidemiology of Autism Spectrum Disorders [J]. Annu Rev Public Health. 2017, 38: 81-102.

［2］ ZHOU H, XU X,YAN W, et al. Prevalence of Autism Spectrum Disorder in China: A Nationwide Multi-center Population-based Study Among Children Aged 6 to 12 Years [J]. Neurosci Bull. 2020, 36(9): 961-971.

［3］ CUI J, PARK J, JU X, et al. General Anesthesia During Neurodevelopment Reduces Autistic Behavior in Adult BTBR Mice, a Murine Model of Autism [J]. Front Cell Neurosci. 2021, 15: 772-775.

［4］ WHO Autism Spectrum Disorders [EB/OL]. (2019-12-19) [2024-04-01]. https://www.who.int/news-room/fact-heets/detail/autism spectrum disorders.

［5］ WHITEHOUSE AJO, EVANS K, EAPEN V, WRAY J (2018) A national guideline for the assessment and diagnosis of autism spectrum disorders in Australia [M]. Brisbane: Cooperative Research Centre for Living with Autism, 2021.

［6］ AMERICAN PSYCHIATRIC ASSOCIATION. Autism spectrum disorder. In: Diagnostic and Statistical Manual of Mental Disorders [M]. Fifth Edition. Washington DC: American Psychiatric Association, 2022.

［7］ WORLD HEALTH ORGANIZATION. ICD-11 International Classification of Diseases 11th Revision. (2022-4-29) [2024-04-01]. https://www.who.int/classifications/classification-of-diseases.

［8］ HYMAN SL, LEVY SE, MYERS SM, COUNCIL ON CHILDREN WITH

DISABILITIES, SECTION ON DEVELOPMENTAL AND BEHAVIORAL PEDIATRICS. Identification, Evaluation, and Management of Children With Autism Spectrum Disorder [J]. Pediatrics 2020, 12:145-149.

［9］ PENNER M, ANAGNOSTOU E, ANDONI LY, et al. Systematic review ofclinical guidance documents for autism spectrum disorder diagnosticassessment in select regions [J]. Autism 2018, 22:517-520.

［10］ LORD C, ELSABBAGH M, BAIRD G, et al. Autism spectrum disorder [J]. Lancet 2018, 392: 508.

［11］ LAI MC, LOMBARDO MV, BARON-COHEN S. Autism [J]. Lancet 2014, 383: 896-899.

［12］ BODDAERT N, ZILBOVICIUS M, PHILIPE A, et al. MRI findings in 77 children with non-syndromic autistic disorder [J]. PLoS One 2009, 4: 4415-4418.

［13］ HAZLETT HC, GU H, MUNSELL BC, et al. Early brain development in infants at high risk for autism spectrum disorder [J]. Nature 2017, 542: 348-350.

［14］ SUTTON SK, BURNETTE CP, MUNDY PC, et al. Resting cortical brain activity and social behavior in higher functioning children with autism [J]. J Child Psychol Psychiatry. 2005, 46(2): 211-222.

［15］ ADDINGTON AM, RAPOPORT JL. Annual research review: impact of advances in genetics in understanding developmental psychopathology [J]. J Child Psychol Psychiatry. 2012, 53(5): 510-518.

［16］ LI X, ZOU H, BROWN WT. Genes associated with autism spectrum disorder [J]. Brain Res Bull. 2012, 88(6): 543-552.

［17］ 胡梅新, 李慧萍, 徐秀. 孤独症谱系障碍合并躯体感觉障碍的神经生物学机制研究 [J]. 中国儿童保健杂志 2021, 29(01): 42-46.

［18］ OBLAK A, GIBBS TT, BLATT GJ. Decreased GABAA receptors and benzodiazepine binding sites in the anterior cingulate cortex in autism [J]. Autism Res 2009, 2(4): 205-219.

［19］ MORI T, MORI K, FUJII E, et al. Evaluation of the GABAergic nervous system in autistic brain: (123) I-iomazenil SPECT study [J]. Brain Dev 2012, 34(8): 648-654.

［20］ NAAIJEN J, LYTHGOE DJ, AMIRI H, et al. Fronto-striatal glutamatergic compounds in compulsive and impulsive syndromes: a review of magnetic resonance spectroscopy studies [J]. Neurosci Biobehav Rev. 2015, 52:74-88.

［21］ CUI J, PARK J, JU X, et al. General Anesthesia During Neurodevelopment Reduces Autistic Behavior in Adult BTBR Mice, a Murine Model of Autism [J]. Front Cell Neurosci. 2021, 15: 772-775.

第十八章　过敏性鼻炎

过敏性鼻炎（hypersensitive rhinitis，HR），又称变应性鼻炎（allergic rhinitis，AR），是指个体接触变应原后由免疫球蛋白E抗体参与的以肥大细胞释放介质（如组胺等）为开端，由多种免疫活性细胞和细胞因子等共同作用的鼻黏膜慢性炎症反应。以发作性喷嚏、流涕和鼻塞为主要症状。

第一节　流行病学

据世界卫生组织（world health organization，WHO）统计，全球10%～40%的人口患有AR[1, 2]。我国AR患病率高达18%，且在逐年增加，目前约有2.5亿人[3]。并且，北方6个城市的AR患病率（18.6%～52.9%）和花粉诱发AR（10.5%～31.4%）的AR患病率均较高[4]。如乌鲁木齐市AR确诊率高达30.4%。而农村（14.0%）患病率明显低于城市（23.1%）[5]。不同年龄段AR发病率也不尽相同。武汉地区6～12岁儿童自报AR率为28.6%，0～17岁儿童AR确诊率为14.4%。

韩国2015年到2019年AR患者人数和医疗费用都在增加（分别为15 057 265～16 103 366例和1352～1711亿韩元）。带来了与AR管理相关的巨大经济负担。我国大约每年需花费3955.2亿元用于AR防治[2]。除了直接的医疗费用，AR还会导致患者睡眠质量下降、白天嗜睡和疲劳、易激惹、抑郁、认知及身体功能受损等，给患者生活质量造成了不良影响，进而又进一步增加了社会经济负担[6]。

第二节　发病机制

AR是特应性个体接触过敏原后，主要由过敏原特异性IgE介导的鼻黏膜慢性非感染性炎症。目前认为，非IgE介导的机制及神经免疫失调也参与其中[7, 8]。①速发相反应：过敏原的吸入可诱导特应性个体区域引流淋巴结和鼻腔局部产生特异性IgE，特异性IgE与聚集在鼻黏膜的肥大细胞和嗜碱粒细胞表面高亲和力IgE受体（FcεRI）结合，形成致敏状态；当机体再次接触相同过敏原时，过敏原与锚定在肥大细胞和嗜碱粒细胞表面的IgE结合，活化肥大细胞和嗜碱粒细胞，导致组胺（Histamine）和白三烯（leukotriene）等炎性介质释放；这些炎性介质可刺激鼻黏膜的感觉神经末梢和血管，并兴奋副交感神经，进而引起鼻黏膜血管扩张和腺体分泌增加，导致鼻痒、喷嚏、清水样涕等症状。②迟发相反应：组胺等炎性介质的释放还可诱导血管内皮细胞、上皮细胞等表达或分泌黏附分子、趋化因子及细胞因子等，募集和活化嗜酸粒细胞、嗜碱粒细胞和2型辅助性T细胞（Type 2 helper T cells，Th2）等免疫细胞，导致炎性介质（白三烯、前列腺素和血小板活化因子等）进一步释放，2型免疫反应占优势的炎性反应得以持续和加重，鼻黏膜出现明显组织水肿导致鼻塞。AR发作时，鼻黏膜腺体周围神经纤维分泌的P物质和降钙素基因相关肽明显升高，这些物质与鼻腔高反应性密切相关。新近研究发现，2型滤泡辅助性T细胞和滤泡调控性T细胞在IgE的产生中起重要调控作用，2型先天性淋巴样细胞参与了AR早期2型免疫反应的形成。

AR的发病与遗传和环境的相互作用有关。一方面，AR具有遗传易感性，全基因组关联研究发现，多个遗传基因位点的单核苷酸多态性（如rs34004019和rs950881）可能与AR和哮喘等变应性疾病有关。组蛋白的乙酰化/去乙酰化、DNA的甲基化/去甲基化以及微小RNA等表观遗传学机制也与AR的发生密切相关。另一方面，生活环境和肠道微生物菌群在AR的发病中也起着重要的作用。"卫生假说"认为，由于环境卫生过于清洁，使得生命早期暴露于微生物和寄生虫的机会减少，日后发生AR和哮喘等变应性疾病的风险增高。生命早期肠道微生物菌群稳态的建立对机体免疫耐受状态的形成至关重要。

尽管IgE介导的Ⅰ型变态反应是AR发病的核心机制，但非IgE介导的炎性反应也参与了AR的发生发展。某些过敏原可以通过其酶活性诱导上皮细胞产生细胞因子和趋化因子，促进Th2反应；或削弱上皮连接的紧密性，破坏上皮细胞屏障功能，促进树突状细胞与过敏原的接触。组织重塑在AR发病中的机制目前尚不十分明确。

研究表明，某些患者在缺乏全身致敏的情况下也会出现类似于经典AR的临床表现，其鼻黏膜存在特异性IgE，鼻激发试验阳性，被称为"局部变应性鼻炎"，但其发病机制、临床和流行病学特征有待进一步明确。

◦第三节 临 床 表 现◦

一、症状

AR的典型症状为阵发性喷嚏、清水样涕、鼻痒和鼻塞；可伴有眼部症状，包括眼痒、流泪、眼红和灼热感等，多见于花粉过敏患者。随着致敏花粉飘散季节的到来，花粉症患者的鼻、眼症状发作或加重。如果致病因素以室内过敏原（尘螨、蟑螂、动物皮屑等）为主，症状多为常年发作。40%的AR患者可合并支气管哮喘，在有鼻部症状的同时，还可伴喘鸣、咳嗽、气急、胸闷等肺部症状。

二、体征

AR发作时最主要的体征是双侧鼻黏膜苍白、肿胀，下鼻甲水肿，鼻腔有多量水样分泌物。眼部体征主要为结膜充血、水肿，有时可见乳头样反应。伴有哮喘、湿疹或特应性皮炎的患者有相应的肺部、皮肤体征。

◦第四节 检查与检验◦

一、皮肤试验

过敏原皮肤试验是确定IgE介导的Ⅰ型变态反应的重要检查手段，属于过敏原体内检测，主要方法包括皮肤点刺试验（skin prick test，SPT）和皮内试验（可疑过敏物质或过敏原注入皮内）。SPT具有80%以上高敏感性和较高特异性，因而对AR的诊断可提供有价值的证据，且可用于儿童和老年人。

二、血液检查

1. 血清总IgE检测

变应性疾病、自身免疫病、免疫系统缺陷病、寄生虫感染以及其他一些因素（如种族）均可使体内总IgE水平增加。血清总IgE水平升高仅能提示Ⅰ型变态反应的可能性大，其临床意义有限，不能作为AR的独立诊断依据。而且，约30.33%常年性AR患者血清总IgE在正常范围。

2. 血清特异性IgE检测

属于过敏原体外检测，在变应性疾病的诊断中被广泛使用，推荐使用定量检测方法。特异性IgE检测适用于任何年龄的患者，不受皮肤条件的限制。

三、鼻激发试验

该方法是将某种过敏原直接作用于鼻黏膜，模拟自然发病的情况，观察是否诱发相关症状。当患者病史和临床表现高度怀疑AR，而SPT及血清特异性IgE检测为阴性，或查出多种过敏原致敏、需要寻找关键过敏原时，可进一步行鼻激发试验。鼻激发试验是诊断AR的金标准，对于SPT及血清特异性IgE阴性的局部AR患者，是最佳的确诊手段。

四、其他检查

包括鼻分泌物涂片细胞学检查、鼻灌洗液中过敏原特异性IgE和嗜酸粒细胞阳离子蛋白测定、血清过敏原组分特异性IgE检测、外周血嗜碱粒细胞活化试验、呼出气一氧化氮检测和肺功能检查等。

◦ 第五节　临　床　诊　断 ◦

诊断依据为：①症状：阵发性喷嚏、清水样涕、鼻痒和鼻塞等症状中出现2个或以上，每天症状持续或累计在1h以上，可伴有流泪、眼痒和眼红等眼部症状；②体征：常见鼻黏膜苍白、水肿，鼻腔水样分泌物；③过敏原检测：至少1种过敏原SPT和（或）血清特异性IgE阳性，或鼻激发试验阳性。

AR的诊断应根据患者典型的过敏病史、临床表现以及与其一致的过敏原检测结果而作出。过敏原检测通常需要将体内和体外检测相结合，且充分结合临床病史，以判断患者是由何种过敏原致敏，以及致敏的程度与疾病症状的关系。

·第六节　治　疗·

（一）传统治疗

1. 环境控制

制订全面的环境控制计划是防治 AR 的重要措施。AR 患者确定了特定的过敏原后，应该避免或尽可能减少接触相关过敏原。

2. 药物治疗

AR 常用治疗药物分为一线用药和二线用药。一线治疗药物包括鼻用糖皮质激素（简称鼻用激素）、第二代口服和鼻用抗组胺药、口服白三烯受体拮抗剂；二线治疗药物包括口服糖皮质激素、口服和鼻用肥大细胞膜稳定剂、鼻用减充血剂、鼻用抗胆碱能药（表 18-1）。

表 18-1　变应性鼻炎常用治疗药物

药物种类	给药方式	临床治疗	推荐程度
糖皮质激素	鼻用	一线用药	推荐使用
	口服	二线用药	酌情使用
第二代抗组胺药	口服	一线用药	推荐使用
	鼻用	一线用药	推荐使用
白三烯受体拮抗剂	口服	一线用药	推荐使用
肥大细胞膜稳定剂	口服	二线用药	酌情使用
	鼻用	二线用药	酌情使用
减充血剂	鼻用	二线用药	酌情使用
抗胆碱能药	鼻用	二线用药	酌情使用

3. 免疫治疗

免疫治疗是 AR 的一线治疗方法。针对 IgE 介导的 I 型变态反应性疾病的对因治疗。目前临床常用的过敏原免疫治疗方法有皮下注射法（皮下免疫治疗）和舌下含服法（舌下免疫治疗），分为剂量累加和剂量维持两个阶段，总疗程为 3 年，推荐使用标准化过敏原疫苗。

4. 外科治疗

为 AR 的辅助治疗方法，临床酌情使用。手术方式主要有两种类型：以改善鼻腔通气功能为目的的下鼻甲成形术及鼻中隔矫正术和以降低鼻黏膜高反应性为目的的神经切断术。

（二）麻醉创新治疗

1．概述

如上所述，药物治疗AR仍然是广大患者首选的治疗方式。尽管其可能会产生患者鼻腔干燥发热、鼻出血、心律失常、患者眼压升高，引起青光眼等副作用[9-11]。同时，也存在部分患者对药物治疗无效。但令人可喜的是，星状神经节阻滞（stellate ganglion block，SGB）因其在抑制炎症反应、调控自主神经和改善免疫功能方面的积极作用而受到广泛关注，有学者通过盲穿实施SGB治疗AR患者取得了较好的临床效果[12-14]。然而，SGB因解剖位置复杂，传统盲点阻滞容易造成意外伤害和严重并发症发生。目前，麻醉医师应用超声引导下实施SGB，进行AR、睡眠障碍及疼痛创新治疗、改善术后胃肠功能、缓解创伤后应激障碍焦虑、治疗难治性室性心律失常等，均取得较好临床疗效的同时，也证明了超声引导下SGB创新治疗AR是一种更安全、便捷的方法。

2．超声引导星状神经节阻滞

颈上神经节、颈中神经节和颈下神经节分布于人体颈部两侧颈动脉鞘后方、颈椎横突前方。星状神经节（stellate ganglion，SG）因其外形似星形而得名，也称颈胸神经节。为颈下神经节与T1神经节融合而成。有研究显示，部分人群中SG还包括T2神经节和颈中神经节。SG大小约为25mm×10mm×5mm，中心位置多位于胸膜顶第1肋骨颈水平；如果颈下神经节与T1神经节未融和时，颈下神经节则常位于C7横突前，而T1神经节位于第1肋骨颈部前方。SG接受沿交感神经链内上传的上胸段节前交感神经纤维，在其中交换神经元后发出节后神经纤维，支配头面部、颈项部、上肢及胸内的心脏、大血管、肺、支气管及胸壁等多个器官组织。

毗邻SG前方是颈动脉鞘，内侧为颈长肌，后内侧是椎间孔和喉返神经，外侧为前斜角肌及膈神经，前外侧是头臂静脉和甲状颈干，下方为肺尖和胸膜顶。多数情况下，SG下缘比第2肋骨上缘高，其下多被覆胸膜且表面有一层可作为确认SG标志的脂肪组织，再向外则是壁层胸膜。这一特征性的脂肪层常是确认SG位置的标志。C6、C7横突、颈动脉结节、胸锁乳突肌后缘中点、颈静脉切迹内缘及胸锁关节，这些骨性或肌性结构，均可作为确认SG位置的体表标志，其中C7横突与SG的距离最近，是标定SG体表投影的最佳骨性标志，但是C7横突没有前结节，椎动脉未受椎动脉孔保护，在此穿刺容易伤及椎动脉。因此，临床多以C6横突为解剖定位。明确SG的位置，以及确定穿刺点和穿刺方向，是实施神经阻滞的关键。

（1）体位：患者仰卧位，头稍偏向对侧，枕部或肩部垫薄枕，头稍后仰以充分显露颈部；微张口，使颈部肌肉放松。

（2）探头选择：选择体积较小的高频线阵探头，超声频率多设置为6～13MHz。

（3）超声扫查：将超声探头横向置于胸锁乳突肌表面平环状软骨切迹水平，扫查至C6椎体水平，视野可见C6椎体特有的驼峰状横突前结节、C6神经根、颈总动脉、颈内静脉和C6椎体前面的颈长肌。SG位于颈长肌表面、椎前筋膜深面。因颈动脉后方超声增强效应可致颈长肌显示不佳，将超声探头横向外侧方缓慢移动，可更清楚地显示颈长肌、椎前筋膜。多普勒模式可显示穿刺路径上可能存在的血管结构，应避开。

（4）穿刺入路：穿刺入路包括经典气管旁平面内入路、经甲状腺平面外入路、颈动脉旁平面外入路、外侧平面内入路。现今超声引导下SGB多选择在C6或C7或C6～C7水平的气管旁入路和外侧平面内入路，多数选外侧平面内入路[15]（图18-1）。

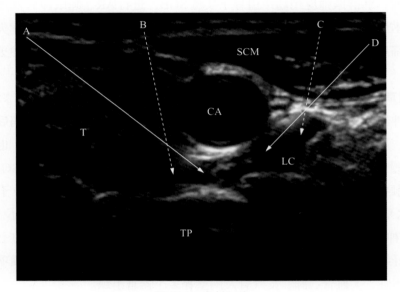

图18-1　穿刺入路

注：图中T为甲状腺，TP为横突，SCM为胸锁乳突肌，CA为颈动脉，LC为颈长肌，实线箭头为平面内入路，虚线箭头为平面外入路，A为经典气管旁平面外入路，B为经甲状腺平面外入路，C为颈动脉旁平面外入路，D为外侧平面内入路。

（5）操作方法：在C6椎体水平气管和颈动脉之间，稍加压力用探头把颈动脉推向一侧，显示C6横突及其突出的前后结节，以及被椎前筋膜覆盖位于横突浅面的颈长肌。操作者持22G、5cm短斜面穿刺针，依据所选入路选择进针点，采用平面内或平面外引导进针。在超声引导下实时监测穿刺过程，穿刺针依次经过胸锁乳突肌和前斜角肌，然后穿过C6横突前结节和颈静脉之间区域进入直至颈长肌前方、椎前筋膜深面，回抽无血则可注入局麻药。

（6）不良反应及并发症：①喉返神经阻滞：表现为SGB后出现声音嘶哑或失音等；②一过性意识丧失：SGB过程中，在手指分离颈部组织并进针后，患者可能突然意识消失，应立即拔出针头，休息片刻，待其意识恢复。患者多可自行缓解，一般考虑手指分离颈部时用力较重，刺激了颈动脉压力感受器，引起反射性血压下降或压迫了颈总动脉，导致一过性脑供血不足所致；③臂丛阻滞、高位硬膜外或蛛网膜下腔阻滞；④局麻药误入血管；⑤穿刺部位疼痛；⑥心律失常及气胸等。

（7）注意事项：①SGB过程中穿刺针进入不宜过深以免直接刺入神经节，造成神经节营养血管和SG的损伤，或使药液经血管吸收而影响阻滞效果；②注药前应确定针尖位置，药液应注射于颈长肌表面、椎前筋膜深面，超声下可见颈长肌表面呈环形无回声区膨胀，如见药液进入颈长肌或颈长肌与横突之间，须回退针尖后确定针尖位置位于颈长肌表面后再注射。如未见椎前筋膜膨胀且药液于其表面扩散，应略进针刺破椎前筋膜再注射。

3. 星状神经节阻滞疗法的用药与疗程

常用局麻药均可用于SGB，但长效或短效局麻药实施SGB治疗相关疾病，临床效果是否有差异，目前未见明确报道。从用药安全考虑，应该采用最低有效浓度与最低有效量（如0.25%～1%利多卡因）；不建议加入糖皮质激素、非甾体类抗炎药、维生素等药物，因这些药物局部使用尚无理论或临床依据，且不增加治疗效果。SGB一般行单侧阻滞，如需双侧同时阻滞，可交替进行，必须要间隔一定的时间，以免双侧喉返神经、膈神经及其他神经被同时阻滞，引起严重并发症。SGB的疗程并无定论。文献报道较多为隔日或每日1次，双侧交替阻滞，5～10次为一个疗程。也有文献报道于SG周围置管进行连续阻滞。

4. 超声引导SGB麻醉创新治疗27例AR患者分享

（1）患者基本情况：笔者随访了2023年1月至9月在本团队实施超声引导下SGB创新治疗AR患者27例，所有患者均为AR发病期，且阻滞治疗前未接受抗组胺药或激素治疗，或以上治疗流涕、鼻塞及打喷嚏症状改善不明显。年龄18～58（37±11.01）岁，男性患者14例，女性患者13例，发病年限3个月～20（7.75±4.41）年，明确过敏原18例，SGB创新治疗前接受药物治疗7例（表18-2）。

表18-2　患者一般情况

年龄（岁）	性别（例）		发病年限（年）	过敏原（例）		药物治疗（例）	
	男	女		明确	未明确	有	无
37±11.01	14	13	7.75±4.41	18	9	7	20

（2）超声引导下SGB：采用线阵高频探头（索诺声超声仪、探头频率6～13MHz）。神经阻滞器械包括1根一次性无菌穿刺针（22G，0.7×90mm）、5ml、10ml注射器各1支、0.5%利多卡因3～8ml。患者取仰卧位，枕部垫薄枕头，头部稍向后向对侧，颈部肌肉放松。医师位于患者阻滞侧，常规消毒后将带无菌罩的探头置于颈部。获得C6～C7水平的颈部横轴位。识别颈动脉、颈内静脉、颈长肌和椎前筋膜后，从探头

外侧垂直插入，超声下呈现针道全过程和针尖，穿过前斜角肌，到达颈长肌前方的颈鞘后方和星状神经节位置。回抽无空气、无血液、无脑脊液后，确认位置正确，注入0.5%利多卡因3～8ml，注射后按压针孔，防止血肿形成。所有患者均进行连续1侧/天的SGB，双侧交替进行。5天为1个疗程。治疗1个月、6个月后评价疗效。所有SGB操作均由笔者及麻醉创新诊疗小组另外2位医师完成。

（3）超声引导SGB成功标准[13]：同侧出现霍纳综合征（Horner's syndrome），其表现为瞳孔缩小、眼睑下垂、眼球凹陷、同侧面部少或无汗、结膜充血，面色潮红，耳皮肤红润、鼻黏膜充血、鼻塞，皮温升高等。

（4）临床症状评分标准[14]：①打喷嚏评分。1分：连续3～9个/次；2分：连续10～14个/次；3分：连续15个以上/次。②鼻分泌物评分。1分：流鼻涕≤4次/天；2分：流鼻涕5～9次/天；3分：流鼻涕≥10次/天。③鼻瘙痒评分。1分：交叉性鼻痒；2分：麻木样鼻痒；3分：难以忍受眩晕样鼻痒。④鼻塞评分。1分：主动吸入时鼻塞；2分：交叉或交互鼻塞；3分：严重鼻塞，需要口呼吸。

（5）疗效评价[15]：①疗效显著（打喷嚏、流鼻涕、鼻痒、鼻塞等症状消失）。②有效（上述症状偶尔出现，但已明显改善）。③无效（以上症状无明显改变或加重）。

（6）SGB创新治疗后1个月和6个月患者临床效果：SGB创新治疗AR 1个月及6个月，与治疗前比较，治疗后流鼻涕、打喷嚏、鼻塞及鼻瘙痒评分均显著下降（p<0.05）。治疗1个月后患者疗效显著为27例，有效率100%；治疗6个月后，疗效显著20例，疗效明显7例，有效率100%（表18-3，表18-4）。

表18-3　治疗后1个月、6个月症状改善（评分）情况

1个月				
项目	流鼻涕	打喷嚏	鼻塞	鼻痒
治疗前	2.27±0.54	2.76±0.4	2.77±0.38	2.43±0.66
治疗后	0.44±0.49	0.55±0.37	0.51±0.52	0.49±0.47
P值	0.001	0.001	0.001	0.001
6个月				
治疗前	2.27±0.54	2.76±0.4	2.77±0.38	2.43±0.66
治疗后	0.64±0.43	0.88±0.64	0.73±0.72	0.69±0.66
P值	0.001	0.001	0.001	0.001

表18-4　治疗后1个月和6个月疗效情况

项目	1个月	6个月	项目	1个月	6个月
疗效显著（例）	27	20	无效（例）	0	0
疗效明显（例）	0	7	有效率（%）	100	100

（7）创新治疗期间注意事项：禁饮酒、冷饮及禁辛辣饮食、避免着凉、运动适

度、保持充足的睡眠。

5. 讨论

AR主要由IgE介导I型变态反应引起的疾病。易感个体暴露于变应原时，会被激活体内炎症细胞，释放组胺、5-HT、白三烯等过敏介质，立即引起组织过敏反应。P物质通过刺激鼻黏膜诱导组胺释放[2]。AR患者鼻分泌物局部产生的组胺可在体外损伤上皮，促进免疫细胞内流至鼻黏膜，导致变态反应持续恶化。SGB主要通过：①调控自主神经功能障碍，改善鼻黏膜血液循环，扩张鼻黏膜血管，加速清除过敏时释放的组胺化学物质。②降低交感神经的兴奋性，阻断下丘脑-垂体-肾上腺轴（hypothalamic-pituitary-adrenal axis，HPA）的支配，阻断其控制下的腺体支配、支气管收缩、传递疼痛的神经纤维，相对增加鼻黏膜副交感神经的兴奋性。③抑制儿茶酚胺和P物质的释放，减轻鼻黏膜的变态反应，调控免疫系统的过度激活达到抗炎作用来改善或治疗AR。

笔者所在麻醉创新诊疗团队对27例AR实施超声引导SGB治疗后随访1个月和6个月，总有效率均为100%，与我国学者研究结果（60例，有效率达96.7%）类似[13]。表明超声引导下SGB对治疗AR非常有效。使用超声可直接观察组织结构，减少个体间解剖变异造成的混乱，进而定位星状神经节的位置，更准确地将药物注入椎前筋膜和颈长肌表面，提高神经节阻滞的成功率。此外，还可以在监测药物扩散的同时调控穿刺针的深度，使药物最大限度地向星状神经节扩散。笔者团队在不影响阻断效果的情况下使用较少的局麻药（0.5%利多卡因3~8ml），这与相关研究的结果一致[13]。

越来越多的研究证实，与传统盲点阻滞可造成咽后血肿[13]、惊厥、气胸、硬膜外阻滞、硬膜下阻滞及蛛网膜下腔阻滞等可危及生命严重并发症相比，超声引导下可视化操作可显著减少SGB的并发症[13]。笔者27例患者均未出现任何并发症，但仍需关注药物扩散导致喉返神经炎阻滞（声音嘶哑）、局麻药进入血导致毒性反应（呕吐、头晕）等并发症的发生[13]。

笔者27例患者均唯出现霍纳综合征为SGB成功的标准，但也有学者认为，霍纳综合征可能不是SGB成功的标志，部分患者未发生霍纳综合征，但对AR疗效显著[13]。因此，有学者对阻滞成功的有新的定义标准，如山崎（Yamazaki）等以脉搏血氧仪测定的灌注指数作为评价SGB成功的指标。

值得注意的是，为了确保超声引导下SGB更安全、精准。麻醉医师需要进行规范培训及训练，这也是超声引导下SGB成功的关键。虽然超声引导下可以准确定位星状神经节，减少局麻药用量，但如何进一步提高SGB的准确性及安全性利尚需进一步研究。

本研究团队仅随访了27例成人患者，且观察患者治疗后1个月与6个月的疗效，存在样本量与患者长期疗效（1年或以上）未观察等不足，选用长效局麻药（罗哌卡因）增加SGB时间是否能提高治疗效果等，亟待学者们进一步完善与验证。

同时，小儿AR患者，如何提高患儿实施超声引导下SGB的依从性及治疗效果如何、选用何种局麻药及浓度、剂量等；是否需要加入激素等佐剂以及联合其他口服、静脉药品综合治疗等也需学者们进一步研究。

（曾　伟）

参考文献

[1] BOUSQUET J. World Health Organization, GA2LEN, AllerGen. Allergic Rhinitis and its impact on Asthma (ARIA) 2008 update (in collaboration with the World Health Organization, GA2LEN and AllerGen [J]. Allergy, 2008, 63(86): 8-160.

[2] CHENG L, CHEN J, FU Q, et al. Chinese society of allergy guidelines for diagnosis and treatment of allergic rhinitis [J]. Allergy, asthma & immunology research, 2018, 10(4): 300-353.

[3] WANG C, BAO Y, CHEN J, et al. Chinese Guideline on Allergen immunotherapy for Allergic Rhinitis: The 2022 Update [J]. Allergy, Asthma & immunology Research, 2022, 14(6): 604-608.

[4] WANG X Y, MA T T, Wang X Y, et al. Prevalence of pollen-induced allergic rhinitis with high pollen exposure in grasslands of northern China [J]. Allergy, 2018, 73(6): 1232-1243.

[5] 王孟, 郑铭, 王向东, 等. 中国过敏性鼻炎流行病学研究进展 [J]. 中国耳鼻咽喉头颈外科, 2019(8): 415-420.

[6] BROŻEK J L, BOUSQUET J, AGACHE I, et al. Allergic Rhinitis and its impact on Asthma (ARIA) guidelines—2016 revision [J]. Journal of Allergy and Clinical immunology, 2017, 140(4): 950-958.

[7] Greiner A N, Hellings P W, Rotiroti G, et al. Allergic rhinitis [J]. The Lancet, 2011, 378(9809): 2112-2122.

[8] BROŻEK J L, BOUSQUET J, AGACHE I, et al. Allergic Rhinitis and its impact on Asthma (ARIA) guidelines—2016 revision [J]. Journal of Allergy and Clinical immunology, 2017, 140(4): 950-958.

[9] SASTRE J, MOSGES R. 1 Local and Systemic Safety of Intranasal Corticosteroids [J]. Journal of Investigational Allergology and Clinical immunology, 2012, 22(1): 1-5.

[10] POLUZZI E, RASCHI E, GODMAN B, et al. Pro-arrhythmic potential of oral antihistamines (H1): combining adverse event reports with drug utilization data across Europe [J]. PLoS One, 2015, 10(3): e0119551.

[11] BUI C M, CHEN H, SHYR Y, et al. Discontinuing nasal steroids might lower intraocular pressure in glaucoma [J]. Journal of allergy and clinical immunology, 2005, 116(5): 1042-1047.

［12］ LIU C, LI H, ZHANG Y, et al. Application of Ultrasound-guided Stellate Ganglion Block in Treatment of Allergic Rhinitis [J]. ADVANCED ULTRASOUND IN DIAGNOSIS AND THERAPY, 2023, 7(1): 23-27.

［13］ 李端芳, 唐伟伟, 任小旦. 鼻三针联合星状神经节阻滞治疗过敏性鼻炎临床观察 [J]. 上海针灸杂志, 2019, 38(8): 125-128.

［14］ 倪晶, 章启湘. 关于星状神经节阻滞联合鼻用激素治疗过敏性鼻炎的效果分析 [J]. 新疆医学, 2021, 51(1): 3-8.

［15］ Kim H, SONG S O, JUNG G. A lateral paracarotid approach for ultrasound-guided stellate ganglion block with a linear probe [J]. Journal of anesthesia, 2017, 31: 458-462.

第十八章 过敏性鼻炎

第十九章 麻醉创新治疗咽反射敏感症

正常人咽喉部受到刺激会出现恶心呕吐等不适，称为咽反射（gag reflex）。咽反射是一种保护性反应，防止异物或有害物质进入咽、喉或气管。在一些特殊情况下，可能出现咽反射异常（abnormal pharyngeal reflex）。

咽反射异常，依据咽反射强弱对咽反射进行定性描述，包括咽反射亢进、咽反射活跃、咽反射减退和咽反射消失。咽反射敏感症（gag reflex sensitivity）是患者接受咽喉部检查、口腔科的检查治疗等操作刺激到咽喉壁后出现异常症状的主观感受，笔者团队认为至少包含有咽反射亢进与咽反射活跃两种咽反射异常。

咽反射敏感症（gag reflex sensitivity）在耳鼻喉科、口腔科等科室的检查治疗中发生率较高。患者以张口或口腔内接受检查和治疗时，出现恶心和呕吐为主的表现。咽反射敏感症的患者由于恶心呕吐等不适，严重影响患者的就诊体验，部分患者甚至由于恶心呕吐严重而拒绝治疗，延误诊疗。

口腔科治疗几乎都在口腔内进行，患者张口是治疗的前提。如果患者张口接受检查或治疗时出现严重的恶心呕吐，口腔内治疗和手术无法完成。由于咽反射敏感症导致患者恶心呕吐等不适也会导致不良心理影响甚至导致患者心理创伤，而患者焦虑与恐惧反过来加重咽反射敏感的症状，形成恶性循环，患者依从性严重下降。

咽反射敏感症患者，由于对口腔检查和治疗存在恐惧与焦虑，患者往往不愿意接受口腔诊疗，对于这类患者需要更多的关心与关爱，应努力减少患者畏惧心理，尽量轻松舒适地接受口腔治疗，保证患者的口腔健康[1]。

● 第一节 病因与发病机制 ●

通常认为咽反射的反射中枢在延髓，其传入传出神经与舌咽神经、迷走神经相关，效应器为咽腭肌、胃肠平滑肌和腹肌等。Mao等推测咽反射的反射弧可能还需要额顶叶岛盖皮质的参与[2]。导致咽反射敏感症的常见原因：急慢性咽喉炎、中枢神经系统的病变以及心理因素作用，或者上述多个原因共同存在。

1. 慢性咽炎

慢性咽炎是咽反射敏感的常见原因。患者常有烟酒嗜好，或者是长期用嗓的职业（例如，教师、歌唱家等）。烟酒、长时间讲话、空气中有害物质对咽喉部的不良刺激等导致慢性咽炎。由于有害因素对咽喉部的长期刺激，咽喉部神经对外界刺激极其敏感，当患者张嘴接受口腔内检查时，出现恶心呕吐及咽反射异常现象。

2. 胃食管反流

胃食管反流也是咽反射敏感的原因之一。胃食管反流的患者，由于高酸性胃液反流到咽喉部，长期慢性刺激咽喉部导致慢性炎症，引起咽反射亢进。

3. 中枢神经病变

咽反射涉及到外周与中枢，假性球麻痹的患者，也会出现咽反射敏感症。

延髓麻痹又称球麻痹，表现为声嘶、饮水发呛、吞咽困难、构音障碍等症状。根据损害部位的不同，细分为真性球麻痹和假性球麻痹。真性球麻痹是下运动神经元瘫痪，咽反射减弱或者消失；假性球麻痹是上运动神经元的病变，咽反射是亢进/活跃的。

值得注意的是脑卒中后假性球麻痹的咽反射变化有自身规律，病情早期咽反射减弱或消失，经过急性期（＜14天）后进入恢复期（15天～3月）与后遗症期（＞3个月），在恢复期与后遗症期，部分患者出现咽反射亢进[3]。

4. 心理因素

牙科焦虑症患者接受口腔治疗时，往往同时伴有咽反射敏感。对这部分患者进行心理治疗以及给予抗焦虑药物，控制牙科焦虑症的症状，咽反射敏感的症状也会消失或减轻。

◦ 第二节　临 床 表 现 ◦

咽反射敏感症的主要表现是咽喉部受到刺激后出现恶心呕吐的症状，严重者同时伴有自主神经紊乱等表现，例如心率减慢、面色苍白等。

1. 恶心呕吐

恶心呕吐是咽反射敏感的主要症状。恶心是上腹部不适和紧迫欲吐的感觉，常为呕吐的前奏（一般恶心后随之呕吐，但也可仅有恶心而无呕吐，或仅有呕吐而无恶心）。呕吐是指胃内容物进入食管经口腔排出体外，生理性呕吐为人体保护性反应，病理性呕吐往往会对患者造成损伤，例如食管黏膜撕裂、水电解质紊乱、窒息等。

2. 自主神经紊乱

恶心呕吐往往伴有迷走神经兴奋的症状，如皮肤苍白、出汗、流涎、血压降低及心动过缓等。

3. 神经精神症状

咽反射敏感引起的恶心呕吐导致患者恐惧焦虑等症状。由于对牙科治疗充满恐惧，不愿意接受治疗，甚至以后提到牙科治疗就表现抗拒。

4. 咽反射敏感症程度的分级

咽反射是神经系统体格检查的内容之一，检查时嘱患者张口用棉签分别轻触两侧咽后壁。正常情况下出现咽肌收缩和舌后缩作呕反应，常伴软腭上提、流泪、头部向后退缩、咳嗽等。

在口腔治疗中，按照患者对口腔内检查时患者的反应进行分级，判断能否顺利进行口腔内治疗，有助于制订控制过度活跃咽反射的治疗方案。对咽反射敏感程度进行分级的方法有2种，咽反射严重程度分级（gaging severity index，GSI）与咽反射敏感程度分级（classification of gagging problem，CGP）[4]。

GSI主要根据口腔诊疗过程中患者的行为表现进行分级，由迪金森（Dickinson）等于2005年设计，具体见表19-1。

表19-1　咽反射严重程度分级

分级	描述
一级：正常咽反射	偶尔出现在高风险的口腔操作中，基本上是一种在治疗困难情况下的"正常"咽反射，患者自己可控制
二级：轻度咽反射敏感	发生在普通口腔操作中，如充填、取模。通常可由患者自己控制，也可能需要口腔医师的帮助和安慰，可以继续口腔治疗操作。一般不需要采取特别措施，可能使治疗过程更加困难
三级：中度咽反射敏感	在正常的口腔操作中经常发生，可能包括对高风险区域的简单检查，如下颌磨牙的舌侧面。一旦发生，如果不停止操作，就很难自行缓解。重新开始治疗可能很困难。通常需要采取控制措施。可能会影响治疗计划，并可能限制治疗选择
四级：严重的咽反射敏感	发生在所有形式的口腔治疗中，包括简单的目视检查。如果没有某种形式的特殊措施来试图控制咽反射，不可能进行常规治疗。治疗方案可能受到限制，咽反射问题将是制订治疗计划的一个主要考虑因素
五级：非常严重的咽反射敏感	很容易发生，而且可能不一定需要物理刺激来触发反射。能否控制咽反射，决定了患者能否进行口腔诊疗，是制订治疗计划时应考虑的首要因素。治疗方案可能会受到严重的限制。如果没有对控制咽反射问题的具体、特殊的治疗，就不可能进行口腔治疗

（引自：李洲驰等. 咽反射敏感患者的口腔诊疗策略. 国际口腔医学杂志. 2022, 49: 690-698.）

CGP由萨伊塔（Saita）等于2013年提出，如图19-1所示，分级较为简单，可对治疗前口腔检查期间的咽反射进行分级，在此指标中，确定是否可以在不引起咽反射的情况下检查磨牙区域，是制订治疗策略的关键。

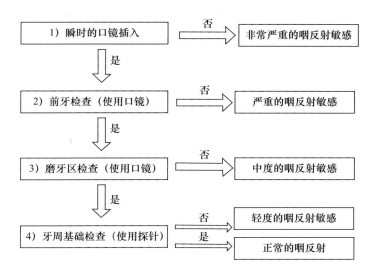

图 19-1　咽反射敏感程度分级

（引自：李洲驰.咽反射敏感患者的口腔诊疗策略.国际口腔医学杂志，2022，49: 690-698.）

◦ 第三节　治　　疗 ◦

一、传统治疗方案

1. 一般措施

医务人员对咽反射敏感症的患者进行心理安慰，降低口腔治疗中仪器设备的噪声，加强通风、减少口腔治疗中刺激性气味的刺激等方案。

患者自己也调整好心态，转移注意力，通过想象在一个舒适、安全、放松的环境中接受治疗对减轻咽反射敏感症有一定的作用。

2. 表面麻醉

丁卡因渗透性能好，表面麻醉作用强大。在口腔疾病治疗过程中，1%丁卡因表面麻醉常用于减轻患者的咽反射，减轻患者的症状[5, 6]。尽管丁卡因表面麻醉能够减轻咽反射敏感的症状，但也存在不足，例如，丁卡因的剂量难以准确控制，可能导致吸收过多过快等引起毒性反应；丁卡因异常味道的刺激在局部麻醉起效前可能导致咽反射增强引起恶心呕吐，反而增加患者的不良体验等。

3. 舌咽神经阻滞

舌咽神经是第九脑神经（CN IX），是混合性神经。舌咽神经主管咽喉部黏膜的感觉，一部分唾液腺的分泌和舌后1/3的味觉，与迷走神经一起支配咽喉部肌肉的運动。

利用局部麻醉药阻断舌咽神经后也可以控制咽反射敏感症的症状，但是对于部分咽反射严重的患者，张口度较大或者在局部消毒的时候即出现恶心呕吐等，因此也难以实施。

舌咽神经阻滞的过程中可能出现严重的并发症，如喉返神经阻滞与局麻药中毒等。单侧喉返神经阻滞后出现声音嘶哑，对呼吸的影响不大。双侧喉返神经阻滞后出现呼吸困难甚至出现呼吸道阻塞。此外舌咽神经阻滞后，保护性咽反射受抑制，口腔治疗中冲洗的液体可能被吸入气管导致窒息[7]。此外咽喉部血管丰富、局麻药吸收入血的速度加快，因此局麻药的种类与剂量需要严格控制，避免出现局麻药中毒[8]。

4. 一氧化二氮（N_2O）

N_2O是一种吸入麻醉药，麻醉效能差，但是起效与消除快，可用于浅表小手术的麻醉与镇痛，在口腔治疗中吸入笑气与氧气的混合气体（N_2O/O_2）可用于减轻咽反射[9]。笑气吸入实施的过程中需要患者与口腔医师配合，在口腔医师操作前深吸几口N_2O/O_2后开始操作治疗，需要时可重复吸入。

以上方案仅适用于咽反射敏感症较轻的患者，对于严重咽反射敏感症，则需要麻醉医师的参与，使用麻醉学技术与方法，控制咽反射，增加口腔患者的依从性，改善患者的就医体验。

二、创新麻醉舒适医疗方案

治疗咽反射敏感症，理想的治疗方案：起效迅速、消除快，治疗结束后患者应该快速恢复到治疗前的状态，便于离开医院；对正常的咽反射应该保留，对意外进入气道的异物有正常的反射；操作简便，不增加操作的复杂性与难度；单侧声带后声音嘶哑，双侧麻痹后出现呼吸困难，因此需要保留喉返神经的功能。

1. 右美托咪定

右美托咪定是中枢α_2受体激动剂，有抗焦虑镇静作用。不同剂量的药物产生不同的临床效果，小剂量产生抗焦虑作用，随着剂量的增加镇静深度也逐步增加。较大剂量（大约1µg/kg）可以诱导出类似非快动眼睡眠2～3期睡眠的深度，但是患者容易唤醒，能够进行医患交流。

列舍特尼科夫（Reshetnikov）采用右美托咪定治疗严重咽反射敏感症患者，口腔治疗的过程中消除高度敏感的咽反射，避免了全身麻醉[10]。作者的给药方法是，先用10分钟时间静脉泵注给予1µg/kg，手术过程中按照0.4µg/kg·h恒速泵注。术中采用Richmond躁动-镇静评分（Richmond Agitation-Sedation Scale，

RASS）评估镇静深度，术中RASS评分维持在−2～−1之间（−2，轻度镇静，声音唤醒后短暂维持清醒，<10秒；−1，昏昏欲睡，没有完全清醒，但可声音唤醒并维持清醒，>10秒）。

笔者认为，口腔治疗中用水进行局部冲洗，按照列舍特尼科夫提供的方案，患者处于较深的镇静状态而没有进行有效的气道保护值得商榷。右美托咪定在口腔科用于控制咽反射敏感症的临床经验不多，剂量范围与给药方式值得深入研究。此外，右美托咪定起效慢、消除慢，在快节奏的口腔门诊诊疗中，可能不具有优势。

2. 小剂量瑞芬太尼

阿片类药物不仅有镇痛作用，还对情绪有影响，激活中枢神经系统阿片受体后产生心情愉悦的作用[11]。

瑞芬太尼是新型阿片类药物，具有镇痛作用强、起效与消除快的优点，多采用靶控输注方案给药，按照"滴定原则"逐步增加靶浓度。血氧饱和度与心率下降是主要的不良反应，在有合格医务人员和适宜的监测条件下，这些不良反应可以得到及时发现和恰当处理[12]。

闫慧宇等[13]采用序贯法测定瑞芬太尼抑制咽反射敏感的有效剂量。该研究中纳入了35例患者，首例患者的初始靶浓度从1.2ng/ml开始，5分钟后行咽反射抑制有效性测定，若抑制无效则下一位患者将瑞芬太尼初始靶浓度增0.1ng/ml，若抑制有效则将瑞芬太尼靶浓度减少0.1ng/ml，直到出现7次折返停止试验。结果表明半数有效剂量ED_{50}为1.36ng/ml（95% CI 1.14～2.12），95%患者的有效量ED_{95}为1.81ng/ml（95% CI 1.56～3.55）。研究中这35例患者的心率、血压、血氧饱和度等生命体征平稳，术中镇静深度与研究前也没有显著差异。

3. 亚催眠剂量丙泊酚

丙泊酚是静脉麻醉剂，大剂量产生麻醉作用，小剂量丙泊酚则产生镇静作用。亚催眠剂量丙泊酚在镇静的同时不仅能增加患者的愉悦感[14]，此外还有抗恶心呕吐的作用[15-17]。

亚催眠剂量的丙泊酚（subhypnotic doses of propofol）不能产生明显镇静作用，成人一般单次剂量10～20mg静脉滴注[16, 18]。亚催眠剂量丙泊酚的血浆浓度中值343ng/ml，给予单次剂量10～20mg后，再以10μg/（kg.min）的速度输注即可达到此浓度。[18]

亚催眠剂量丙泊酚在实际使用中，宜按照"滴定"的原则使用，依据患者对药物的反应调控剂量，避免单次使用较大剂量。使用过程中，保持患者意识清醒、能够正常语言交流，情绪安定，呼吸循环功能稳定，能够良好配合医师的操作。亚催眠剂量丙泊酚镇静出现过度镇静的时候通过减少输注速率，镇静深度很快减浅[19]。

由于丙泊酚与瑞芬太尼等药物，对呼吸循环等有抑制作用、治疗窗窄，因此丙泊酚、瑞芬太尼等仅限于经过训练的麻醉医师使用。

◦ 第四节 麻醉创新治疗咽反射敏感症病例介绍 ◦
——病人自控镇静的新应用

患者男性，40岁，因为阻生牙拟拔牙治疗。患者张口置入口镜检查时出现恶心呕吐，不能继续进行下一步的检查治疗。患者因口腔问题多次就诊多家医院，均无法顺利进行治疗。恶心呕吐有时出现在刚置入喉镜时，有时是检查磨牙时，有时是局麻消毒时。患者阻生牙引起的局部炎症反复发作导致患者痛苦不堪，同时由于咽反射敏感症而限制了口腔内的治疗。因此患者情绪焦虑，想治疗又忍受不了恶心呕吐，同时恶心呕吐也影响手术的正常进行。

既往体健，没有高血压、冠心病、糖尿病等系统性疾病。患者5年来常常出现晨起刷牙时候伴有恶心呕吐，未进行检查治疗。

完善常规术前检查未发现麻醉方面禁忌证后入牙科治疗室。仰卧于牙科治疗椅，监测无创血压、心电图、血氧饱和度等。开放患者左上肢静脉后即给予丙泊酚20mg静脉滴注后紧张焦虑情绪逐渐缓解，随后连接病人自控镇静泵，泵内使用药物为1%丙泊酚乳状注射液，泵参数设置为单次量1.5ml，背景量0，锁定时间0，极限量10ml/h。叮嘱患者如果有恶心呕吐的感觉，按压自控开关即可。

给予首剂丙泊酚后患者的紧张情绪与给药前比较已经明显缓解。口腔内检查、消毒、局麻、拔牙时患者没有恶心呕吐的感受。整个治疗过程大约10分钟，患者有效按压2次。拔牙期间自主呼吸空气，呼吸频率、呼吸幅度、血压、心率等稳定，神志清楚、完全能配合医师的指令动作、血氧饱和度没有下降。拔牙术后患者没有头晕、恶心呕吐、乏力、犯困思睡等，步态平稳、行走稳定自如。

丙泊酚是起效、消失均很快速的药物，亚催眠剂量不仅可以控制患者的紧张情绪，还可以控制恶心呕吐。本病例使用丙泊酚病人自控镇静的方案治疗咽反射敏感症，减轻患者的恐惧与焦虑感，消除了咽反射亢进，顺利接受治疗，增加患者的满意度。

本病例重要的麻醉创新治疗方案是病人自控丙泊酚镇静（Patient-maintained propofol sedation，PMPS）治疗咽反射敏感症。病人自控给药的重要特点是按需给药，该方法容易维持药物治疗浓度在最低有效浓度，实现治疗的个体化，避免出现剂量不足或者超量的情况。目前已经过有不同类型手术的临床研究证实，PMPS具有用量少，出现深度镇静以及镇静相关并发症的可能性小等优点。[20, 21]同时由于丙泊酚代谢快速，手术结束后对患者的活动、定向力以及认知等没有显著影响，因此笔者团队认为PMPS更适宜咽反射敏感症的门诊患者。

（方七五）

参考文献

[1] ALMOZNINO G, ZINI A, AFRAMIAN DJ, et al. Oral Health Related Quality of Life in Young Individuals with Dental Anxiety and Exaggerated Gag Reflex [J]. Oral Health Prev Dent. 2015, 13: 435-40.

[2] MAO CC, COULL BM, GOLPER LA, et al. Anterior operculum syndrome [J]. Neurology. 1989, 39: 1169-72.

[3] 赵建国, 肖蕾. 脑卒中假性延髓麻痹咽反射的变化规律 [J]. 中国临床康复 2003: 790-791.

[4] 李洲驰, 叶玲, 汪成林. 咽反射敏感患者的口腔诊疗策略 [J]. 国际口腔医学杂志 2022, 49: 690-698.

[5] 董海涛, 崔婷婷, 郭颖, 等. 丁卡因在咽反射敏感患者口腔修复治疗中的应用 [J]. 口腔颌面修复学杂志 2018, 19: 262-265.

[6] 李洁, 范晓敏, 杨文晔, 等. 口腔诊疗时咽反射敏感用地卡因喷雾的疗效观察 [J]. 牙体牙髓牙周病学杂志 2005, 15: 340-341.

[7] BEAN-LIJEWSKI JD. Glossopharyngeal nerve block for pain relief after pediatric tonsillectomy: retrospective analysis and two cases of life-threatening upper airway obstruction from an interrupted trial [J]. Anesth Analg 1997, 84: 1232-1238.

[8] Sher MH, Laing DI, Brands E. Life-threatening upper airway obstruction after glossopharyngeal nerve block: possibly due to an inappropriately large dose of bupivacaine？ [J] Anesth Analg. 1998, 86: 678-684.

[9] 唐璟, 刘朝阳, 唐祎, 等. 笑气吸入镇静系统在咽反射敏感患者根管治疗中的应用. 临床口腔医学杂志, 2020, 36: 161-163.

[10] RESHETNIKOV AP, KASATKIN AA, URAKOV AL, et al. Management of exaggerated gag reflex in dental patients using intravenous sedation with dexmedetomidine [J]. Dent Res J (Isfahan). 2017, 14: 356-358.

[11] STEPHAN BC, PARSA FD. Avoiding Opioids and Their Harmful Side Effects in the Postoperative Patient: Exogenous Opioids, Endogenous Endorphins, Wellness, Mood, and Their Relation to Postoperative Pain [J]. Hawaii J Med Public Health. 2016, 75: 63-7.

[12] MOTAMED C, ROUBINEAU R, DEPOIX JP, et al. Efficacy of target controlled infusion of remifentanil with spontaneous ventilation for procedural sedation and analgesia (Remi TCI PSA): A double center prospective observational study [J]. J Opioid Manag. 2021, 17: 69-78.

[13] 闫慧宇, 曹晨, 朱雯竞, 等. 瑞芬太尼用于咽反射敏感患者行口腔治疗的有效剂量测定 [J]. 北京口腔医学, 2022, 30: 280-283.

[14] 徐丹, 刘程曦, 张宇, 等. 丙泊酚致欣快的研究进展 [J]. 神经解剖学杂志 2019, 35: 347-350.

[15] MCCOLLUM JS, MILLIGAN KR, DUNDEE JW. The antiemetic action of propofol [J]. Anaesthesia. 1988, 43: 239-240.

[16] BORGEAT A, WILDER-SMITH OH, SAIAH M, et al. Subhypnotic doses of propofol

possess direct antiemetic properties [J]. Anesth Analg. 1992, 74: 539-41.

［17］ MONTGOMERY JE, SUTHERLAND CJ, KESTIN IG, et al. Infusions of subhypnotic doses of propofol for the prevention of postoperative nausea and vomiting [J]. Anaesthesia. 1996, 51: 554-557.

［18］ GAN TJ, GLASS PS, HOWELL ST, et al. Determination of plasma concentrations of propofol associated with 50% reduction in postoperative nausea [J]. Anesthesiology. 1997, 87: 779-784.

［19］ DANIELAK-NOWAK M, MUSIOŁ E, ARCT-DANIELAK D, et al. A comparison of subhypnotic doses of propofol and midazolam during spinal anaesthesia for elective Caesarean section [J]. Anaesthesiol Intensive Ther. 2016, 48: 13-8.

［20］ HEWSON DW, WORCESTER F, SPRINKS J, et al. Patient-maintained versus anaesthetist-controlled propofol sedation during elective primary lower-limb arthroplasty performed under spinal anaesthesia: a randomised controlled trial [J]. Br J Anaesth. 2022, 128: 186-197.

［21］ HEWSON DW, HARDMAN JG, BEDFORTH NM. Patient-maintained propofol sedation for adult patients undergoing surgical or medical procedures: a scoping review of current evidence and technology [J]. Br J Anaesth. 2021, 126: 139-148.

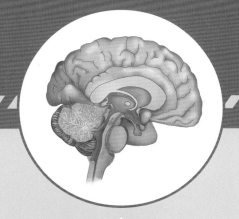

第五篇
麻醉创新诊疗病案集

第二十章 全身麻醉下安慰性手术治疗躯体化障碍

一、病例介绍

患者女性，69岁，以"上半身疼痛5年"为主诉入院。患者5年前无明显诱因出现咽喉部与胸腹部疼痛及不适感，疼痛部位不固定，疼痛性质为间断性、烧灼样，疼痛视觉模拟评分6分，影响睡眠，昼夜无明显差别。情绪激动后加重，心情平静、休息后可缓解。疼痛发作时伴有气短、胸闷、腹泻、排尿不适等症状，感觉忽冷忽热，烦躁，坐立不安，情绪低落，不愿参与人际交往，生活工作能力下降。曾就诊多家医院，多次行喉镜及胃肠镜检查，均未见与患者主诉症状有关的器质性病变，被多次诊断为"躯体化障碍"。曾予以口服奥沙西泮、阿普唑仑及针灸、按摩等方法治疗，未见缓解。

入院后，查体：生命体征平稳，无明显阳性体征。血尿便常规、凝血、传染性疾病、生化全项、胸部平片、心电图及腹部超声各项检查均未见异常。精神心理评估发现有严重焦虑及抑郁（汉密尔顿焦虑量表22分，汉密尔顿抑郁量表30分）。

入院后治疗：口服盐酸多塞平片和氟哌噻吨美利曲辛片（黛力新）、星状神经节阻滞以及星状神经节半导体激光照射。用1%利多卡因5mL行左侧星状神经节阻滞3次，并使用半导体激光照射两侧星状神经节5次（3分钟/次，1次/日）后焦虑抑郁状况有改善（汉密尔顿焦虑量表15分，汉密尔顿抑郁量表19分），但患者仍觉咽喉部及胸腹部疼痛及不适缓解不明显。与患者家属沟通后拟行全凭静脉麻醉下安慰手术治疗，术前向患者反复暗示及强调手术后症状即可消失，麻醉前禁食6~8小时，禁水2小时，患者进入手术室后建立静脉通路，予以心电、血压等监测生命体征，脑电双频谱指数（BIS）监测意识情况，告知患者开始麻醉及手术。麻醉前术者不断与患者沟通交流，询问其疾病过程中的心理变化并进行心理疏导、强化信心以及重塑疾病认知。首先给予阿托品注射液0.2mg，丙泊酚注射液100mg（2mg/kg）缓慢静脉推注，患者意识逐渐消失直至麻醉状态，BIS值最低降至40左右，不给予维持量。麻醉过程中予以面罩吸氧，必要时面罩加压人工辅助呼吸，血氧饱和度维持在95%以上，血压波动幅度在病房血压的±20%以内。随着麻醉药物的代谢麻醉减浅，BIS值逐渐升高。苏醒过程中，医护人员反复讨论咽喉部异物已切除干净，手术非常成功，并向患者展示相关手术器械，完全清醒后患者诉咽喉部与胸腹部疼痛及不适消失。

全麻下安慰性手术后留院观察，并多次暗示"疾病已去根"。手术后第2天再次评估患者焦虑及抑郁状态，焦虑抑郁显著下降（汉密尔顿焦虑量表11分，汉密尔顿抑郁量表10分），安排患者出院。3个月后随访病情未复发，再次进行精神心理评估（汉密尔顿焦虑量表8分，汉密尔顿抑郁量表9分），继续随访1年、3年，症状未复发，精神心理评估显示无焦虑及抑郁情况。

二、讨论

躯体化障碍（Somatization disorder，SD），又称Briquet综合征，是躯体忧虑障碍中最常见的类型，以多种多样、反复出现、时常变化的躯体症状为特征的一类精神障碍，这些躯体症状对患者造成痛苦，患者因过度关注这些症状而反复就医，但这种过度关注的症状并不能被恰当的躯体疾病解释；患者常拒绝多名医师关于其症状的解释，依从性较差；如果某种躯体问题导致或参与了这些症状，那么患者的关注程度明显超过躯体疾病本身的性质及其进展的程度，并且常常伴有明显焦虑或抑郁情绪[1]。美国的流行病学调查结果显示，不同样本调查的SD发病率差异明显，社区调查中不足1%，初级保健机构为0.5%～16.1%，其中女性患病率约为男性的2倍[2]；欧洲的调查研究报告指出，一般成人SD患病率为5%～7%；在住院患者中，其发病率高达18.4%[3]；张朝辉等报告我国SD患者约占综合医院门诊总就诊人数的9%，并且由于SD患者多就诊于各级医疗机构而非精神科，存在更高的漏、误诊率，因此人群患病率可能更高[4]。

目前SD发病机制仍然不清，可能与心理和生物学因素相关[5]。SD核心特征是围绕躯体症状的思维、情绪反应及患病行为异常，其常见的症状包括疼痛、疲劳等。临床工作中，SD需要与躯体疾病、疑病障碍、精神分裂症、焦虑障碍、抑郁障碍、分离性神经症状障碍等相鉴别[6]。本例患者症状结合诊断标准符合中度SD，不仅有造成痛苦和干扰生活的多种躯体症状，而且相关时间和精力投入都很典型；病程前后长达5年，社会功能损伤明显；患者躯体症状无法用相关躯体疾病解释，即当前医学检查证实未见相关病变，但患者反复担心并寻求检查，符合"过度"检查的诊断要求，同时也符合过度关注健康问题的焦虑表现。

SD的常规治疗方案包括支持性心理治疗、认知行为疗法和药物治疗等，其中认知行为疗法主要通过帮助患者纠正疾病过程中"灾难化""以偏概全"等的认知模式，让患者了解疾病性质，改变错误观念，使患者对自身健康状态有相对正确的评估，逐渐建立对躯体不适的合理性解释；并指导患者用积极的行动，减少通过过度医疗行为来回避社会现实问题的行为模式，从而争取改变症状[7]。支持性心理治疗指的是与患者建立良好的信任关系，使患者对治疗树立信心，多与认知行为疗法联合应用[8]。药物治疗往往是辅助性的，主要针对共病如焦虑、抑郁、睡眠障碍等，包括苯二氮䓬类药物、选择性 5-HT 再摄取抑制剂/5-HT-去甲肾上腺素再摄取抑制剂（SSRI/SNRI）抗抑郁药和非典型抗精神病药物等[9]。

治疗性镇静是指借助麻醉镇静药物进入催眠状态降低患者觉醒水平和心理防御机制，促进同患者的交流，从而进行心理分析、诊断和治疗的一种医学方法。主要通过向人体内注射异戊巴比妥钠等镇静催眠类药物降低大脑高级中枢对本体意识的控制能力，再通过技巧性的语言启发、引导和鼓励等，唤起被压抑的情感、记忆和冲动，追溯和分析内心深处的矛盾与创伤，又在此基础上将被压抑的内容梳理、引导并重新整合到患者的意识中，最终改变其认知和心理状态。常用的镇静催眠药包括戊醇钠、淀粉钠、美索比妥纳、异戊巴比妥钠、硫喷妥钠以及丙泊酚等[10]。戈晓东等的临床研究发现在 BIS＜60 时意识消失，外显记忆被完全抑制，而内隐记忆仍然存在[11]。卢克（Lubke）等的研究结果也证实 BIS 在 40～60 时，大脑处理听信息的神经活动过程仍然存在[12]。本例 SD 患者，笔者团队使用丙泊酚麻醉后在逐步清醒过程中，反复多次对患者进行暗示，着重对患者的疾病认知、心理变化进行纠正与疏导，并不断强化其对疗效及预后的信心，使患者更易接受医师传递的信念，继而影响情绪、行为等，使因过度焦虑的 SD 患者主动改变对疾病的认识，进而治疗疾病。

安慰性手术主要是指在麻醉状态下通过语言、动作等方式进行建议性和暗示性操作，对患者提供手术的错觉，并且在术后安慰手术患者会得到与普通手术患者相同的护理条件，满足患者的疾病处理预期并解除其心理上的压力和负担，从而对疾病产生积极的影响[13]。本病例中，安慰手术前与患者及家属充分沟通、介绍病情，由临床经验丰富的麻醉医师在严密生命体征监测、确保安全条件下进行。安慰手术治疗后，患者苏醒期间，反复向患者明确表示病灶已切除，解除其心理上的压力和负担，强化其摆脱疼痛的信心，躯体症状随之消失。

在我国，多种方法综合治疗 SD 见少量病例报告，联合治疗方案包括心理治疗联合药物[14]、针刺[15]、麻醉分析[16]等措施。多种方法综合治疗 SD 具有疗效高、不良反应小、疗程短等优点。本例 SD 患者在针灸、药物、星状神经节阻滞和半导体激光照射联合心理治疗均效果不佳的情况下，笔者团队对其采用了麻醉条件下的安慰手术和心理支持在内的综合方案治疗，在治愈该患者主观躯体症状的同时，改善了焦虑、抑郁等负性情绪，并彻底纠正了患者对疾病的认知，从而达到全面治疗 SD 的效果。综上所述，安慰手术、治疗性镇静联合心理治疗的综合手段，为 SD 患者提供了行之有效的治疗方法，临床中针对难治性SD患者有一定的借鉴价值。

（郑　鑫）

参考文献

［1］ 许又新. 躯体化障碍的诊断和性质 [J]. 中国心理卫生杂志, 2011, 25(7): 494-495.

［2］ FABI OC, SILVA MC, FLEMING M, et al. Somatoform disorders a revision of the epidemiology in primary health care [J]. Acta Med Port. 2010, 23(5): 865-872.

［3］ PIEH C, LAHMANN C, HEYMANN FV, et al. Prevalence and co-morbidity of somatoform disorder in psychosomatic inpatients: a multicentre study [J]. Z Psychosom Med Psychother. 2011, 57(3): 244-250.

［4］ 张朝辉, 张亚林, 陈佐明等. 躯体化障碍临床特征的研究 [J]. 新乡医学院学报, 2007, 24(6): 579-580.

［5］ Yoshino A, Okamoto Y, Kunisato Y, et al. Distinctive spontaneous regional neural activity in patients with somatoform pain disorder: a preliminary resting-state fMRI study [J]. Psychiatry Res. 2014, 221(3): 246-248.

［6］ 姚玉芳, 胡波. 躯体化障碍的临床特征、治疗及临床转归的研究 [J]. 国际精神病学杂志, 2011, 38(1): 10-11.

［7］ ABBASS A, TOWN J, HOLMES H, et al. Short-Term Psychodynamic Psychotherapy for Functional Somatic Disorders: A Meta-Analysis of Randomized Controlled Trials [J]. Psychotherapy and Psychosomatics. 2020: 1-8.

［8］ DESSEL N V, MD BOEFT, WOUDEN J, et al. Non-pharmacological interventions for somatoform disorders and medically unexplained physical symptoms (MUPS) in adults. [J]. Cochrane Database Syst Rev. 2014, 1(6): CD011142.

［9］ M. KLEINSTUBER, M. WITTHFT, A. STEFFANOWSKI, et al. Pharmacological interventions for somatoform disorders in adults, a Cochrane systematic review - ScienceDirect [J]. Journal of Psychosomatic Research. 2015, 8(6): 606-607.

［10］ CAVENAR J O, NASH J L. Narcoanalysis: the forgotten diagnostic aid [J]. Military Medicine. 1977, 7: 553-555.

［11］ 戈晓东, 岳云, 孟彤. 麻醉剂量的丙泊酚对内隐记忆的影响 [J]. 中华麻醉学杂志, 2001, 21(7): 392-394.

［12］ LUBKE G H, KERSSENS C, PHAF H, et al. Dependence of explicit and implicit memory on hypnotic state in trauma patients. [J]. Anesthesiology. 1999, 90(3): 670-680.

［13］ LV A, CV B, MN C, et al. The role of cognitive factors in differentiating individuals with somatoform disorders with and without depression - ScienceDirect [J]. Journal of Psychosomatic Research. 2021, 148: 110-114.

［14］ 林英明, 陈文泽, 姜义彬. 西酞普兰合并认知治疗对躯体化障碍患者的疗效及治疗依从性 [J]. 中国康复, 2008, 23(2): 104-105.

［15］ 陈晓鸥. 综合疗法治疗躯体化障碍28例临床观察 [J]. 江苏中医药, 2006, 27(8): 26-27.

［16］ 张勇. 麻醉分析与黛安神治疗躯体化障碍疗效对照观察 [J]. 中国组织工程研究, 2001, 5(004): 199-203.

第二十一章　特殊型三叉神经痛的麻醉创新诊疗

一、病例介绍

1. 病例一

患者女性，59岁，主诉：左侧面部疼痛2月入院。

现病史：患者2个月前劳累后出现左面部持续性疼痛，呈针刺样，以眼角、口角和下颌为主，伴抽搐、僵硬、麻木、灼烧感。新型冠状病毒感染后上述症状加重，并出现口角歪斜，偏向右侧。入院后VAS评分6～8分，患者于2023年2月22日至2023年3月2日在我科住院治疗。

既往史："结缔组织病"2年，口服激素治疗后效果不佳。甲状腺功能减退症病史多年，口服优甲乐（左甲状腺素钠片）治疗，入院后完善甲功检查，甲状腺功能未见异常。外院头颅CT及MRI未见明显异常。

诊断：三叉神经损伤；甲状腺功能减退症。

治疗过程：住院期间在DSA设备X线引导下进行半月神经节高电压脉冲射频治疗2次，超声引导下星状神经节阻滞治疗1次，住院期间配合直肠三氧（30ug/ml，300ml，每日1次）灌注+疼痛区毫米波照射+口服普瑞巴林75mg每日1次治疗，疼痛缓解后出院，出院时VAS评分2～3分。2023年4月19日患者诉左侧面部出现发冷、僵硬及麻木等症状，于2023年4月19日至2023年4月27日再次在我科行住院治疗，住院期间行X线引导下半月神经节高电压脉冲射频治疗2次，蝶腭神经节高电压脉冲射频治疗1次，住院期间配合直肠三氧（30μg/ml，300ml，每日1次）灌注+疼痛区毫米波照射+口服普瑞巴林75mg，每日1次治疗，面部症状缓解后出院。

预后：截至2023年7月，电话回访患者疼痛VAS评分为1分左右，无自发痛及爆发痛，无痛觉超敏，面部发冷、僵硬及麻木等症状基本消失，不影响日常生活。

DSA设备引导下，半月神经节高电压脉冲射频神经调控的具体操作方法如下：①入室后患者仰卧位，无创监护仪监测心电和生命体征，吸氧3L/min，在患者小腿后放置板状皮肤电极，并与射频热凝仪连接；②消毒铺巾，采用高分辨率CT进行头颅薄层扫描后三维重建，确定卵圆孔位置后设计穿刺路径，采用Hartel前入路穿刺法，取眶外缘垂直线与同侧口角水平线交点为穿刺点，用10cm长22G射频针进针约7.5cm，在DSA设备引导下穿刺至半月神经节处，确认针尖位置后置入裸露端为5mm的射频电极，连接射频刺激仪。进一步用42℃、2Hz、3ms、35V刺激诱发出相应放射区域疼痛，确认位置正确后将电压逐渐升至99V行高电压脉冲射频神经调制术，手术治疗15分钟。③手术治疗结束后，通过穿刺针连接延长管，缓慢注射0.1%罗哌卡因+0.1%利多卡因3～5ml，后继续注射三氧水（23ug/ml）8～10ml，手术及注射过程中密切观察患者。

关于超声引导下蝶腭神经节高电压脉冲射频神经调控的具体操作方法如下：①患者仰卧位，颧弓下缘与下颌骨冠突后缘交界处为进针点，标记进针点；②常规皮肤消毒，低频凸振超声探头与颧弓长轴平行，放置在颧弓下方和下颌骨外侧髁突正前方，即耳根与鼻翼连线上，探头中心紧贴进针点。用5cm长22G射频针进针，开启超声多普勒彩色模式可观察到上颌动脉位置，注意避让，穿刺时患者有放电感或鼻腔喷水感，表示已到达蝶腭神经节；③进针约5cm，确认针尖位置后置入裸露端为5mm的射频电极，连接射频刺激仪。进一步用42℃、2Hz、3ms、35V刺激诱发出相应放射区域疼痛，确认位置正确后将电压逐渐升至99V行高电压脉冲射频神经调制术，手术治疗15分钟；④手术治疗结束后，通过穿刺针连接延长管，缓慢注射0.1%罗哌卡因+0.1%利多卡因2～3ml，后继续注射三氧水（23μg/mL）3～5ml，手术及注射过程中密切观察患者。

2．病例二

患者男性，61岁，主诉左侧外耳道疼痛1月余入院。

现病史：患者于2023年2月突发左侧上磨牙疼痛，两天后出现皮肤疱疹，疱疹分布于左侧上颌、牙床及左侧鼻翼嘴唇处，曾就诊于当地诊所，予以消炎抗病毒及口服甲钴胺治疗。疱疹痊愈后出现左侧外耳道疼痛，疼痛为持续性、烧灼样，伴有左侧面部麻木感，疼痛VAS评分6～7分。偶有爆发痛，疼痛向左侧牙龈及左侧面部放射，疼痛发作时长约1～2分，时间不定。发作次数1～2次/天，爆发痛时VAS评分9～10分，夜间为著，难以入眠。伴左耳听力轻度下降。

既往史：无特殊既往病史。

诊断：带状疱疹相关性三叉神经痛。

治疗经过：患者于2023年3月18日至2023年3月24日在我科行住院治疗，住院期间在DSA设备引导下进行半月神经节高电压脉冲射频治疗2次，配合直肠三氧（30μg/ml，300ml，每日1次）灌注+疼痛区毫米波照射+外耳道三氧水（23ug/ml）冲洗+口服普瑞巴林75mg，每日两次治疗；疼痛缓解、听力基本恢复后出院，出院时VAS评分1～2分。

预后：截至2023年7月，电话回访患者疼痛VAS评分为1分左右，无自发痛及爆发痛，无痛觉超敏，左耳听力基本恢复正常，不影响日常生活。

有关DSA引导下，半月神经节高电压脉冲射频神经调控的具体操作方法详见病例一。

二、三叉神经痛的流行病学

三叉神经痛的终生患病率为0.16%～0.3%，年发病率为4～29/10万人。发病率与年龄正相关，女性发病率与男性发病率的比例为3∶2，平均发病年龄在53～57岁，24～93岁均可发病[1]。

三、三叉神经痛的诊断标准

根据2018年《国际头痛障碍分类》第3版中的规定，三叉神经痛的诊断标准为：①反复发作的单侧面部疼痛，部位局限于三叉神经分布区域；②疼痛具有以下所有特点：疼痛持续时间1秒～2分钟；严重强度的疼痛；疼痛时伴有电击、枪击或尖锐刺痛；③疼痛由三叉神经分布区域内的无害刺激诱发[1]。

三叉神经痛特有的症状是触发性阵发性疼痛，也称为自发痛或爆发，91%～99%的三叉神经痛患者都有这种症状，表明这种触发性阵发性疼痛可能是三叉神经痛的病理特征[2-4]。日常生活中常见的无痛性接触均可触发三叉神经痛，如物品接触上唇或未接触到上唇皮肤，有时仅仅是有接触动作，甚至微风吹过面部，都可诱发剧烈疼痛，且疼痛的位置不一定与激痛点一致。临床上常见下唇及其周围的刺激可能会诱发太阳穴区域疼痛，或接触鼻外侧可导致前额或上唇周围的电击性疼痛[5]。

原发性三叉神经痛在MRI或手术中可以发现三叉神经根部有形态学改变，即明确的神经血管压迫现象，而不仅仅是神经根接触现象；继发性三叉神经痛的疼痛由已被证明的潜在疾病引起并可解释病因（神经血管压迫除外）；要诊断特发性三叉神经痛，需检查排除已知可导致三叉神经痛的病变或疾病[5]。由此可见，病例一患者可诊断为特发性三叉神经痛，病例二患者可诊断为继发性三叉神经痛。

四、三叉神经痛的治疗

目前治疗三叉神经痛主要包括药物治疗和手术治疗两种方式。其中药物控制三叉神经爆发痛首选卡马西平和奥卡西平[6]，另外，加巴喷丁和普瑞巴林在缓解持续性疼痛方面有较好疗效，可与卡马西平或奥卡西平联合使用[5]。目前手术治疗的方式主要有微血管减压术、立体定向放射治疗、经皮微创介入治疗等，但每种治疗方法都有其优缺点，近些年也有一些其他治疗方法取得了较好的疗效，如三氧注射治疗[7,8]、富血小板血浆（platelet rich plasma，PRP）注射[9]、等离子治疗等。

五、特殊型三叉神经痛的麻醉创新诊疗

安建雄团队使用了麻醉创新疗法，对特殊型三叉神经痛的治疗取得了较好的临床效果，主要治疗方法为：DSA设备引导下半月神经节高电压脉冲射频神经调控、蝶腭神经节高电压脉冲射频神经调控、超声引导下星状神经节阻滞、直肠三氧灌注及口服药物等多种治疗方法联合使用。

1. DSA设备引导下半月神经节高电压脉冲射频神经调控

三叉神经痛患者的半月神经节发生神经脱髓鞘样病变，引起神经细胞水肿坏死，发生病理性改变引发疼痛。β-内啡肽（β-endorphin，β-EP）、降钙素基因相关肽（Calcitonin Gene Related Pepitde，CGRP）及P物质（Substance P，SP）是三类最具代表性的神经肽物质，其中SP、CGRP是神经递质，能将痛觉信号传入大脑中枢，产生疼痛，β-EP则能抑制SP的释放与痛感传递[10]。脉冲射频（Pulsed radiofrequency，PRF）已经成为治疗神经病理性疼痛的主要方法之一[11,12]，能够通过间断脉冲式电流传导作用于神经节，抑制CGRP释放，下调SP物质水平，使脑组织β-EP水平升高，通过调控神经致痛物质水平达到镇痛的作用[13-15]。半月神经节高电压脉冲射频是将刺激电极置入卵圆孔附近对半月神经节进行神经调控的治疗方法。DSA设备引导下半月神经节穿刺的关键在于安全精准地将穿刺针穿刺到卵圆孔附近，因卵圆孔靠近颅底中部，前方为眶下裂，后方有颈内动脉，前内侧为圆孔，后外侧是棘孔，盲穿可能会损伤颈动脉、导致颅内血肿及颅神经损伤等严重并发症。

安建雄团队创立了"两弹一调控"的治疗方法，这里的"两弹一调控"是指在X线和超声等影像引导下，将生物活性氧（医用三氧）注射到组织病变靶点，通过抗炎消肿、抗病毒和组织修复作用，达到缓解疼痛和恢复神经肌肉正常功能；高电压脉冲神经调控则可以通过电场调整紊乱的神经电活动达到镇痛作用。"两弹一调控"由我国疼痛学家安建雄提出，将影像引导技术比喻为导弹，而三氧注射形容为散弹，为增加疗效，联合了神经调控。研究发现"两弹一调控"对带状疱疹后神经痛和复杂性区域疼痛综合征等顽固性疼痛具有良好远期疗效，彻底替代了以激素注射和神经损毁等传统疼痛治疗模式。研究结果显示，与传统方法相比，"两弹一调控"降低了激素注射和神经损毁的并发症，远期疗效得以显著提高。病例一及病例二均使用了半月神经节"两弹一调控"的治疗方法。

2. 超声引导下蝶腭神经节高电压脉冲射频神经调控

蝶腭神经节（Sphenopalatine ganglion，SPG）也称翼腭神经节或Meckel神经节，SPG由上颌神经、翼管神经、腭神经汇聚膨大而成，包含多个交感、副交感、感觉神经纤维。SPG位于翼腭裂深处，上颌神经下方，直径3～5mm，为三角形的粉红色小结节。解剖研究发现蝶腭神经节借助面神经间接与耳蜗神经发生联系[16]。因此，对于特殊型三叉神经痛（病例一及病例二）的患者，蝶腭神经节高电压脉冲射频神经调控（即蝶腭神经节"两弹一调控"）也是有效的治疗手段。

3. 超声引导下星状神经节阻滞

星状神经节又称颈胸交感神经节，由第7、8交感神经节和第1胸交感神经节融合而成，星状神经节不仅可以调控血管收缩，还参与疼痛传导等。目前认为，星状神经节阻滞的作用包括调控机体内分泌和免疫系统，减少交感信号输出[17]，减少血液中儿茶酚胺释放[18]等。

在彩色多普勒超声仪高频线性探头实时引导确认C6椎体，探头向尾侧移动，至C7横突出现，以颈长肌筋膜前方为星状神经节靶点，由颈外进针，达颈内靶点处，回抽无血无气，超声下缓慢注入0.1%罗哌卡因+0.1%利多卡因2ml，盐酸氢吗啡酮注射液（0.1mg）及三氧水（23μg/mL）2ml，4分钟内患者出现霍纳综合征，表明阻滞成功。安建雄团队在进行SGB治疗时，使用极低浓度局麻药，配合小剂量盐酸氢吗啡酮注射液及三氧水注射治疗，作为三叉神经痛患者的辅助治疗，取得了良好的治疗效果。

4. 直肠三氧灌注疗法

直肠三氧灌注疗法的全身作用体现在三氧与肠道内黏蛋白和分泌物等发生反应，进而生成活性氧和脂质过氧化物等；活性氧没有吸收入血，在肠道内可逐渐衰减；而脂质过氧化物会被吸收进入循环系统[19]；发挥抗病毒[20]、改善血液循环、促进代谢、调控免疫和提高全身抗氧化能力等作用[21]。安建雄团队在进行直肠三氧气体灌注时三氧气体浓度30μg/mL，成年人的剂量为每次300ml，每天1次，作为三叉神经痛患者的辅助治疗，取得了一定的治疗效果。

六、总结

对于特殊型三叉神经痛的患者，安建雄团队独创的DSA设备引导下半月神经节高电压脉冲射频神经调控+三氧水注射、蝶腭神经节高电压脉冲射频神经调控+三氧水注射、超声引导下星状神经节阻滞+三氧水注射、直肠三氧气体灌注及口服药物等多种治疗方法联合使用，取得了较好的临床效果。

（杨婉君）

参考文献

［1］ 杨娟, 高翙, 罗裕辉, 等. 经圆孔射频热凝上颌神经治疗三叉神经痛的临床观察 [J]. 中国疼痛医学杂志, 2019, 25(5): 357-360.

［2］ DEBTA P, SARODE G, SARODE S, et al. Natural history of trigeminal neuralgia-A hospital-based retrospective study [J]. Oral Dis. 2020, 26(3): 647-655.

［3］ DI STEFANO G, TRUINI A, CRUCCU G. Current and Innovative Pharmacological Options to Treat Typical and Atypical Trigeminal Neuralgia [J]. Drugs. 2018, 78(14): 1433-1442.

［4］ HEINSKOU TB, ROCHAT P, MAARBJERG S, et al. Prognostic factors for outcome of microvascular decompression in trigeminal neuralgia: A prospective systematic study using independent assessors [J]. Cephalalgia. 2019, 39(2): 197-208.

［5］ 杨吉垒, 温晓霞, 王文丽, 等. 三叉神经痛的诊疗研究进展 [J]. 中国疼痛医学杂志, 2023, 29(3): 201-206.

［6］ BENDTSEN L, ZAKRZEWSKA JM, ABBOTT J, et al. European Academy of Neurology guideline on trigeminal neuralgia [J]. Eur J Neurol. 2019, 26(6): 831-849.

［7］ AN JX, LIU H, CHEN RW, et al. Computed tomography-guided percutaneous ozone injection of the Gasserian ganglion for the treatment of trigeminal neuralgia [J]. J Pain Res. 2018, 11: 255-263.

［8］ 李彤, 钱晓焱, 郑蓉, 等. CT 引导下半月神经节射频热凝术与三氧注射治疗三叉神经痛的疗效比较 [J]. 中国疼痛医学杂志, 2021, 27(10): 744-749.

［9］ 田德民, 高晓明, 杨磊, 等. 经皮穿刺三叉神经节富血小板血浆注射治疗三叉神经带状疱疹后神经痛的临床效果 [J]. 中华疼痛学杂志, 2022, 18(1): 52-57.

［10］ 冶占福, 师存伟, 祁学萍, 等. 普瑞巴林在带状疱疹后遗三叉神经痛中的应用观察 [J]. 中国医师杂志, 2018, 20(8): 1237-1239.

［11］ 陈吉祥, 肖正军, 李玉琴, 等. 高电压脉冲和标准脉冲射频治疗带状疱疹后肋间神经痛疗效观察 [J]. 中国疼痛医学杂志, 2019, 25(11): 876-878.

［12］ 施丽燕, 万燕杰, 徐静. 超声引导下脉冲射频治疗三叉神经第一支带状疱疹性神经痛临床研究 [J]. 中国疼痛医学杂志, 2020, 26(11): 827-831.

［13］ 左园园. 牛痘疫苗接种家兔炎症皮肤提取物注射液联合普瑞巴林治疗带状疱疹后遗神经痛患者的疗效分析 [J]. 齐齐哈尔医学院学报, 2020, 41(22): 2823-2824.

［14］ 刘大船, 杨丽丽, 吴玉鹏, 等. 脉冲射频联合普瑞巴林治疗带状疱疹后神经痛的疗效及对血清炎症因子和免疫水平的影响 [J]. 中国现代医学杂志, 2020, 30(24): 24-29.

［15］ 李胜男, 金军, 王米, 等. 脉冲射频治疗颈段带状疱疹后神经痛的临床疗效观察 [J]. 中国疼痛医学杂志, 2020, 26(12): 936-941.

［16］ 张鑫, 孟伟, 孙蒙, 等. 针刺蝶腭神经节治疗特发性耳鸣的中枢化机制探讨 [J]. 中医眼耳鼻喉杂志, 2019, 9 (2): 105 -107.

［17］ CARDONA-GUARACHE R, PADALA S K, VELAZCO-DAVILA L, et al. Stellate ganglion blockade and bilateral cardiac sympathetic denervation in patients with life-threatening ventricular arrhythmias [J]. Journal of Cardiovascular Electrophysiology, 2017, 28(8): 903-908.

［18］ 魏涧琦, 刘小龙, 吴财能. 星状神经节阻滞对大鼠急性心肌梗死后室性心律失常的影响 [J]. 临床麻醉学杂志, 2019, 35(13): 1222-1224.

［19］ BOCCI V, ZANARDI I, BORRELLI E, TRAVAGLI V. Reliable and effective oxygen-ozone therapy at a crossroads with ozonated saline infusion and ozone rectal insufflation [J]. J Pharm Pharmacol. 2012, 64(4): 482-489.

［20］ BRAULT C, LEVY P, DUPONCHEL S, et al. Glutathione peroxidase 4 is reversibly induced by HCV to control lipid peroxidation and to increase virion infectivity [J]. Gut. 2016, 65(1): 144-154.

［21］ 北京医学会麻醉学分会转化医学学组, 中国民族医药学会疼痛分会三氧医学学组, 中国医师协会神经调控专业委员会神经调控专委会. 直肠三氧灌注疗法专家共识 [J]. 转化医学杂志, 2020, 9(1): 1-3, 33.

第二十一章　特殊型三叉神经痛的麻醉创新诊疗

第二十二章　抗抑郁治疗新进展

第一节　快速抗抑郁干预无效的自杀意念

自杀意念（Suicidal Ideation）是严重抑郁症的表现之一，随着抑郁症的有效控制，该意念会逐步改善。改良电休克（MECT）被认为是自杀倾向的撒手锏，而艾斯氯胺酮是近年来发现的具有快速抗抑郁和控制自杀倾向的新型药物。二者可快速改善抑郁症患者自杀意念，但本中心发现，个别患者即使采用了MECT和（或）艾司氯胺酮快速抗抑郁治疗后，仍存在自杀意念，现报道如下。

一、病例介绍

1. 病例一

患者女性，28岁，情绪低落5年余。5年前（2018年）因学业压力出现情绪低落、焦虑、失眠，伴有自残行为、自杀意念，就诊于当地心理医院，口服佐匹克隆、舍曲林、丁螺环酮治疗（具体剂量不详）等，低落情绪及自杀意念缓解。3年前（2020年）因工作原因症状再次加重，期间调整口服药物种类（米氮平、阿普唑仑、喹硫平、艾司西酞普兰、坦度螺酮）及剂量（具体剂量不详），效果不佳，症状反复。1年前（2022年1月）就诊于某精神专科医院行电休克治疗（共8次），无明显效果。1年前（2022年8月）自杀意念频繁出现，每月1～2次，每次3～4天，可自行恢复。1年前（2022年10月）情绪自行好转，无自杀意念。半年前（2023年3月）再次出现自杀意念且持续不缓解，且出现自杀行为2次（口服过量抗抑郁药物）。3个月前（2023年6月）于市级精神专科医院行地西泮镇静、经颅磁刺激治疗（共40次），缓解3天后又反复。

既往史：既往体健。

体格检查：体温36.2℃，心率76次/分，呼吸18次/分，血压115/72mmHg，身高169cm，体重60kg。一般情况：青年女性，发育正常，体消瘦，神志清楚，精神萎靡，自主体位，查体合作。皮肤黏膜：全身皮肤黏膜颜色无黄染，无皮下出血，无皮下结节，无紫绀，皮下无水肿，无肝掌，无蜘蛛痣。全身浅表淋巴结：全身浅表淋巴结未触及肿大。头部及其器官：头颅大小正常，无畸形，眼睑无水肿。胸部、腹部、脊柱、四肢查体：正常。

辅助检查：血常规和生化检查大致正常，正常心电图，HAMA：41；HAMD：34；PSQI：17。

诊疗经过

初步诊断：①焦虑抑郁状态（重度抑郁、严重焦虑）；②睡眠障碍。

诊治经过：患者于 PSG、BIS、心电监护监测下行右美托咪定滴定（生理盐水稀释右美托咪定至 4μg/ml，60μg/h 速率泵入），15 分钟进入非快动眼睡眠Ⅱ期，BIS 值为 65，轻唤患者无反应，遂给予艾司氯胺酮 0.25mg/kg 进行快速抗抑郁治疗，40 分钟内输注完毕。治疗结束后 1 小时患者清醒，无不良反应，醒后自诉身体轻松、无自杀意念，安返病房。第 2 日晨起患者自觉由手部至肩部出现麻木、心情烦躁、再次出现强烈的自杀意念，舌下含服右美托咪定 100μg 不缓解，进行第 2 次抗抑郁治疗。第 3 日晨起患者明显焦虑、烦躁、伴强烈自杀意念，静脉给予右美托咪定 120μg 未入睡，平静 20 分钟，随后给予异丙嗪 25mg + 右美托咪定 60μg，平静 40 分钟；进行第 3 次艾司氯胺酮 0.4mg/kg 抗抑郁治疗，治疗结束 30 分钟后清醒，轻微头晕，仍觉身体麻木随后出现强烈自杀意念。经多家知名精神专科医院专家会诊，建议患者服用心境稳定剂并继续行电休克治疗。患者未继续治疗，2 天后出现自杀行为，1 个月后进行磁休克治疗，后失访。

2. 病例二

患者女性，37 岁，主诉：情绪低落 1 年余。一年前因家庭原因出现情绪低落、兴趣减退、自杀意念、入睡困难、晨起精神不佳伴头痛。于当地医院诊断为抑郁症，口服劳拉西泮，安神丸，安乐片等药物治疗（具体剂量不详），睡眠较前改善，情绪低落、兴趣减退症状未缓解，仍有自杀意念及 2 次自杀行为。

既往史：既往体健。

体格检查：体温 36.3℃，心率 70 次/分，呼吸 18 次/分，血压 110/67mmHg，身高 160cm，体重 50kg。一般情况：中年女性，发育正常，体消瘦，神志清楚，精神萎靡，自主体位，查体合作。皮肤黏膜：全身皮肤黏膜颜色无黄染，无皮下出血，无皮下结节，无紫绀，皮下无水肿，无肝掌，无蜘蛛痣。全身浅表淋巴结：全身浅表淋巴结未触及肿大。头部及其器官：头颅大小正常，无畸形，眼睑无水肿。胸部、腹部、脊柱、四肢查体：正常。

辅助检查：血常规和生化大致正常，正常心电图；HAMA：20；HAMD：33；PSQI：16。

诊疗经过

初步诊断：①焦虑抑郁状态（重度抑郁，肯定有明显焦虑）；②睡眠障碍。

诊治经过：患者于 PSG、BIS、心电监护监测下行右美托咪定滴定，泵入速率同上，13 分钟进入非快动眼睡眠 Ⅱ 期，BIS 值为 60，轻唤患者无反应，遂给予艾司氯胺酮 0.25mg/kg 进行快速抗抑郁治疗。治疗 35 分钟时患者出现哭喊、躁动，呼唤患者神志不清、生命体征正常，给予咪达唑仑 4mg 后平静，40 分钟后清醒。醒后自诉治疗时梦魇、口干、轻微头晕，无其他不适，情绪平稳，安返病房。治疗结束后 4 小时患者出现面部麻木、无法控制的哭喊、身体抖动，1～2 小时后缓解，此后每日出现上述症状数次，7 天后上述症状消失。患者拒绝继续治疗，抑郁症状与自杀意念未缓解。

二、讨论

抑郁症是最常见的精神障碍，是一类以情绪或心境低落为主要表现的精神疾病，伴有不同程度的认知和行为改变，主要表现为：情绪低落、思维迟缓、意志活动减退、认知障碍，并持续两周以上。严重的抑郁症患者常伴有消极的自杀观念和自杀行为，有 10%～15% 的患者死于自杀。据世界卫生组织估计，全球 3.5 亿人患有抑郁症，年患病率约为 11%，每年因抑郁症自杀身亡人数超过 100 万人，已经成为青少年的第一大致病和致残原因。研究发现，抑郁症伴自杀意念患者有以下典型特征：女性居多，约为 82%；平均年龄 46.8 岁；长期抑郁症（≥10 年）；每年均需住院治疗[1]。

对于有亚急性和紧急自杀倾向的患者，迫切需要有效的治疗方法。1938 年，意大利精神病学家提出了电休克疗法，是指一定量电流通过患者头部，导致全身抽搐，而达到治疗精神疾病的目的。在抗精神病药物出现之前，电休克治疗已经是精神疾病的重要治疗手段之一。1950 年，改良电休克诞生，全身麻醉和肌松技术的引入，可以在治疗前让患者迅速入睡，全身肌肉放松，降低全身耗氧量，减轻大脑病理损伤、降低骨折等并发症风险。2016 年，安建雄团队对改良电休克再升级，使得电休克成功率和舒适度显著提升[2]。电休克治疗的缓解率可达 80%，尽管其治疗自杀非常有效，但是只有不到 1% 的难治性抑郁症患者接受电休克治疗，绝大多数患者因头痛、恶心呕吐、记忆力下降等不良反应而选择其他治疗方式。

磁休克是建立在重复经颅磁刺激基础之上的一种新型精神疾病物理治疗手段，通过使用高频率、高强度脉冲磁场无衰减地透过头皮和颅骨，在大脑皮质的目标区域产生感应电流，较精准地诱导"局灶性"脑区抽搐发作，干预脑代谢和神经电活动达到抗抑郁的目的。对于抑郁症伴强烈自伤、自杀意念及行为的患者，磁休克的缓解率约为 47.8%[3]。通过 SPECT 可观察到磁休克治疗后脑额叶皮质和基底节血流量明显增加，由于磁休克激活脑区仅为电休克的 1/10，所以治疗后不良反应明显减少。

氯胺酮是一种经典的麻醉药物，2000 年，耶鲁大学的一项临床研究发现注射亚麻醉剂量的氯胺酮可以显著改善抑郁患者的负面情绪，后续研究证明，氯胺酮不仅对难治性抑郁症有效，还可以显著降低抑郁症患者的自杀倾向。2019年，FDA批准氯胺酮的S型对映体-艾司氯胺酮治疗伴有紧迫自杀风险的重度抑郁症和治疗药物难治性抑郁症。静脉注射氯胺酮/鼻喷艾司氯胺酮在干预后2小时、4小时和24小时自杀意念显著减轻[4]，且抑郁症状的改善，氯胺酮（55%）不劣于电休克（41%）[5]。

2022年，安建雄团队成立了第一个快速抗抑郁中心，多中心研究显示，17%的抑郁症患者伴有自杀倾向，90%的抑郁症患者伴有睡眠节律紊乱，因此需同时进行干预，"两快一滴定"的诊治体系便由此产生，即快速诊断、快速抗抑郁、睡眠滴定。通过右美托咪定滴定对患者的睡眠障碍进行鉴别诊断，同时可确定居家自控剂量、观察有无不良反应，应用艾司氯胺酮进行快速抗抑郁，可实现失眠与抑郁同时治疗。结果显示，治疗后24小时内73%的患者不再有自杀意念，汉密尔顿抑郁评分降低50%；根据功能核磁研究显示，治疗后2小时杏仁核等与情绪相关脑区出现改变，左侧小脑、左侧楔前叶、左侧中央后回脑活动减弱；右侧颞上回、左侧颞极颞上回、右侧三角部额下回脑活动增强；左侧颞极颞中回功能连接减弱。

尽管研究表明电休克、艾司氯胺酮等药物对难治性抑郁症、抑郁伴有的自杀意念的患者具有快速起效、抗抑郁作用显著、快速缓解自杀意念与自杀行为等作用，但仍存在一部分伴有强烈自杀意念的患者无明显改善。本文报道的两位患者均为女性，长期口服三种以上药物，入院前半年内存在2次以上自杀行为，笔者团队推测电休克与艾司氯胺酮治疗无效的这类患者往往口服药物剂量远超于普通患者，且近期反复口服过量药物，虽进行洗胃等医疗干预，但体内血药浓度可能仍处于较高水平，可能存在药物耐受。对于顽固性自杀意念，考虑有以下原因：①自杀基因激活，如神经胶质蛋白1位点rs73182688，与自杀行为显著相关[6]。②脑区异常改变，如前额极和顶叶脑区静息状态代谢活动的减少与抑郁者的自杀计划有关[7]。而目前针对这类患者的研究还知之甚少，未来还需开展进一步高质量临床研究。

（左慕妍）

第二节　超快速抗抑郁治疗产后抑郁伴严重自杀倾向

一、病例介绍

患者女性，27岁，教师。主因"情绪不佳4月余"由家属带来就诊。4月前分娩后出现情绪不佳、兴趣减退、自杀意念，并割腕1次；有辱骂配偶及父母等异常行为，并有杀死新生儿的意念；伴入睡困难，睡眠潜伏期60～120分钟，夜间睡眠约5～6

小时，早醒、醒后入睡困难。曾就诊于当地某三甲医院，诊断为"重度抑郁"，给予"奥氮平、维生素B₆、西酞普兰"口服治疗，因效果差患者自行停药，后拒绝服药、拒绝就诊。患者由三名家属"押解"来诊。

既往史：既往体健，否认"高血压病""糖尿病""冠心病"等病史，否认食物及药物过敏史。

个人史：独生女，幼年生长发育情况不详。大学毕业后，在当地一所中学任教，工作能力强，与同事及家人关系良好。经常参加学校集体活动，常主持学校文艺晚会等。26岁结婚，夫妻关系良好。

月经生育史：13岁月经初潮，5～7/28～32天。育1女，女儿体健。

家族史：父母、祖父母及外祖父母无精神疾病病史，否认遗传性疾病病史。

体格检查：T 36.2 ℃，P 75次/分，R 18次/分，BP 126/79mmHg，H 153cm，W 43kg，心肺查体、腹部查体及神经系统检查未见异常。

精神检查：患者意识清晰，定向力完整。接触差，不配合诊治。

辅助检查：血生化、出凝血功能及心电图正常，血常规：血红蛋白112g/L，红细胞比容0.349，平均红细胞容积79.5，平均血红蛋白量25.5，白细胞$4.07×10^9$/L，淋巴细胞$1.21×10^9$/L，淋巴细胞百分比29.2%，中性粒细胞$2.63×10^9$/L，中性粒细胞百分比64.6%。

诊断：1.焦虑抑郁状态；2.失眠障碍

诊疗经过：主要采用超快速抗抑郁（ultra rapid anti-depression）即改良电休克再升级[8,9]复合艾司氯胺酮快速抗抑郁序贯性治疗。

治疗过程：监测脉搏血氧饱和度、无创血压、心电图和呼气末二氧化碳分压。将麻醉深度Bis传感器电极置于左侧的前额部持续脑电监测。Bis传感器各电极均需略微向鼻侧移动，以便于ECT左侧刺激电极的放置。周围神经刺激器置于左上肢尺神经，使用TOF技术测试肌肉松弛程度。在治疗前开始测量，并在手术结束时终止。

改良电休克再升级（modified electroconvulsive therapy，MECT）：麻醉诱导前，通过面罩提供100%氧气预充氧以辅助通气。静脉注射1ml 2%利多卡因，以预防丙泊酚注射引起的疼痛。应用丙泊酚（1.0mg/kg，注射时间超过5秒）静脉内注射进行麻醉诱导，然后给予注射用苯磺酸顺阿曲库铵（0.2mg/kg，4倍ED95）。注射肌肉松弛剂4分30秒，TOF测定为0后，置入喉罩。然后上下齿之间放置由纱布制成的纱布块以保护牙齿并防止口腔软组织损伤。机械通气采用新鲜氧气流速1.5L/min，潮气量10mL/kg，呼吸频率10次/分钟。在整个过程中，调整呼吸频率以维持SpO_2不低于98%，$PETCO_2$在30～35mmHg。

ECT电刺激：治疗时通过术前放置在双颞叶的电极进行刺激。当肌肉松弛监测为零，Bis值为70时，给予刺激。用脑电监测观察癫痫发作持续时间。采用电痉挛治疗仪Thymatron system IV（美国Somatics，LLC），工作参数：电流0.9A，刺激频率20HZ，超短脉冲（脉冲宽度，0.5毫秒，刺激时间3秒，刺激能量为20%）。患者癫痫发作持续时间180s。[刺激能量的计算方法分别是患者的年龄乘以设备输出的50%（20岁以下）、70%到80%（25岁到45岁之间）和100%到120%（50岁以上）。如果发作不满意，可反复刺激诱发脑癫痫波发作，并可通过调整镇静深度及刺激能量大小等参数，控制癫痫波发作次数和时间]

艾司氯胺酮快速抗抑郁：MECT结束后，艾司氯胺酮静脉连续输注，工作参数：25ug/kg，生理盐水稀释至40ml，注射速度为1ml/min，根据麻醉深度调整丙泊酚输注速度，Bis值维持在40左右。直至TOFr≥0.9停止输注丙泊酚。符合拔管标准后拔除喉罩，给予面罩吸氧，患者完全清醒后护送回病房。

治疗效果：第一次超快速抗抑郁治疗后患者性情逆转，不再仇视父母，开始关心他人；次日再次实施超快速抗抑郁治疗后，患者抑郁症状完全消失，但6小时后出现发热，体温39.8℃。心肺听诊正常，无头痛、咽喉部不适，流清涕等情况。实验室检查显示较治疗前白细胞数量轻度增加（8.37×10^9/L，术前4.07×10^9/L），中性粒细胞比率增加（84.8%，术前64.6%），余无异常。排除肺部感染等后，口服对乙酰氨基酚500mg，体温下降，之后间断发热2天，未超过38℃。

一周后精神科医师会诊，精神科查体：患者轻度兴奋，兴趣增加，无夸大观念，活动增多，定向好；自诉内心较为喜悦，回到自己中学前的样子，内心不再纠结。9天后给予艾司氯胺酮快速抗抑郁治疗。患者情绪稳定，无不适，遂出院。出院后未口服抗抑郁药。随访3个月，患者情绪稳定，抑郁无复发。

二、讨论

我国最近的一项调查研究发现产后抑郁的患病率高达3.3%[10]。有自杀及伤害婴儿倾向的产后抑郁是一种潜在的毁灭性但可治疗的精神疾病[11]。

MECT是目前缓解抑郁症状、快速控制自杀倾向最为有效的手段，被称为自杀的"撒手锏"[12, 13]。MECT过程中给予的药物是短效的，并且通过母乳喂养将药物转移到婴儿身上的程度最小。与母亲持续使用抗抑郁药和/或抗精神病药相比，婴儿对药物的暴露量最小。在发达国家，MECT是围孕产期治疗抑郁的常用手段。

艾司氯胺酮用于MECT麻醉对癫痫波发作阈值及抑郁症状的疗效影响结论不一[14-16]。但MECT后持续输注艾司氯胺酮抗抑郁尚无报道。本例患者接受MECT后持续输注艾司氯胺酮抗抑郁治疗后，患者病情明显改善，再次证实联合不同机制治疗方法具有协同作用（1+1＞2）基本原理，由于联合应用效率的提高，麻醉和电休克的次数显著减少，对本患者的记忆影响可以忽略不计。我们且将这一治疗称为"超快速抗抑郁"或"两强双抗"。

（李新友　刘采采　安建雄）

◦ 第三节　超级电休克治疗难治性抑郁症 ◦

一、病例资料

患者男性，22岁，主诉情绪低落4年余。4年前无明显原因出现情绪低落、兴趣减退，伴有心慌、焦虑等症状，外院诊断为"广泛性焦虑障碍"，给予"舍曲林""阿立哌唑""劳拉西泮"以及经颅磁刺激治疗，效果不佳。后多次于各地三甲医院就诊，效果欠佳。2024年5月在南京医科大学常州二院行"两快一滴定"＋星状神经节阻滞，效果可，情绪较前稳定。现口服药物"西酞普兰""奥氮平""右佐匹克隆"，但躯体症状如心慌、头痛、肢体抖动、记忆力减退未缓解。遂到山东第二医科大学附属医院快速抗抑郁中心就诊，门诊以"难治性抑郁、失眠障碍"收治入院。既往体健，否认"高血压病""糖尿病""冠心病"等病史，否认食物及药物过敏史。个人史、家族史无特殊。入院后辅助检查：HAMA：19；HAMD：45；PSQI：19。谷丙转氨酶：377.5U/L、谷草转氨酶：195.6U/L、甘油三酯：2.06mmol/L，余无异常。

二、治疗经过

采用"超级电休克（Super electroconvulsive therapy，Super ECT）"配合艾司氯胺酮快速抗抑郁序贯治疗。

完善术前检查，常规禁饮禁食，患者取仰卧位，常规开放外周静脉，监测心电图、血压、血氧饱和度、脑双频指数（Bis）、呼气末二氧化碳（ETCO2）、肌松监测（TOF）。MECT参数设置：能量设置20%，频率30HZ，刺激持续时间：6.5秒，电流0.9A，超短脉冲（脉冲宽度，0.25毫秒）。氧流量5L/min面罩吸氧去氮，BP：116/73mmHg，HR：82bpm，Sp02：99%，丙泊酚、顺阿曲库铵诱导后4.5分钟置入4号喉罩，确认无漏气后机械通气。置于牙垫避免电刺激时咬伤。当肌松监测显示TOF（4个串刺激）＝0、BIS＝70时行电刺激，根据患者年龄设置刺激能量为20%，电刺激诱导癫痫波36秒；再行电刺激：能量调为23%，诱导癫痫波发作60秒；第三次电刺激：保持能量为23%，诱导癫痫波持续56秒。MECT结束后0.25mg/kg持续输注艾司氯胺酮进行快速抗抑郁。密切监测患者生命体征，患者符合苏醒标准后拔除喉罩。患者即刻诉情绪稳定，心情舒畅，头脑轻松，无发热、头痛等不良反应。

三、讨论

抑郁症是一种常见的情感障碍类疾病，主要表现为情绪低落、兴趣丧失、精力下降等。约有1/4的抑郁症患者有明显的自杀倾向，每年自杀的人数超过100万，医疗费用消耗高达上千亿美元。口服药物是抑郁症的首选治疗方式，然而药物治疗存在起效慢（2～3周）、缓解率低（40%～60%）等不足，对于难治性抑郁症治疗效果尤其不佳。

改良电休克（modified electroconvulsive therapy，MECT）治疗是在使用静脉麻醉药和肌松剂使患者意识消失后，以一定量电流通过患者头部导致大脑皮质癫痫样放电从而治疗精神疾病的方法，具有起效快，缓解率高，是目前缓解抑郁症状快速有效的方式。但MECT也有明显不足：通常需要6～12次起效，在治疗后常伴随认知损害。此外癫痫样波的发作持续时间个体差异很大，几秒钟到数分钟不等，实际临床工作中部分病例甚至无癫痫样波发作。2016年安建雄团队在国际电休克与神经刺激协会官方杂志发表"改良电休克再升级"，即将麻醉深度控制在Bis 70，肌肉松弛监测TOF＝0，喉罩控制气道情况下，不仅让电休克疗法更安全，而且成功率（大脑释放癫痫样波超过15秒）达到100%，但记忆力损伤并未显著减少。

升级版改良电休克并未解决单次电刺激后癫痫波发作时间偏短问题。本例患者我们采用超级电休克，通过重复三次电刺激诱发癫痫波反复发作，从而使癫痫波发作总时间达152秒，满足临床需求。为了达到更强抗抑郁作用，我们在超级电休克后加用了艾司氯胺酮快速抗抑郁，以期达到不同机制抗抑郁手段联合使用发挥协同作用。有研究报道显示氯胺酮和改良电休克抗抑郁的有效率分别为55.4%和41.2%[17]。由于我们实施了超级电休克及艾司氯胺酮联合抗抑郁，估计这种治疗模式（超快速抗抑郁，Ultra rapid anti-depression）可能将治疗效率提高10倍以上，不仅可以显著减少治疗次数，由原来的6～12次减少到1～2次，记忆力损伤也大幅减少，治疗时间和费用也大幅降低。

（刘采采　安建雄）

参考文献

［1］ LYUBOV E B, SEMENOVA N D. Suicidality in Treatment-Resistant Depression Patients [J]. European Psychiatry, 2023, 66(S1): S317-S318.

［2］ LIU CC, QIAN XY, AN JX, et al. Electroconvulsive Therapy Under General Anesthesia With Cisatracurium, Laryngeal Mask Airways, and Bispectral Index [J]. The Journal of ECT, 2016, 32(1): 124-128.

［3］ WEISSMAN C R, BLUMBERGER D M, DimITROVA J, et al. Magnetic Seizure Therapy for Suicidality in Treatment-Resistant Depression [J]. JAMA Network Open, 2020, 3(8): e207434-e207434.

［4］ XIONG J, LIPSITZ O, CHEN-LI D, et al. The acute antisuicidal effects of single-dose intravenous ketamine and intranasal esketamine in individuals with major depression and bipolar disorders: A systematic review and meta-analysis [J]. J Psychiatr Res, 2021, 134: 57-68.

［5］ HARRIS E. Ketamine Noninferior to Electroconvulsive Therapy for Depression [J]. JAMA, 2023, 329(23): 2011-2012.

［6］ LI Q S, SHABALIN A A, DIBLASI E, et al. Genome-wide association study meta-analysis of suicide death and suicidal behavior [J]. Mol Psychiatry, 2023, 28(2): 891-900.

［7］ VAN HEERINGEN K, WU G R, VERVAET M, et al. Decreased resting state metabolic activity in frontopolar and parietal brain regions is associated with suicide plans in depressed individuals [J]. J Psychiatr Res, 2017, 84: 243-248.

［8］ LIU C-C, QIAN X-Y, AN J-X, et al. Electroconvulsive Therapy Under General Anesthesia With Cisatracurium, Laryngeal Mask Airways, and Bispectral Index [J]. *The Journal of ECT.* 2016; 32(1): 17-19.

［9］ 安建雄, 周小东, 伍建平, 等. 改良电休克治疗专家共识 (2019 版) [J]. 转化医学学杂志, 2019, 8(3): 129-134.

［10］ ZENG Z, LI Q, CAINE ED, et al. Prevalence of and optimal screening tool for postpartum depression in a community-based population in China [J]. Journal of Affective Disorders. 2024; 348: 191-199.

［11］ FOCHT A, KELLNER CH. Electroconvulsive Therapy (ECT) in the Treatment of Postpartum Psychosis [J]. The Journal of ECT. 2012; 28(1): 31-33.

［12］ MCCALL WV. Concerns Over Antidepressant Medications and Suicide: What Does it Mean for ECT? [J] The Journal of ECT. 2005; 21(1): 1-2.

［13］ FINK M, KELLNER CH, MCCALL WV. The Role of ECT in Suicide Prevention [J]. The Journal of ECT. 2014; 30(1): 5-9.

［14］ ZHONG X, HE H, ZHANG C, et al. Mood and neuropsychological effects of different doses of ketamine in electroconvulsive therapy for treatment-resistant depression [J]. Journal of affective disorders, 2016, 201: 124-130.

［15］ AINSWORTH NJ, SEPEHRY AA, VILA-RODRIGUEZ F. Effects of Ketamine

Anesthesia on Efficacy, Tolerability, Seizure Response, and Neurocognitive Outcomes in Electroconvulsive Therapy [J]. The Journal of ECT. 2020; 36(2): 94-105.

［16］ KAVAKBASI E, HASSAN A, BAUNE BT. Combination of Electroconvulsive Therapy Alternating With Intravenous Esketamine Can Lead to Rapid Remission of Treatment Resistant Depression [J]. The Journal of ECT. 2021; 37(2): e20-e21.

［17］ Anand A, Mathew SJ, Sanacora G, et al. Ketamine versus ECT for Nonpsychotic Treatment-Resistant Major Depression [J]. N Engl J Med. 2023, 22; 388(25): 2315-2325.

附录 超级电休克治疗前核查表

姓名	男□ 女□ 年龄	住院号
电休克部位		
电休克能量		

患者准备	药品准备	设备准备
1．禁清饮2小时、禁食6小时□	1．咪达唑仑： 1mg/ml 共5ml□	1．麻醉机完成自检□
2．完成血常规、肝功能、凝血功能、心电图等检查□	2．东莨菪碱： 0.3mg/5ml 共5ml□	2．麻醉机呼吸回路□
3．无上呼吸道感染□	3．山莨菪碱： 1mg/ml 共5ml□	3．面罩□
4．签署麻醉治疗知情同意书□	4．利多卡因： 20mg/ml 共5ml□	4．人工鼻□
5．开放静脉通道□	5．1%丙泊酚 20ml□ 30ml□	5．喉罩 3#□ 4#□ 5#□
6．连接2个三通□	6．顺阿曲库铵： 2mg/ml 共10ml□	6．牙垫□
	7．艾司氯胺酮： 0.25mg/kg 稀释到40ml□	7．负压吸引器□
	8．生理盐水500ml 配药用□	8．吸痰管□
		9．监护仪 （心电血压脉氧等）□
		10．心电电极片□
		11．脑电监测及电极 （BIS监测仪）□
		12．微量注射泵 1台□ 2台□
		13．电痉挛治疗仪□
		14．肌松监测仪□

（喻 平 方七五 安建雄）

第二十三章　麻醉原理治疗突发性耳聋

一、病例资料

患者女性，49岁，主诉突发右耳听力丧失3个月就诊。患者3个月前无明显诱因突发右耳听力完全丧失，伴24小时耳鸣持续存在，耳部闷胀感，情绪烦躁、焦虑，入睡困难等。在外院诊断为"突发性耳聋"，给予"甲泼尼龙80mg静滴7天、巴曲酶治疗5天、高压氧2.5ATA治疗2个疗程及针灸调理（具体不详）"后，目前自诉右耳有音感但声音遥远，听力数字评分（0分完全听不到，10分正常听力）自评3分。自发病以来神志清，精神一般，睡眠差，大小便正常，体重较前无明显变化。既往体健，体格检查无殊，实验室检查未见明显异常。汉密尔顿焦虑量表评分（HAMA）18分，汉密尔顿抑郁量表评分（HAMD）18分。入院诊断：突发性耳聋，焦虑抑郁状态（肯定有焦虑、中度抑郁），睡眠障碍。

二、治疗经过

患者入院后积极完善治疗前准备，排除治疗禁忌证，经讨论，制订以下治疗方案：

1. 超声引导下星状神经节阻滞

常规禁食6h，禁水2h。患者入治疗室后常规心电监护，开放外周静脉，行超声引导下右侧星状神经节阻滞，阻滞注射药物：0.3%利多卡因+0.1%罗哌卡因2.5～3ml，23μg/ml三氧水3.5ml。出现霍纳综合征视为阻滞有效，隔日治疗1次，10次为一个疗程。治疗第6次后加用0.03mg/ml东莨菪碱1ml。治疗周期共2个疗程。

2. "两快一滴定"

治疗前准备同前，行睡眠监测，分次给予盐酸右美托咪定60μg诱导患者进入深睡眠状态，RASS评分达到3分，生命体征平稳。继续予艾司氯胺酮15mg稀释至40ml，60ml/h速率给药，40分钟结束。共治疗1次。晚上入睡前患者舌下含服右美托咪定90μg自控睡眠。

3. 直肠三氧灌注

初始治疗30μg/ml三氧300ml直肠灌注，每日2次，观察患者无不适及不良反应，每周递加100ml剂量，上限剂量800ml。可居家自行治疗。

4. 经皮穴位神经电刺激（HANS）

HANS通过皮肤电极对选定的穴位施加体表电刺激。刺激频率为2/100Hz，变频方波即以6s为周期，2Hz和100Hz各3s交替输出。刺激强度为患者能够接受而不产生痛感的最大强度（一般为10～16mA）。刺激部位为耳聋侧的听宫和翳风穴，远端穴位为同侧的合谷和外关穴。每日1次或隔日1次。

三、治疗效果

患者初始住院治疗3天，随后在门诊继续治疗。行"两快一滴定"治疗后，患者自行右美托咪定自控睡眠，睡眠改善。20次SGB治疗后听力数字评分9分，获得明显改善，耳闷症状改善明显，但是耳鸣症状改善相对不明显。治疗结束后次日测HAMA：10分 HAMD：9分，焦虑抑郁状态明显缓解（图23-1，图23-2）。

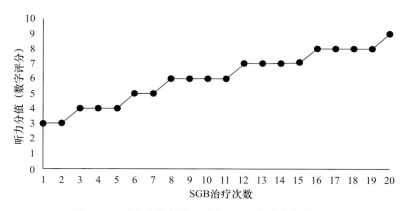

图23-1 听力分值数字评分与SGB治疗次数的关系

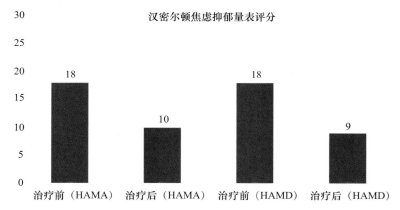

图23-2 患者治疗前后汉密尔顿焦虑抑郁量表评分

四、讨论

突发性耳聋（sudden hearing loss，SHL），又称突聋，是指在72h内突然发生的、原因不明的感音神经性听力损失，至少在相邻两个频率听力下降≥20dBHL[1]，甚者造成永久的听力丧失。原发症状主要表现为突然发生的主观听力下降、耳鸣、耳闷胀感、眩晕、听觉过敏或重振耳郭周围异样感觉，感觉异常等。继发症状主要表现为：恐惧感、焦虑感；耳鸣带来的心理、睡眠干扰等，影响生活质量。随着工作和生活节奏的日渐加快，我国的突聋发病率有上升的趋势，而且发病年龄有年轻化的趋势。

突聋的病因和发病机制目前仍不明确，可能与微循环障碍、病毒感染与免疫损害、应激学说、内淋巴积水等因素有关。

1. 目前治疗方法

由于该病发病机制尚未明确，对其治疗仍存在争议性，国内外报道的治疗方法缺乏有力的循证医学证据支持[2]。

（1）全身用药：糖皮质激素是目前国际公认治疗突聋的标准治疗方案。根据个体差异进行治疗，治疗方案是3天之内，至少使用250mg强的松或者等效剂量的其他药物，然后逐渐减量。改善内耳局部血液循环也是治疗突发性耳聋的途径之一。目前临床常用的有扩血管剂：低分子右旋糖酐、烟酸、罂粟碱、盐酸培他啶、丹参、金纳多、杏丁及钙拮抗剂等，可用一种或多种。

（2）局部用药：鼓室内使用糖皮质激素治疗突发性耳聋。经鼓室用药优于经其他途径的给药方式，且有目的性强，药物靶定位性好的优点，可避开血迷路屏障而直接进入内耳，增高内外淋巴液中药物浓度，可减少全身不良反应。

（3）高压氧舱治疗：高压氧舱治疗可以预防突发性耳聋早期血流减少，局部组织缺血，还可以调控慢性炎症状态，部分患者的听力也有所改善[3]。

（4）中医治疗：通过辨证论治及整体观念，选取耳周腧穴为主治穴，例如，听宫、听会、耳门、翳风、完骨等进行针灸、电针、耳穴贴压等治疗[4]。

（5）康复器械辅助：对于听力无法恢复或部分恢复，仍影响交流必须建议借助听觉补偿康复。目前使用助听设备包括助听器、声桥和人工耳蜗。

2. 麻醉创新诊疗

（1）星状神经节阻滞（SGB）：SGB通过阻断交感收缩血管神经解除内耳血管的痉挛、扩张血管管径、增加血流量和血流速度来改善内耳微循环障碍，从而起到治疗耳聋作用[5]。来自星状神经节的交感神经节节后纤维少量连接于耳蜗血管，且仅仅可能分布在较大的血管上，然而来自颈上神经节的节后纤维分布于基底动脉直至整个耳蜗动脉。交感神经纤维通过左右星状神经节的延伸投射到颈上神经节，彻底阻滞了星状神经节后,有髓节前神经纤维和星状神经节突触可以被同时阻滞[6]。该患者在SGB治疗了两个疗程以后,听力数字评分由治疗前的3分提高到了9分,耳闷症状也得到了明显改善。

(2)东莨菪碱:动物研究发现中枢听觉系统的过度兴奋可能是耳鸣的主要原因之一,胆碱能系统可以直接调控听觉皮质神经元,东莨菪碱(3mg/kg,im)可减轻大脑皮质过度兴奋[7]。同时,东莨菪碱能够改善耳蜗微循环障碍,降低血清IL-6及TNF-α水平,提高椎-基底动脉收缩期峰值流速,降低血流阻力指数,改善患者听力。星状神经节附近血管丰富,该患者SGB配合小剂量东莨菪碱更有利于改善内耳微循环,避免因剂量过大导致的口干、视物模糊、排尿困难、心率增加、谵妄、幻觉等不良反应。

(3)三氧治疗:三氧可增强缺血组织的氧气、葡萄糖和ATP运输,并导致血管舒张、增加NO量、刺激血管生成并提供免疫调控;通过产生活性氧衍生物,使血红蛋白-氧解离曲线向右移,使氧气更容易输送到组织,可增强NO释放,NO是内皮细胞的强大血管扩张剂,可修复耳蜗中的缺血[8]。直肠三氧灌注损伤轻微,风险小,成本低,便于操作。该患者通过住院及居家直肠三氧灌注治疗,提高了机体免疫力;同时,通过内皮细胞的扩张,改善内耳微循环,有利于耳聋的恢复。

(4)艾司氯胺酮:患者多伴有耳鸣症状,是一种主观体验,通过整合心理因素和突发性聋相关的国内外研究,发现突聋伴有耳鸣易出现焦虑抑郁情绪,从而形成"恶性循环"[9]。艾司氯胺酮是由FDA批准的一种新的抗抑郁症药物,具有快速抗抑郁作用,可在2小时左右缓解抑郁症状,而其他抗抑郁药起效可能需要数周的时间。艾司氯胺酮联合右美托咪定自控睡眠,调控患者自然睡眠节律的同时,缓解患者疾病带来的负面抑郁情绪,有利于病情的康复。该患者经过艾司氯胺酮快速抗抑郁联合右美托咪定自控睡眠治疗后,睡眠明显改善;焦虑抑郁状态也有所缓解,由肯定有焦虑转为可能有焦虑,由中度抑郁转为轻度抑郁,加速了病情的恢复。

另外,有研究发现,NMDA受体失调可能引起听觉神经异常兴奋,突触释放过量的谷氨酸盐,可能导致Ca^{2+}通过NMDA受体过量流入,破坏突触后结构,导致神经元死亡。AM-101(艾司氯胺酮鼓室内注射凝胶)目前已通过3期临床试验,涉及多国多中心的69个试验点,343名患者,证明短期内(3~5天)三次鼓室内注射方案剂量的AM-101有更好的治疗效果,且对听力和平衡没有影响,无全身性不良反应[10]。但目前该药尚未上市。

患者经治疗后听力明显改善,证明麻醉原理治疗突发性耳聋的方法是有效。但是耳鸣症状仍然存在,其机制和治疗有待进一步研究。

(梁丽敏)

参考文献

［1］ 余力生, 杨仕明. 突发性聋诊断和治疗指南 [J]. 中华耳鼻咽喉头颈外科杂志, 2015, 06: 443-447.

［2］ MARX M, YOUNES E, CHANDRASEKHAR SS, et al. International consensus(ICON) on treatment of sudden sensorineural hearing loss [J]. Eur Ann Otorhinolaryngol Head Neck Dis, 2018, 135(1S): S23-S28.

［3］ LI J, ZHAO H, HUANG B, ZHANG S, et al. A survey on hearing acuity of centenarians in Hainan Province [J]. J Otol. 2018, 13(4): 135-137.

［4］ 张春萍, 张议文, 谭奇纹. 针灸治疗突发性耳聋的取穴规律探析 [J]. 针灸临床杂志, 2016, 01: 59-61.

［5］ 赵英, 舒琼, 韩济生. 星状神经节阻滞配合经皮神经电刺激对突发性耳聋的康复作用 [J]. 中华物理医学与康复杂志, 2002, 07: 25-27.

［6］ TABATA M, MATSUMOTO N, MURAKAMI Y, et al. Effect of low level laser irradiation around the superior cervical ganglion combined with stellate ganglion block as a therapy for sudden hearing loss [J]. Nihon Rinsho Masui Gakkai, 2004, 24: 206-211.

［7］ DENG A, LIANG X, SUN Y, et al. Scopolamine attenuates auditory cortex response [J]. Acta Otolaryngol, 2015, 135(11): 1132-1137.

［8］ ERGUN TAŞDÖVEN G, DERIN AT, YAPRAK N, et al. The place of hyperbaric oxygen therapy and ozone therapy in sudden hearing loss [J]. Braz J Otorhinolaryngol, 2017, Jul-Aug, 83(4): 457-463.

［9］ 盛宇, 马秀岚. 心理因素在突发性聋中的作用机制及干预策略 [J]. 中华耳科学杂志, 2021, 04: 666-669.

［10］ STAECKER H, MAXWELL KS, MORRIS JR, et al. Selecting appropriate dose regimens for AM-101 in the intratympanic treatment of acute inner ear tinnitus [J]. Audiol Neurootol, 2015, 20(3): 172-182.

一、病例资料

患者女性，30岁，主诉反复呃逆2年余入院。2年前患者因情绪剧烈波动，大哭三天导致呃逆发作。患病以来呃逆发作频繁，间隔1～2分钟发作1次，持续时间30秒左右，以专注学习时为主，心情放松和睡眠时无发作。患者呃逆时无明显胃部胀痛、无恶心呕吐等。曾在外院行头颅、脊柱颈段磁共振（MRI），电子鼻咽喉镜，胸部、上腹部CT等均未见明显异常。外院电子胃镜示：慢性非萎缩性胃炎伴胆汁反流。外院精神科焦虑自评量表（SAS）、抑郁自评量表（SDS）、SCL-90量表均无明显异常。曾在外院接受多个学科不同的治疗方案，药物曾服用二甲硅油、吗丁啉、中药（具体方剂不详）、文拉法辛、丁螺环通、氯丙秦和氟哌啶醇等；有3次经颅磁刺激物理治疗史；而膈神经阻滞和心理治疗均无明显改善。患者呃逆严重影响工作及生活，遂来安建雄团队就诊，门诊以"顽固性呃逆"收治入院。既往体健，否认脑血管病史、否认重大外伤史及手术史。已婚未育，月经正常。家族史无特殊。查体无明显异常。入院后汉密尔顿焦虑量表（HAMA）和汉密尔顿抑郁量表（HAMD）显示无焦虑抑郁状态。

二、治疗经过

患者完善各项检查，常规禁饮禁食，在麻醉恢复室接受镇静下膈肌松弛术。患者取仰卧位，常规开放外周静脉，监测心电图、血压、血氧饱和度、脑双频指数（BIS）、呼气末二氧化碳（$ETCO_2$）、肌松监测（TOF）。

全麻诱导：面罩预给氧3分钟，静脉缓慢推注丙泊酚2mg/kg，瑞芬太尼1μg/kg，待患者意识消失，BIS值小于60即静脉推注顺阿曲库铵0.2mg/kg。患者下颌松弛无抵抗后，经口置入4#喉罩，听诊双肺呼吸音对称，无明显漏气，接呼吸机行机控呼吸。呼吸机通气模式为容量控制，潮气量（VT）为6～8ml/kg，呼吸频率（RR）为10～12

次/分钟，吸呼比（I：R）为1：1.5，ETCO$_2$维持在40～45mmHg。麻醉维持：丙泊酚泵注速度视患者BIS值进行调控，BIS值保持在40～60之间。瑞芬太尼恒速泵注，泵注速度在0.1～0.2μg/kg·min之间调整。心率、血压维持在基础值的±20%。术中进行持续肌松监测，待四个成串刺激（TOF）≥0.9时停止丙泊酚和瑞芬太尼的泵注；待BIS回升至90，可唤醒患者。患者睁眼，握手有力，予充分吸引口腔分泌物后拔出喉罩，鼻导管吸氧2L/min，观察30分钟后，患者呼吸循环平稳，无明显不适可送返病房继续观察。

镇静下膈肌松弛术为45～60分钟，原计划住院期间安排该患者接受3次镇静下膈肌松弛术，但由于患者个人原因，住院期间一共进行两次镇静下膈肌松弛术，间隔3天。术后患者反馈呃逆发作频率明显减少，由原来的间隔不到1分钟，到术后可以坚持学习20～30分钟不发作，一天发作3～5次，患者满意度较高。术后1个月、3个月和6个月回访，患者表示目前偶有发作，但持续时间较短，不影响工作和生活，对治疗效果满意。

三、讨论

呃逆（Hiccup）一词于1943年Bailey[1]首次提出，是由传入、中枢和传出组成的"反射弧"产生的，传入冲动由迷走神经、膈神经或交感神经纤维（T6～T12）传递。参与打嗝反应的中枢神经系统区域包括脊髓上部（C3～C5）、延髓内靠近呼吸中枢的脑干、网状结构和下丘脑。多巴胺能和γ-氨基丁酸神经递质可以调控这一中枢机制。反射的传出由膈神经传递到横膈膜，通常单侧收缩，双侧收缩较为少见。副神经的激活也会导致肋间肌的收缩。最后由迷走神经喉返支反射性关闭声门完成这一系列动作。顽固性呃逆（Intractable hiccups）是指病程超过一个月的呃逆，呈持续或反复性发作，常由器质性疾病引起。

1. 顽固性呃逆的病因

顽固性呃逆在临床上并不少见，其病因有百余种，可分为功能性和器质性，其中器质性呃逆又可分为中枢性和周围性。中枢性呃逆多见于颅内病变，如颅内肿瘤、中枢神经系统感染、脑积水、脑血管病变、头部外伤或术后等；而周围性呃逆主要是因迷走神经与膈神经受刺激所致，如胃肠道、胸、腹膜、膈肌受累，其中以胃食管反流病、膈疝等胃肠道病因最为常见。该例患者在外院接受了较完善的辅助检查，包括头部、脊柱颈段MRI、电子鼻咽喉镜、肺部、肝胆脾CT均未见明显异常；电子胃镜示：慢性非萎缩性胃炎伴胆汁反流；焦虑自评量表（SAS）、抑郁自评量表（SDS）、SCL-90量表均无明显异常。该患者的辅助检查基本排除顽固性呃逆是器质性病变所导致，考虑是剧烈情绪波动后中枢神经和效应肌肉共同作祟所致：既有皮质下无意识的焦虑机制，也有膈肌为主的肌肉群的持续痉挛和恶性循环。

2. 呃逆的常规治疗方法

顽固性呃逆，临床上多采用药物治疗，这些药物的原理是抑制反射弧的传导。最早用于顽固性呃逆的药物是吩噻嗪类药物（比如氯丙嗪），它属于第一代抗精神病药，作用机制是阻断下丘脑、延髓的多巴胺传递。其疗效被多个临床研究成果支持[2,3]，但长期使用会有锥体外系症状（D_2受体阻滞）、嗜睡（H受体阻滞）、体位性低血压（α受体阻滞），口干（M受体阻滞），体重增加等不良反应。其他机制类似的药物包括氟哌啶醇、奥氮平也可用于顽固性呃逆，但不良反应更多。

甲氧氯普胺（胃复安）属于D_2，D_3受体阻滞剂，除此之外还是$5-HT_4$受体激动剂。D_2受体广泛存在于延髓极后区、黑质纹状体以及胃肠道，甲氧氯普胺因此可以通过极后区D受体产生止吐作用，通过外周D受体产生促胃肠蠕动，从而治疗顽固性呃逆[4,5,6]。在不良反应方面，甲氧氯普胺嗜睡副作用相对更小，长期或大剂量使用同样存在锥体外系的不良反应。吗丁啉（多潘立酮）也是D受体阻滞剂，但不进入中枢，因此副作用小，但其用于治疗呃逆的循证依据不足。

巴氯芬是GABA-B兴奋剂，被广泛用于肌松，因为它可以缓解骨骼肌痉挛，且可以抑制迷走神经，从而减少食管下括约肌的松弛，且被许多临床研究证明有效。不良反应轻微且短暂，包括嗜睡、共济失调等。

抗癫痫药也被用作顽固性呃逆的二线治疗。这些药物通过抑制兴奋性钠离子通道（比如苯妥英，卡马西平）或者增强GABA作用（比如加巴喷丁，丙戊酸）从而减少中枢神经系统兴奋性递质的传导。目前对于源自中枢神经系统的顽固性呃逆，可单独或联合使用这类药物。不良反应依据不同药物不同。

另外，催眠、针灸、周围神经阻滞等非主流方法也被用于顽固性呃逆，但尚缺乏高质量证据[7]。

该患者采用了上述各种治疗方案，但是疗效欠佳，呃逆没有达到控制。因此有必要寻找更有效的治疗方案。

3. 麻醉创新治疗顽固性呃逆的机制

镇静下膈肌松弛术的麻醉原理就是麻醉医师使用最熟悉的全麻镇静药丙泊酚和非去极化肌松药顺阿曲库铵，在麻醉深度监测和肌松监测的双重保障下，使得患者的大脑皮质和膈肌都同时得到最深程度的松弛。其中丙泊酚是目前临床上使用最多最安全的麻醉镇静药之一，起效快、作用时间短、消除迅速、不良反应小等特点，主要通过激活中枢抑制性氨基酸受体γ-氨基丁酸（GABA）来发挥镇静催眠作用，减少中枢神经系统兴奋性递质的传导。因此，丙泊酚对由于中枢兴奋导致的顽固性呃逆有治疗作用。顺阿曲库铵是一种中效神经肌肉阻滞剂，因其起效快、蓄积作用小、体内消除较快、无组织胺释放的优点在临床麻醉中广泛应用。在该病例中使用4倍ED_{95}（0.2mg/

kg）的顺阿曲库铵进行麻醉诱导，就是为了使得呃逆发生的靶器官：横膈得到充分的松弛，而且在麻醉过程中进行全程尺侧拇收肌TOF肌松监测，不使用肌松拮抗药物进行肌松逆转，维持足够的麻醉深度到肌松药物自然代谢消除完全，目的是避免诱发术后呃逆发作。

安建雄团队曾报告用麻醉学原理治疗顽固性呃逆，认为其机制可能是以某一种方式打破了触发膈肌和肋间肌阵挛抽搐的恶性循环[8]。本案例的成功在不同的地域再次证实全静脉麻醉期间给予非去极化肌肉松弛剂可能是治疗特发性顽固性呃逆的一种有效方法。麻醉医师用麻醉学原理，利用生命体征监测和调控优势，在镇静下通过充分膈肌松弛治疗顽固性呃逆，为该病的有效治疗开创了一个新的途径。

总之，用麻醉学原理，在适当深度镇静下，充分松弛膈肌治疗顽固性呃逆是麻醉医师对该病诊疗的一个创新贡献，治疗过程中除外对生命体征严密监测和调控外，适度镇静和充分肌肉松弛是关键要素，要特别注意密切监测和维持适当镇静深度，高度警惕和防止术中知晓，直至肌肉松弛药作用完全消失才能恢复患者的意识水平。

（利　莉　安建雄）

参考文献

[1] FRIEDMAN NL. Hiccups: a treatment review [J]. Pharmacotherapy. 1996, 16: 986-995.

[2] DAVIGNON A, LARIEUX G, GENEST J. Chlorpromazine in the treatment of stubborn hiccup [J]. union Med Can. 1955, 84: 282-285.

[3] FRIEDGOOD CE, RIPSTEIN CB. Chlorpromazine (thorazine) in the treatment of intractable hiccups [J]. J Am Med Assoc. 1955, 157: 309-310.

[4] FRIEDMAN NL. Hiccups: a treatment review [J]. Pharmacotherapy. 1996, 16: 986-995.

[5] QIAN XY, WANG Y. Hiccups Rousseau P [J]. South Med J. 1995, 88: 175-181.

[6] WANG T, WANG D. Metoclopramide for patients with intractable hiccups: a multicenter, radomised, controlled pilot study [J]. Intern Med J. 2014, 44: 1205-1209.

[7] STEGER M, SCHNEEMANN M, FOX M. Systemic review: the pathogenesis and pharmacological treatment of hiccups. [J]. Aliment Pharmacol Ther. 2015, 42: 1037-1050.

[8] WU JP, AN JX, QIAN XY, WANG Y. Successful Treatment of Idiopathic Intractable Hiccup With Cisatracurium Under Intravenous General Anesthesia: A Case Report [J]. A A Pract. 2018, 10(7): 171-172.

第二十五章　睡眠认知障碍

一、病例介绍

病例一　患者女性，30岁，产后40余天，因"入睡困难，情绪低落20天"来就诊。门诊行睡眠和焦虑抑郁评分：匹兹堡睡眠评分（PSQI）18分，蒙哥马利抑郁量表评分30分，初步诊断"睡眠障碍、产后抑郁"收入住院治疗。

入院后常规检验检查等无特殊，既往无其他病史。

住院第1天在脑电和心电监护下予右美托咪定滴定和0.2mg/kg艾司氯胺酮快速抗抑郁，联合星状神经节阻滞和直肠三氧灌注治疗。第2天予艾司氯胺酮再次快速抗抑郁，其他治疗不变。同时夜间佩戴华为手表记录睡眠情况。住院时间6天，出院时蒙哥马利抑郁评分降到14分，但睡眠自诉无明显改善，总觉得夜间难入睡甚至一夜无眠（图25-2是出院时华为手表所记录的睡眠结果，其实与图25-1刚入院时明显改善，但患者自诉睡眠很差，甚至没有任何改善）。嘱出院后按时按需睡前滴定右美托咪定，记录睡眠日记和手环睡眠监测，每天微信联系汇报睡眠日记和监测数据。经过一段时间的睡眠日记记录和手表数据的说服，患者开始慢慢接受自己夜间睡眠明显改善，夜间的睡眠完全可以满足日常生活需要，完全可以胜任白天的日常工作（图25-3是出院一个星期后的数据，睡眠得到进一步改善）。一个月以后复诊患者自诉现在鼻喷右美托咪定已完全停用，可正常入睡，睡眠佳。即使夜间醒来照顾宝宝后仍可安然入睡，第2天精力充沛，而且情绪明显好转，不焦躁、不低落。

病例二　患者老年女性，75岁，因1年前感染新型冠状病毒后出现双下肢乏力、麻木，伴酸胀感、纳差、味觉减退、吞咽困难、心悸、入睡困难、情绪低落等。既往有高血压、冠心病病史。入院诊断：自主神经功能紊乱、高血压、冠心病。汉密尔顿焦虑和抑郁评分：HAMA 24分；明显焦虑；HAMD 24分；中度抑郁。入院后予星状神经阻滞和直肠三氧灌注治疗，第2天在BIS（脑电双频指数）监测和心电监护下行右美托咪定滴定和0.25mg/kg艾司氯胺酮快速抗抑郁治疗，自诉滴定与抗抑郁后夜间

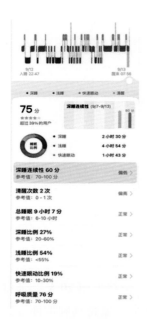

图25-1　入院时睡眠情况

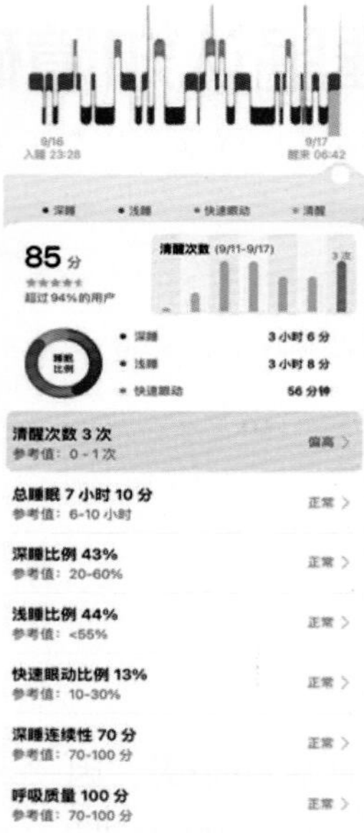

图25-2　治疗后的睡眠情况

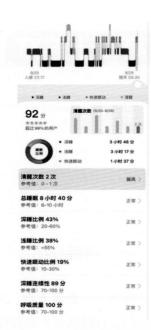

图25-3　出院1周后的睡眠情况

睡眠改善。随后连续两天晨起查房时都诉一夜未睡，但夜班护士晚查房都反映患者入睡情况好。

二、讨论

（一）睡眠认知障碍概述

失眠有时候通过患者的主观陈诉进行诊断，通过客观指标进行监测有时候发现患者的主观陈诉与客观监测的结果不一致。睡眠障碍（insomnia disorder）是指尽管有适当的睡眠机会和环境，依然会出现睡眠起始或睡眠维持困难，导致个人面对睡眠时间和（或）质量不满足，并存在日间功能受损的一种主观体验。由此看来，这类患者存在对自己睡眠时长或睡眠质量的主观不满意，属于睡眠障碍的一种亚型，即睡眠感觉缺失或矛盾性失眠，因此仍需要积极处理，帮助患者，找出解决办法。

睡眠认知障碍又称矛盾性失眠、假性失眠、主观失眠。1997年《国际睡眠障碍分类》（第1版）（the International Classification of Sleep Disorders，ICSD）-1首次提出"sleep state misperception"即"睡眠状态感觉缺失"，很形象地描述了这种矛盾的状态。2004年ICSD-2提出"矛盾性失眠（paradoxical insomnia）"，认为矛盾性失眠是睡眠障碍的一种亚型，提出客观结果和主观感觉不一致。病例2中夜班护士和患者老太都属于真实描述。

《国际睡眠障碍》第3版提出，矛盾性失眠又称睡眠状态感知错误，患者诉说的睡眠紊乱的严重程度和客观检查记录的睡眠紊乱程度不一致。这类患者有严重低估自己的实际睡眠时间的倾向。实际上他们将很多睡眠的时间感知为清醒的时间。尽管多导标准睡眠监测显示患者睡眠结构大致正常，但仍然抱怨存在其他类型睡眠障碍常见的睡眠/觉醒症状。

睡眠认知障碍主要以女性、老年人多见，目前病因不明确，有文献认为是和皮质觉醒增加、神经回路异常、夜间觉醒增多有关。其发病率9%～50%，其发病特点是客观检查结果与主观睡眠描述明显不符。

（二）睡眠认知障碍的病因

1. 焦虑抑郁

类似患者以往总觉被误认为是自身过度焦虑和抑郁导致，但随着对睡眠认知障碍的不断探索和认识，越来越多的证据表明，睡眠认知障碍的患者不一定伴有焦虑与抑郁。有研究发现，与睡眠良好者相比，睡眠认知障碍患者汉密尔顿焦虑抑郁评分并没有明显差异，并对焦虑、抑郁与睡眠认知障碍的关系开展研究。

2. 睡眠参数

（1）睡眠认知障碍与睡眠总时间有关：正常睡眠时间一般在7～8小时，晨起型、夜间无打鼾、晨起没有困意。而睡眠认知障碍患者误认为自己睡眠时间过短，以及睡眠质量差，并把睡眠时间提前。夜间觉醒次数增多，也即睡眠碎片化，同样会影响主观睡眠质量。

（2）与N2期纺锤波有关：纺锤波是在低幅脑电波的背景上出现周期为100～300ms、波幅为100～300uV的睡眠波（亦称双顶峰波、顶尖波或中央尖波），是N2期的特征脑电波，具有抑制感觉加工、保护睡眠不受干扰和（或）侵入性刺激影响，并增强和巩固陈述性记忆、增强突触可塑性。纺锤波持续时间减少和密度下降均可导致睡眠感觉缺失。

（3）与N3期慢波睡眠有关：慢波睡眠又称δ波，主要出现在深睡眠期，此时皮质失去感觉输入，即皮质活动和丘脑活动分离。如图25-4所示，正常成人整夜睡眠中NREM期和REM期交替发生。睡眠先从觉醒状态首先进入NREM睡眠，从N1期持续3～7分钟，然后进入N2期，持续10～25分钟，接着进入N3期（深睡眠），此期从几分钟到1小时不等，深睡眠期结束后，睡眠又回到N2期或N1期（浅睡眠期）。然后转入第1次REM睡眠，完成第1个睡眠周期。成年人每晚平均4～6个上述周期，每个周期60～90分钟。慢波睡眠的数量及时间与注意力、集中力、记忆力和精神活动有关：慢波睡眠与上述呈正相关，而且在整夜睡眠期间慢波睡眠一般在睡眠的前半段时间，如果前后夜倒置，也即慢波睡眠主要出现在后半段睡眠，可能造成主观睡眠体验较差。

（4）与REM期有关：REM期的作用是巩固学习和记忆，REM期蓝斑核沉默，妥

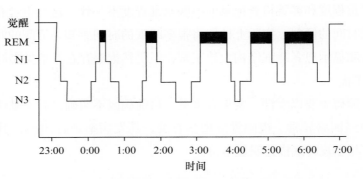

图 25-4　整夜睡眠中 MREM 与 REM 交替变化

善处理白天所受的情绪刺激，消除不良情绪导致的负面反应，从而维持情绪稳定。2021年斯蒂芬（Stephan）等曾提出颠覆性观点认为，对深度睡眠的主观感知主要与REM期相关，且睡眠感觉缺失者更突出。这一观点对传统观点认为N3期是深睡眠无疑是一大挑战。2023年有学者研究睡眠认知障碍时发现，这类患者REM期时间明显增加，REM期的微觉醒次数也明显增加，作者认为REM的微觉醒和REM时长可能与睡眠认知障碍相关。

（三）睡眠认知障碍的治疗

如果对通常的失眠治疗效果不满意，有两个措施可以借鉴。

1.当主治医师怀疑患者有睡眠认知障碍时，作为一段时间内睡眠习惯的睡眠日记，会有很大帮助。至少坚持写睡眠日记5天，有时要写1个月。

2. 使用一些客观数据，如多导睡眠监测和睡眠手环监测结果、视频资料等反复给患者反馈，配合睡眠认知行为疗法，通常可以获得满意效果。

（沈晶晶　安建雄）

参考文献

［1］ ANNA C, RAFFAELE F, NARESH M. P, et al. The paradox of paradoxical insomnia: A theoretical review towards a unifying evidence-based definition [J]. Sleep Medicine Reviews. 2019, (44): 70-82.

［2］ 美国睡眠医学会. 国际睡眠障碍分类(第3 版) [M]. 高和译. 北京: 人民卫生出版社, 2017. 12, No

［3］ MORENA M, MARIA C, RITA O, et al. Both objective and paradoxical insomnia elicit a stress response involving mitokine production [J]. Aging. 2020, 12(11): 425-429. l.

［4］ ALI İNALTEKİN. Paradoxical Insomnia: A Case Report. Arch Neuropsychiatry. 2020, 57: 338-339.

［5］ AURELIE M. STEPHAN, SANDRO LECCI, JACINTHE CATALDi, et al. Conscious experiences and high-density EEG patterns predicting subjective sleep depth [J]. Current Biology, 2021, (31): 5487-5500.

［6］ GÜLÇIN BENBIR S, ENEL, OMER AYDIN, EZGI TANRI OVER AYDIN, et al. Changes in sleep structure and sleep spindles are associated with the neuropsychiatric profile in paradoxical insomnia [J]. International Journal of Psychophysiology. 2021, (168): 27-32.

［7］ GIUSEPPE BARBATO. REM Sleep: An Unknown Indicator of Sleep Quality. Int. J. Environ. Res [J]. Public Health 2021, 18, 129-176.

［8］ STUART J. M. , PHILIP T. H. , ERIK K. ST. L. , et al. Physiological markers of sleep quality: A scoping review [J]. Sleep Medicine Reviews. 2022(64), 101-106.

［9］ JONAS BECK, ERNA LORETZ, BJÖRN RASCH. Exposure to relaxing words during sleep promotes slow-wave sleep and subjective sleep quality [J]. SLEEPJ, 2021, 1-14.

［10］ EUS J. W. VAN SOMEREN. brain mechanisms of insomnia: new perspectives on causes and consequences [J]. Physiol Rev 2021, 101: 995-1046.

［11］ MARIE-PIER NORMAND, PATRICK ST-HILAIRE, CÉLYNE H. Bastien. Sleep Spindles Characteristics in Insomnia Sufferers and Their Relationship with Sleep Misperception [J]. Neural Plasticity, 2016, 12: 258-259.

［12］ WENJING R, NA Z, YUNLIANG S, et al. The REM microarousal and REM duration as the potential indicator in paradoxical insomnia [J]. Sleep Medicine. 2023, 109: 110-117.

［13］ 陆林. 睡眠医学 (2 版) [M]. 北京: 人民卫生出版社, 2014.

［14］ 张斌. 睡眠技术规范化培训教程 [M]. 北京: 人民卫生出版社, 2023.

［15］ MICHAEL L P, DONN P, DIETER R. Insomnia [J]. Lancet, 2022(400): 1047-1060.

第二十六章　双相情感障碍共病强迫症控制后难治性睡眠障碍的麻醉创新诊疗

一、病例简介

患者女性，25岁，主诉"入睡困难8年余，加重半年余"。8年前因学业压力出现入睡困难，夜间易醒、早醒，醒后疲劳，伴头晕、头痛、乏力，就诊外院，诊断为"双相情感障碍共病强迫症"，先后予抗精神病药物治疗（奥氮平、喹硫平、鲁拉西酮等）、电休克（56次）、认知行为疗法、运动疗法、针刺治疗，期间间断服用思诺思、艾司唑仑、氯硝西泮等镇静药物后，情绪稳定、强迫症状好转，失眠症状改善。半年前无明显诱因再次出现入睡困难，易醒，白天疲劳困倦，总睡眠时间3～4小时。以"睡眠障碍"收入院。既往体健，家族中双生子姐姐"强迫症"，表亲"抑郁症""强迫症"病史。该患者入院后焦虑评分（HAMA）11分，抑郁评分（HAMD）9分，匹兹堡睡眠治疗指数（PSQI）19分。

2023年12月在安建雄团队就诊，该患者既往有双相情感障碍共病强迫症，历经8年艰辛求医，虽然精神疾病目前进入缓解期，但遗留的严重睡眠障碍对患者躯体和心理造成巨大折磨。安建雄团队采用基于麻醉学原理创新治疗后，患者在住院期间奇迹般好转并出院继续康复。对该患者原发疾病特点及其睡眠障碍特征进行综述，希望为今后此类疾病的治疗提供参考。

二、双相情感障碍的临床特征

双相情感障碍是一类既有躁狂发作或轻躁狂发作，又有抑郁发作的精神疾病。根据是否有躁狂发作又可分为双相情感障碍Ⅰ型和Ⅱ型，双相情感障碍Ⅰ型有躁狂发作，有重性抑郁发作和轻躁狂发作；双相情感障碍Ⅱ型无躁狂发作，至少有一次轻躁狂发作和重性抑郁发作[1]。

临床上双相情感障碍首次发作情况大致为：重性抑郁占54%，躁狂占22%，混合发作（即同时存在重性抑郁和躁狂症状）占24%。前驱症状多为易激惹、焦虑、情绪波动、激越、攻击性、睡眠障碍和活动过度等[2]。

躁狂发作的典型临床特征包括心境高涨、思维奔逸、精力活动增强。通常突然发病并在数日内快速进展，持续时间从数周至数月不等。较轻者临床表现为轻躁狂发作，心理社会功能为明显受损或轻度受损，发作后1～2天内迅速进展，数周内消退。抑郁发作临床特征为心境低落、思维迟缓、认知功能损害、意志活动减退，以及睡眠障碍、乏力、食欲减退、体重下降、疼痛、自主神经功能失调等躯体症状[1]。

双相情感障碍共病现象十分常见，包括焦虑障碍、注意缺陷/多动障碍、进食障碍、间歇性暴怒障碍、强迫症、人格障碍、创伤后应激障碍，以及共病躯体疾病，包括糖尿病、肥胖、代谢综合征、心血管疾病、自身免疫性疾病等[1]。

该患者被诊断为双相情感障碍共病强迫症，强迫症表现为强迫思维或强迫行为。共病患者往往更早出现情绪问题、睡眠障碍和认知障碍，双相情感障碍共病强迫症的终身共病率为9.7%，现患共病率为9.9%。双相情感障碍的一线治疗药物为非典型抗精神病药物，如氯氮平、奥氮平、利培酮，由于这类药物在改善强迫症方面疗效不确切，故常联合其他药物使用：如喹硫平+锂盐、利培酮+丙戊酸钠、奥氮平+心境稳定剂。单纯强迫症的治疗一线药物为5-HT再摄取抑制剂（SSRIs），但可能会引起躁狂或轻躁狂转换，因此共病患者应谨慎使用这类药物[3]。其他治疗药物有美金刚、托吡酯等。非药物疗法包括心理疗法、认知行为疗法、电休克、重复经颅磁刺激、脑深部电刺激等[4, 5]。

三、双相情感障碍伴睡眠障碍的特征

睡眠障碍通常是双相情感障碍患者的核心特征，在疾病的前驱期、复发期和缓解期都普遍存在，也被认为是双相情感障碍复发的早期征象。一项研究报道82.9%的缓解期患者伴有睡眠质量差，且睡眠潜伏期、睡眠效率、日间功能异常比例均高于健康人群[6]。

缓解期为何仍存在明显睡眠障碍？可能与昼夜节律紊乱相关。此类患者内在的昼夜节律、外部的授时因子（如光照、温度、社交生活事件、药物调控等）以及情绪调控之间存在相互影响（图26-1）[7]。多项研究表明生物钟基因与双相情感障碍的病理生理学及临床过程存在明显相关性，基因易感性使双相情感障碍患者昼夜节律较健康个体更易受损，同时生活压力事件又可扰乱授时因子，这些因素的共同作用，加剧了昼夜节律紊乱及情绪失调。Takaesu等[8]发现34.2%的缓解期双相情感障碍患者均存在昼夜节律睡眠-觉醒障碍，包括睡眠相位较正常时间前移/后移、非24小时睡眠/觉醒周期、不规则睡眠/觉醒（图26-2）。其中最常见的为睡眠相位后移。

此外，昼夜节律还与褪黑素分泌有关。褪黑素为内源性神经内分泌激素，具有

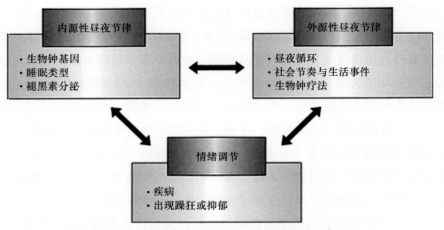

图 26-1　双相情感障碍伴睡眠障碍的影响因素

（引自：Takaesu Y，et al. *Psychiatry Clin Neurosci.* 2018，72，9:673-682）

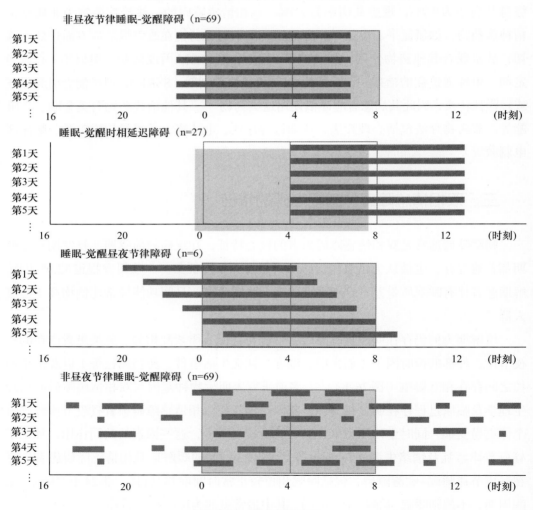

图 26-2　睡眠相位改变

（引自：Takaesu Y，et al. *PLoS One.* 2016，11，7:e0159578）

催眠和增强睡眠倾向的作用。正常情况下，一天中的褪黑素分泌过程在光照下会被抑制，在黑暗下则被激活，午夜浓度到达峰值[9, 10]。双相情感障碍患者褪黑素分泌水平较低，分泌时间延迟[11]，这可能是双相情感障碍患者发生睡眠相位后移的原因。

该患者睡眠障碍表现为入睡困难、早醒、易醒、总睡眠时间缩短，日间功能受损。详细询问病史，疾病早期具体表现为夜间难以入睡，日间睡眠，睡眠相位后移；疾病后期大多表现为傍晚入睡，夜间早醒，表现为睡眠相位前移，以上特征均表明该患者存在昼夜节律紊乱。

睡眠是昼夜节律的重要组成部分，关于双相情感障碍患者各临床阶段睡眠结构的研究较少，一项系统综述总结了双相情感障碍患者缓解期、躁狂期、抑郁期睡眠结构的脑电图特征。缓解期总睡眠时间、睡眠潜伏期与健康对照组无明显差异，非快速眼动期表现为N2期比例减少，纺锤波比例减少；快速眼动期比例增加。躁狂期总睡眠时间减少，睡眠潜伏期增加，睡眠连续性差，N1期比例增加，N3期比例减少，REM期潜伏期缩短，密度增加。抑郁期总睡眠时间减少，睡眠潜伏期增加，睡眠连续性差，N1期比例增加，N3期比例减少，纺锤波比例减少，REM期潜伏期描述不一，呈现碎片化睡眠特点[12]。该患者入院后多导睡眠图（PSG）监测结果显示：总睡眠时间减少，睡眠潜伏期正常，连续性差，N1、N2比例增多，N3比例减少，REM期睡眠比例减少（表26-1）。该患者睡眠结构明显紊乱，但与文献报道的缓解期双相情感障碍的睡眠结构特点并不一致，这也反映了该病例的独特性和难治性。

表 26-1　患者入院后多导睡眠监测结果

睡眠分期	次数	持续时间（min）	TIB（%）	SPT（%）	TST（%）
W（SPT）		21.0		5.5	
W（TIB）		47.5	11.6		
R		30.5	7.5	8.0	8.5
N1		39.0	9.6	10.2	10.8
N2		282.5	69.2	74.0	78.4
N3		8.5	2.1	2.2	2.4

四、既往诊治经过

该患者病程长达8年余，既往治疗方案繁多。药物治疗包括第二代抗精神病药物、抗抑郁药以及美金刚等，非药物治疗包括认知行为治疗、电休克、运动疗法、针刺疗法。现就其诊治过程中的疑难点进行解析。

首先，该患者一旦使用抗抑郁药就会出现躁狂转换。检索文献发现，抗抑郁药诱发躁狂发生率报道不一，在10%~40%[13, 14]。易发生躁狂转换的危险因素有：既往抗抑郁药诱导躁狂病史，双相情感障碍家族史，暴露于多种抗抑郁药；女性；抑郁发作起病；昼夜节律紊乱；药物或酒精滥用；遗传易感性等[13，14]。由于该患者同时存在多种高危因素，包括：女性，抑郁发作起病，昼夜节律紊乱，既往抗抑郁药诱导躁狂病史，由此推测其极可能为躁狂转换的高危人群。也有研究报道称锂盐对抗抑郁药诱发躁狂具有保护作用[15]。

其次，该患者既往经历56次电休克治疗后出现记忆损害，表现为电休克治疗以前的记忆丧失，需重新学习，重新建立与家人的亲密关系。Chen等[16]研究表明电休克治疗和随访评估期间的每个时间点均显示出主观记忆缺陷，如图26-3所示，主观记忆缺陷的比例随着电休克治疗次数的增加而增加。在治疗结束后，这种记忆缺陷会随着时间推移逐渐恢复。电休克所致记忆损害包括顺行性损害和逆行性损害，一般而言，顺行性记忆损害2周内可恢复。逆行性记忆损害多表现为自传体记忆丧失，可能持续存在[17]。一项病例报告描述了一位70岁男性抑郁症患者，在接受了40次电休克治疗后出现了自传体事件记忆（通常指个体在日常生活中对自身经历事件的记忆）的持续丧失，尤其是过去20年的记忆，如家庭国外度假、演讲之旅以及难忘的个人事件（父母葬礼上的讲话，参与皇室社交活动）。而患者的注意力、语言、执行功能等相关认知能力表现良好。电休克导致记忆损害的机制可能与海马体积、大脑连接、调控神经递质改变有关[18]。2023年12月北京大学第六医院团队对重性抑郁症患者的长期认知影响进行了一项系统综述和荟萃分析，结果表明电休克治疗后，整体认知功能和学习能力下降，记忆力、注意力、语言、空间感知和定向保持稳定，而电休克对执行功能和处理速度有良好影响[19]。

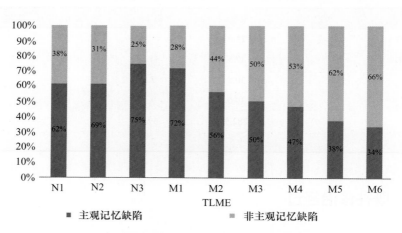

图26-3 主观记忆缺陷与电休克治疗次数
（引自Chen Y，et al.，*J ECT*. 2020，36，3:198-204.）

该患者曾因严重睡眠障碍接受过1次针刺治疗，但治疗后自觉睡眠障碍加重后未再继续治疗。一项荟萃分析显示，针刺治疗睡眠障碍时治疗效果与治疗时间相关，治疗1～2周时未发现针刺对改善睡眠有效，但治疗3～4周时发现针刺对改善睡眠有显著效果[20]。该患者仅尝试过1次针刺治疗，因此关于针刺的加重病情并不能得出确切结论。也有研究表明焦虑抑郁程度影响针刺疗效，重度焦虑抑郁患者的针刺疗效并不显著[21]。该患者在描述病史时无法回忆针刺治疗时的焦虑或抑郁情况，故无法判断针刺疗效不佳是否与当时的焦虑抑郁有关。

此外，该患者在治疗过程中始终坚持将人际社会关系、节律和生物钟疗法、认知行为疗法（CBT）相结合。CBT能够有效改善双相情感障碍患者的睡眠和昼夜节律紊乱。长期CBT有助于维持良好睡眠卫生习惯。同时，运动疗法也对该患者有效，结合前人研究结果，保持固定时间和强度的运动可以促进褪黑素的释放[22]，维持良好的昼夜节律，从而达到满意的治疗效果。

五、麻醉创新诊疗方案

该患者入院后行常规化验检查。自评HAMA 11分，可能有焦虑；HAMD 9分，无抑郁；PSQI 19分，提示睡眠极差；整夜PSG提示：①睡眠结构紊乱；②除外睡眠呼吸暂停综合征、周期性腿动、不宁腿综合征等疾病。相关检查完善之后，安建雄团队制订个体化治疗方案。

首先，BIS监测下行右美托咪定睡眠滴定，滴定至40μg时患者进入N2期睡眠。考虑患者有难治性睡眠障碍，团队最终决定在睡眠手环监测下，夜间给予80μg舌下右美托咪定自控睡眠。

其次，该患者既往治疗过程显示，电休克物理治疗疗效确切。安建雄推测重复经颅磁刺激（rTMS）治疗可能最具治疗潜力。一项纳入36项临床试验的荟萃分析结果表明，rTMS治疗失眠疗效确切[23]。就rTMS频率选择而言，失眠患者多采用低频（1Hz）；而应用于双相情感障碍患者的证据十分有限。有报道称右侧背外侧前额叶皮质采用低频（1Hz），左侧背外侧前额叶皮质采用高频（10Hz或20Hz）或对缓解症状有益[24]。在疗程方面，临床指南推荐rTMS可每天进行1～2次，总疗程10～30次可对抑郁或失眠起到治疗效果[24, 25]。目前最新研究提出强化rTMS概念，即每天治疗多次，可降低治疗时间窗的同时保证了令人满意的疗效和安全性。其中有文献报道2日内最多可实施15次rTMS治疗[26]。基于上述证据，安建雄团队对该患者采用了低频（1Hz），每日4次rTMS治疗，总疗程26次。

该患者经过右美托咪定舌下自控睡眠联合强化rTMS治疗后达到了满意的疗效：主观睡眠质量明显改善，日间功能恢复良好，手环监测睡眠结构明显提升（图26-4），病情好转出院。

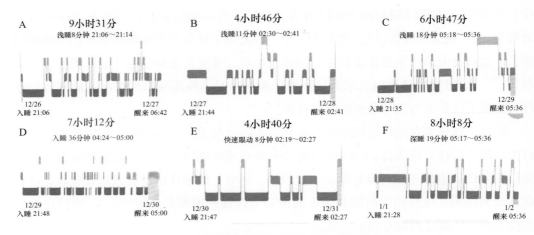

图 26-4　该患者治疗后每日手环监测睡眠结构图

六、小结

通过描述 1 例双相情感障碍共病强迫症患者难治性睡眠障碍的病例，解释了该患者在精神疾病缓解期仍遗留严重睡眠障碍的可能原因，同时也总结了安建雄团队对该患者个体化的麻醉创新诊疗方案，希望为同道今后处理此类疾病提供参考。

（曹爽婕）

参考文献

［1］ 李凌江, 陆林. 精神病学 [M]. 北京: 人民卫生出版社, 2015.

［2］ KUPFER DJ, FRANK E, GROCHOCINSKI VJ, STAPF DA. Demographic and clinical characteristics of individuals in a bipolar disorder case registry [J]. J Clin Psychiatry, 2002, 63: 120-125.

［3］ MUCCI F, TONI C, FAVARETTO E, PERUGI G. Obsessive-compulsive Disorder with Comorbid Bipolar Disorders: Clinical Features and Treatment implications [J]. Curr Med Chem, 2018, 25: 5722-5730.

［4］ 于鲁璐, 王学义. 双相情感障碍与强迫症共病的研究进展 [J]. 中华精神科杂志, 2019, 52: 415-419.

［5］ AMERIO A, ODONE A, MARCHESI C, GHAEMI SN. Treatment of comorbid bipolar disorder and obsessive-compulsive disorder: a systematic review [J]. J Affect Disord, 2014, 166: 258-263.

［6］ ROCHA PM, NEVES FS, CORREA H. Significant sleep disturbances in euthymic

麻醉创新诊疗学——麻醉学原理诊治疑难病

bipolar patients [J]. Compr Psychiatry, 2013, 54: 1003-1008.

［7］ TAKAESU Y. Circadian rhythm in bipolar disorder: A review of the literature [J]. Psychiatry Clin Neurosci, 2018, 72: 673-682.

［8］ TAKAESU Y, INOUE Y, MURAKOSHI A, et al. Prevalence of Circadian Rhythm Sleep-Wake Disorders and Associated Factors in Euthymic Patients with Bipolar Disorder [J]. PLoS One, 2016, 11: e0159578.

［9］ WAHL S, ENGELHARDT M, SCHAUPP P, IVANOV IV. The inner clock-Blue light sets the human rhythm [J]. J Biophotonics, 2019, 12: 102-109.

［10］ KRUK J, ABOUL-ENEIN BH, DUCHNIK E. Exercise-induced oxidative stress and melatonin supplementation: current evidence [J]. J Physiol Sci, 2021, 71: 27-29.

［11］ NURNBERGER JI, JR. , ADKINS S, LAHIRI DK, et al. Melatonin suppression by light in euthymic bipolar and unipolar patients [J]. Arch Gen Psychiatry, 2000, 57: 572-579.

［12］ ZANGANI C, CASETTA C, SAUNDERS AS, DONATI F, D'AGOSTINO A. Sleep abnormalities across different clinical stages of Bipolar Disorder: A review of EEG studies [J]. Neurosci Biobehav Rev, 2020, 118: 247-257.

［13］ WILLIAMS A, MCINNIS MG. Sex differences in the incidence of antidepressant-induced mania in bipolar disorders [J]. Neuropsychopharmacology, 2019, 44: 224-225.

［14］ GOLDBERG JF, TRUMAN CJ. Antidepressant-induced mania: an overview of current controversies [J]. Bipolar Disord, 2003, 5: 407-420.

［15］ NI RJ, GAO TH, WANG YY, et al. Chronic lithium treatment ameliorates ketamine-induced mania-like behavior via the PI3K-AKT signaling pathway [J]. Zool Res, 2022, 43: 989-1004.

［16］ CHEN Y, LIU J, LI Z, et al. The Tendency of Modified Electroconvulsive Therapy-Related Working Memory and Subjective Memory Deficits in Depression: A Prospective Follow-up Study [J]. J ECT, 2020, 36: 198-204.

［17］ PORTER RJ, BAUNE BT, MORRIS G, et al. Cognitive side-effects of electroconvulsive therapy: what are they, how to monitor them and what to tell patients [J]. BJPsych Open, 2020, 6: 40-45.

［18］ LOMAS M, RICKARD V, MILTON F, Zeman A. Electroconvulsive therapy related autobiographical amnesia: a review and case report [J]. Cogn Neuropsychiatry, 2021, 26: 107-121.

［19］ GUO Q, WANG Y, GUO L, et al. Long-term cognitive effects of electroconvulsive therapy in major depressive disorder: A systematic review and meta-analysis [J]. Psychiatry Res, 2024, 331: 115-120.

［20］ Kim SA, LEE SH, Kim JH, et al. Efficacy of Acupuncture for Insomnia: A Systematic Review and Meta-Analysis [J]. Am J Chin Med, 2021, 49: 1135-1150.

［21］ 阮经文, 胡跃华, 饶忠东, 明温, 曾小香. 失眠患者焦虑抑郁程度与针灸疗效的关系 [J]. 中国针灸, 2006, 26: 186-188.

［22］ ESCAMES G, OZTURK G, BANO-OTALORA B, et al. Exercise and melatonin in humans: reciprocal benefits [J]. J Pineal Res, 2012, 52: 1-11.

［23］ SUN N, HE Y, WANG Z, ZOU W, LIU X. The effect of repetitive transcranial magnetic stimulation for insomnia: a systematic review and meta-analysis [J]. Sleep Med, 2021, 77: 226-237.

［24］ KONSTANTINOU G, HUI J, ORTIZ A, et al. Repetitive transcranial magnetic stimulation (rTMS) in bipolar disorder: A systematic review [J]. Bipolar Disord, 2022, 24: 10-26.

[25] LEFAUCHEUR JP, ALEMAN A, BAEKEN C, et al. Evidence-based guidelines on the therapeutic use of repetitive transcranial magnetic stimulation (rTMS): An update (2014-2018) [J]. Clin Neurophysiol, 2020, 131: 474-528.

[26] CHEN L, KLOOSTER DCW, TIK M, et al. Accelerated Repetitive Transcranial Magnetic Stimulation to Treat Major Depression: The Past, Present, and Future [J]. Harv Rev Psychiatry, 2023, 31: 142-161.

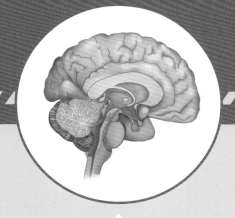

第六篇
麻醉创新诊疗新型冠状病毒感染

第二十七章 麻醉创新治疗新型冠状病毒感染后综合征

新型冠状病毒感染后综合征（Post COVID-19 syndrome，PCS），也称为长新冠（long COVID-19），是指新型冠状病毒感染后出现症状加重或新发且无法用其他诊断解释的一系列症状，持续时间至少4周[1]。其临床表现为各个系统的功能障碍，其中以疲劳[2]最为常见。

最早对PCS提出预警的是《纽约时报》的记者霏欧纳·洛温斯坦（Fiona Lowenstein），早在2020年4月，她描述了自己感染新型冠状病毒的经历：平素健康，但在感染新型冠状病毒数周之后，疲劳、气短、咳嗽不止等多种症状持续存在。此后医学界也开始关注PCS，但就此病的认识迄今尚未达成共识，更缺少有效的应对手段。

一、流行病学

由于对PCS时间定义的不同，其发病率从3.5%～45%参差不齐，世界卫生组织对数据分析后，推测其发病率在10%～20%。我国对PCS流行病学的报道较少，安建雄团队于2023年对局部地区开展流行病学调查显示，新型冠状病毒性肺炎患者出院后1个月、3个月和6个月PCS的发病率分别为69.88%、27.74%及23.58%，主要症状包括疲劳、睡眠障碍、咳嗽咳痰、活动后胸闷憋气、焦虑/抑郁状态及记忆力注意力下降。

二、发病机制

PCS的发病机制尚无定论，可能机制包括病毒持续感染、持续的炎症反应、免疫功能紊乱、内皮细胞受损及肠道菌群失调等。

1. 病毒直接感染

新型冠状病毒除直接侵犯呼吸系统外，还可以通过血源性及神经源性的途径侵犯其他系统，各种临床表现都可解释为相应器官遭受病毒侵犯后的功能障碍。已有研究证据证实，PCS患者确有新型冠状病毒长期复制现象[3]。

2. 持续炎症反应

新型冠状病毒感染后长期慢性炎症被认为是PCS发病的主要机制之一[4]，病毒的直接侵犯及其介导的免疫反应都会启动炎症级联反应，新型冠状病毒感染患者中，气道和肺泡内存在大量炎症细胞浸润。当炎症失控时，重要器官的组织和细胞因受到炎症因子的攻击而发生严重病变，从而引起相关组织的功能障碍和相应症状。

3. 免疫功能紊乱

免疫功能异常可能是PCS的另一主要机制[5]。研究表明新型冠状病毒感染后会存在长期的免疫激活状态，表现为各种免疫细胞的失调；另外SARS-CoV-2的特异性抗体和宿主蛋白质之间的交叉反应导致各种自然免疫疾病的发生发展，已有报道在PCS患者可存在24种以上自身抗体[6]。

4. 内皮细胞受损

新型冠状病毒等有害病原微生物刺激血管内皮细胞，导致其分泌血管活性因子损伤血管内皮细胞。在新型冠状病毒的作用下，血管内皮细胞功能障碍和多器官损伤，主要表现为一氧化氮（NO）生物利用度降低、内皮细胞损伤、白细胞黏附、高凝状态和血栓形成等。因此，新型冠状病毒感染也被认为是一种（微）血管内皮损伤性疾病[7]。

5. 肠道菌群失调

新型冠状病毒可通过影响肠道微生物菌群诱发PCS[8]，包括认知功能障碍和消化系统功能低下等症状。新型冠状病毒感染后，肠道菌群多样性也显著降低。与健康人相比，新型冠状病毒感染患者的肠道菌群发生明显改变。条件致病菌，如链球菌属、罗氏菌属、韦荣球菌属和放线菌属含量显著增加，而有益菌含量显著降低。

三、临床表现

PCS的临床表现没有特异性，可表现为各个系统的功能障碍。目前研究结果显示PCS症状超过200种[9]，常见症状见表27-1。

表27-1 PCS常见临床表现

分类	表现
一般症状	疲劳、发热、疼痛
呼吸系统	呼吸困难、咳嗽
心血管系统	胸闷、胸痛、心悸
神经系统	认知障碍（注意力丧失、记忆障碍）、头痛、睡眠障碍、自主神经功能障碍、头晕、谵妄（老年人）
消化系统	腹痛、恶心呕吐、腹泻、食欲下降、体重减轻
肌肉系统	关节疼痛、肌肉疼痛

分类	表现
耳鼻喉系统	咽喉痛、鼻塞、嗅觉和味觉丧失
皮肤系统	皮疹、脱发
心理/精神	抑郁状态、焦虑状态、创伤后应激障碍

四、辅助检查

1. 常规检查

一般生命体征：心率、血压、血氧饱和度、体重指数。血液检查：血常规、凝血功能、D-二聚体、C-反应蛋白、甲状腺功能等常规辅助检查。

2. 特殊检查

根据患者的主要临床症状来决定进一步检查。如果患者主诉疲劳，建议进行运动耐力测试（如1分钟坐-立测试），记录呼吸困难程度、心率和血氧饱和度。如果出现认知变化，建议开展认知功能筛查如：匹兹堡睡眠质量指数、汉密尔顿抑郁量表、汉密尔顿焦虑量表、睡眠呼吸监测等；如有持续的呼吸道症状，应进行胸部影像学检查。

总之，临床上尚无用于PCS的特异性诊断手段，当患者症状加重或出现新的症状和体征时，尽早进行鉴别诊断。

五、诊断

迄今尚无诊断PCS的特异性方法或标准，临床只能结合患者的病史、合并症以及新发症状的可能诱因进行分析评估。应特别注意以下几个方面。

1. 确认新型冠状病毒感染（快速抗原试验或聚合酶链反应试验呈阳性）或可能存在新型冠状病毒感染（有与新型冠状病毒感染阳性病例接触史）。

2. 确定目前症状与新型冠状病毒感染的时间关系，以判断临床症状是否属于新型冠状病毒感染后的结果。

3. 评估患者症状对其日常活动、工作能力、运动耐力和心理健康的影响。

4. 判断患者是否需要紧急处理或会诊，如严重、新发的呼吸困难或缺氧、晕厥、不明原因的胸痛、心悸或心律失常、谵妄、疼痛加重等。

六、治疗

迄今尚无PCS诊治专家共识或指南，治疗方案应综合文献和实际临床实践。治疗原则包括早发现、早治疗，尽量减少疾病慢性化；由于临床表现复杂多样，强调治疗方案的个性化；尽量进行多学科评估和治疗；一旦发现症状恶化或出现严重并发症，需紧急进行评估并请专科医师会诊。

（一）一般治疗

由于普遍认为没有特异性治疗手段，临床上多采用对症治疗及康复治疗，如轻度的有氧运动，康复呼吸训练，辅助认知行为疗法和心理支持治疗，以维持患者的心理健康也是必要的。

（二）麻醉创新治疗

安建雄团队基于PCS的可能发病机制及前期工作基础，将多年积累的麻醉创新治疗方法用于PCS，获得了良好的疗效，而且具有安全、有效和可复制的特点，现介绍如下。

1. 直肠三氧疗法

有报道三氧疗法不仅可以迅速缓解新型冠状病毒感染急性期的呼吸困难，提升患者的血氧饱和度[10]，还能显著改善PCS后疲劳和心慌等症状[11]。三氧疗法治疗PCS的可能机制包括抑制甚至杀死病原菌；调控体内多种细胞因子的释放和降解；清除氧自由基，并激活机体抗氧化系统，发挥抗炎、抗氧化应激及免疫调控的作用；也有报道发现三氧疗法可增强三羧酸循环，提高红细胞的糖酵解率，促进氧代谢[12]。此外安建雄团队研究还发现，三氧疗法具有神经保护作用，如三氧可以通过神经修复改善睡眠剥夺大鼠的认知功能[13]。据此，认为三氧疗法可以作为治疗PCS综合手段的重要成分之一。

2. 交感神经节注射

星状神经节注射治疗具有调控自主神经系统、交感-肾上腺系统、心血管系统、内分泌系统及免疫系统功能等作用[14]。新型冠状病毒感染后，部分患者长期存在大汗、畏寒、疲劳、心悸等症状，可能与自主神经功能紊乱相关。星状神经节注射具有调控自主神经、舒张血管、改善组织缺氧、缺血及代谢紊乱、促进血液循环、增强免疫力等作用。安建雄团队采用超声引导下星状神经节注射，使用极低浓度的局麻药（0.1%利多卡因＋0.075%罗哌卡因3ml）后，再注入浓度为20μg/ml的三氧水，既能有效缓解PCS多数症状，也避免了高浓度局麻药导致的中毒症状和风险，提高了临床工作效率。星状神经节注射三氧水可能通过抗炎和神经修复作用发挥疗效[15]，也可以避免激素注射带来的诸多不利影响。

3. "两弹一调控"

安建雄等提出的周围神经病理性疼痛的全神经损伤学说，不仅较好地解释以往部分难以理解的疼痛疾病临床表现，也为治疗PCS患者疼痛症状提供了新的理论依据[16]。越来越多的临床研究发现，与传统的激素注射和神经损毁相比，电磁刺激、超声波、激光及等神经调控疗法及三氧注射等神经修复疗法在治疗神经病理性疼痛时具有显著优势，远期疗效更好，并发症更少。安建雄团队研究发现，超声引导下高电压脉冲射频联合三氧水注射（也称为"两弹一调控"疗法）治疗带状疱疹后神经痛等顽固性疼痛，疗效比单独使用一种方法更明显和持久[17]。同时也避免了激素治疗及神经损毁所带来的各种不良反应。安建雄团队新近工作发现，"两弹一调控"治疗体系可以有效控制新型冠状病毒感染后的急、慢性疼痛症状。

4. 多模式睡眠

右美托咪定通过作用于蓝斑核 α_2 受体产生镇静催眠作用，具有稳定心血管系统、减少术后谵妄和躁动，不产生呼吸抑制等优点，以往主要用于麻醉与重症监护治疗。有研究证实，右美托咪定可以诱导自然睡眠节律，与苯二氮䓬类安眠药物不同的是，单次注射右美托咪定能够诱导出近似生理的N2、N3期和REM期睡眠[18]，此外右美托咪定还通过抗炎等机制起到神经修复的作用。安建雄团队提出并践行以病人自控睡眠为主线的多模式睡眠[19, 20]，为慢性失眠，特别是药物依赖型顽固性失眠取得了突破性进展。安建雄团队将多模式睡眠诊疗体系用于新型冠状病毒感染后失眠患者，配合星状神经节低浓度局麻药和三氧注射，以及直肠三氧灌注等创新疗法，获得显著疗效，经多中心引用推广后发现具有安全、有效和可复制的显著优势。

5. "两快一滴定"

艾司氯胺酮是一种N-甲基-D-天冬氨酸（NMDA）受体拮抗剂和谷氨酸调控剂，其快速抗抑郁作用已在实验室和临床研究中证实，2019年被美国食品药品监督管理局（FDA）批准用于难治性重度抑郁障碍。研究发现，除了作用于NMDA受体外，艾司氯胺酮还通过促进脑源性神经营养因子和单胺类递质的释放，以及促进血管和神经的修复等机制发挥作用[21, 22]。安建雄团队对抑郁伴失眠的患者采用"两快一滴定"疗法即右美托咪定诱导仿生睡眠滴定、艾司氯胺酮快速抗抑郁，在用右美托咪定进行睡眠滴定过程可对不宁腿综合征、周期性体动及睡眠呼吸暂停综合征等引起睡眠障碍的原因进行快速筛查，然后采取居家病人自控睡眠调控，极大地提高了失眠鉴别诊断的效率和治疗效果。同时配合直肠三氧灌注和认知行为疗法等综合措施，可显著改善PCS患者睡眠质量、焦虑和抑郁症状。

（李耀祖）

参考文献

［1］ 马宝丰, 李耀祖, 安建雄, 等. 新型冠状病毒感染后综合征 [J]. 中华麻醉学杂志, 2023,

43(1): 32-37.

[2] CAROD-ARTAL F J. Post-COVID-19 syndrome: epidemiology, diagnostic criteria and pathogenic mechanisms involved [J]. Rev Neurol, 2021, 72(11): 384-396.

[3] SALMON-CERON D, SLAMA D, DE BROUCKER T, et al. Clinical, virological and imaging profile in patients with prolonged forms of COVID-19: A cross-sectional study [J]. J Infect, 2021, 82(2): e1-e4.

[4] BARREA L, GRANT W B, FRIAS-TORAL E, et al. Dietary Recommendations for Post-COVID-19 Syndrome [J]. Nutrients, 2022, 14(6): 248-251.

[5] ACOSTA-AMPUDIA Y, MONSALVE D M, ROJAS M, et al. Persistent Autoimmune Activation and Proinflammatory State in Post-Coronavirus Disease 2019 Syndrome [J]. J Infect Dis, 2022, 225(12): 2155-2162.

[6] ROJAS M, RODR GUEZ Y, ACOSTA-AMPUDIA Y, et al. Autoimmunity is a hallmark of post-COVID syndrome [J]. J Transl Med, 2022, 20(1): 124-129.

[7] FODOR A, TIPERCIUC B, LOGIN C, et al. Endothelial Dysfunction, Inflammation, and Oxidative Stress in COVID-19-Mechanisms and Therapeutic Targets [J]. Oxid Med Cell Longev, 2021: 8671713.

[8] YEOH Y K, ZUO T, LUI G C, et al. Gut microbiota composition reflects disease severity and dysfunctional immune responses in patients with COVID-19 [J]. Gut, 2021, 70(4): 698-706.

[9] AL-ALY Z, XIE Y, BOWE B. High-dimensional characterization of post-acute sequelae of COVID-19 [J]. Nature, 2021, 594(7862): 259-264.

[10] HENDAWY H A, MOSALLAM W, ABUELNAGA M E, et al. Old Treatment for a New Disease: Can Rectal Ozone Insufflation Be Used for COVID-19 Management？ A Case Report [J]. SN Comprehensive Clinical Medicine, 2021, 3(6): 1424-1427.

[11] TIRELLI U, FRANZINI M, VALDENASSI L, et al. Fatigue in post-acute sequelae of SARS-CoV2 (PASC) treated with oxygen-ozone autohemotherapy - preliminary results on 100 patients [J]. Eur Rev Med Pharmacol Sci, 2021, 25(18): 5871-5875.

[12] SCASSELLATI C, CIANI M, GALOFORO A C, et al. Molecular mechanisms in cognitive frailty: potential therapeutic targets for oxygen-ozone treatment [J]. Mech Ageing Dev, 2020, 186: 111-121.

[13] YAN Y N, WILLIAMS J P, NIU K, et al. Intraperitoneal ozone injection prevents REM sleep deprivation - induced spatial learning and memory deficits by suppressing the expression of Sema3A in the hippocampus in rats [J]. Iran J Basic Med Sci, 2022, 25(8): 980-988.

[14] 陈旭, 刘慧. 星状神经节阻滞的机制及应用 [J]. 华西医学, 2005, (01): 173-174.

[15] SCONZA C, BRAGHETTO G, RESPIZZI S, et al. Ultrasound-guided periradicular oxygen-ozone injections as a treatment option for low back pain associated with sciatica [J]. International Orthopaedics, 2021, 45(5): 1239-1246.

[16] 安建雄, 张建峰. 周围神经病理性疼痛新学说: 全神经损伤 [J]. 中国疼痛医学杂志, 2022, 28(10): 724-732.

[17] 孙丽娜, 云梦真, 马宝丰, 等. 头面部带状疱疹后神经痛微创疗法的非随机对照研究 [J]. 中国疼痛医学杂志, 2023, 29(03): 179-185.

[18] AKEJU O, HOBBS L E, GAO L, et al. Dexmedetomidine promotes biomimetic non-rapid eye movement stage 3 sleep in humans: A pilot study [J]. Clinical

Neurophysiology, 2018, 129(1): 69-78.

［19］ AN J X, WILLIAMS J P, FANG Q W, et al. Feasibility of Patient-Controlled Sleep with
Dexmedetomidine in Treating Chronic Intractable Insomnia [J]. Nat Sci Sleep, 2020, 12:
1033-1042.

［20］ ZHANG J F, WILLIAMS J P, ZHAO Q N, et al. Multimodal sleep, an innovation for
treating chronic insomnia: case report and literature review [J]. J Clin Sleep Med, 2021,
17(8): 1737-1742.

［21］ SHOIB S, KOTRA M, JAVED S, et al. Esketamine-A quick-acting novel antidepressant
without the disadvantages of ketamine [J]. Hormone Molecular Biology and Clinical
Investigation, 2022, 43(4): 505-511.

［22］ ARDALAN M, WEGENER G, RAFATI A H, et al. S-Ketamine Rapidly Reverses
Synaptic and Vascular Deficits of Hippocampus in Genetic Animal Model of Depression
[J]. Int J Neuropsychopharmacol, 2017, 20(3): 247-256.

第二十七章 麻醉创新治疗新型冠状病毒感染后综合征

第二十八章　新型冠状病毒感染后贫血

一、病例介绍

患者女性，71岁；主诉食欲下降8个月。8个月前患者感染新型冠状病毒后出现食欲下降，伴全身乏力、胸闷、心悸等。曾于外院行胃镜检查并治疗（具体治疗及结果不详），效果欠佳。最近2月上述症状加重，无食欲，伴乏力、胸闷、心悸、情绪低落、烦躁等。自发病以来神志清，精神差，睡眠可，大小便正常，体重减轻10kg。

既往史：既往体健。

体格检查，T：36.5℃，P：87次/分，R：18次/分，BP：127/72mmHg，身高：162cm，体重：50kg。结膜苍白，巩膜轻度黄染。余查体未见明显异常

辅助检查血常规：血红蛋白71g/L；白细胞2.56×10^9/L；全腹CT：无明显异常；ECG：正常心电图；HAMA：16分（肯定有焦虑）；HAMD：20分（中度抑郁）。

二、诊疗经过

初步诊断：贫血（中度）；焦虑抑郁状态（肯定有焦虑伴中度抑郁）。

治疗经过：予以直肠三氧300ml（30μg/ml的三氧-氧气混合气体），每日两次；超声引导下星状神经节注射1次（0.1%利多卡因+0.075%罗哌卡因3ml+2ml三氧水23μg/ml）；艾司氯胺酮快速抗抑郁治疗1次（0.25mg/kg，泵入速度为60ml/h），肠外营养（3L/袋），每日1次，并请血液科会诊协助诊疗。治疗2天后再次评估：食欲较前改善，焦虑抑郁状态较前无明显改善（未量化），心慌、胸闷、乏力症状未见明显改善。根据血液科会诊意见复查血常规、贫血3项、骨髓穿刺等，结果提示：巨幼红细胞性贫血。调整治疗方案：在直肠灌注三氧300ml，每日两次，艾司氯胺酮快速抗抑郁治疗1次，肠外营养每日1次，同时补充甲钴胺0.5mg，每日3次，叶酸5mg，每日3次。治疗5天后症状明显好转出院，出院前评估：心慌、胸闷、乏力症状改善40%；食欲较前改善70%；血常规：血红蛋白：78g/L，白细胞：3.14×10^9/L；

HAMA：11（可能有焦虑）；HAMD：12（轻度抑郁）。

三、讨论

该患者在新型冠状病毒感染康复后出现了持续的乏力、胸闷和食欲下降等贫血症状。经过排除其他因素，患者的主要症状被认为是感染新型冠状病毒引起的。

感染新型冠状病毒后，贫血是一种常见的临床表现[1]，表明新型冠状病毒不仅对免疫细胞有影响，还会影响血液系统的其他细胞。有研究显示，新型冠状病毒感染住院患者有超过50%存在贫血症状，且贫血与病毒性肺炎的严重程度及预后相关[2]。造成这种现象的机制可能包括以下几个方面：红细胞/红细胞前体上存在促进病毒与细胞结合的抗体，例如，ACE2、CD147、CD26，病毒进入细胞后与血红蛋白分子相互作用，形成1-β链血红素，导致血红蛋白功能异常，从而引起溶血[3]；另外，新型冠状病毒感染还会导致多种自身免疫性抗体的产生，可能出现自身免疫性溶血性贫血[4]；刺突蛋白的仿铁调素作用可能会阻断铁转运蛋白，导致缺铁性贫血[5]；同时，高铁蛋白血症会引起铁变性，且具有高氧化应激和脂质过氧化作用，可能导致细胞铁代谢相关的细胞死亡。除了上述机制外，新型冠状病毒还可以通过直接破坏造血干细胞、损伤内皮细胞以及紊乱免疫炎症等途径对血液系统产生长期影响[6]。

另外，消化道对营养物质的吸收障碍也是贫血的重要机制之一。新型冠状病毒感染后，消化系统症状的发病率也较高。研究结果显示，在感染后持续6个月，10%～25%的患者存在胃肠道症状[7]。这些主要症状包括烧心、便秘、腹泻和腹痛。另一项研究在中位数为106天的随访中也得到了类似的结论。其中，约16%的患者在随访时报告了至少一种胃肠道症状，最常见的症状是腹痛（7.5%）、便秘（6.8%）、腹泻（4.1%）和呕吐（4.1%）[8]。这些症状的机制主要涉及两个方面：首先，与新型冠状病毒直接侵犯胃肠道上皮细胞、启动级联炎症反应以及产生自身抗体所导致的免疫性胃炎和肠道菌群改变有关[9, 10]；其次，新型冠状病毒感染后，神经/精神系统的各种改变也可能通过影响脑-肠轴而导致各种胃肠道症状[11]，该患者就存在较为严重的焦虑抑郁状态。

综上所述，该病例符合PCS诊断，出现上述症状的主要原因是营养不良性贫血。而导致营养不良性贫血是感染新型冠状病毒及严重焦虑抑郁状态所致的胃肠功能紊乱，最终导致营养物质吸收障碍。

所以在排除三氧疗法禁忌证后，首先采用了直肠三氧灌注作为基础治疗。为缓解贫血所带来的乏力、胸闷、心悸等症状，给患者补充了相应造血营养物质，如维生素B_{12}和叶酸。针对出现贫血的病因，采用了艾司氯胺酮进行快速抗抑郁治疗，艾司氯胺酮的快速抗抑郁作用能够迅速改善患者的焦虑抑郁状态，从而恢复其食欲。上述治疗方案相辅相成，标本兼治，快速缓解症状并取得显著的治疗效果。

（李耀祖）

参考文献

［1］ 邓会标, 许严新, 沈坚, 等. 2019 冠状病毒病患者贫血发生情况及其与院内死亡的关系 [J]. 中国感染与化疗杂志, 2021, 21(06): 688-692.

［2］ BERGAMASCHI G, BORRELLI DE ANDREIS F, ARONICO N, et al. Anemia in patients with Covid-19: pathogenesis and clinical significance [J]. Clinical and Experimental Medicine, 2021, 21(2): 239-246.

［3］ RUSSO A, TELLONE E, BARRECA D, et al. implication of COVID-19 on Erythrocytes Functionality: Red Blood Cell Biochemical implications and Morpho-Functional Aspects [J]. International Journal of Molecular Sciences, 2022, 23(4): 244-248.

［4］ JACOBS J W, BOOTH G S. COVID-19 and immune-Mediated RBC Destruction [J]. American Journal of Clinical Pathology, 2022, 157(6): 844-851.

［5］ EHSANI S. COVID-19 and iron dysregulation: distant sequence similarity between hepcidin and the novel coronavirus spike glycoprotein [J]. Biology Direct, 2020, 15(1): 25-29.

［6］ KOROMPOKI E, GAVRIATOPOULOU M, FOTIOU D, et al. Late - onset hematological complications post COVID - 19: An emerging medical problem for the hematologist [J]. American Journal of Hematology, 2021, 97(1): 119-128.

［7］ FREEDBERG D E, CHANG L. Gastrointestinal symptoms in COVID-19: the long and the short of it [J]. Current Opinion in Gastroenterology, 2022, 38(6): 555-561.

［8］ BLACKETT J W, LI J, JODORKOVSKY D, et al. Prevalence and risk factors for gastrointestinal symptoms after recovery from COVID - 19 [J]. Neurogastroenterology & Motility, 2021, 34(3): 350-356.

［9］ YEOH Y K, ZUO T, LUI G C-Y, et al. Gut microbiota composition reflects disease severity and dysfunctional immune responses in patients with COVID-19 [J]. Gut, 2021, 70(4): 698-706.

［10］ SETTANNI C R, IANIRO G, PONZIANI F R, et al. COVID-19 as a trigger of irritable bowel syndrome: A review of potential mechanisms [J]. World Journal of Gastroenterology, 2021, 27(43): 7433-7445.

［11］ BLACKETT J W, WAINBERG M, ELKIND M S V, et al. Potential Long Coronavirus Disease 2019 Gastrointestinal Symptoms 6 Months After Coronavirus Infection Are Associated With Mental Health Symptoms [J]. Gastroenterology, 2022, 162(2): 648-650.

第二十九章 新型冠状病毒感染后急性认知功能障碍

一、病例介绍

患者男性，81岁；主诉发热伴躁动不安1天入院。患者1天前因发热，最高体温38.8℃，伴躁动不安，表现为入睡不能，静坐不能，摸索动作等症状，由神经内科转入，患者自发病以来状态欠佳，精神淡漠，睡眠差，3天未排便，小便频繁，体重较前无明显改善。

既往史：胆囊切除术后6年，脑萎缩，阿尔茨海默症、帕金森综合征3年，新型冠状病毒感染半月。

体格检查T：38.0℃，P：128次/分，R：20次/分，BP：156/107mmHg，H（身高）：165cm。患者一般状态欠佳，神志淡漠，意识模糊、混合性失语、失读、失写、失算，智能减退，双侧肌力4级，四肢肌张力增高，可见双手不自主震颤，共济失调试验不合作，反射试验不合作，感觉试验不合作。

辅助检查：白细胞$16.59×10^9$/L，中性粒细胞95.2%，中性粒细胞$15.79×10^9$/L，纤维蛋白原4.55g/L，D-二聚体0.72mg/L，乳酸脱氢酶263U/L，BNP 6439.83pg/ml（高于正常），呼吸道合胞病毒抗体（＋），腺病毒抗体（＋），副流感病毒抗体（＋），COVID-19核酸（＋）

二、诊疗经过

初步诊断：病毒性肺炎，胆囊切除术后，脑萎缩，阿尔茨海默病，帕金森综合征。

诊治经过：

患者在神经内科住院期间对症治疗，使用药物包括胞磷胆碱（0.2g，口服每日3次）、艾迪苯醌（30mg，口服每日3次）、多巴丝肼（250mg，口服每日3次），以及镇静处理喹硫平（25mg，口服每日1次）、苯巴比妥钠（0.1g，肌肉注射1次）、右美托咪定（间断泵入，具体用法不详）。同时进行了补液、清热解毒、化痰等治疗。然而，病情出现了严重变化，包括波动性发热、严重烦躁、严重腹泻以及生命体征不稳定，因此转入ICU治疗。

在ICU期间，患者病情危重，存在多种基础疾病，包括病毒性肺炎合并细菌感染、意识不清、生命体征不稳定、下肢肌间静脉血栓等。入科后，进行了中心静脉穿刺、插胃管及导尿管等有创操作。为了治疗感染性肺炎，采取了经鼻高流量氧疗、抗病毒抗感染等治疗措施。通过使用艾司洛尔和胺碘酮来降低心率，以及间羟胺来提高夜间血压，以改善快速性心律失常和夜间低血压。同时，继续进行改善精神症状和镇静治疗。在此阶段，采用了喹硫平（25mg，口服每日1次）、佐匹克隆（3.75mg，口服每日1次）和右美托咪定（间断泵入，具体用法不详）等治疗方法。患者生命体征稳定后，转回神经内科普通病房，继续进行改善精神症状和镇静治疗，所使用的具体药物包括喹硫平（25mg，口服每日1次）、佐匹克隆（3.75mg，口服每日1次）、奥氮平（2.5mg，口服每日1次）和右美托咪定（间断泵入，具体用法不详）。同时，继续应用艾司洛尔和间羟胺维持生命体征。近两天患者的烦躁症状加重，因此转入麻醉创新诊疗中心治疗。

患者转入麻醉创新诊疗中心后接受了全面的检查和评估。主要症状包括：严重烦躁、睡眠差，偶有咳嗽和咳痰等症状。查体显示：患者精神淡漠，双手不自主震颤，双肺呼吸音稍粗。血气分析和超声心动图显示没有明显的电解质紊乱或血容量不足。生命体征监护结果显示血压剧烈波动，具体表现为：白天血压为120～140/70～80mmHg，心率为115～120次/分；夜间血压出现异常下降为60～70/40～50mmHg，心率为90～100次/分（图29-1）。入科后首先给予了直肠三氧灌注（30μg/ml）治疗，并在确认大小便正常后拔出胃管和导尿管。与精神科医师会诊后停止了所有精神类药物，仅保留多巴丝肼并减半剂量。停止了右美托咪定的持续泵注镇静，在右美托咪定的滴定后行自控睡眠治疗（单次剂量为20μg）。同时使用去甲肾上腺素（0.1μg/kg·min，根据血压调控泵速）用于夜间升压。经过综合治疗3天后，患者的烦躁症状改善，仅表现为间断烦躁，在夜间血压平稳后，停用了去甲肾上腺素并拔出了中心静脉导管。继

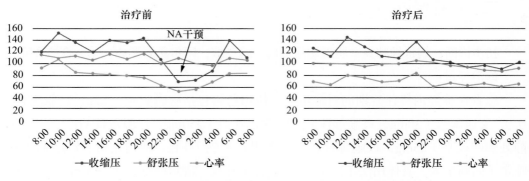

图29-1　治疗前后患者血压心率的变化（NA：去甲肾上腺素）

续巩固治疗并密切关注病情变化，6天后患者病情好转并出院。夜间血压未出现剧烈波动，入睡困难及间断烦躁症状明显改善。

三、讨论

该患者在新型冠状病毒感染呼吸系统症状消失后，出现了失眠、严重烦躁及血压剧烈波动等临床表现。尽管患者此前存在较多基础疾病，但这些症状在感染新型冠状病毒前并没有显示出来，因此笔者团队认为这些症状可能是由新型冠状病毒感染引起的。

失眠及烦躁等精神症状是新型冠状病毒感染后最常见的临床表现[1]。发病机制可能有：①新型冠状病毒感染直接或间接侵犯神经系统[2]，引发神经免疫炎症反应[3]；②新型冠状病毒还可以通过损伤血管内皮细胞，并进一步导致微血管血栓形成[4]；③新型冠状病毒能够引起肠道菌群失调[5]进而影响脑肠轴等对神经系统造成损伤并引发一系列神经/精神症状。此外患者大量使用多种精神类药物可能是导致该患者严重烦躁的另一主要原因，几乎所有的抗精神药物都存在引发精神症状的不良反应。文献报道显示，典型抗精神病药物引起精神症状的发生率在8%～76%[6]。具体机制尚不清楚，但可能与多巴胺受体2的阻断、去甲肾上腺素能受体的过度敏感以及5-HT受体相对兴奋等机制有关[7]。

关于血压剧烈波动现象，首先正常人血压昼夜波动受神经-内分泌的调控。正常的昼夜节律可表现为夜间低血压，称为勺型血压波动，其夜间血压波动较白天低10%～20%。然而剧烈的血压波动会造成心脑肾等重要靶器官的损害，引发心脑血管意外。该病例引发夜间低血压的病因包括：①新型冠状病毒的影响：有文献报道，心血管系统症状是新型冠状病毒感染后的另一主要表现。在新型冠状病毒感染患者中，体位性心动过速及直立性低血压的发生率高达65%，且症状可持续到出院后2个月[8]。机制可能包括：新型冠状病毒可能通过直接侵犯心肌细胞、血管内皮细胞及平滑肌细胞，影响血压调控的效应器[9]；新型冠状病毒刺突蛋白与受体ACE2结合影响RAAS系统进而影响血压调控机制[10]；另外，新型冠状病毒直接或间接导致的神经功能的障碍尤其是自主神经功能紊乱会影响血压调控[11, 12]。②原有疾病的影响：帕金森综合征的神经损伤不仅涉及中枢神经系统，还损害自主神经系统，其主要表现为血压波动如：直立性低血压、体位性低血压及非勺型血压[13]。③大量精神类药物的影响：尽管目前机制不清，但有文献报道抗精神类药物可能通过阻断外周α_1肾上腺素能受体而引起血压波动[14]。

综上所述，该病例符合新型冠状病毒感染后综合征的标准。上述症状可能是由新型冠状病毒感染导致神经系统功能障碍以及大量使用精神类药物等导致。

基于临床实践结果表明，三氧疗法具有广泛作用，对各种新型冠状病毒感染后症状都有良好效果。因此，在排除相关禁忌证后，可常规使用直肠三氧灌注疗法。此外，安建雄认为，患者体内的胃管、导尿管和中心静脉导管不仅会加重烦躁等症状，还可能增加感染的风险。因此，及早拔除患者体内的管路也是治疗中的一部分。另外，在与专科医师会诊分析后，进一步确定患者原来使用的多种精神类药物不仅对既往疾病无帮助，反而会加重烦躁症状。因此，停用原有药物，仅保留多巴丝肼并减半剂量。同时，采用创新疗法——右美托咪定滴定后的自控镇静（睡眠）治疗，有效解决焦虑和失眠等问题，同时避免了右美托咪定的长期过量使用。经过上述治疗，患者的烦躁和入睡困难等症状得到了快速改善，血压也趋于稳定。这表明安建雄团队对病因的分析判断非常准确。同时，该病例仅采用最简单的治疗方法就取得了显著的效果，充分体现了简单、有效、可复制的麻醉创新诊疗医学理念。

（李耀祖）

参考文献

［1］ TAQUET M, SILLETT R, ZHU L, et al. Neurological and psychiatric risk trajectories after SARS-CoV-2 infection: an analysis of 2-year retrospective cohort studies including 1 284 437 patients [J]. Lancet Psychiatry, 2022, 9(10): 815-827.

［2］ LENG A, SHAH M, AHMAD S A, et al. Pathogenesis Underlying Neurological Manifestations of Long COVID Syndrome and Potential Therapeutics [J]. Cells, 2023, 12(5): 518-526.

［3］ PHETSOUPHANH C, DARLEY D R, WILSON D B, et al. immunological dysfunction persists for 8 months following initial mild-to-moderate SARS-CoV-2 infection [J]. Nature immunology, 2022, 23(2): 210-216.

［4］ FODOR A, TIPERCIUC B, LOGIN C, et al. Endothelial Dysfunction, Inflammation, and Oxidative Stress in COVID-19—Mechanisms and Therapeutic Targets [J]. Oxidative Medicine and Cellular Longevity, 2021, 2021: 1-15.

［5］ ZUO T, ZHANG F, LUI G C Y, et al. Alterations in Gut Microbiota of Patients With COVID-19 During Time of Hospitalization [J]. Gastroenterology, 2020, 159(3): 944-955.

［6］ 于相芬, 孙振晓, 孙波. 抗精神病药致急性静坐不能的研究现状 [J]. 中国执业药师, 2012, 9(04): 32-38.

［7］ WU H, SIAFIS S, WANG D, et al. Antipsychotic-induced akathisia in adults with acute schizophrenia: A systematic review and dose-response meta-analysis [J]. European Neuropsychopharmacology, 2023, 72: 40-49.

［8］ SHAHMOHAMADI E, ESLAMI M, MOLLAZADEH R, et al. Postural Orthostatic Tachycardia Syndrome and Orthostatic Hypotension Post COVID-19 [J]. Infectious Disorders - Drug Targets, 2023, 23(1): 21-28.

［9］　Hoffmann M, Kleine-Weber H, Schroeder S, et al. SARS-CoV-2 Cell Entry Depends on ACE2 and TMPRSS2 and Is Blocked by a Clinically Proven Protease Inhibitor [J]. Cell, 2020, 181(2): 271-280.

［10］　Wiese O J, Allwood B W, Zemlin A E. COVID-19 and the renin-angiotensin system (RAS): A spark that sets the forest alight？[J]. Medical Hypotheses, 2020, 144: 125-130.

［11］　PHILIP B, MUKHERJEE P, KHARE Y, et al. COVID-19 and its long-term impact on the cardiovascular system [J]. Expert Review of Cardiovascular Therapy, 2023, 21(3): 211-218.

［12］　TOBLER D L, PRUZANSKY A J, NADERI S, et al. Long-Term Cardiovascular Effects of COVID-19: Emerging Data Relevant to the Cardiovascular Clinician [J]. Current Atherosclerosis Reports, 2022, 24(7): 563-570.

［13］　KALIA L V, LANG A E. Parkinson's disease [J]. The Lancet, 2015, 386(9996): 896-912.

［14］　吴艳琴, 党瑞丽, 江沛, 等. 抗精神病药物的心血管副作用及其机制的研究进展 [J]. 中国医院药学杂志, 2016, 36(04): 327-331.

第三十章　新型冠状病毒感染后自主神经功能紊乱

一、病例介绍

患者女性，60岁；主诉多汗、畏寒、乏力2月余。患者自诉2月前新型冠状病毒感染急性期后无明显诱因出现多汗，伴乏力、畏寒、情绪烦躁及胃部不适等。曾于外院行中医中药调理（具体不详），效果欠佳。自发病以来神志清，精神差，睡眠可，大小便正常，体重较前无明显改变。

既往史：高血压病史5年余，最高血压170/85mmHg，口服替米沙坦片20mg，每日1次，血压控制可；窦性心动过缓20余年。

体格检查　T：36.2℃，P：48次/分，R：18次/分，BP：124/71mmHg，身高152cm，体重55kg。查体未见明显异常。

辅助检查：外院胃镜结果未见明显异常；本院血常规及生化未见明显异常；胸部CT未见明显异常；汉密尔顿焦虑量表（Hamilton Anxiety Scale，HAMA）：25分（严重焦虑）；汉密顿抑郁量表（Hamilton Depression Scale，HAMD）：17分（中度抑郁）。

二、诊疗经过

（一）初步诊断

自主神经功能紊乱，焦虑抑郁状态（严重焦虑伴中度抑郁），高血压（2级，中危），窦性心动过缓。

（二）诊治经过

患者入院后即直肠灌注三氧300ml，每日两次（30μg/ml的三氧-氧气混合气体），并进行星状神经节注射每日1次（0.1%利多卡因与0.075%罗哌卡因混合溶液3ml；三氧水23μg/ml*2ml）。初始治疗后第1天评估，患者的乏力、畏寒多汗及烦躁症状有所改善，自述缓解30%，但腹部不适症状并未发生显著改变。

进一步了解患者病史，患者陈述除上述症状外，在新型冠状病毒感染后手足畏寒症状加重，不敢触碰任何发凉的物品。此外，根据患者HAMD量表检查的结果，中度抑郁。因此对治疗方案进行了调整，增加艾司氯胺酮快速抗抑郁以及阿司匹林皮肤涂抹。艾司氯胺酮快速抗抑郁治疗，将0.25mg/kg艾司氯胺酮稀释到40ml，微量泵泵入速度为60ml/h，隔日1次，共2次治疗。阿司匹林手足部局部涂抹（适量阿司匹林片捣碎成粉末，用75%医用酒精调成糊状后在病损区局部涂抹）改善手足畏寒症状，次数不限。更改治疗方案后第4天评估，患者的乏力、畏寒、出汗、腹部不适及烦躁等症状都得到了显著的改善，自述改善50%左右。手足怕冷和不能触凉的冷超敏症状也有所改善（具体改变为患者可以忍受手掌足掌触碰冷金属物品）。

后续继续进行直肠三氧灌注疗法、星状神经节注射、阿司匹林局部应用等综合手段巩固治疗。入院后第7天患者好转出院。出院前评估：自述畏寒、出汗改善70%，腹部不适症状消失；冷超敏症状消失（患者可以用凉水洗手）；HAMA13分（可能有焦虑），HAMD9分（轻度抑郁）。

三、讨论

该患者在新型冠状病毒感染康复后，出现了持续的乏力、畏寒、大汗、焦虑抑郁、腹部不适及冷超敏等神经系统症状，这些症状以自主神经功能紊乱的表现为主。

首先越来越多的证据表明，新型冠状病毒感染后综合征实际上是一种以神经系统功能受损为主要表现的疾病[1]，根据美国医学杂志（JAMA）的报道，新型冠状病毒感染后常见的12种主要症状中，有超过2/3与神经系统功能障碍有关[2]。尽管新型冠状病毒感染后导致神经系统症状发生的具体机制尚不清楚，但大量研究表明可能与以下因素有关。新型冠状病毒可以通过血源或神经源途径直接侵犯神经系统[3]，新型冠状病毒可以通过直接抑制细胞复制和促进细胞凋亡来损伤神经元。同时新型冠状病毒还在体内引起细胞因子风暴[4]、血液高凝状态[5]等一系列病理反应间接影响神经系统的功能。免疫失调也可能是新型冠状病毒在引发神经系统病理变化中的潜在机制之一，在有神经系统症状的患者中淋巴细胞计数较低，提示伴有神经系统症状的患者普遍存在免疫抑制[6]。新型冠状病毒感染后综合征的患者中发现了多种自身抗体，包括自主神经相关抗体，如抗胆碱能抗体和抗肾上腺素能抗体[7]。此外，肠脑轴在维持认知、情绪、记忆和神经功能方面起着重要作用[8]，病毒感染引起的肠道菌群失调也可能是导致神经系统症状的机制之一[9]。

三氧疗法具有广泛作用，包括抗炎、抗菌、抗氧化、免疫调控和神经修复等作用。大量临床实践发现该疗法对新型冠状病毒感染后的多种症状都有良好治疗效果，所以笔者团队将直肠三氧灌注疗法作为新型冠状病毒感染后综合征的基础疗法。

该患者主要表现为怕冷多汗等自主神经功能紊乱的症状，因此笔者团队采用了具有广泛调控作用的星状神经节阻滞，并对星状神经节阻滞术进行创新性的改变，先注入极低浓度的局麻醉药，然后再注入浓度为23μg/ml三氧水，以发挥三氧的抗炎和神经修复作用，同时避免激素注射带来的不利影响。

该患者还出现手足冷过敏的症状，这可能与病毒感染引起的周围神经损伤有关，也可能是中度焦虑抑郁引起的躯体形式障碍。因此，笔者团队采用局部涂抹阿司匹林发挥其局部抗炎作用[10]，并同时使用艾司氯胺酮进行快速抗抑郁治疗，以改善精神症状。

该患者由于传统治疗方案疗效欠佳，因此必须采用创新的治疗方案才能取得突破。该患者治疗过程中采用了艾司氯胺酮快速抗抑郁、直肠三氧灌注，并且对星状神经节阻滞术也进行了创新性的变革，使用极低浓度的局麻药复合三氧水进行阻滞，减少了局麻中毒的风险，对受到损伤的神经进行修复。该患者尽管病情复杂，但是由于麻醉创新诊疗的介入，病情得到很好的控制，取得了显著的效果。

（李耀祖）

参考文献

[1] BAIG A M, GREIG N H, GERLACH J, et al. Underlying Causes and Treatment Modalities for Neurological Deficits in COVID-19 and Long-COVID [J]. ACS Chemical Neuroscience, 2022, 13(20): 2934-2938.

[2] THAWEETHAI T, JOLLEY S E, KARLSON E W, et al. Development of a Definition of Postacute Sequelae of SARS-CoV-2 Infection [J]. Jama, 2023, 329(22): 2684-2692.

[3] JAMMOUL M, NADDOUR J, MADI A, et al. Investigating the possible mechanisms of autonomic dysfunction post-COVID-19 [J]. Autonomic Neuroscience, 2023, 245: 245-249.

[4] LENG A, SHAH M, AHMAD S A, et al. Pathogenesis Underlying Neurological Manifestations of Long COVID Syndrome and Potential Therapeutics [J]. Cells, 2023, 12(5): 548-549.

[5] MONJE M, IWASAKI A. The neurobiology of long COVID [J]. Neuron, 2022, 110(21): 3484-3496.

[6] Mao L, Jin H, Wang M, et al. Neurologic Manifestations of Hospitalized Patients With Coronavirus Disease 2019 in Wuhan, China [J]. JAMA Neurology, 2020, 77(6): 465-469.

[7] DOTAN A, DAVID P, ARNHEim D, et al. The autonomic aspects of the post-COVID19 syndrome [J]. Autoimmunity Reviews, 2022, 21(5): 459-462.

[8] Khawar M M, Ijaz S, Goyal P, et al. The Gut-Brain Axis in Autoimmune Diseases:

Emerging Insights and Therapeutic implications [J]. Cureus, 2023. 12(3)224-229:

[9]   Zhang F, Lau R I, Liu Q, et al. Gut microbiota in COVID-19: key microbial changes, potential mechanisms and clinical applications [J]. Nature Reviews Gastroenterology & Hepatology, 2022, 20(5): 323-337.

[10]   KING R B. Topical aspirin in chloroform and the relief of pain due to herpes zoster and postherpetic neuralgia [J]. Arch Neurol, 1993, 50(10): 1046-1053.

第三十一章 新型冠状病毒感染后味觉障碍

味觉是指物质刺激口腔内味觉感受体（如味蕾等）诱发神经冲动传入神经中枢引发的一种感觉。味觉障碍是指患者出现味觉减退、丧失、倒错、扭曲或过敏等无法正确分辨食物味道的表现。味觉减退是发现同样的食物，与自己以前或与别人相比，味道更淡、更弱；味觉丧失是在进食食物时，感受不到食物的味道；味觉倒错是指把食物具有的味觉感受为另一种味觉；味觉扭曲是指对食物本来的味觉有不正确的感受[1]。

一、新型冠状病毒感染与味觉障碍的关系

引发味觉障碍的原因繁多，主要原因为口腔疾病、神经系统疾病、精神疾病、内分泌系统疾病，也可以见于营养障碍、病毒感染等。尤其近年来新型冠状病毒感染（corona virus disease 2019，COVID-19）疫情自暴发以来，对人类健康和社会发展均产生了深远影响，其病原体为SARS-CoV-2（severe acute respiratory syndrome coronavinus 2），主要经飞沫和密切接触传播。2020年4月，美国疾病控制和预防中心将味觉障碍作为新型冠状病毒感染新增的6种症状之一[2]。研究发现，对于无明显原因却仍出现味觉障碍的患者，应高度怀疑新型冠状病毒感染[3]。大部分新型冠状病毒感染患者味觉障碍可随病毒感染的控制而改善，但仍有部分患者出现了其他临床症状缓解而味觉未改善的情况[4]。勒希安（Lechien）等[5]对来自4个欧洲国家（法国、比利时、意大利、西班牙）的417名轻度、中度新型冠状病毒感染患者进行了味觉障碍的统计，结果发现伴有味觉障碍的患者占比很大（89%），且有部分患者在其他症状缓解后，味觉障碍的表现仍然存在。埃尔科利（Ercoli）等[6]的研究认为，味觉障碍是新型冠状病毒感染患者的后遗症之一。

二、新型冠状病毒感染导致味觉障碍的发病机制

新型冠状病毒感染患者味觉障碍的病因虽暂不明确，可能与该病毒的功能性受

体血管紧张素转化酶有关。新型冠状病毒可以直接攻击嗅觉感受神经元周围的支持细胞，导致嗅觉失灵。同理，病毒还可能入侵味蕾细胞，导致味觉失灵。来自哥伦比亚大学、宾夕法尼亚大学等科研机构的研究发现，感染新型冠状病毒后味觉或嗅觉的丧失，可能与被感染者的免疫反应强度有关。研究人员调查研究了306名新型冠状病毒感染康复者的血液样本，经过对比分析发现，那些失去嗅觉或味觉的人其体内抗体水平一般都较高，表明新型冠状病毒感染后体内出现了强烈的免疫反应[7]。

三、临床表现

感染COVID-19后，部分患者存在味觉障碍，有以下几种不同的特点。

1. 味觉障碍的发病特点

（1）味觉减退：患者可能会发现同样的食物，与自己以前或与别人相比，味道更淡、更弱。

（2）味觉丧失：在进食食物时，感受不到食物的味道。

（3）味觉倒错、扭曲：倒错是指把食物具有的味觉感受为另一种味觉。扭曲是指对食物本来的味觉有不正确的感受。

（4）味觉过敏：患者可能会发现同样的食物，与自己以前或与别人相比，味道更重、更强。

2. 味觉障碍的发作特点

症状往往以慢性起病的方式出现，味觉逐步出现异常，少数可以急性起病。

3. 味觉障碍的持续时间

持续性时间往往较长，从数月到数年不等。

4. 味觉障碍的影响范围

可影响患者的感觉、行为、活动。

5. 合并其他情况

伴舌麻木、灼痛、进食疼痛、唾液减少等，也可伴性格改变、不明原因的焦虑、多疑、幻觉、妄想、情绪低落、兴趣下降、乐趣丧失等。

四、诊断与鉴别诊断

（1）明确的新型冠状病毒感染病史或接触史。

（2）出现味觉功能障碍的临床症状。

（3）排除器质性的躯体病变。

（4）排除药物及精神因素引起的感觉障碍。

五、治疗

（一）常规治疗

1. 对症治疗

尽可能缓解味觉障碍症状给患者带来的困扰，根据患者的症状，减轻患者的痛苦或不适，目前的治疗方案主要有：改变饮食结构、抗焦虑、减停可引起的味觉障碍的药物或食物、针灸等，以上治疗主要针对的是味觉障碍症状本身，以及与其非常密切相伴的一些症状的处理。

2. 对因治疗

近些年，引发味觉异常的主要原因是感染新型冠状病毒，因此抗新型冠状病毒治疗就是针对病因的治疗方法之一，但是由于味觉障碍的起病比较缓慢，一般而言出现味觉异常的时候已经失去抗病毒治疗的机会。

3. 中医治疗

新型冠状病毒感染后味觉障碍的治疗当以祛湿化浊为机要，可以根据不同证候，分别施用白术厚朴汤、甘露饮加广藿香、苓术饮、清透遏膜方、口淡方5方，或与新型冠状病毒感染主治方配合使用，另可使用针灸治疗、按摩穴位等。

（二）麻醉创新治疗

1. 蝶腭神经节注射治疗

蝶腭神经节（Sphenopalatine ganglion，SPG）也称翼腭神经节或Meckel神经节，SPG由上颌神经、翼管神经、腭神经汇聚膨大而成，包含多个交感、副交感、感觉神经纤维。SPG位于翼腭裂深处，上颌神经下方，直径3～5mm，为三角形的粉红色小结节。翼腭神经节包含交感、副交感及感觉神经纤维，同时接受感觉、运动及交感神经纤维，参与连接三叉神经、面神经及交感神经干。SPG感觉纤维：主要来自上颌神经的翼腭支分支，经翼腭神经节后汇入腭神经，支配鼻腔、鼻窦及咽喉的黏膜。SPG副交感纤维：来自面神经的岩大神经，在节内换元，分布于泪腺、腭和鼻甲的黏膜，支配黏膜和腺体的分泌。SPG交感纤维：主要来自颈内动脉丛，经岩深神经与岩大神经在破裂孔处汇合成为翼管神经后穿行于翼管，出翼管前口进入翼腭神经节。

由于SPG的神经纤维与咽喉部的感觉有密切的关系，可以通过对SPG的干预达到治疗的目的。穿刺针到达SPG后，缓慢注射0.1%罗哌卡因+0.1%利多卡因2～3ml及注射三氧水（23μg/mL）3～5ml，注射过程中密切观察病情变化。SPG高电压脉冲射频神经调控也是有效的治疗手段，两者联合使用，被称为"两弹一调控"，在疼痛临床已经被证实，与激素注射和神经损毁相比，"两弹一调控"的效果更持久，而并发症却显著降低。

2. 超声引导下星状神经节注射治疗

星状神经节由第7、8颈交感神经节和第1胸交感神经节融合而成，星状神经节不仅可以调控血管运动，还参与疼痛传导等。目前认为SGB的作用包括中枢神经作用和周围神经作用两方面，其中枢作用通过调控丘脑的维护内环境的稳定机能而使机体的自主神经功能、内分泌功能和免疫功能保持正常，减少交感输出，减少血液中儿茶酚胺释放等；其周围神经作用是由于阻滞部位的节前和节后纤维的功能受到抑制，分布区域的交感神经纤维支配的心血管运动、腺体分泌、肌肉紧张、支气管收缩及痛觉传导受到抑制。

彩色多普勒超声仪高频线性探头实时引导确认C6椎体，探头向尾侧移动，至C7横突出现，以颈长肌筋膜前方为星状神经节靶点，由颈外平面内进针，针尖达颈内靶点处——第7颈椎横突的方向前约1cm，回抽无血无气，根据安建雄团队的配方，超声下缓慢注入0.1%罗哌卡因+0.1%利多卡因消炎镇痛液2ml、盐酸氢吗啡酮注射液（0.1mg）及三氧水（23μg/mL）2ml，4分钟内患者同侧出现霍纳综合征，表明治疗成功。

3. 直肠三氧疗法

直肠三氧疗法（ozone rectal insufflation，O_3-RI）是指将医用三氧注入直肠来预防和治疗疾病的一种方法。O_3-RI不仅对肠道局部病变有治疗效果，同时也是一种全身疗法。O_3-RI的全身作用体现在三氧与肠道内黏蛋白和分泌物等发生反应，进而生成活性氧和脂质过氧化物等。活性氧不被吸收入血，在肠道内可逐渐衰减，而脂质过氧化物会被吸收进入循环系统，改善血液循环、促进代谢、调控免疫和提高全身抗氧化能力等作用[8]。安建雄团队的O_3-RI使用浓度30μg/ml三氧气体行直肠三氧气体灌注，成年人的剂量为300ml、每日两次，通过直肠三氧调控人体的新陈代谢、免疫功能等，达到治疗味觉障碍的目的。

（张益佳）

参考文献

[1] OGAWA T, ANNEAR MJ, IKEBE K, et al. Taste-related Sensations in Old Age [J]. Oral Rehabil, 2017, 44(8): 626-635.

[2] Centers for Disease Control and Prevention (2021) Symptoms of Coronavirus [EB/OL]. [2021-02-22]. https://www.cdc.gov/coronavirus/2019.ncov/symptoms.testing/symptoms.html.

［3］ XYDAKIS M S, DEHGANI-MOBARAKI P, HOLBROOK E H, et al. Smell and taste dysfunction in patients with COVID-19 [J]. Lancet Infect Dis, 2020, 20(9): 1015-1016.

［4］ YAN C H, FARAJI F, PRAJAPATI D P, et al. Association ofchemosensory dysfunction and COVID-19 in patients presentingwith influenza-like symptoms [J]. Int Forum Allergy Rhinol, 2020, 10(7): 806-813.

［5］ LECHIEN J R, CHIESA-ESTOMBA C M, DE SIATI D R, et al. Olfactory and gustatory dysfunctions as a clinical presentation ofmild-to-moderate forms of the coronavirus disease(COVID-19): amulticenter European study [J]. Eur Arch Otorhinolaryngol, 2020, 277(8): 2251-2261.

［6］ ERCOLI T, MASALA C, PINNA I, et al. Qualitative smell/tastedisorders as sequelae of acute COVID-19 [J]. Neurol Sci, 2021, 42(12): 4921-4926.

［7］ Overdevest JB, Irace AL, Mazzanti V, et al. Chemosensory deficits are best predictor of serologic response among individuals infected with SARS-CoV-2. PLoS One. 2022 14, 17 (12): e0274611.

［8］ 北京医学会麻醉学分会转化医学学组, 中国民族医药学会疼痛分会三氧医学学组, 中国医师协会神经调控专业委员会神经调控专委会. 直肠三氧灌注疗法专家共识 [J]. 转化医学杂志, 2020, 9(1): 1-3, 33.

第七篇
麻醉创新诊疗疑难病流程

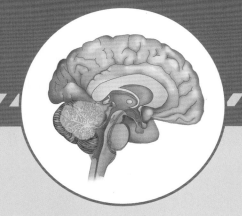

安建雄是国内较早从事疼痛诊疗的麻醉科医师。在疼痛诊疗的中，积累了丰富的临床经验，取得了突出的成就，得到了业内的普遍认可。

麻醉学的发展需要国家的经济实力做支撑，特别是近20年来，由于国家经济实力的飞速发展，麻醉学科在基础理论、新技术以及新药的研发与应用等方面取得了很大的进步，在北京、上海等发达地区的麻醉水平与发达国家比较差距已经很小。

在麻醉学科飞速发展的同时，安建雄团队不再仅满足于日常的临床工作，在基础研究与临床诊疗方面做出了许多开创性的工作。创新是一个国家的灵魂，有创新才能有发展。安建雄团队在麻醉与疼痛诊疗的同时，将麻醉的基础理论、基本技能，麻醉药物以及麻醉学特有的技术等应用于临床诊疗中，对一些疑难杂症进行治疗，解除了患者的痛苦，并形成了自己的诊疗常规。本篇的诊疗流程供读者参考，并请读者提供意见与建议，在本书再版修订时更加完善。

第三十二章 带状疱疹神经痛患者入院流程

一、第1天

（1）问病史，记录（见问诊），进行NRS评分并记录，进行HAMA、HAMD评分，制订初步诊疗计划（表32-1）。

（2）医嘱：检验项目包括：血常规、凝血功能四项、肝功肾功血脂血糖电解质（医保）、乙肝五项-定性、术前感染指标、尿常规、粪便常规，根据患者病情开具内分泌六项、甲功三项。检查包括：心电图、磁共振检查-相应节段（胸椎、腰椎、颈椎、头颅）、胸部CT、根据患者病情开具心脏彩超等。告知患者需要预约检查及地点。

（3）完成入院病历。

（4）磁共振检查后，制订诊疗计划，预约脉冲高电压射频调制术，对相应节段进行标识，并嘱患者禁饮食。

（5）治疗医嘱：直肠三氧保留灌注，每日1次；肛门直肠特殊治疗，每日1次。超声引导下椎旁神经阻滞治疗，每日1次。超声引导下肋间神经阻滞治疗，每日1次。

皮损内注射2部位，每日1次。

二、第2天

（1）超声引导下相应节段背根神经节穿刺行高电压脉冲射频调制术（治疗参数：42℃ 2Hz 3ms）＋三氧水注射（浓度：15～23μg/ml）治疗。

（2）阿司匹林研碎＋酒精局部涂抹。

三、效果稳定出院

出院带药，饮食注意海鲜类食品，预约下次治疗时间，随访。

（李永祥）

表 32-1　疼痛患者门诊病史记录表

一般项目	姓名_____　男□　女□　年龄：　　　　职业：在职□　退休□　民族：　　　婚姻：是□ 否□　就诊卡号：
	体重：　　　kg　身高：　　　cm　BP：　　　mmHg　P：　　　bpm　文化程度：初中及以 下□　高中□　大学及以上□
	现住址：_____联系电话（微信）：_____医保：城镇职工□　城镇居民□ 自费□
主诉	（发病至就诊）部位_____疼痛_____（年□月□日□）
	其他主诉：
现病史（有的 打"√"，表中 无的请添加）	原因及诱因：外伤□　过度劳累□　姿势不良□　天气改变□　生气□　睡眠问题□ 其他_____ 缓解因素：药物□　理疗□　生活习惯改变□　体位□　其他_____ 加重因素：体位改变□　饮食、冷热□　刺激□　其他_____
	疼痛部位：精确描述疼痛位置：_____，疼痛的范围_____，有无放射痛（有□ 放射到：_____），有无触发点（有□：_____）　补充：
	疼痛程度：轻□　中□　重□　疼痛是否随着活动、姿势或触摸而加剧否□（是□_____ 补充：
	疼痛性质：钝痛□　刺痛□　灼痛□　其他_____。
	疼痛出现的时间和频率：疼痛出现的时间（上午□　下午□　夜间□） 发作频率（持续疼□，间断发作□　次数_____持续时间_____补充：
	疼痛对工作生活的影响：影响工作□　睡眠□　活动□　补充：
	心理状况：焦虑□　抑郁□　其他_____。伴随症状：恶心□　呕吐□　流泪□　头晕□ 补充：
	就诊经历：无□　有□　（医院_____）效果：加重□　无变化□　轻度好转□　明显好转□
	以往治疗方式：无创：药物□_____　理疗□_____　有创：NB□　RF□　其他：
	现在治疗方式：药物□_____　效果：无效□　一般□　较好□　其他：
	激素使用：无□　有（口服□　静脉□　神经阻滞□）名称_____剂量_____
既往史	疼痛病史无□　有（关节炎□　腰椎间盘突出□　其他_____）。 高血压□　糖尿病□　哮喘□　心脏病□　内分泌疾病□　免疫系统疾病□　家族遗传疾病□ 补充：
过敏史	无□　有□：_____
初步诊断	
量表评分	VAS　　　NRS　　　PSQI　　　HAMA　　　HAMD
	医生签名：　　　　　　　　　　日期：

第三十三章 睡眠障碍的诊疗流程

一、失眠患者入院流程

1. 第1天

（1）问病史，记录（表33-1），问诉求，解决重点问题。

表33-1 睡眠障碍患者问诊概要表

姓名：	性别：	年龄：	岁	床号：	主管护师：

1. 主诉　入睡困难＿＿＿＿＿＿，不能维持＿＿＿＿＿＿，早醒＿＿＿＿＿＿，加重＿＿＿＿＿＿（时间）
2. 现病史
　　诱因：
　　睡眠障碍性质/程度：
　　持续状态/阵发性：
　　是否合并焦虑，抑郁，程度：
　　加重/缓解因素：
　　伴随经历：
　　就诊经历（失眠程度与治疗情况）：
　　目前所患疾病情况：
　　入院服药情况：镇静药种类剂量，服药多长时间
　　一般状态（饮食睡眠等）：
3. 既往史
　　既往疾病：
　　手术史：
　　过敏史：
4. 个人史
　　出生：　　　生长：　　　文化程度：　　　吸（戒）烟：　　　饮（戒）酒：黄酒/白酒
　　身高：　　　体重：　　　民族：　　　职业：　　　工作地点：
5. 月经史
6. 婚育史：　　　岁结婚　　　子女：　　　配偶：
7. 家族史：　　　父母：
8. 体格检查：

　　特殊检查：
　　　汉密尔顿焦虑、抑郁量表
　　　匹兹堡睡眠质量指数：

　　　　　　　　　　　　　　　　　　　　　　　　　　　　　　　主管医师：

（2）医嘱。

（3）化验：血常规、凝血功能四项、肝功肾功血脂血糖电解质（医保）、内分泌六项、甲功三项、尿常规、粪便常规。

（4）检查：心电图、胸部CT、头颅磁共振、整夜PSG。

（5）告知患者需要预约检查时间及地点，确定睡眠监测滴定时间并通知。

（6）完成入院病历，首程。

2．第2天

（1）睡眠滴定，进一步确定自控睡眠适应证。

（2）根据病情决定是否快速抗抑郁。

（3）夜间自控睡眠。

（4）择期对患者进行睡眠卫生教育，包括CBT及睡眠知识。

（5）理疗、星状神经节阻滞等。

3．第三天

（1）自控睡眠方法及注意事项宣教，患者练习使用。

（2）CBT训练，每日完成睡眠自评与监测记录表（表33-2）。

表33-2　睡眠障碍患者住院治疗期间睡眠自评与监测记录表

（按照睡眠手环、自控睡眠泵等设备获得的监测数据）

日期 参数	第　天	第　天	第　天	第　天	第　天	第　天	第　天
首次量/自控量（ml）							
自控次数							
总药量（ml）							
浅睡眠							
深睡眠							
REM睡眠							
总睡眠 入睡-起床时间							
睡眠自主评分（0～10）							
血压心率前后							
口服药物							
主诉感觉 精神状态							

（3）根据化验检查结果，必要时补充缺乏的离子和激素。

4．效果稳定出院

出院带药，泵押金，睡眠卫生教育，认知行为疗法，购药方式（图33-1）。

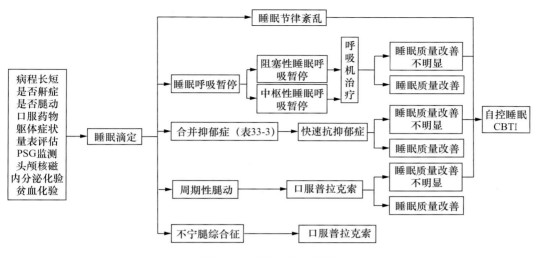

图33-1 失眠患者流程图

表33-3 抑郁、焦虑、失眠患者门诊病史记录表

一般项目	姓名：　　　　性别：　　　年龄：　　　职业：　　　民族：　　　婚姻：　　　体重： 住址：　　　　　　　　　联系电话：		
主诉	因情绪低落　　　（天、月、年）加重　　　　（天、月、年）		
	因入睡困难/易醒/多梦　　　（天、月、年）加重　　　（天、月、年）		
	其他主诉：		
现病史（有的打"√"，表中无的请添加）	诱因：新冠感染后、学习因素（压力大、校园暴力、同学欺负）、工作因素（压力大、同事关系等）、生活因素（失恋、睡前剧烈运动、喝茶、咖啡、抽烟、饮酒等）、家庭因素（夫妻感情、小孩教育、亲属关系等），补充：		
	心境症状：兴趣缺失、精神不佳、郁郁寡欢；紧张、恐惧、不安、烦躁；是否有自杀倾向（有想过、有做过）；情绪高涨、言语增多、精力充沛，是否与情绪低落交替出现等。补充：		
	躯体症状：心悸、胸闷、胸痛、呼吸困难、气短、恶心呕吐、反酸、头晕、头痛、食欲下降、肢体抖动等。补充：		
	认知症状：记忆力下降、注意力不集中、讲话速度慢、言语变少等。补充：		
	精神症状：幻听（听见什么？）、幻觉（看见什么？）、妄想（被害、觉得别人议论自己等），出现时间（情绪症状之前还是之后？）		
	是否就诊过，在哪里就诊？效果如何？		
	曾经服用什么药，剂量，效果？		
	现在服用什么药，剂量，效果？		
	吃药是否有不良反应？是什么？		
	是否做过任何治疗、手术？如果有，请记录：		
既往史	是否有高血压、糖尿病、哮喘、心脏病、内分泌疾病、家族遗传疾病等。补充：		
过敏史	有　　　无　　　具体：		
量表评分	HAMD（汉密尔顿抑郁量表）： HAMA（汉密尔顿抑焦虑表）： PSQI（匹兹堡睡眠质量指数表）：		
	医生签名：　　　　　　日期：		

第三十三章 睡眠障碍的诊疗流程

二、睡眠滴定流程及需要物品

（1）告知签署麻醉治疗知情同意书，打印记录表（表33-4）。

表33-4　睡眠药物滴定记录表

姓名：　　　　性别：　　　　年龄：　　　岁　　　　住院号：
诊断：　　　　　　　　　　日期：

	时间	生命体征（血压、心率、血氧饱和度、BIS等）	备注
入室			
滴定开始			
N1			
N2			
N3			
出室			
自控计划	1．右美托咪定 0.8mg/200ml 首剂：　　ml；自控：　　ml；持续量 0.1ml/ 小时；锁定时间：0min。 氢溴酸东莨菪碱　　　mg 接泵前静推 2．右美托咪定　　　μg 舌下用药。		

（2）开滴定医嘱：多导睡眠监测（病房做）。PSG下睡眠药物诱导自然睡眠滴定。右美托咪定 *2、东莨菪碱、山莨菪碱，500ml/250ml生理盐水。

（3）预约时间安排人员。提前准备睡眠监测设备，检查电池、存储卡。

（4）打留置针，准备物品：500ml/250ml生理盐水各1、0.2mg右美托咪定1支、东莨菪碱1支，山莨菪碱1支、输液器1个、三通2个、细延长管2根、50ml注射器2支。

（5）准备监护仪、输液泵。急救物品：除颤仪、呼吸囊、喉镜气管插管、抢救药品等。

（6）多导睡眠监测下行滴定诊断并记录。

（7）苏醒，观察生命体征，送回病房。

（8）分析多导睡眠监测结果，并整理打印、签字。

（9）根据滴定结果，决定是否适合自控睡眠。

（10）制订自控睡眠诊疗方案，是否自控睡眠泵，自控睡眠参数设置，或使用舌下用药。临时医嘱：右美托咪定4支，氯化钠注射液250ml 1瓶泵注。

长期医嘱：氢溴酸东莨菪碱0.15mg静脉注射，每日1次；自控睡眠药物诱导自然睡眠治疗，每日1次；无创心电监护及血氧饱和度监测8h，每日1次；微量泵输液8h，每日1次。

三、"两快一滴定"操作流程

（1）接患者进入诊疗室，开放静脉通路。核对患者，检查再次确认同意书、检查、化验单结果。

（2）嘱患者坐位，检查PSG装置，连接脑电、眼电、肌电、胸腹带、血氧饱和度及气流检测，并测试导联阻抗，测试合格后给患者戴帽带固定导联。

（3）连接心电监护仪，测量患者血压（20分钟/次）、血氧饱和度、心电图。按照标准连接BIS探头，并测试连接是否合格，合格后关闭灯光并保持安静。

（4）给予患者右美托咪定4ug/ml以每次4ug或60ml/h泵入滴定，直至患者多导睡眠监测示纺锤波、K复合波，判读进入N2睡眠状态，然后停止泵注。艾司氯胺酮0.25mg/kg稀释到40ml，60ml/h泵入。

（5）予艾司氯胺酮以60mg/h泵注，40分钟结束泵注。期间观察患者生命体征，及不良反应。

（6）等待患者自然清醒后语言表达思路清晰。

（7）撤掉监护与多导睡眠监测装置，上传睡眠数据，

（8）判断是否使用自控睡眠，制订下一步治疗方案，告知患者用药方法、注意事项。

（9）预约下一次治疗。

（李永祥　喻　平）

第三十四章　股骨头坏死患者入院流程

1. 第1天

（1）问病史，记录（见问诊），进行Harris评分并记录，知晓初步诊疗计划。

（2）医嘱：化验检查　包括血常规、凝血功能四项、肝功肾功血脂血糖电解质（医保）、乙肝五项-定性、术前感染指标、尿常规、粪便常规，根据患者病情决定是否开具内分泌六项、甲功三项。检查：心电图、胸部CT、磁共振-髋关节、盆腔正位＋髋关节蛙位正位片（X线）。根据患者病情开具腹部彩超等。告知患者需要预约检查及地点。

（3）完成入院病历。

（4）磁共振检查后，制订诊疗计划，如满足禁饮食要求可进行第1次超声引导下髋关节穿刺三氧注射治疗，并预约髋关节周围射频治疗、PRP治疗。

2. 第2天到第6天

（1）超声引导下髋关节穿刺三氧注射治疗（每日1次，术前常规禁饮食）。

（2）髋关节周围射频治疗、PRP注射治疗。

（3）髋关节健康教育。

3. 效果稳定出院

出院带药，髋关节功能锻炼教育，认知疗法

预约下次治疗时间，随访。

（李永祥）

第三十五章　麻醉创新诊疗日间手术流程

2014年国际日间手术协会（International Association for Ambulatory Surgery，IAAS）将日间手术定义为：患者入院、手术和出院在一个工作日内完成的手术。随着现代医疗技术水平的不断提高，以及日间手术具有诊疗流程简单、住院时间短等优势，以日间手术为代表的日间医疗模式在全国乃至全世界范围内得以迅速发展。我国陆续出台了一系列推动日间医疗发展的政策文件，促进了日间医疗服务能力和服务范畴不断提高和延伸、服务内涵更加丰富。

随着我国麻醉创新诊疗的不断发展，麻醉创新诊疗需要的日间手术也越来越多，这种短、频、快的手术模式也给临床工作带来了巨大的挑战。因此山东第二医科大学麻醉创新诊疗研究院对日间手术流程进行优化管理，为患者提供更加便捷和优质的医疗服务。其中麻醉创新诊疗日间手术优化管理的诊疗流程如下。

一、患者预约、入院、出院等事项流程

在术前1天进行患者预约并开具住院通知单，在麻醉创新诊疗门诊完成术前检查评估及围术期宣教，准备一次性术前物品（如病患服等）。患者在入院后需要再次进行术前评估。手术前再次核对患者信息，术后观察患者有无手术相关并发症，最后是出院与术后随访。详见图35-1，麻醉创新诊疗日间手术流程图。

二、术前检查及准备

检验项目：血常规、凝血功能四项、D-二聚体、肝功肾功血脂血糖电解质、糖化血红蛋白（糖尿病患者）、甲功三项、尿常规、粪便常规

检查项目：心电图、胸部CT、超声（肝胆胰脾双肾），磁共振（根据病情确定部位）

个人物品：患者服，洗漱用品等。

术前用药：原口服药继续服用/停用，是否新增口服药等。

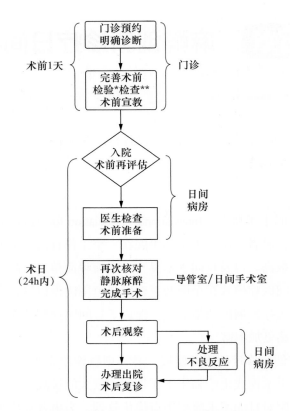

图 35-1　麻醉创新诊疗日间手术流程图

三、日间手术当日流程

1. 患者当日办理入院手续，由家属陪同按时到达麻醉创新诊疗日间手术病房。

2. 病房护士接诊患者，并完善血压、血糖、心率及心律等基本生命体征监测，再次确认手术部位，如有异常及时告知当管床医师及手术医师。

3. 手术医师以及病房管床医师共同查看患者，签署手术同意书，再次进行手术评估确认手术部位、禁食水及手术相关用药情况，向患者进行术前和术中宣教，消除患者紧张状态。

4. 手术医师或一助完成术后手术记录。

5. 患者返回日间病房继续进行后续观察，注意不良反应。

6. 术后监护4～6h，观察有无如下情况：①手术并发症（如穿刺处出血、血肿、气胸等）；②头晕、恶心、呕吐、胸闷、胸痛、肢体麻木无力等；③术后生命体征是否平稳；④有无过敏反应；⑤出现严重疼痛加重等症状；⑥其他无法预料的并发症。

四、出院标准及流程

1．术中未出现手术相关并发症且生命体征平稳。

2．术后观察4～6h。穿刺部位无出血、渗出，无血肿及基本生命体征平稳；无并发症发生，无恶心、呕吐及疼痛加重等症状。

3．由病房管床医师评估符合出院标准即可办理出院，开具出院带药并告知出院后注意事项及随访复诊方式。

五、术后随访

术后1周内由管床医师电话随访患者有无特殊不适，有条件的患者可至门诊复诊，指导进一步治疗。

六、日间手术病历相关问题

日间手术病历书写由手术医师、手术一助及日间病房医师共同完成，应当客观、全面、真实、准确、及时、完整、规范，手术同意书及其他医疗文书签署应由日间手术团队完成。日间病房管床医师应在患者出院前对病历进行检查及审核，并对病历质量负责。日间手术病历内容应包括：病历首页、日间手术入/出院记录、授权委托书、手术及麻醉知情同意书、手术安全核查表、手术风险评估表、术前查房记录、术前讨论及小结、手术记录、术后首次病程记录、术后查房记录、护理记录、出院评估表、实验室检查及特殊检查、医嘱单等。

七、小结

麻醉创新诊疗日间手术的不断开展不仅能节约医疗资源，而且大大提高患者满意度。现阶段我国日间手术处于发展阶段，一系列对麻醉创新诊疗日间的序贯、全程、综合、多学科协作的管理需要更高的要求，凸显了麻醉创新诊疗在日间手术发展的重要作用。当然，我们程序化的流程其并非一成不变，而是需要不断优化，是一个动态、持续的过程。在日间手术的实施过程中，我们要一直致力于逐步完善工作流程，并按照优化后的工作流程进行管理落实，确保临床更高效、更顺畅、更安全、更高品质的服务效果，才能最终让麻醉创新诊疗日间手术达到预期最佳的结果。

（王若国）

第三十六章　麻醉医师从事疾病诊疗的优势与不足

随着麻醉学科的发展，越来越多的麻醉医师开始走出手术室，随着开设麻醉创新诊疗门诊，麻醉创新诊疗病房，亲自管理病房后，麻醉医师临床工作的优势及短板也显现了出来。笔者结合自身感受以及与同行交流后的体会，供开展麻醉诊疗的医师参考。

一、麻醉医师的优势

1. 密切监测患者，滴定给药

对患者的实时观察，根据患者对药物的反应、生命体征等调整用药剂量及处理方法的滴定治疗，根据治疗效果随时进行调整治疗方案，使治疗更加个体化，避免用药超量或者不足。

2. 麻醉医师有丰富的急危重症抢救经验

临床麻醉工作中，处理各种危重症患者积累了丰富的经验，如休克、心衰、疼痛等。麻醉医师也具有其他学科不具备的理论、技术、药物、设备等。于布为教授总结为，"在给患者实施麻醉时，麻醉药对患者的生理机能会产生明显的影响，低血压、高血压、心动过缓或心动过速，都是我们每天工作中的家常便饭。而手术造成的大出血和刺激神经导致的反射性心搏骤停，也时有发生。正是在这样高强度、高风险的日常工作中，使麻醉科医师养成了条件反射式的本能反应，抢救成功率远远高于医院内其他科室。"正因为麻醉学科是日常临床诊疗科室卒中险最高的学科，因此麻醉科医师也是抢救知识最全面、抢救技能最娴熟、抢救成功率最高的医师。

3. 麻醉医师的临床操作能力强

在快节奏、高风险的临床麻醉工作中，练就了快速反应、快速执行的临床操作能力，相对密集的模拟训练安排、工作安排，可在短期内对某一个操作集中训练，从而对操作的适应证、禁忌证、操作的流程、并发症的处理熟练掌握。同时在手术室中完善的监护、抢救措施、上下级医师同时响应、与麻醉护士和手术室护士的默契配合情况下，可以安全地开展风险较高而普通病房内不能开展的治疗性操作。近年来超声引导神经阻滞的大范围开展，脱离了传统依赖"异感定位"的方法，更加精准的神经阻滞为各种治疗性操作打下了基础，麻醉医师转做临床工作有了治疗技术的基础。

二、麻醉医师的短板

1. 手术室麻醉工作与病房临床工作的性质和程序不同

所有临床工作的前提是诊断，而日常麻醉工作面对的患者，大部分不需要麻醉医师进行疾病的诊断，这一点也是麻醉医师临床思维的短板。

手术室麻醉工作中麻醉医师专注于一个患者的具体情况，所有的工作安排都围绕同一个患者进行，麻醉医师的全部精力都放到一个患者身上，自己亲自实时监测患者的手术进程、生命体征、变更药物剂量方法后的反应，并对麻醉方案做出及时改变。而病房临床工作中，一个医师或者一个治疗组对应多个患者，采集患者病史、制订治疗方案、对特殊治疗方案的实施、治疗后效果的反馈、调整治疗方案、病历书写、知情同意、与患者及家属的沟通时间安排、患者的生活饮食习惯，在每一个流程的安排中，都要考虑是否有其他工作安排的冲突，同时还要考虑其他相关科室的工作安排、相关人员的时间安排。并且还要考虑患者的主观感受。

同时，在病房工作中，更多的时候用药的执行和医嘱的处理，需要护士同事的协同工作，需要在治疗前一段时间，开好医嘱，护理做好相关准备如物品、宣教、治疗环境的准备等。需要的药物、特殊耗材在治疗开始前，也要提前开好医嘱，药房或设备科将所用到的药物、耗材配送到科室内，这样我们在治疗安排时不会因为物品的准备问题造成拖延。

所以病房临床工作，更要注重疾病的诊断、统筹方法的练习，按照时间的轻重缓急安排工作的先后顺序。

2. 与患者的沟通方式方法不同

日常麻醉工作中麻醉医师接触的患者，大部分都经过了外科医生的筛选，对手术的疑惑、治疗的方式方法、治疗周期、治疗的预期效果等已进行了入院前的宣教，所以麻醉医师与患者沟通时只需要大部分精力在麻醉的相关问题及涉及到外科部分的内容。而临床工作中，从患者的门诊就诊开始，需要初步判断患者的初步诊断、可能的治疗方案、是否有住院指征、患者对自身疾病的认知程度、是否对本身的疾病以及治疗效果了解以及患者的治疗预期，都要统筹考虑来与患者共同决定治疗方案。

同时任何疾病的治疗都离不开后续的健康教育，通过相关疾病知识的宣教来取得患者及其家属的配合，健康的生活方式，有针对性的功能锻炼，对疾病的正确认知，都对疾病的预后起来极大的作用。这样就要求临床医师要分配时间来进行，而这一部分工作大部分不能看到及时的效果，与麻醉医师的工作特点养成要看到立竿见影效果的性格是不相符的。

因此要求麻醉医师从事临床工作时，既要完成自己临床技能的提高，又要培养自己健康教育的能力，使得既能治疗疾病，又能通过健康教育的方式使得患者拥有正确的疾病认知、预防疾病、针对性康复的能力，实现为人民健康服务的目标。

3. 麻醉医师需要更加注意与患者交流的方式方法

麻醉医师在手术室环境中，沟通交流问题的对象更多的是外科医师及手术室护士，在交流过程中往往使用标准的医学术语。再加上手术室的实际工作中，沟通时更讲究实事求是，有一说一，从而使危及患者安全的情况更平稳更安全地过渡。初做临床工作时，与患者的沟通如果一五一十，有时候会引起患者不必要的不安，甚至会丧失患者的信任，严重影响到配合度，也直接影响治疗效果。"有时去治愈，常常去帮助，总是去安慰"，患者疾病的治疗，消除患者的不安全感是极其重要的一部分。

（李永祥）

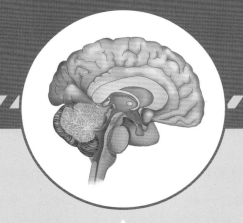

第八篇
常用测试量表

神经心理测试是通过问卷调查的方式进行心理评估，了解患者的心理状况。心理测试量表的编制需要心理学家、统计学家、相关专业专家进行多学科反复讨论试用。神经心理测试时需要考虑到患者的种族差异、文化背景、学历水平等，还要考虑到语言习惯等。

此处介绍的心理测试量表经过几十年的使用，临床已经证实具有较高的信度与效度，但是心理测试有几个问题值得注意。首先，在国外使用的心理量表在国内首次使用的时候，需要进行再次验证，确定在国内是不是同样具有良好的效度与信度。例如，欧美国家使用的不宁腿综合征问卷调查表（CH-RLSq），最初在国内使用的时候，张晶等人（张晶，陈捷，马建芳，等.剑桥-霍普金斯不宁腿量表诊断中国人群不宁腿综合征的临床研究［J］.诊断学理论与实践，2018，017，002：165-9.）进行了国内临床研究，表明在中国人群同样具有较高的灵敏度与特异度。其次，各种量表纷繁复杂，种类较多，临床选用的时候考虑到患者的接受度、测试的时间长短（一般测试控制在30分钟内，太长时间的测试患者接受度变差，影响测试结果）以及本次研究的重点等内容进行选择。最后，心理测试的人员相对固定。最好同一人对患者治疗前、治疗后等不同时间进行测试，以避免出现由于测试人员不同导致的结果差异。一些特殊的心理测试，对测试人员资质也有要求，需要测试人员经过专业培训才能胜任，例如韦氏智力量表。

第三十七章 焦虑量表

◦ 第一节 焦虑自评量表 ◦

焦虑自评量表（SAS）含有20个项目，采用4级评分，主要评定项目所定义的症状出现的频度，其标准为："1"没有或很少时间，"2"小部分时间，"3"相当多的时间，"4"绝大部分或全部时间（表37-1，其中"1""2""3""4"均指计分分数）。

表37-1　焦虑自评量表（SAS）

	无	有时	经常	总是如此
1. 我觉得比平时容易紧张和着急（焦虑）	1	2	3	4
2. 我无缘无故地感到害怕（害怕）	1	2	3	4
3. 我容易心里烦乱或觉得惊恐（惊恐）	1	2	3	4
4. 我觉得我可能将要发疯（发疯感）	1	2	3	4
5. 我觉得一切都很好，也不会发生什么不幸（不幸预感）	4	3	2	1
6. 我手脚发抖打颤（手足颤抖）	1	2	3	4
7. 我因为头痛、颈痛和背痛而苦恼（躯体疼痛）	1	2	3	4
8. 我感觉容易衰弱和疲乏（乏力）	1	2	3	4
9. 我觉得心平气和，并且容易安静坐着（静坐不能）	4	3	2	1
10. 我觉得心跳得快（心悸）	1	2	3	4
11. 我因为一阵阵头晕而苦恼（头昏）	1	2	3	4
12. 我有晕倒发作，或觉得要晕倒似的（晕厥感）	1	2	3	4
13. 我呼气吸气都感到很容易（呼吸困难）	4	3	2	1
14. 我手脚麻木和刺痛（手足刺痛）	1	2	3	4
15. 我因胃痛和消化不良而苦恼（胃痛或消化不良）	1	2	3	4
16. 我常常要小便（尿意频数）	1	2	3	4
17. 我的手常常是干燥温暖的（多汗）	4	3	2	1
18. 我脸红发热（面部潮红）	1	2	3	4
19. 我容易入睡并且一夜睡得很好（睡眠障碍）	4	3	2	1
20. 我做噩梦（噩梦）	1	2	3	4

评分标准：SAS的主要统计指标为总分，将20个项目的各个得分相加即得，再乘以1.25以后取得整数部分，就得到标准分。也可以查"粗分标准分换算表"作相同的转换。标准分越高，症状越严重。此系统的结果剖析图给出的是标准分，分数越高，表示这方面的症状越严重。其中焦虑总分低于50分者为正常；50～60分者为轻度，61～70分者是中度，70分以上者是重度焦虑。此外，SAS的20个项目中，第5、9、13、17、19条，此5个项目的计分，必须反向计算。

◦ 第二节　贝克焦虑量表 ◦

贝克焦虑量表（BAI）含有21个项目的自评量表。该量表用4级评分，主要评定受试者被多种焦虑症状烦扰的程度（表37-2）。

表37-2　贝克焦虑量表

症状	
1. 麻木或刺痛	12. 手发抖
2. 感到发热	13. 摇晃
3. 腿部颤抖	14. 害怕失控
4. 不能放松	15. 呼吸困难
5. 害怕发生不好的事情	16. 害怕快要死去
6. 头晕	17. 恐慌
7. 心悸或心率加快	18. 消化不良或腹部不适
8. 心神不定	19. 昏厥
9. 惊吓	20. 脸发红
10. 紧张	21. 出汗（不是因为暑热）
11. 窒息感	

评分标准：采用4级评分方法	
症状表现	评分分值
无	0
轻度，无多大烦扰	1
中度，感到不适但尚能忍受	2
中度，只能勉强忍受	3

每个项目0～3分，结果以总分计算，即BAI总分范围为0～63分。其中1.0～7分为没有；2.8～15分为轻度；16～25分为中度；26～63分为重度。

◦ 第三节　广泛焦虑量表 ◦

广泛性焦虑评定量表（表37-3，GAD-7）共7个条目。每个条目的分值如下：0=没有，1=有几天，2=一半以上时间，3=几乎天天；GAD-7总分范围为0～21分。

表 37-3　GAD-7 焦虑症筛查量表

姓名：		日期：		

在过去的 2 周里，你生活中以下症状出现的频率有多少？（0：没有；1：有几天；2：一半以上时间；3：几乎天天）

	0	1	2	3
1．感到不安、担心及烦躁	□	□	□	□
2．不能停止或无法控制担心	□	□	□	□
3．对各种各样的事情担忧过多	□	□	□	□
4．很紧张，很难放松下来	□	□	□	□
5．非常焦虑，以致无法静坐	□	□	□	□
6．变得容易烦恼或亦被激怒	□	□	□	□
7．感到好像有什么可怕的事会发生	□	□	□	□

评分标准：0～4 分为没有广泛性焦虑；5～9 分为轻度广泛性焦虑；10～14 分为中度广泛性焦虑。

第四节　汉密尔顿焦虑量表

汉密尔顿焦虑量表（HAMA，表 37-4，表 37-5）是用于测量个体焦虑症状的严重程度，该量表包括 14 个项目，第 1～6 项及第 14 项反映精神性焦虑，第 7～13 项反映躯体性焦虑。评分范围从 1～4 分不等。最终的总分可用于确定患者焦虑症状的严重程度。

表 37-4　汉密尔顿焦虑量表（HAMA）

症状	圈出最适合患者情况的数字				
1．焦虑心境	0	1	2	3	4
2．紧张	0	1	2	3	4
3．害怕	0	1	2	3	4
4．失眠	0	1	2	3	4
5．认知功能	0	1	2	3	4
6．抑郁心境	0	1	2	3	4
7．躯体症状：肌肉系统	0	1	2	3	4
8．躯体症状：感觉系统	0	1	2	3	4
9．心血管系统症状	0	1	2	3	4
10．呼吸系统症状	0	1	2	3	4
11．胃肠道症状	0	1	2	3	4
12．生殖泌尿系统症状	0	1	2	3	4
13．自主神经症状	0	1	2	3	4
14．会谈时行为表现	0	1	2	3	4

表37-5　HAMA各项症状的具体表现

评定项目	具体症状
1. 焦虑心境	担心、担忧，感到有最坏的事情将要发生，容易激惹
2. 紧张	紧张感、易疲劳、不能放松，情绪反应，易哭、颤抖、感到不安
3. 害怕	害怕黑暗、陌生人、一人独处、动物、乘车或旅行及人多的场合
4. 失眠	难以入睡、易醒、睡得不深、多梦、梦魇、夜惊、醒后感疲倦
5. 认知功能	或称记忆、注意障碍。注意力不能集中，记忆力差
6. 抑郁心境	丧失兴趣、对以往爱好缺乏快感、早醒、昼重夜轻
7. 躯体症状：肌肉系统	肌肉酸痛、活动不灵活、肌肉抽动。肢体抽动、牙齿打颤、声音发抖
8. 躯体症状：感觉系统	视物模糊、发冷发热、软弱无力感、浑身刺痛
9. 心血管系统症状	心动过速、心悸、胸痛、血管跳动感、昏倒感、期前收缩
10. 呼吸系统症状	胸闷、窒息感、叹息、呼吸困难
11. 胃肠道症状	吞咽困难、暖气、食欲不佳、消化不良（进食后腹痛、胃部烧灼痛、腹胀、恶心、胃部饱胀感）、肠鸣、腹泻、体重减轻、便秘
12. 生殖泌尿系统症状	尿意频繁、尿急、停经、性冷淡、过早射精、勃起不能、阳痿
13. 自主神经症状	口干、潮红、苍白、易出汗、易起"鸡皮疙瘩"紧张性头痛、毛发竖起
14. 会谈时行为表现	（1）一般表现：紧张、不能松弛、忐忑不安、咬手指、紧握拳、摸弄手帕、面肌抽动、不停顿足、手发抖、皱眉、表情僵硬、肌张力高、叹息样呼吸、面色苍白；（2）生理表现：吞咽、频繁打嗝、安静时心率快、呼吸加快（20次/分钟以上）、腱反射亢进、震颤、瞳孔放大、眼睑跳动、易出汗、眼球突出

总分	判定
<7分	无焦虑
7~14分	可能有焦虑
15~21分	肯定有焦虑
>29分	肯定有明显的焦虑

　　评分标准：1分：症状轻微，对生活和活动影响较小。2分：存在肯定的症状，但不影响生活和活动。3分：症状较重，需要额外处理，并且可能已经影响生活和活动。4分：症状非常严重，严重影响生活和活动。最高总分为56分。根据总分，可以对患者的焦虑状态进行分级。

◦ 第五节　医院焦虑量表 ◦

　　医院焦虑抑郁量表（HADS，表37-6）主要用于综合医院患者焦虑和抑郁情绪的筛查。HADS共由14个条目组成，其中7个条目评定抑郁，7个条目评定焦虑。共有6条反向提问条目，5条在抑郁分量表，1条在焦虑分量表。其中A为焦虑条目，D为抑郁条目。

表37-6　医院焦虑抑郁量表

项目	评分标准
1. 我感到紧张（或痛苦）(A)	① 几乎所有时候（3分） ② 大多数时候（2分） ③ 有时（1分） ④ 根本没有（0分）
2. 我对以往感兴趣的事情还是有兴趣（D）	① 肯定一样（0分） ② 不像以前那样多（1分） ③ 只有一点儿（2分） ④ 基本上没有了（3分）
3. 我感到有点害怕，好象预感到有什么可怕事情要发生（A）	① 非常肯定和十分严重（3分） ② 是有，但并不太严重（2分） ③ 有一点，但并不使我苦恼（1分） ④ 根本没有（0分）
4. 我能够哈哈大笑，并看到事物好的一面（D）	① 我经常这样（0分） ② 现在已经不大这样了（1分） ③ 现在肯定是不太多了（2分） ④ 根本没有（3分）
5. 我的心中充满烦恼（A）	① 大多数时间（3分） ② 常常如此（2分） ③ 时时，但并不经常（1分） ④ 偶然如此（0分）
6. 我感到愉快（D）	① 根本没有（3分） ② 并不经常（2分） ③ 有时（1分） ④ 大多数（0分）
7. 我能够安闲而轻松地坐着（A）	① 肯定（0分） ② 经常（1分） ③ 并不经常（2分） ④ 根本没有（3分）
8. 我对自己的仪容（打扮自己）失去兴趣（D）	① 肯定（3分） ② 并不像我应该做到的那样关心（2分） ③ 我可能不是非常关心（1分） ④ 我仍像以往一样关心（0分）
9. 我有点坐立不安，好象感到非要活动不可（A）	① 确实非常多（3分） ② 是不少（2分） ③ 并不很多（1分） ④ 根本没有（0分）
10. 我对一切都是乐观地向前看（D）	①差不多是这样做的（0分） ② 并不完全是这样做的（1分） ③ 很少这样做（2分） ④ 几乎从来不这样做（3分）
11. 我突然发现恐慌感（A）	① 确实很经常（3分） ②时常（2分） ③ 并非经常（1分） ④ 根本没有（0分）

项目	评分标准
12. 我好像感到情绪在渐渐低落（D）	① 几乎所有的时间（3分） ② 很经常（2分） ③ 有时（1分） ④ 根本没有（0分）
13. 我感到有点害怕，好象某个内脏器官变坏了（A）	① 根本没有（0分） ② 有时（1分） ③ 很经常（2分） ④ 非常经常（3分）
14. 我能欣赏一本好书或一个好的广播或电视节目（D）	① 常常（0分） ② 有时（1分） ③ 并非经常（2分） ④ 很少（3分）
A（焦虑）总分	
D（抑郁）总分	

评分标准：每一项均采用0～3分的4级评分，具体说明如下。

0分表示无该症状。

1分表示自觉有轻度该症状，对受检者无影响，或轻度影响。

2分表示自觉有该项症状，对受检者有一定影响。

3分表示自觉有该项症状，频度和强度很严重，对受检者有严重影响。

焦虑和抑郁分量表的分值为：0～7分属无症状，8～10分属可疑存在焦虑或抑郁症状，11～21分属于肯定存在焦虑或抑郁症状。

睡 眠 量 表

◦第一节　艾普沃斯嗜睡量表◦

艾普沃斯（Epworth）嗜睡量表（ESS，表38-1）主要用于评价日常活动中8项不同状态下患者的嗜睡情况，包括白天阅读、看电视、开会、连续乘车1小时、下午静卧休息、与人交谈、饭后静坐、开车遇堵车或等待红绿灯。

表38-1　艾普沃斯嗜睡量表

问题	得分			
1. 坐着不动，安静的阅读时，您是否容易感到瞌睡？	0	1	2	3
2. 看电视时，您是否容易感到瞌睡？	0	1	2	3
3. 在公共场合坐下来不进行任何活动时，您是否容易感到瞌睡？	0	1	2	3
4. 长时间坐车等交通工具时，您是否容易感到瞌睡？	0	1	2	3
5. 午后躺下来，您是否容易感到瞌睡？	0	1	2	3
6. 坐着与人交谈时，您是否容易感到瞌睡？	0	1	2	3
7. 午饭后安静的坐着，您是否容易感到瞌睡？	0	1	2	3
8. 开车短暂堵车时，您是否容易感到瞌睡？	0	1	2	3

评分标准：每项得分为0~3分（0分=从不、3分=经常），总分0~24分，0~9分为正常，10~15分为可疑嗜睡，16~24分为过度嗜睡。

◦第二节　STOP和STOP-BANG量表◦

STOP和STOP-BANG量表用于评价睡眠呼吸暂停及其术后并发症的风险。STOP量表有4个问题，STOP-BANG量表有8个问题（表38-2），以"是"或"否"作为回答。STOP量表的4个问题包括打鼾、乏力、目击呼吸暂停和血压情况，STOP-BANG量表是在STOP量表4个问题的基础上，增加了BMI、年龄、颈围和性别，可以显著提高筛查阻塞性睡眠呼吸暂停的敏感度。

表38-2　STOP-BANG量表

问题	是（1分）	否（0分）
1. 打鼾：您睡眠鼾声很大吗？（比普通说话声音大或者透过关闭的门可以听到）		
2. 乏力：您常常觉得疲倦、乏力或白天昏昏欲睡？		
3. 目击呼吸暂停：有人看到您睡眠时停止呼吸吗？		
4. 血压：您以前有高血压或正在接受高血压治疗吗？		
5. BMI＞35kg/m²吗？		
6. 年龄＞50岁吗？		
7. 颈围＞40cm吗？		
8. 性别：是男性吗？		

评分标准：每个条目是1分，否0分，满分为8分，分数越高睡眠呼吸暂停及其术后并发症的风险越高。

● 第三节　阿森斯失眠量表 ●

阿森斯失眠量表（AIS）共8个条目（表38-3），每条从无到严重分为0、1、2、3四级评分。

表38-3　阿森斯失眠量表

一、入睡时间（关灯后到睡着的时间）
0：没问题；1：轻微延迟；2：显著延迟；3：延迟严重或没有睡觉。
二、夜间苏醒
0：没问题；1：轻微影响；2：显著影响；3：严重影响或没有睡觉。
三、比期望的时间早醒
0：没问题；1：轻微提早；2：显著提早；3：严重提早或没有睡觉。
四、总睡眠时间
0：足够；1：轻微不足；2：显著不足；3：严重不足或没有睡觉。
五、总睡眠质量（无论睡多长）
0：满意；1：轻微不满；2：显著不满；3：严重不满或没有睡觉。
六、白天情绪
0：正常；1：轻微低落；2：显著低落；3：严重低落。
七、白天身体功能（体力或精神：如记忆力、认知力和注意力等）
0：足够；1：轻微影响；2：显著影响；3：严重影响。
八、白天嗜睡
0：无嗜睡；1：轻微嗜睡；2：显著嗜睡；3：严重嗜睡

评分标准：总分小于4分：无睡眠障碍；如果总分在4～6分：可疑失眠；如果总分在6分以上：失眠。

● 第四节　改良柏林量表 ●

改良柏林量表（表38-4）用于评估阻塞性睡眠呼吸暂停低通气综合征（OSAHS）

风险程度。问卷共11个问题，分为3类：打鼾和呼吸暂停（5个问题），白天过度嗜睡或疲劳（4个问题），体重质量指数（BMI）和高血压史。

表38-4　改良柏林量表

1. 你睡觉打呼噜吗？（最好问家人或者同屋的人）
   - A.　□　1分　是
   - B.　□　0分　否
   - C.　□　0分　不知道/拒绝回答

2. 如果您睡觉打呼噜，您的鼾声有多响亮？
   - A.　□　1分　比正常呼吸响
   - B.　□　1分　同说话声音一样大
   - C.　□　0分　比说话更声响
   - D.　□　0分　非常响，其他房间都能听到

3. 您打呼噜的次数多吗？
   - A.　□　1分　几乎每天
   - B.　□　1分　1周3～4次
   - C.　□　0分　1周1～2次
   - D.　□　0分　1个月1～2次
   - E.　□　0分　没有或者几乎没有/不知道

4. 您的鼾声影响其他人吗？
   - A.　□　1分　是的
   - B.　□　0分　不影响
   - C.　□　0分　不知道

5. 在您睡觉时，您的爱人、家属或朋友注意到您有呼吸间歇/停止现象吗？
   - A.　□　1分　几乎每天都有
   - B.　□　1分　1周3～4次
   - C.　□　0分　1个月1～2次
   - D.　□　0分　1周1～2次
   - E.　□　0分　没有或者几乎没有/不知道

第一部分1～5题得分之和（　　　）

6. 你早上醒来感到睡觉不解乏吗？
   - A.　□　1分　几乎每天都有
   - B.　□　1分　1周3～4次
   - C.　□　0分　1个月1～2次
   - D.　□　0分　1周1～2次
   - E.　□　0分　没有或者几乎没有/不知道

7. 白天您还有疲劳，乏力或精神不够吗？
   - A.　□　1分　几乎每天都有
   - B.　□　1分　1周3～4次
   - C.　□　0分　1个月1～2次
   - D.　□　0分　1周1～2次
   - E.　□　0分　没有或者几乎没有/不知道

8. 在等待付水电煤气费、医院就诊排队等候中、在家坐在椅子上看电视时会睡着吗？
   - A.　□　1分　是
   - B.　□　0分　否
   - C.　□　0分　没有/拒绝回答

9. 在等待付水电煤气费、医院就诊排队等候中、在家坐在椅子上看电视时会睡着的频率是多少?

A.	☐	1分	几乎都有
B.	☐	1分	1周3～4次
C.	☐	0分	1周1～2次
D.	☐	0分	1月1～2次
E.	☐	0分	没有或者几乎没有不知道

第二部分6～9题得分之和(　　　)

10. 您有高血压吗?

A.	☐	1分	有
B.	☐	0分	没有
C.	☐	0分	不知道或拒绝回答

11. 体重指数: $BMI \geqslant 25 kg/m^2$

A.	☐	1分	是
B.	☐	0分	不是
C.	☐	0分	不知道或拒绝回答

第三部分10～11题得分之和(　　　)

评分说明:该量表共11题,分别从打鼾状况、白天嗜睡情况、高血压史和BMI三个部分进行评估。第一部分总分≥2分、第二部分总分≥2分、第三部分总分≥1分中满足两个及以上条件,则提示可能OSAHS。

◦ 第五节　多导睡眠监测标准 ◦

多导睡眠监测(PSG)是多通道、多参数同步采集记录睡眠期间相关生理信号的监测技术。是诊断睡眠呼吸障碍疾病及相关睡眠疾病的"金标准"监测的内容包括EEG、EOG、EMG、ECG、呼吸气流、胸腹动度、血氧饱和度、肢体运动等信号。

Ⅰ级:标准多导睡眠监测仪

包含EEG、EOG、EMG、ECG、呼吸气流、胸腹运动、脉氧饱和度、下肢运动、体位、音视频等各种生理参数,需要有专业工作人员值守并记录整个睡眠监测的过程。

脑电图(EEG)电极位置按国际10-20系统放置,脑电图推荐6导脑电,包括C4-M1、C3-M2、F4-M1、F3-M2、O2-M1、O1-M2。脑电图可接受导联包括Fz-Cz、Oz-Cz、C4-M1。

眼电图(EOG)推荐的连接方法:E1-M2(LOG),E1电极放在左眼外眦向外1cm再下1cm处,儿童的在0.5cm处;E2-M1(ROG),E2电极放在右眼外眦向外1cm再下1cm处,儿童的在0.5cm处。

下颌肌电连接(EMG)推荐3个电极的安放位置:ChinZ-中线下颌骨下缘上1cm,Chin1-下颌下缘下2cm右旁开2cm,Chin2-下颌下缘下2cm左旁开2cm,儿童向左或右旁开1cm。

推荐心电图单一改良Ⅱ导联躯干电极，推荐的位置为右侧锁骨下方和左腋中线6、7肋间与左髋延线相交的位置。

下肢表面电极应沿肌肉中段长轴对称放置，电极间距2~3cm，或胫骨前肌1/3的长度外。建议双下肢分别安装独立通道采集信号。

还有口鼻压力传感器、口鼻热敏传感器、胸腹运动传感器、血氧饱和度和体位。

除了以上常规的生理参数，还会有特殊的监测位置。如上肢运动监测，监测快动眼睡眠期短暂肌肉活动，指浅屈肌、伸指总肌。如监测夜磨牙症，除按推荐使用下颌肌电电极，另外如临床需要可安放咬肌电极。如监测节律性运动障碍，双极表面电极需放在所涉及的大的肌肉上进行记录。

通过信号可以判断睡眠结构，了解患者是睡眠还是清醒，睡眠时NREM睡眠还是REM睡眠等。

Ⅱ级：全指标便携式多导睡眠监测

无人值守的多导睡眠监测，包含EEG、EOG、EMG、ECG、呼吸气流、胸腹运动、脉氧饱和度、下肢运动、体位等信号。需要由专业技术人员安装并告知患者检测期间的注意事项，可带回家或者其他病房进行监测，无须专业技术人员值守。信号会采集在仪器上，第2天数据下载后，技术人员就可以分析患者前一晚的睡眠情况。

Ⅲ级：改良便携式睡眠呼吸暂停检查

通常测量4~7个生理学变量，包括2个呼吸变量（呼吸努力、气流）、1个心脏变量（心率或心电图）、血氧饱和度（脉搏血氧测定仪）。

某些设备可检测鼾声、体位，不记录睡眠变量（睡眠分期和睡眠连续性），某些更新的设备通过体动记录仪评估睡眠，记录过程中通常无专业技术人员在场，往往不能实时显示信号。

不包括脑电图（EEG），不能检测睡眠中的觉醒，导致对睡眠呼吸紊乱指数的低估，以及对以觉醒为主要特征的OSA病例的识别不足。

Ⅲ级设备得出的指数通常比Ⅰ级、Ⅱ级得出的AHI低，诊断敏感性低，如不记录体位，不能检测到仰卧位时发生的或加重的OSA，不能区别REM、NREM，不能检测到REM相关的呼吸事件（重度OSA在REM期最常见）。

Ⅳ级：单或双生物指标持续记录

主要用于持续气道正压通气（CPAP）的评估以及OSAS患者术后的监测，可以监测到脉搏和血氧，整夜的平均血氧、最高、低血氧等。

外周动脉张力是指手指动脉血容量、交感神经活性变化引起血管容量改变即动脉张力改变。外周动脉张力检测仪（PAT）也可以作为Ⅳ级设备，通过测量外周动脉张力，记录交感神经活性变化来探测呼吸事件的便携式睡眠监测设备。包含经皮脉氧饱和度探头、末端动脉张力信号探头、体位传感器、鼾声传感器。

PAT通过末端指节血流变化间接反映睡眠中的每次呼吸事件，睡眠状态下，副交感神经活动为主；发生呼吸事件时，低氧、肺牵张感受器等刺激机体觉醒，以交感神经活动为主；这种转换引起一系列的生理指标改变，如心跳、呼吸、血压等。

PAT信号变应性区分睡眠状态下的不同结构：NREM期睡眠PAT信号变应性区分睡眠状态下的不同结构；REM期睡眠自主神经活性不稳定，心率、呼吸率、PAT信号变应性大。

◦ 第六节　国际不宁腿评定量表 ◦

国际不宁腿评定量表（IRLS，表38-5）用于主观评估最近2周不宁腿综合征症状（性质、强度、频率）及其对睡眠、生活质量和情绪变化的影响，包括症状、频率和强度等方面内容。IRLS是不宁腿综合征症状评估的金标准，适用于评估不宁腿综合征严重程度和应用药物后的疗效评价。

表 38-5　国际不宁腿评定量表

1. 您对下肢或上肢不舒适症状严重程度的总体评价是什么？
    （1）　4分　非常重
    （2）　3分　重度
    （3）　2分　中度
    （4）　1分　轻度
    （5）　0分　无
2. 出现下肢不宁腿综合征的症状时您渴望活动的需求有多强烈？
    （1）　4分　非常强烈
    （2）　3分　强烈
    （3）　2分　较强烈
    （4）　1分　一般
    （5）　0分　无
3. 活动后您下肢或上肢的症状能缓解多少？
    （1）　4分　无缓解
    （2）　3分　轻度缓解
    （3）　2分　中度缓解
    （4）　1分　轻度
    （5）　0分　无
4. 因为下肢不宁综合征您的睡眠受到影响有多严重？
    （1）　4分　非常重
    （2）　3分　重度
    （3）　2分　中度
    （4）　1分　轻度
    （5）　0分　无

5. 因为下肢不宁综合征您感到疲劳或困倦的症状有多严重?

    （1）   4分   非常重

    （2）   3分   重度

    （3）   2分   中度

    （4）   1分   轻度

    （5）   0分   无

6. 总的来说您认为您的下肢不宁综合征病情有多重?

    （1）   4分   非常重

    （2）   3分   重度

    （3）   2分   中度

    （4）   1分   轻度

    （5）   0分   无

7. 您下肢不宁综合征发作频率如何?

    （1）   4分   很经常（每周6~7天）

    （2）   3分   经常（每周4~5天）

    （3）   2分   有时（每周2~3天）

    （4）   1分   偶尔（每周1天）

    （5）   0分   无

8. 出现下肢不宁综合征状时平均持续时间有多长?

    （1）   4分   非常长（8小时/天）

    （2）   3分   长（3~8小时/天）

    （3）   2分   较长（1~3小时/天）

    （4）   1分   短（1小时/天）

    （5）   0分   无

9. 下肢不宁综合征对您日常生活和工作（如家庭生活、家务劳动、社会活动以及工作影响）的严重程度?

    （1）   4分   非常重

    （2）   3分   重度

    （3）   2分   中度

    （4）   1分   轻度

    （5）   0分   无

10. 下肢不宁综合征的症状对您的情绪（如气愤、抑郁、沮丧、焦虑和易怒），影响的严重程度?

    （1）   4分   非常重

    （2）   3分   重度

    （3）   2分   中度

    （4）   1分   轻度

    （5）   0分   无

评分标准：共10个问题，根据问题在0~4分中选择符合的等级和分值，总分为0~40分，评分越高，程度越严重。非常重=31~40分，强烈建议您尽快就医；重度=21~30分，建议您尽快就医；中度=11~20分，建议您就医；轻度=1~10分，日常关注；无=0分注意睡眠。

第三十八章 睡眠量表

● 第七节　快速眼动睡眠行为异常筛查量表 ●

快速眼动（REM）睡眠行为异常筛查量表是用于筛查REM睡眠行为异常的自评量表。共有10个大题，包括梦境内容、梦境与行为的关系、致伤和神经系统疾病等方面的内容（表38-6）。

表38-6　快速眼动睡眠行为异常筛查量表

问题	回答	
1. 我有时会做非常生动清晰的梦	是	否
2. 我的梦经常存在充满攻击性或动作的内容	是	否
3. 梦的内容大多与我的夜间行为相符	是	否
4. 我知道我睡觉的时候胳膊和腿会动	是	否
5. 因此，我（几乎）伤害了我的床伴或我自己	是	否
6. 我在梦中有或有过以下现象：		
（1）大声说话，大声喊叫，大声咒骂，大声大笑	是	否
（2）肢体突然移动"打斗"	是	否
（3）睡觉时无用的手势，复杂的动作，如挥手，敬礼，吓蚊子，从床上掉下来	是	否
（4）床周围掉落的物品，如床头灯、书、眼镜等	是	否
7. 碰巧我的动作把我弄醒了	是	否
8. 醒来后，我对梦的内容大多记得很清楚	是	否
9. 我的睡眠经常受到干扰	是	否
10. 我有/曾经有过神经系统疾病（例如，脑卒中、头部创伤、帕金森病、不宁腿综合征、嗜睡症、抑郁症、癫痫、大脑炎症性疾病），哪一种？	是	否

评分标准：要求受试者在"是"和"否"中做出选择。所有问题权重相同，总分为13分，5分以上认为异常。此量表在存在神经系统疾病或其他睡眠障碍的患者中敏感度稍低。

● 第八节　慕尼黑时间型问卷 ●

慕尼黑时间型问卷（MCTQ，表38-7）包括13个问题。要求受试者根据自身情况填写工作日和休息日的作息时间，如上床时间、起床时间、入睡时间等。此外还需录入接受光照的时间，上下班方式和路途上花费的时间，以及药物和咖啡因摄入情况。综合以上信息得出受试者的昼夜节律时间型。

表 38-7　慕尼黑时间型问卷

1．如果你能够完全自由地计划白天的时间，你希望大约在什么时间起床？
　　（1）　　5分　　早上5点至6点半
　　（2）　　4分　　早上6点半至7点45分
　　（3）　　3分　　早上7点45分至9点45分
　　（4）　　2分　　早上9点45分至11点
　　（5）　　1分　　早上11点至正午12点

2．如果你能够完全自由规划夜晚时间，你希望在什么时间去睡觉？
　　（1）　　5分　　晚上8点至9点
　　（2）　　4分　　晚上9点至10点15分
　　（3）　　3分　　晚上10点15分至12点半
　　（4）　　2分　　深夜12点半至1点45分
　　（5）　　1分　　深夜1点45分至3点

3．如果你要在早上的某个时刻起床，你会有多么依赖闹钟来唤醒你？
　　（1）　　4分　　完全不依赖
　　（2）　　3分　　略为依赖
　　（3）　　2分　　比较依赖
　　（4）　　1分　　非常依赖

4．在早上时，你有多容易起床？（当你没有被突如其来的事唤醒）
　　（1）　　1分　　非常困难
　　（2）　　2分　　比较困难
　　（3）　　3分　　一般容易
　　（4）　　4分　　非常容易

5．早上起床后的半小时内，你有几分精神？
　　（1）　　1分　　完全不精神
　　（2）　　2分　　小精神
　　（3）　　3分　　一般精神
　　（4）　　4分　　非常精神

6．在起床后的半小时内，你有多强烈的饥饿感？
　　（1）　　1分　　完全不饥饿
　　（2）　　2分　　略感饥饿
　　（3）　　3分　　一般饥饿
　　（4）　　4分　　非常饥饿

7．清晨起床后的半小时内，你的感觉如何？
　　（1）　　1分　　非常疲倦
　　（2）　　2分　　稍为疲倦
　　（3）　　3分　　一般清醒
　　（4）　　4分　　非常清醒

8．如果在第2天你没有任何约会，相比你平时惯常的时间，你会选择什么时间去睡觉？
　　（1）　　4分　　比平时推迟很少或从不推迟
　　（2）　　3分　　比平时推迟不到1小时
　　（3）　　2分　　比平时推迟1～2小时
　　（4）　　1分　　比平时推迟2小时以上

9. 假设你决定要开始运动训练，你的朋友建议你应1周进行两次运动，每次1小时，而且在早上7～8点为最佳时间。如果只考虑自己的生理时钟，你认为你会表现得怎么样？

  （1） 4分 表现得很好

  （2） 3分 表现好

  （3） 2分 难以执行

  （4） 1分 非常难以执行

10. 在夜晚大约到什么时候会感到疲倦，而且需要睡觉？

  （1） 5分 晚上8点至9点

  （2） 4分 晚上9点至10点15分

  （3） 3分 晚上10点15分至12点45分

  （4） 2分 深夜12点45分至2点

  （5） 1分 深夜2点至3点

11. 假设你希望在一项会令你疲劳而且需持续2小时的测试中取得最佳表现时，如果你能完全自由地规划你的时间，你会选择以下哪段考试时间？

  （1） 6分 早上8点至10点

  （2） 4分 早上11点至下午1点

  （3） 2分 下午3点至下午5点

  （4） 0分 晚上7点至9点

12. 如果要在晚上11点去睡觉，你会有多疲劳？

  （1） 0分 完全不疲累

  （2） 2分 小小疲累·

  （3） 3分 一般疲累

  （4） 5分 非常疲累

13. 假设因为某些原因，你比平时迟几个小时去睡觉，但又不需在第2天早上的特定时间起床，你最可能出现以下哪种情况？

  （1） 4分 按平常的时间起床，而且不会再睡

  （2） 3分 按平常的时间起床，但感到昏昏欲睡

  （3） 2分 按平常的时间起床，然后再睡

  （4） 1分 较平常的时间迟起床

14. 假设因为你要值夜班，而你要在清晨4～6点（04:00～06:00）时候需要保持清醒，第2天你没有任何约会。以下哪种情况最适合你？

  （1） 1分 夜班结束后才去睡觉

  （2） 2分 夜班前小睡片刻，而结束后再睡觉

  （3） 3分 夜班前睡一觉，结束后再小睡

  （4） 4分 只在夜班前睡一觉

15. 假设你需要进行一项2小时的重体力劳动，你可以完全自由地计划时间，仅需考虑你自己的生理时钟，你会选择以下哪个时段？

  （1） 4分 上午8点～10点

  （2） 3分 上午11点～下午1点

  （3） 2分 下午3点～5点

  （4） 1分 夜晚7点～9点

麻醉创新诊疗学——麻醉学原理诊治疑难病

16. 假设你决定开始运动，你的朋友建议你应1周2次运动，每次1小时，而且在晚上10～11点（22:00～23:00）为最佳时间。如果只考虑自己的生理时钟，你认为自己会有怎样的表现？

    （1）   1分   表现很好

    （2）   2分   表现一般

    （3）   3分   难以执行

    （4）   4分   非常难以执行

17. 假设你可以自己选择工作时间，且每天只需工作5小时（包括休息时间），而这项工作非常有趣，酬金取决于你的个人表现，你会选择以下哪个时段开始呢？

    （1）   5分   早上4点至8点

    （2）   4分   早上8点至9点

    （3）   3分   早上9点至下午2点

    （4）   2分   下午2点至5点

    （5）   1分   下午5点至凌晨4点

18. 一天之中以下哪个时段是你的最佳时间？

    （1）   5分   早上5点至8点

    （2）   4分   早上8点至10点

    （3）   3分   早上10点至下午5点

    （4）   2分   下午5点至10点

    （5）   1分   晚上10点至凌晨5点

19. 人可分为"清晨"型和"夜晚"型，你认为你自己属于哪一类型？

    （1）   6分   绝对"清晨"型

    （2）   4分   "清晨"型多过"夜晚"型

    （3）   2分   "夜晚"型多过"清晨"型

    （4）   0分   绝对"夜晚"型

评分标准：16～30分绝对"夜晚"型；31～41分中度"夜晚"型；42～58分中间型；59～69分中度"清晨"型；70～86分绝对"清晨"型。

第九节　匹兹堡睡眠质量指数

匹兹堡睡眠质量指数（PSQI，表38-8，表38-9）量由9个部分组成，包括睡眠质量、入睡时间、睡眠时间、睡眠效率、睡眠障碍、安眠药物使用、日间功能障碍、催眠药物使用和睡眠环境。

表 38-8　匹兹堡睡眠质量指数

下面一些问题是关于您最近 1 个月的睡眠情况，请选择回填写最符合您近 1 个月实际情况的答案。请回答下列问题。

条目	项目	评分			
		0分	1分	2分	3分
1	近 1 个月，晚上上床睡觉通常在（　）点				
2	近 1 个月，从上床到入睡通常需要（　）分钟				
3	近 1 个月，通常早上（　）点起床				
4	近 1 个月，每夜通常实际睡眠（　）小时（不等于卧床时间）				
5	a. 近 1 个月，入睡困难（30 分钟内不能入睡）	无	<1次/周	1～2次/周	≥3次/周
	b. 近 1 个月，夜间易醒或早醒	无	<1次/周	1～2次/周	≥3次/周
	c. 近 1 个月，夜间去厕所	无	<1次/周	1～2次/周	≥3次/周
	d. 近 1 个月，呼吸不畅	无	<1次/周	1～2次/周	≥3次/周
	e. 近 1 个月，咳嗽或鼾声高	无	<1次/周	1～2次/周	≥3次/周
	f. 近 1 个月，感觉冷	无	<1次/周	1～2次/周	≥3次/周
	g. 近 1 个月，感觉热	无	<1次/周	1～2次/周	≥3次/周
	h. 近 1 个月，做噩梦	无	<1次/周	1～2次/周	≥3次/周
	i. 近 1 个月，疼痛不适	无	<1次/周	1～2次/周	≥3次/周
	j. 近 1 个月，其他影响睡眠的事情	无	<1次/周	1～2次/周	≥3次/周
6	近 1 个月，总的来说，您认为自己的睡眠质量	很好	较好	较差	很差
7	近 1 个月，您用药物催眠的情况	无	<1次/周	1～2次/周	≥3次/周
8	近 1 个月，您常感到困倦吗？	无	<1次/周	1～2次/周	≥3次/周
9	近 1 个月，您做事情的精力不足吗	没有	偶尔有	有时有	经常有

表 38-9　分数统计规则

PSQI 各成分含义及计分方法		
成分	计分方法	得分
A. 睡眠质量	根据条目 6 的应答计分	条目 6 得分
B. 入睡时间	累加条目 2 和 5a 的计分	累加分为 "0" 计 0 分 "1～2" 计 1 分 "3～4" 计 2 分 "5～6" 计 3 分
C. 睡眠时间	根据条目 4 的应答计分	条目 4 得分
D. 睡眠效率	根据条目 1、条目 3 和条目 4 计算睡眠效率 计算方法：睡眠效率＝条目 4（睡眠时间）/床上时间 ×100% 床上时间＝条目 3－条目 1	睡眠效率 >85% 计 0 分 75%～84% 计 1 分 65%～74% 计 2 分 <65% 计 3 分
E. 睡眠障碍	根据条目 5b～5j 的计分	累加分为 "0" 则计 0 分 "1～9" 计 1 分 "10～18" 计 2 分 "19～27" 计 3 分

PSQI各成分含义及计分方法		
成分	计分方法	得分
F．催眠药物	根据条目7的应答计分	条目7得分
G．日间功能障碍	累加条目8和9的得分	若累加分为 "0" 则计0分 "1～2" 计1分 "3～4" 计2分 "5～6" 计3分

PSQI总分＝成分A＋成分B＋成分C＋成分E＋成分F＋成分G

评分标准：PSQI总分范围为0～21分，得分越高，表示睡眠质量越差。

0～5分睡眠质量很好。6～10分睡眠质量还行。11～15分睡眠质量一般。16～21分睡眠质量很差。

第十节　清晨型夜晚型量表

清晨型夜晚型量表（MEQ，表38-10）用于评估"清晨型"和"夜晚型"的昼夜节律类型。

表38-10　清晨型夜晚型量表

1．如果你能够完全自由地计划白天的时间，你希望大约在什么时间起床？

（1）　5分　　早上5点至6点半（05:00～06:30）

（2）　4分　　早上6点半至7点45分（06:30～07:45）

（3）　3分　　早上7点45分至9点45分（07:45～09:45）

（4）　2分　　早上9点45分至11点（09:45～11:00）

（5）　1分　　早上11点至正午12点（11:00～12:00）

2．如果你能够完全自由地计划夜晚，你希望大约在什么时间去睡觉？

（1）　5分　　晚上8点至9点（20:00～21:00）

（2）　4分　　晚上9点至10点15分（21:00～22:15）

（3）　3分　　晚上10点15分至12点半（22:15～00:30）

（4）　2分　　深夜12点半至1点45分（00:30～01:45）

（5）　1分　　深夜1点45分至3点（01:45～03:00）

3．如果你要在早上的某个时刻起床，你会有多么依赖闹钟来唤醒你？

（1）　4分　　完全不依赖

（2）　3分　　略微依赖

（3）　2分　　比较依赖

（4）　1分　　非常依赖

4. 如果环境条件适宜，你在清晨能容易起床吗？（当你没有被突如其来的事情唤醒）

（1） 1分 非常困难

（2） 2分 比较困难

（3） 3分 一般容易

（4） 4分 非常容易

5. 早上起床后的半小时内，你的精神状况？

（1） 1分 完全不精神

（2） 2分 略微精神

（3） 3分 一般精神

（4） 4分 非常精神

6. 在起床后的半小时内，你会感到饥饿吗？

（1） 1分 完全不饥饿

（2） 2分 略微饥饿

（3） 3分 一般饥饿

（4） 4分 非常饥饿

7. 清晨起床的半小时内，你的感觉如何？

（1） 1分 非常疲倦

（2） 2分 略微疲倦

（3） 3分 一般清醒

（4） 4分 非常清醒

8. 如果在第2天你没有任何安排，相比你平时习惯的时间，你会选择何时去睡觉？

（1） 4分 较平时推迟很少或从不推迟

（2） 3分 较平时推迟不到1小时

（3） 2分 较平时推迟1～2小时

（4） 1分 较平时推迟2小时以上

9. 假设你决定要开始做运动，你的朋友建议你应该1周进行两次1小时的运动，而且在早上7～8点（07:00～08:00）为最佳时间。如果只需要考虑你的生活习惯，你认为你会表现得怎么样？

（1） 4分 表现很好

（2） 3分 表现一般

（3） 2分 难以执行

（4） 1分 非常难以执行

10. 在夜晚你大约到什么时候会感到疲倦，需要睡觉？

（1） 5分 晚上8点至9点（20:00～21:00）

（2） 4分 晚上9点至10点15分（21:00～22:15）

（3） 3分 晚上10点15分至12点45分（22:15～00:45）

（4） 2分 深夜12点45分至2点（00:45～02:00）

（5） 1分 深夜2点至3点（02:00～03:00）

11. 假设你希望在一项会令你精神疲倦而且需持续两个小时的测试中取得最佳表现时，如果你能自己计划时间，仅需考虑你的生活习惯，你会选择以下哪段时间考试？
    （1） 6分   早上8点至10点（08:00～10:00）
    （2） 4分   早上11点至下午1点（11:00～13:00）
    （3） 2分   下午3点至下午5点（15:00～17:00）
    （4） 0分   晚上7点至9点（19:00～21:00）

12. 如果要在晚上11点（11:00）去睡觉，你会有多疲劳？
    （1） 0分   完全不疲劳
    （2） 2分   略微疲劳
    （3） 3分   一般疲劳
    （4） 5分   非常疲劳

13. 假设因为某些原因，你比平时推迟几小时去睡觉，但又不需要在第2天早上的特定时间起床，你最可能出现以下哪种情况？
    （1） 4分   按平时的时间起床，而且不会再睡
    （2） 3分   按平时的时间起床，但感到昏昏欲睡
    （3） 2分   按平时的时间起床，然后再睡
    （4） 1分   推迟时间起床

14. 假设因为你因为某些急事要熬夜，而你要在清晨4～6点（04:00～06:00）时候需要保持清醒，第2天你没有任何约会，以下哪种情况最适合你？
    （1） 1分   熬夜结束后才去睡觉
    （2） 2分   熬夜前小睡，结束后再正式睡觉
    （3） 3分   熬夜前睡一觉，结束后小睡
    （4） 4分   只在熬夜前睡一觉

15. 假设你需要进行一项2小时的艰巨体力工作，你可以完全自由地计划时间，仅需考虑你的生活习惯，你会选择以下哪个时段？
    （1） 4分   上午8点至10点（08:00～10:00）
    （2） 3分   上午11点至下午1点（11:00～13:00）
    （3） 2分   下午3点至5点（15:00～17:00）
    （4） 1分   夜晚7点至9点（19:00～21:00）

16. 假设你决定要开始做剧烈的运动，你的朋友建议你应该1周进行两次1小时的运动，而且在晚上10～11点（22:00～23:00）为最佳时间。如果只需要考虑你的生活习惯，你认为你会表现得怎么样？
    （1） 1分   很好的表现
    （2） 2分   还行的表现
    （3） 3分   难以执行
    （4） 4分   非常难以执行

17. 假设你可以选择自己的工作时间，你每天只需工作5小时（包括休息时间），而这项工作非常有趣，酬金会依据你的工作表现，你会选择以下哪个时段呢？
    （1） 5分   早上4点至8点期间开始（04:00～08:00）
    （2） 4分   早上8点至9点期间开始（08:00～09:00）
    （3） 3分   早上9点至下午2点期间开始（09:00～14:00）
    （4） 2分   下午2点至5点期间开始（14:00～17:00）
    （5） 1分   下午5点至凌晨4点期间开始（17:00～04:00）

18. 一天之中以下哪个时段是你状态最佳的时间?

　　（1）　　5分　　早上5点至8点（05:00～08:00）

　　（2）　　4分　　早上8点至10点（08:00～10:00）

　　（3）　　3分　　早上10点至下午5点（10:00～17:00）

　　（4）　　2分　　下午5点至10点（17:00～22:00）

　　（5）　　1分　　晚上10点至凌晨5点（22:00～05:00）

19. 人可分为"清晨型"和"夜晚型"，你认为你自己属于哪一类型?

　　（1）　　6分　　绝对"清晨型"

　　（2）　　4分　　"清晨型"多于"夜晚型"

　　（3）　　2分　　"夜晚型"多于"清晨型"

　　（4）　　0分　　绝对"夜晚型"

评分标准：共19个问题，总分为16～86分。41分以下代表夜晚型，59分以上代表清晨型，42～58分代表中间型。

第十一节　失眠严重程度指数量表

失眠严重程度指数量表（ISI，表38-11）包括7个条目，每个条目0～4分，问题涉及受试者对睡眠质量的主观评价，包括症状的严重程度、对其睡眠模式的满意度，失眠程度对日常功能的影响，受试者意识到失眠对自己的影响以及睡眠障碍所带来的沮丧水平。

表38-11　失眠严重程度指数量表

对下列问题，请您圈出最近两周以来最符合您的睡眠情况的数字

1. 入睡困难	无	轻度	中度	重度	极重度
	0	1	2	3	4
2. 维持睡眠困难	无	轻度	中度	重度	极重度
	0	1	2	3	4
3. 早醒	无	轻度	中度	重度	极重度
	0	1	2	3	4
4. 对您当前睡眠模式的满意度	很满意	满意	一般	不满意	很不满意
	0	1	2	3	4
5. 您认为您的睡眠问题在多大程度上干扰了您的日间功能（例如，日间疲劳、处理工作和日常事务的能力、注意力、记忆力、情结等）	无	轻度	中度	重度	极重度
	0	1	2	3	4
6. 与其他人相比，您的失眠问题对您的生活质量有多大程度的影响或损害	无	轻度	中度	重度	极重度
	0	1	2	3	4

7. 您对自己当前睡眠问题有多大程度的担忧/沮丧	无	轻度	中度	重度	极重度
	0	1	2	3	4
总分					

结果分析：0～7分表示没有临床意义的失眠。8～14分表示亚临床失眠。15～21分表示临床失眠（中度）。22～28分表示临床失眠（重度）。

第十二节 睡眠信度与态度问卷

睡眠信念与态度问卷（DBAS，表38-12）共30个项目，该量表主要用于评价睡眠相关的认知情况，是针对错误睡眠观念的自我评价。包括对失眠造成影响的认识、对失眠的担忧、对睡眠的期待、用药情况。

表38-12　睡眠信念与态度问卷

1. 我需要睡足8小时，白天才能够精力充沛
　　① 　② 　③ 　④ 　⑤

2. 当我一个晚上没有睡到足够的时间，我需要在第2天午睡或打盹，或晚上睡更长的时间
　　① 　② 　③ 　④ 　⑤

3. 因为我年纪正越来越大，我的睡觉时间应减少
　　① 　② 　③ 　④ 　⑤

4. 我担心如果我一或两个晚上没有睡觉，我可能会"精神崩溃"
　　① 　② 　③ 　④ 　⑤

5. 我担心慢性失眠会对我的身体健康产生严重影响
　　① 　② 　③ 　④ 　⑤

6. 如果我睡在床上时间越多，我通常睡觉时间也越多，第2天我的感觉会更好
　　① 　② 　③ 　④ 　⑤

7. 当我入睡困难或晚上睡后醒来再难以入睡时，我应该睡在床上，努力再睡
　　① 　② 　③ 　④ 　⑤

8. 我担心我正失去控制睡觉的能力
　　① 　② 　③ 　④ 　⑤

9. 因为年纪正越来越大，我应该晚上早上床睡觉
　　① 　② 　③ 　④ 　⑤

10. 在经历一个晚上睡觉不好后，我知道这会影响我第2天白天的活动
　　① 　② 　③ 　④ 　⑤

11. 如果服安眠药能睡好觉或不服药则睡不好，为了使整个白天保持警觉和活动良好，我相信我应该服安眠药
　　① 　② 　③ 　④ 　⑤

12. 我整天烦躁、抑郁和焦虑，是因为我在头一晚没有睡好觉

① ② ③ ④ ⑤

13. 与我同睡的人一躺下就睡着，而且整个晚上睡得很好，我也能够做到

① ② ③ ④ ⑤

14. 我觉得失眠主要是因为年纪越来越大的缘故，对这样一个问题没有什么好办法解决

① ② ③ ④ ⑤

15. 我有时害怕在睡眠中死去

① ② ③ ④ ⑤

16. 当我一个晚上睡觉好，我知道第二个晚上会睡不好

① ② ③ ④ ⑤

17. 当我一个晚上睡不好，我知道这会干扰我整个星期的睡眠时间

① ② ③ ④ ⑤

18. 如果没有足够的睡眠时间，第2天我的精力和活动都差

① ② ③ ④ ⑤

19. 我不能够预测晚上我睡得好还是睡得不好

① ② ③ ④ ⑤

20. 我对睡眠被干扰后的负面影响无能为力

① ② ③ ④ ⑤

21. 我整天感到疲劳，无精打采，活动差，原因是我头天晚上没有睡好觉

① ② ③ ④ ⑤

22. 我头脑里整天想着晚上睡觉的问题，经常感到无法控制这种混乱思维

① ② ③ ④ ⑤

23. 虽然我睡眠困难，但我仍然过着一种满意的生活

① ② ③ ④ ⑤

24. 我相信失眠主要是体内化学物质不平衡的结果

① ② ③ ④ ⑤

25. 我感到失眠正在破坏我享受生活乐趣的能力，并使我不能做我想做的事

① ② ③ ④ ⑤

26. 临睡前喝酒是解决睡眠问题的好办法

① ② ③ ④ ⑤

27. 安眠药物是解决睡眠问题的唯一办法

① ② ③ ④ ⑤

28. 我的睡眠越来越差，我不相信有人能够帮助我

① ② ③ ④ ⑤

29. 从外表可以看出我的睡眠不好

① ② ③ ④ ⑤

30. 在睡不好之后，我避免或取消要承担责任的事或工作（包括社会与家庭方面）

① ② ③ ④ ⑤

评分标准：睡眠个人信念和态度量表此表包含30个条目问题，①～⑤分等级评分，除了第23题反向评分外，其他为正向评分。①为非常同意；②为同意；③为一般；④为不同意；⑤为非常不同意；评分越低，说明不合理信念越明显。

● 第十三节　体动记录仪的工作原理 ●

目前的体动记录仪基本都具备从3个方向轴进行记录数据，三轴传感器成为标准配置，三轴传感器能够灵敏地从3个方向记录到轻微的移动。根据记录数据，分析软件通过计算可以分析出能量消耗（energy expenditure）和睡眠相关参数（sleep onset time，SOT）、觉醒时间（wake after sleep onset，WASO）、觉醒次数（awakenings）、睡眠效率（sleep efficiency，SE）等。

体动记录仪如何判断睡眠阶段：睡眠深度一般是以身体活动减少和感觉灵敏度降低作为衡量指标的，不过目前对于睡眠深度的精确测量还是比较困难的。睡眠监测是通过体动记录仪监测人的动作，以系统的计算方式进行累计计算，每2分钟记录1次合计值，与此同时的姿势数据得到记录，通过计算来判断睡眠状态（图38-1）。

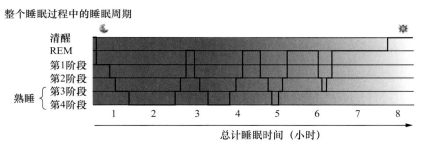

图 38-1　睡眠周期

深度睡眠的时候人的肌肉会松弛，并且肢体不会产生较大的运动，甚至不会动，而浅睡眠的时候，人体会产生一定的轻微运动。智能手环的原理是通过监测手腕的运动状态，在夜间由轻运动模式慢慢地转变到不动，来判断处于熟睡状态，这里就要使用计算引擎了，接着再根据每个人的睡眠周期，判断每个睡眠周期的结束和开始，以此来计算出深度睡眠时间。

● 第十四节　睡眠质量量表 ●

睡眠质量量表（SQS，表38-13）由28个问题组成，评估睡眠质量的几个方面：白天症状、睡后恢复、进入和维持睡眠的问题、醒来困难和睡眠满意度。SQS是一个基于患者自我报告的量表，适用于评估各种患者和人群的睡眠质量。

表38-13　睡眠质量量表

问题	很少（0分）	有时（1分）	经常（2分）	总是（3分）
我入睡困难				
我睡眠深				
我睡眠中会醒来				
我半夜醒来后很难再入睡				
我很容易被噪声唤醒				
我辗转反侧				
我在睡眠中醒来后就再也睡不着了				
我睡醒后觉得神清气爽				
在睡醒后不会再想补觉				
睡眠差让我头疼				
睡眠差让我易怒				
我醒后还想再接着睡				
我睡眠时长足够				
睡眠差让我食欲差				
睡眠差让我无法思考				
睡醒后我觉得精力充沛				
睡眠差让我对工作或其他失去兴趣				
睡醒后我不再感觉乏力				
睡眠差让我在工作上出错				
我对我的睡眠很满意				
睡眠差让我容易忘事				
睡眠差让我在工作时难以集中注意力				
困意干扰我的日常生活				
睡眠差让我对所有事失去欲望				
我有起床困难				
睡眠差让我在工作时容易感到累				
我睡醒后头脑清醒				
睡眠差让我生活很痛苦				

评分标准：量表总分可以在0～84分，分数越高表示睡眠问题越严重。

第十五节　斯坦福嗜睡程度量表

斯坦福嗜睡程度量表（SSS，表38-14）主要用于测定1天中不同时间段的觉醒/嗜睡程度。可对同一患者1天中不同时段的嗜睡程度进行比较。

表 38-14　斯坦福嗜睡程度量表

嗜睡程度	得分
感觉清醒、有活力	1
身体状况、思维能力良好，但没有处在最佳状态；能够集中精力	2
处于放松、清醒状态，但反应能力不是最佳	3
有一点不清醒，情绪不高	4
头脑不清醒、模糊，有点想睡，思维缓慢	5
困倦，努力坚持不睡着，希望躺下	6
无法继续保持清醒，能很快入睡，出现类似做梦的思维活动	7

注：其中1分代表充满活力，清醒和警觉程度最高，7分代表已经不能抵抗困意，马上就能睡着。

（马　丽）

第三十九章　抑郁量表

○ 第一节　抑郁自评量表 ○

抑郁自评量表（SDS，表39-1），该量表共20条题目，其中A：没有或很少时间（过去1周内，出现这类情况的日子不超过1天）；B：小部分时间（过去1周内，有1～2天有过这类情况）；C：相当多时间（过去1周内，3～4天有过这类情况）；D：绝大部分或全部时间（过去1周内，有5～7天有过这类情况）。

表39-1　抑郁自评量表

问题	A. 没有或很少时间	B. 小部分时间	C. 相当多时间	D. 绝大部分或全部时间
1. 我觉得闷闷不乐，情绪低沉				
2. 我觉得一天之中早晨最好				
3. 我一阵阵地哭出来或是想哭				
4. 我晚上睡眠不好				
5. 我吃的和平时一样多				
6. 我与异性接触时和以往一样感到愉快				
7. 我发觉我的体重在下降				
8. 我有便秘的苦恼				
9. 我心跳比平时快				
10. 我无缘无故感到疲乏				
11. 我的头脑和平时一样清楚				
12. 我觉得经常做的事情并没有困难				
13. 我觉得不安而平静不下来				
14. 我对将来抱有希望				
15. 我比平常容易激动				
16. 我觉得做出决定是容易的				
17. 我觉得自己是个有用的人，有人需要我				
18. 我的生活过得很有意思				

问题	A. 没有或很少时间	B. 小部分时间	C. 相当多时间	D. 绝大部分或全部时间
19. 我认为如果我死了别人会生活得更好些				
20. 平常感兴趣的事我仍然照样感兴趣				

评分标准：主要统计指标为总分。把20题的得分相加为粗分，粗分乘以1.25，四舍五入取整数，即得到标准分。按照中国常模结果，SDS标准分的分界值为53分，其中53～62分为轻度抑郁。63～72分为中度抑郁，72分以上为重度抑郁。

◦第二节 贝克抑郁自评量表◦

贝克抑郁自评量表（表39-2）共21组陈述问句，根据您最近2周（包括今天）的感觉，从每1组中选择1条最适合您情况的项目。如果1组中有2条以上适合您，请选择最严重的1条。每组只能选择1个答案。

表39-2 贝克抑郁自评量表

1. 结合您最近1周内的情绪（包括今天）作出符合自己情况的选择？
   A. 我不感到悲伤   B. 我感到悲伤
   C. 我始终悲伤，不能自制   D. 我太悲伤或不愉快，不堪忍受

2. 结合您最近1周内的情绪（包括今天）作出符合自己情况的选择？
   A. 我对将来并不失望   B. 对未来我感到心灰意冷
   C. 我感到全景暗淡   D. 我觉得将来毫无希望，无法改善

3. 结合您最近1周内的情绪（包括今天）作出符合自己情况的选择？
   A. 我没有感到失败   B. 我觉得比一般人失败要多一些
   C. 回首往事，我能看到的是很多次失败   D. 我觉得我是一个完全失败的人

4. 结合您最近1周内的情绪（包括今天）作出符合自己情况的选择？
   A. 我和以前一样，从各种事件中得到乐趣   B. 我不像往常一样从各种事件中得到乐趣
   C. 我不再能从各种事件中得到真正的乐趣   D. 我对一切事情都不满意或感到枯燥无味

5. 结合您最近1周内的情绪（包括今天）作出符合自己情况的选择？
   A. 我没有特别的内疚感   B. 我对自己做过或者该做但没做的许多事感到内疚
   C. 我在大部分时间里觉得内疚   D. 我在任何时候都觉得内疚

6. 结合您最近1周内的情绪（包括今天）作出符合自己情况的选择？
   A. 我没有觉得受到惩罚   B. 我觉得可能受到惩罚
   C. 我预料将受到惩罚   D. 我觉得正受到惩罚

7. 结合您最近1周内的情绪（包括今天）作出符合自己情况的选择？
   A. 我对自己并不失望   B. 我对自己感到失望
   C. 我对自己感到讨厌   D. 我恨我自己

8. 结合您最近1周内的情绪（包括今天）作出符合自己情况的选择？
   A. 与过去相比，我没有更多的责备或批判自己   B. 我比过去责备自己更多
   C. 只要我有过失，我就责备自己   D. 只要发生不好的事情，我就责备自己

9. 结合您最近1周内的情绪（包括今天）作出符合自己情况的选择？
    A. 我没有任何自杀的想法   B. 我有自杀的想法，但我不会去做
    C. 我想自杀   D. 如果有机会我就自杀

10. 结合您最近1周内的情绪（包括今天）作出符合自己情况的选择？
    A. 与过去相比，我哭的次数没有增加   B. 我比过去哭得多
    C. 现在任何小事都会让我哭   D. 我过去能哭，但现在要哭也哭不出来

11. 结合您最近1周内的情绪（包括今天）作出符合自己情况的选择？
    A. 和过去相比，我没有更加容易烦躁   B. 我现在比往常更容易烦躁
    C. 我常常烦躁不安，难以保持安静   D. 我非常烦躁不安，必须不停走动或做事情

12. 结合您最近1周内的情绪（包括今天）作出符合自己情况的选择？
    A. 我对其他人或活动没有失去兴趣   B. 和过去相比，我对别的人或事情兴趣减少了
    C. 我失去了对其他人或事的大部分兴趣   D. 任何事情都很难引起我的星球

13. 结合您最近1周内的情绪（包括今天）作出符合自己情况的选择？
    A. 我作决定和过去一样好   B. 我现在作决定比以前困难
    C. 我作决定比以前困难了很多   D. 我作任何决定都很困难

14. 结合您最近1周内的情绪（包括今天）作出符合自己情况的选择？
    A. 我不觉得自己没有价值   B. 我认为自己不如过去有价值或有用了
    C. 我觉得自己不如别人有价值   D. 我觉得自己毫无价值

15. 结合您最近1周内的情绪（包括今天）作出符合自己情况的选择？
    A. 我和过去一样有精力   B. 我不如从前有精力
    C. 我没有精力做很多事情   D. 我做任何事情都没有足够的精力

16. 结合您最近1周内的情绪（包括今天）作出符合自己情况的选择？
    A. 我睡觉与往常一样好   B. 我睡觉比以前略少，或者略多
    C. 我的睡眠比以前少了很多，或者多了很多   D. 我根本无法睡觉，或我一直想睡觉

17. 结合您最近1周内的情绪（包括今天）作出符合自己情况的选择？
    A. 我并不比过去容易发火   B. 与过去相比，我比较容易发火
    C. 与过去相比，我非常容易发火   D. 我现在随时都很容易发火

18. 结合您最近1周内的情绪（包括今天）作出符合自己情况的选择？
    A. 我没觉得食欲有什么变化   B. 我的食欲比过去略差，或略好
    C. 我的食欲比过去差了很多，或好很多   D. 我完全没有食欲，或总是非常渴望吃东西

19. 结合您最近1周内的情绪（包括今天）作出符合自己情况的选择？
    A. 我和过去一样可以集中精神   B. 我无法像过去一样集中精神
    C. 任何事情都很难让我长时间集中精神   D. 任何事情都无法让我集中精力

20. 结合您最近1周内的情绪（包括今天）作出符合自己情况的选择？
    A. 我没觉得比过去累或乏力
    B. 我比过去更容易累或乏力
    C. 因为太累或者太乏力，许多过去常做的事情不能做了
    D. 因为太累或者太乏力，大多数过去常做的事情都不能做了

21. 结合您最近1周内的情绪（包括今天）作出符合自己情况的选择？
    A. 我没有发现我对性的兴趣最近有什么变化   B. 我对性的兴趣比过去降低了
    C. 现在我对性的兴趣少多了   D. 我对性的兴趣已经完全丧失

评分标准：其中A=0分，B=1分，C=2分，D=3分；各组按所选项前分值相加得到总分。

总分0～4分：你很健康、无抑郁情绪，请继续享受生活的美好。

总分5～13分，你有轻度抑郁情绪，要注意自我心理调控。

总分14～20分，你有中度抑郁情绪，需要寻求专业人士的帮助，包括心理咨询和心理门诊。

总分21～63分，表明存在重度抑郁。

◦ 第三节　汉密尔顿抑郁量表 ◦

汉密顿抑郁量表（Hamilton Depression Scale，HAMD，表39-3、表39-4）由汉密顿于1960年编制，是临床上评定抑郁状态时应用得最为普遍的量表。本量表有17项、21项和24项等3种版本。

表39-3　项目和评分标准

其大部分项目采用0～4分的5级评分法，各级的标准为：

0	无
1	轻度
2	中度
3	重度
4	极重度

表39-4　汉密尔顿抑郁量表

序号	项目	评分标准
1	抑郁情绪	0. 没有。 1. 在询问时诉说。 2. 在交流中主动倾诉。 3. 不用语言也可以从表情、动作、声音或神态中流露出这种情绪。 4. 患者的自发语言和非语言表达（表情、动作、神态）几乎完全表现为这种情绪。
2	有罪感	0. 没有。 1. 责备自己，认为自己连累他人。 2. 认为自己犯了罪，或反复思考以往的过错。 3. 认为疾病是对自己错误的惩罚，或有罪恶妄想。 4. 罪恶妄想伴有指责或威胁性幻想。
3	自杀	0. 没有。 1. 觉得活着没有意义。 2. 希望自己死去，或常思索与死亡有关的事。 3. 有自杀的念头。 4. 有严重自杀行为。
4	入睡困难	0. 入睡无困难。 1. 主诉入睡困难，上床半小时后仍不能入睡（要注意患者平时入睡时间）。 2. 主诉每晚均有入睡困难。
5	睡眠不深	0. 没有。 1. 睡眠浅，多噩梦。 2. 半夜（晚12点钟以前）曾醒来（不包括上厕所）。
6	早醒	1. 有早醒，比平时早醒1小时，但能重新入睡。 2. 早醒后无法重新入睡。
7	工作和兴趣	0. 没有。 1. 在询问时诉说。

序号	项目	评分标准
7	工作和兴趣	2. 直接或间接地表达对活动、工作或学习失去兴趣，并伴随着犹豫、乏力、厌倦，不能坚持或需强迫的情况。 3. 劳动或娱乐不满3小时。 4. 因疾病而停止工作，住院患者不参加任何活动，或不能自主完成日常事务。
8	迟缓	0. 思维和语言正常。 1. 精神检查中发现轻度迟缓。 2. 精神检查中发现明显迟缓。 3. 精神检查进行困难。 4. 完全不能回答问题（呆滞）。
9	激越	0. 未出现异常。 1. 检查时有些心神不定。 2. 明显心神不定或小动作多。 3. 难以静坐，检查中曾站立。 4. 搓手、咬手指、头发、咬嘴唇。
10	精神焦虑	0. 无异常。 1. 在询问时诉说。 2. 主动地表达。 3. 表情和言语间流露出明显的忧虑。 4. 明显的惊恐。
11	躯体性焦虑	0. 没有。 1. 轻度。 2. 中度，有明显的上述症状。 3. 重度，上述症状严重，影响生活或需加处理。 4. 严重影响生活和活动。
12	胃肠道症状	0. 没有 1. 食欲减退，但可自主进食 2. 进食需要他人催促或请求，及需要泻药或助消化药。
13	全身症状	0. 没有。 1. 四肢、背部或颈部有沉重感，背痛、头痛、肌肉疼痛、全身乏力或疲倦。 2. 上述症状明显。
14	性症状	0. 无异常。 1. 轻度。 2. 重度。 不能肯定，或该项对被评者不适合（不计入总分）。
15	疑病	0. 没有。 1. 对身体过分关注。 2. 反复考虑健康问题。 3. 有疑病妄想，并常因疑病而去就诊。 4. 伴幻觉的疑病妄想。
16	体重减轻	按A或B评定 A-按病史评定： 0. 不减轻。 1. 患者自述可能有体重减轻。 2. 明显体重减轻。

序号	项目	评分标准
16	体重减轻	B-按体重记录评定： 0. 一周内体重减轻0.5kg以内。 1. 一周内体重减轻超过0.5kg。 2. 一周内体重减轻超过1kg。
17	病情感知	0. 知晓自身病情，有忧郁的表现。 1. 知晓自身病情，但归因于伙食太差、环境问题、工作劳累、病毒感染或需要休息。 2. 完全否认病情。
18	症状昼夜变化	0. 早晚情绪无区别。 1. 早晨或傍晚情绪轻度加重。 2. 早晨或傍晚严重。
19	人格解体或现实解体	0. 没有。 1. 在询问时诉说。 2. 主动叙述。 3. 有虚无妄想。 4. 伴幻觉的虚无妄想。
20	偏执症状	0. 没有。 1. 有猜疑。 2. 有牵连观念。 3. 有关系妄想或被害妄想。 4. 伴有幻觉的关系妄想或被害妄想。
21	强迫症状	0. 没有。 1. 在询问时诉说。 2. 自发诉说。
22	能力减退感	0. 没有。 1. 在询问时诉说。 2. 患者需主动表示能力减退。 3. 需鼓励、指导和安慰才能完成病房个人事务和卫生。 4. 穿衣、梳洗、进食、铺床或个人卫生均需他人协助。
23	绝望感	0. 没有。 1. 有时怀疑"情况是否会好转"，但解释后能接受。 2. 持续感到"没有希望"，但解释后能接受。 3. 对未来感到灰心、悲观和绝望，解释后不能消除。 4. 自我反复叙述"我的病不会好了"等类似情况。
24	自卑感	0. 没有。 1. 在询问时诉说。 2. 自发诉说。 3. 患者主动诉说：自己一无是处或低人一等。 4. 自卑感达到妄想的程度，如"我是废物"或类似情况。
	总分	

病情越轻，总分越低；病情越重，总分越高。总分超过35分，可能为严重抑郁；超过20分，可以确诊为抑郁症，可能是轻或中等度的抑郁；如小于8分，患者没有抑郁症状。其他结果分析：HAMD可归纳为7类因子结构。

（1）焦虑/躯体化：由精神性焦虑，躯体性焦虑，胃肠道症状，疑病和自知力5项组成。

（2）体重：即体重减轻1项。

（3）认知障碍：由自罪感，自杀，激越，人格解体和现实解体，偏执症状，和强迫症状6项组成。

（4）症状昼夜变化：仅昼夜变化变化1项。

（5）迟缓：由抑郁情绪，工作和兴趣，阻滞和性症状4项组成。

（6）睡眠障碍：由入睡困难，睡眠不深和早醒3项组成。

（7）绝望感：由能力减退感，绝望感和自卑感3项组成。

第四节　患者健康问卷抑郁量表

患者健康问卷抑郁量表（PHQ-9，表39-5）。该量表是由9个条目组成，每个条目答案由4个选项构成，分别为完全不会、好几天、超过1周、几乎每天，分别对应的分值为0分、1分、2分、3分，总分是27分，分数越高代表抑郁的可能性越大。

表39-5　患者健康问卷抑郁量表

序号	在过去的两周内，以下情况烦扰您有多频繁？	评分			
		完全不会	好几天	一半以上的天数	几乎每天
1	做事时提不起劲或没有兴趣	0	1	2	3
2	感到心情低落，沮丧或绝望	0	1	2	3
3	入睡困难，睡不安稳或睡眠过多	0	1	2	3
4	感觉疲倦或没有活力	0	1	2	3
5	食欲不振或吃太多	0	1	2	3
6	觉得自己很糟或觉得自己很失败，或让自己或家人失望	0	1	2	3
7	对事物专注有困难，例如阅读报纸或看电视时	0	1	2	3
8	动作或说话速度缓慢到别人已经察觉？或正好相反，烦躁或坐立不安、动来动去的情况更胜于平常。	0	1	2	3
9	有不如死掉或用某种方式伤害自己的念头	0	1	2	3

分值	结果分析	治疗建议
0～4分	无抑郁	无。
5～9分	轻度抑郁	观察等待，随访时重复PHQ-9。
10～14分	中度抑郁	根据临床诊断制订治疗计划，考虑咨询、随访和（或）药物治疗。
15～19分	中重度抑郁	积极的药物治疗和（或）心理治疗。
20～27分	重度抑郁	立即首先选择药物治疗，若严重损伤或对治疗无效，建议转移至精神疾病专家，进行心理治疗和（或）综合治疗。

第五节　老年抑郁量表

老年抑郁量表（GDS，表39-6）量表共30个条目，每个条目都是一句问话，要求受试者根据自己最近1周最切合的感受回答"是"或"否"。30个条目中10条用反序计分（回答"否"表示抑郁存在），20条用正序计分（回答"是"表示抑郁存在）。

30个条目中每项表示抑郁的回答得1分，得分在0～30分。按不同的研究目的（要求灵敏度还是特异性）用9～14分作为存在抑郁的界限分。一般地讲，得0～10分可视为正常范围，即无抑郁症，11～20分显示轻度抑郁，21～30分为中重度抑郁。

GDS-30中第1、5、7、9、15、19、21、27、29、30题答否表示有抑郁。

表39-6　老年抑郁量表

选择最切合您最近1周的感受。（是，否）
1. 你对生活基本上满意吗？（否）
2. 你是否已放弃了许多活动与兴趣？（是）
3. 你是否觉得生活空虚？（是）
4. 你是否常感到厌倦？（是）
5. 你觉得未来有希望吗？（否）
6. 你是否因为脑子里一些想法摆脱不掉而烦恼？（是）
7. 你是否大部分时间精力充沛？（否）
8. 你是否害怕会有不幸的事落到你头上？（是）
9. 你是否大部分时间感到幸福？（否）
10. 你是否常感到孤立无援？（是）
11. 你是否经常坐立不安，心烦意乱？（是）
12. 你是否希望待在家里而不愿去做些事？（是）
13. 你是否常常担心将来？（是）

	选择最切合您最近1周的感受。(是，否)	
14.	你是否觉得记忆力比以前差？	（是）
15.	你觉得现在活着很惬意吗？	（否）
16.	你是否常感到心情沉重、郁闷？	（是）
17.	你是否觉得像现在这样活着毫无意义？	（是）
18.	你是否总为过去的事忧愁？	（是）
19.	你觉得生活很令人兴奋吗？	（否）
20.	你开始一件新的工作很困难吗？	（是）
21.	你觉得生活充满活力吗？	（否）
22.	你是否觉得你的处境已毫无希望？	（是）
23.	你是否觉得大多数人比你强得多？	（是）
24.	你是否常为些小事伤心？	（是）
25.	你是否常觉得想哭？	（是）
26.	你集中精力有困难吗？	（是）
27.	你早晨起来很快活吗？	（否）
28.	你希望避开聚会吗？	（是）
29.	你做决定很容易吗？	（否）
30.	你的头脑像往常一样清醒吗？	（否）

● 第六节　蒙哥马利抑郁评定量表 ●

蒙哥马利抑郁评定量表（MADRS，表39-7）共10个条目。用于反映抗抑郁治疗的效果及监测患者的病情变化。

表39-7　蒙哥马利抑郁评定量表

序号	题目名称	选项
1	观察到的抑郁：结合您最近1周内的情绪（包括今天）作出符合自己情况的选择。	○无，分数：0。 ○介于上下两种选项之间，分数：1。 ○看起来是悲伤的，但能使之高兴一些，分数：2。 ○介于上下两种选项之间，分数：3。 ○突出的悲伤忧郁，但其情绪仍可受外界环境影响，分数：4。 ○介于上下两种选项之间，分数：5。 ○整天抑郁，极度严重，分数：6。
2	抑郁主诉：结合您最近1周内的情绪（包括今天）作出符合自己情况的选择。	○在日常心境中偶有抑郁，分数：0。 ○介于上下两种选项之间，分数：1。 ○有抑郁或情绪低沉，但可使之愉快些，分数：2。 ○介于上下两种选项之间，分数：3。 ○沉湎于抑郁沮丧心境，但环境可对心境有些影响，分数：4。

序号	题目名称	选项
2	抑郁主诉：结合您最近1周内的情绪（包括今天）作出符合自己情况的选择。	○介于上下两种选项之间，分数：5。 ○持久不断的深度抑郁沮丧，分数：6。
3	内心紧张：结合您最近1周内的情绪（包括今天）作出符合自己情况的选择。	○平静，偶有瞬间的紧张，分数：0。 ○介于上下两种选项之间，分数：1。 ○偶有紧张不安及难以言明的不舒服感，分数：2。 ○介于上下两种选项之间，分数：3。 ○持久的内心紧张，或间歇呈现的恐惧状态，要花费相当努力方能克制，分数：4。 ○介于上下两种选项之间，分数：5。 ○持续的恐惧和苦恼，极度惊恐，分数：6。
4	睡眠减少：结合您最近1周内的情绪（包括今天）作出符合自己情况的选择。	○睡眠如常，分数：0。 ○介于上下两种选项之间，分数：1。 ○轻度入睡困难，或睡眠较浅，或时睡时醒，分数：2。 ○介于上下两种选项之间，分数：3。 ○睡眠减少或睡眠中断2小时以上，分数：4。 ○介于上下两种选项之间，分数：5。 ○每天睡眠总时间不超过2~3小时，分数：6。
5	食欲减退：结合您最近1周内的情绪（包括今天）作出符合自己情况的选择。	○食欲正常或增进，分数：0。 ○介于上下两种选项之间，分数：1。 ○轻度食欲减退，分数：2。 ○介于上下两种选项之间，分数：3。 ○没有食欲，食而无味，分数：4。 ○介于上下两种选项之间，分数：5。 ○不愿进食，需他人帮助，分数：6。
6	注意集中困难：结合您最近1周内的情绪（包括今天）作出符合自己情况的选择。	○无，分数：0。 ○介于上下两种选项之间，分数：1。 ○偶有思想集中困难，分数：2。 ○介于上下两种选项之间，分数：3。 ○思想难以集中，以致干扰阅读或交谈，分数：4。 ○介于上下两种选项之间，分数：5。 ○完全不能集中思想，无法阅读，分数：6。
7	懒散：结合您最近1周内的情绪（包括今天）作出符合自己情况的选择。	○活动运动并不困难，动作不慢，分数：0。 ○介于上下两种选项之间，分数：1。 ○有始动困难，分数：2。 ○介于上下两种选项之间，分数：3。 ○即使简单的日常活动也难以发动，需花很大努力，分数：4。 ○介于上下两种选项之间，分数：5。 ○完全呈懒散状态，无人帮助什么也干不了，分数：6。
8	感受不能：结合您最近1周内的情绪（包括今天）作出符合自己情况的选择。	○对周围人和物的兴趣正常，分数：0。 ○介于上下两种选项之间，分数：1。 ○对日常趣事的享受减退，分数：2。 ○介于上下两种选项之间，分数：3。 ○对周围不感兴趣，对朋友和熟人缺乏感情，分数：4。 ○介于上下两种选项之间，分数：5。

序号	题目名称	选项
8	感受不能：结合您最近1周内的情绪（包括今天）作出符合自己情况的选择。	○呈情感麻木状态，不能体验愤怒，悲痛和愉快，对亲友全无感情，分数：6。
9	悲观思想：结合您最近1周内的情绪（包括今天）作出符合自己情况的选择。	○无，分数：0。 ○介于上下两种选项之间，分数：1。 ○时有时无的失败、自责和自卑感，分数：2。 ○介于上下两种选项之间，分数：3。 ○持久的自责或肯定的但尚近情理的自罪，对前途悲观，分数：4。 ○介于上下两种选项之间，分数：5。 ○自我毁灭。自我悔恨或感罪恶深重的妄想，荒谬绝伦、难以动摇的自我谴责，分数：6。
10	自杀观念：结合您最近1周内的情绪（包括今天）作出符合自己情况的选择。	○无，分数：0。 ○介于上下两种选项之间，分数：1。 ○对生活厌倦，偶有瞬间即逝的自杀念头，分数：2。 ○介于上下两种选项之间，分数：3。 ○感到不如死了的好，常有自杀念头，认为自杀是一种可能自我解决的方法，但尚无切实的自杀计划，分数：4。 ○介于上下两种选项之间，分数：5。 ○已拟适合时机的自杀计划，并积极准备，分数：6。

	分数	结论
1	0～11	无
2	12～21	轻度抑郁
3	22～29	中度抑郁
4	30～34	重度抑郁
5	35～60	极度抑郁

● 第七节　症状自评量表SCL90 ●

症状自评量表SCL90（表39-8）共包括10个因素，90项，分为十大类，每一类反映受检者的一方面情况。

表39-8　症状自评量表SCL90

各因素名称及所包含项目：

1．躯体化　1、4、12、27、40、42、48、49、52、53、56、58共12项。

2．强迫症状　3、9、10、28、38、45、46、51、55、65共10项。

3．人际关系敏感　6、21、34、36、37、41、61、69、73共9项。

4．抑郁　5、14、15、20、22、26、29、30、31、32、54、71、79共13项。

5．焦虑　2、17、23、33、39、57、72、78、80、86共10项。

6．敌对　11、24、63、67、74、81共6项。

各因素名称及所包含项目:

7. 恐怖 13、25、47、50、70、75、82共7项。

8. 偏执 8、18、43、68、76、83共6项。

9. 精神病性 7、16、35、62、77、84、85、87、88、90共10项。

10. 其他 19、44、59、60、64、66、89共7项,主要反映睡眠及饮食情况。

具体的项目

1. 头痛

　　①　②　③　④　⑤

2. 神经过敏,心中不踏实

　　①　②　③　④　⑤

3. 头脑中有不必要的想法或字句盘旋

　　①　②　③　④　⑤

4. 头晕或昏倒

　　①　②　③　④　⑤

5. 对异性的兴趣减退

　　①　②　③　④　⑤

6. 对旁人求全责备

　　①　②　③　④　⑤

7. 感到别人能控制你的思想

　　①　②　③　④　⑤

8. 责怪别人制造麻烦

　　①　②　③　④　⑤

9. 忘记性大

　　①　②　③　④　⑤

10. 担心自己的衣饰不整齐及仪态不端正

　　①　②　③　④　⑤

11. 容易烦恼和激动

　　①　②　③　④　⑤

12. 胸痛

　　①　②　③　④　⑤

13. 害怕空旷的场所或街道

　　①　②　③　④　⑤

14. 感到自己的精力下降,活动减慢

　　①　②　③　④　⑤

15. 想结束自己的生命

　　①　②　③　④　⑤

具体的项目

16. 听到旁人听不到的声音

　① 　② 　③ 　④ 　⑤

17. 肢体发抖

　① 　② 　③ 　④ 　⑤

18. 感到大多数人都不可信任

　① 　② 　③ 　④ 　⑤

19. 胃口不好

　① 　② 　③ 　④ 　⑤

20. 容易哭泣

　① 　② 　③ 　④ 　⑤

21. 同异性相处时感到害羞不自在

　① 　② 　③ 　④ 　⑤

22. 感到受骗，中了圈套或有人想抓您

　① 　② 　③ 　④ 　⑤

23. 无缘无故地突然感到害怕

　① 　② 　③ 　④ 　⑤

24. 自己不能控制地大发脾气

　① 　② 　③ 　④ 　⑤

25. 怕单独出门

　① 　② 　③ 　④ 　⑤

26. 经常责怪自己

　① 　② 　③ 　④ 　⑤

27. 腰痛

　① 　② 　③ 　④ 　⑤

28. 感到难以完成任务

　① 　② 　③ 　④ 　⑤

29. 感到孤独

　① 　② 　③ 　④ 　⑤

30. 感到苦闷

　① 　② 　③ 　④ 　⑤

31. 过分担忧

　① 　② 　③ 　④ 　⑤

32. 对事物不感兴趣

　① 　② 　③ 　④ 　⑤

33. 感到害怕

　① 　② 　③ 　④ 　⑤

具体的项目

34. 我的感情容易受到伤害

①　　②　　③　　④　　⑤

35. 旁人能知道您的私下想法

①　　②　　③　　④　　⑤

36. 感到别人不理解您、不同情您

①　　②　　③　　④　　⑤

37. 感到人们对你不友好，不喜欢你

①　　②　　③　　④　　⑤

38. 做事必须做得很慢以保证做得正确

①　　②　　③　　④　　⑤

39. 心跳得很厉害

①　　②　　③　　④　　⑤

40. 恶心或胃部不舒服

①　　②　　③　　④　　⑤

41. 感到比不上他人

①　　②　　③　　④　　⑤

42. 肌肉酸痛

①　　②　　③　　④　　⑤

43. 感到有人在监视您、谈论您

①　　②　　③　　④　　⑤

44. 难以入睡

①　　②　　③　　④　　⑤

45. 做事必须反复检查

①　　②　　③　　④　　⑤

46. 难以作出决定

①　　②　　③　　④　　⑤

47. 怕乘电车、公共汽车、地铁或火车

①　　②　　③　　④　　⑤

48. 呼吸有困难

①　　②　　③　　④　　⑤

49. 一阵阵发冷或发热

①　　②　　③　　④　　⑤

50. 因为感到害怕而避开某些东西，场合或活动

①　　②　　③　　④　　⑤

51. 脑子变空了

①　　②　　③　　④　　⑤

具体的项目

52. 身体发麻或刺痛

　　① 　② 　③ 　④ 　⑤

53. 喉咙有梗噎感

　　① 　② 　③ 　④ 　⑤

54. 对前途没有希望

　　① 　② 　③ 　④ 　⑤

55. 注意力不能集中

　　① 　② 　③ 　④ 　⑤

56. 感到身体的某一部分软弱无力

　　① 　② 　③ 　④ 　⑤

57. 感到紧张或容易紧张

　　① 　② 　③ 　④ 　⑤

58. 感到手或脚发沉

　　① 　② 　③ 　④ 　⑤

59. 想到有关死亡的事

　　① 　② 　③ 　④ 　⑤

60. 吃得太多

　　① 　② 　③ 　④ 　⑤

61. 当别人看着您或谈论您时，感到不自在

　　① 　② 　③ 　④ 　⑤

62. 有一些不属于您自己的想法

　　① 　② 　③ 　④ 　⑤

63. 有想打人或伤害他人的冲动

　　① 　② 　③ 　④ 　⑤

64. 醒得太早

　　① 　② 　③ 　④ 　⑤

65. 必须反复洗手、清点数目或触摸某些东西

　　① 　② 　③ 　④ 　⑤

66. 睡得不深沉

　　① 　② 　③ 　④ 　⑤

67. 有想摔坏或破坏东西的冲动

　　① 　② 　③ 　④ 　⑤

68. 有一些别人没有的想法或念头

　　① 　② 　③ 　④ 　⑤

69. 对别人感到神经过敏

　　① 　② 　③ 　④ 　⑤

具体的项目

70. 在商店或电影院等人多的地方感到不自在

①　②　③　④　⑤

71. 感到任何事情都很难做

①　②　③　④　⑤

72. 一阵阵恐惧或惊恐

①　②　③　④　⑤

73. 感到在公共场合吃东西很不舒服

①　②　③　④　⑤

74. 经常与人争论

①　②　③　④　⑤

75. 单独一人时神经很紧张

①　②　③　④　⑤

76. 别人对您的成绩没有作出恰当的评价

①　②　③　④　⑤

77. 即使和别人在一起也感到孤单

①　②　③　④　⑤

78. 感到坐立不安、心神不宁

①　②　③　④　⑤

79. 感到自己没有什么价值

①　②　③　④　⑤

80. 感到熟悉的东西变成陌生或不像是真的

①　②　③　④　⑤

81. 大叫或摔东西

①　②　③　④　⑤

82. 害怕会在公共场合昏倒

①　②　③　④　⑤

83. 感到别人想占您的便宜

①　②　③　④　⑤

84. 为一些有关"性"的想法而很苦恼

①　②　③　④　⑤

85. 认为因为自己的过错应该受到惩罚

①　②　③　④　⑤

86. 感到要赶快把事情做完

①　②　③　④　⑤

87. 感到自己的身体有严重问题

①　②　③　④　⑤

具体的项目
88. 从未感到和其他人很亲近
① ② ③ ④ ⑤
89. 感到自己有罪
① ② ③ ④ ⑤
90. 感到自己的脑子有毛病
① ② ③ ④ ⑤

评定方法：它的每一个项目均采取①到⑤级评分，①代表自己并无该项问题，定为1分；②代表自觉有该项问题，但发生的并不频繁、严重，定为2分；③代表自觉有该项症状，其严重程度为轻到中度，定义为3分；④代表自觉有该项症状，其程度为中到严重，定义为4分；⑤代表自觉该症状的频度和强度都十分严重，定义为5分。总分即为90个项目的得分总和。总分160分为临床界限，超过160分说明测试人可能存在着某种心理障碍。并且，任一题目得分超过2分为阳性，说明可能存在着该因素所代表的心理障碍。每一种心理问题的阳性因素个数大于2，则说明在该种心理问题上存在问题。

◦ 第八节　9项患者健康问卷 ◦

9项患者健康问卷（Patient Health Questionnaire-9 items，PHQ-9）由美国精神病学会（American Psychiatric Association，APA）出版的《精神障碍诊断统计手册》第5版（Diagnostic and Statistical Manual of Mental Disorders，DSM-V）推荐的量化评估标准（发布于2013年5月），中华医学会精神科分会于2015年6月8日向全国推荐。

量表内容简单，可操作性强，经国内外研究验证具有良好的信度和效度，可用于基层社区人群及特定人群的筛查，协助医生快速筛查抑郁患者，并且监测其病情变化。本量表为自评量表，使用方便，因而被广泛推荐。该量表评定的时间范围是最近2周，用于治疗前后病情变化监测时可另作规定。除了9项的PHQ-9外，还有8项和2项的版本（PHQ-8，PHQ-2）。其中PQH-8是PQH-9的1～8项，PQH-2是PQH-9的1～2项。

一、项目和评定标准

本量表共10项。包括9项症状量表和1项功能总评。症状量表分别评定：①兴趣减退。②情绪低落。③睡眠障碍。④疲劳感。⑤进食障碍。⑥自卑感。⑦注意集中困难。⑧精神运动迟缓。⑨自杀症状。第10项为功能总评。

二、PHQ-9量表内容（表39-9）

表39-9　PHQ-9量表

指导语：根据过去两周的状况，请您回答你生活中以下症状出现的频率，并在您选择的数字上打√，相应的数字总合加起来				
题目	完全不会	好几天	一半以上的天数	几乎每天
1．做事时提不起劲或没兴趣	0	1	2	3
2．感到心情低落、沮丧或绝望	0	1	2	3
3．入睡困难、睡不安稳或睡眠过多	0	1	2	3
4．感觉疲倦或没有活力	0	1	2	3
5．食欲不振或吃太多	0	1	2	3
6．感觉自己很糟，或觉得自己很失败，或让自己或家人失望	0	1	2	3
7．对事物专注有困难，例如阅读报纸或看电视时不能集中注意力	0	1	2	3
8．动作或说话速度缓慢到别人已经察觉；或正好相反，烦躁或坐立不安	0	1	2	3
9．有不如死掉或用某总方式伤害自己的念头	0	1	2	3
总分				
10．功能评价 上述问题在您工作、处理家务，或与他人相处造成多大的困难？ 0．没有影响 1．有点困难 2．非常困难 3．极度困难				

三、评定注意事项

1．本量表为自评。在测试前，一定要让被试了解评定目的和方法；然后，请被试仔细阅读每一条文字内容，搞清楚后独立填写。如果被试不能阅读，可由检验者念给他听。

2．临床医师要仔细检查被试的自填表格，如发现有漏圈或多圈的条目，要让被试补填或改正。

3．一般评定的时间范围是最近2周。如有特殊需要，可另作规定。

4．如果选用PHQ-8，则不问第9项自杀。如果采用PHQ-2，则只问第1项兴趣丧失和第2项情绪低落。

四、统计指标和结果分析

1. 本量表的主要统计指标为总分，即1~9各条目分的总和。PHQ-9的总分范围为0~27。

2. PHQ-9的总分，可以用来评估抑郁症状的严重程度：0~4分无抑郁症状，5~9分为轻度，10~14分为中度，15分以上为重度。

PHQ-9也可用来作抑郁症的辅助诊断，以总分≥10分为可能是抑郁症的分界值。

3. 上述指标，同样适用于PHQ-8，PHQ-8总分≥10分者，认为有抑郁症状[1]。

4. 如果PHQ-2，分界值为≥3分认为有抑郁症[2]。

五、应用评价

1. PHQ-9信效度良好有一份meta分析的报告[3]，样本总量近18 000例，内部一致性α为0.86~0.89，重测信度为0.83~0.84；与医师应用初级保健精神障碍（PRI ME-MD）量表诊断是否为抑郁症的结果比较，敏感性0.77~0.88，特异性为0.92~6.94；与HAMD - 17检查量表的相关性为0.84。国内卞崔冬等[4]，在600例综合医院内、外、妇科门诊病例中的测试结果为：内部一致性系数α为0.89，重测信度0.95，HAMD评定的平行效度为0.81。其中，94例进行了SCID诊断检查[5]，诊断抑郁症的敏感性为0.91，特异度为0.97，诊断符合程度Kappa值为0.88。

2. PHQ-2用以筛查是否抑郁症状群的效度也相当好，分界值为≥3时，敏感性0.83，特异性0.92[6]。

3. PHQ-2和PHQ-9，主要用于抑郁症的筛查，筛查阳性者应作进一步的临床诊断。

4. PHQ-9，可以用作临床诊断为抑郁症患者的结果评定。如果以总分减少5分以上作为有效，与以HAMD总分降低50%以上的通用标准比较，结果相近[7-8]。

5. 本量表简便易行，已广泛用于基层保健的内科、妇科，也在神经疾病患者、产褥期妇女、护理院的老人等不同特殊群体中应用，均取得满意结果。英国公民医疗项目——国家健康服务（NHS），便将本量表定为基层保健抑郁症诊疗的标准项目。美国政府资助的若干大型健康或卫生服务调查项目，如全国健康和营养调查、全国酒和相关物质流行病学调查等，均将PHQ-9纳入作为工具之一。[9]

（杨春斌）

第四十章 面神经功能评估量表

根据面神经麻痹程度，将面神经功能区分为不同的等级或评分，从而准确地评估面神经损伤程度或功能状况。主要有House-Brackmann分级和Sunnybrook评分（表40-1、表40-2）。

表40-1　House-Brackmann分级

损伤程度	级别	总体	静态	运动
正常	I	面部各区功能正常		
轻度功能异常	II	仔细检查才可看到的轻度面肌无力	双侧基本对称	抬眉：中等度至正常功能。 闭眼：轻微用力即可完全闭合。 口角：轻度不对称。
中度功能异常	III	明显面瘫但不影响两侧对称，可见到不严重的联动、挛缩和（或半面痉挛）	双侧基本对称	抬眉：有轻至重度的运动。 闭眼：需要用力才能完全闭合。 口角：用力后患侧轻度无力。
中等重度功能异常	IV	明显的面肌无力和（或）不对称的面部变形（严重联动）	两侧基本对称	抬眉：不能抬眉。 闭眼：眼睑闭合不全。 口角：用力仍患侧无力，两侧明显不对称。
重度功能异常	V	仅存轻度的眼和口角运动	明显不对称。	抬眉：不能抬眉。 闭眼：眼睑闭合不全。 口角：仅存轻度的口角运动。
完全麻痹	VI	患侧面肌无运动		

表40-2　Sunnybrook评分

静态时与健侧比较（每项评分只能选择1种）		得分
眼（睑裂）	正常	0
	缩窄	1
	增宽	1
	做过眼睑整形手术	1
颊（鼻唇沟）	正常	0
	消失	2
	不明显	1
	过于明显	1

静态时与健侧比较（每项评分只能选择1种）		得分
嘴	正常	0
	口角下垂	1
	口角上提	1

静态分＝总分×5					
标准表情	无运动（完全不对称）	轻度运动	有运动但有错乱的表情	运动接近对称	运动完全对称
抬额	1	2	3	4	5
轻轻闭眼	1	2	3	4	5
张嘴微笑	1	2	3	4	5
耸鼻	1	2	3	4	5
唇吸吮	1	2	3	4	5

随意运动分＝总分×4				
联动分级				
标准表情	没有联动	轻度联动	明显联动但无毁容	严重的毁容性联动
抬额	0	1	2	3
轻轻闭眼	0	1	2	3
张嘴微笑	0	1	2	3
耸鼻	0	1	2	3
唇吸吮	0	1	2	3

联动分＝总分
最后得分＝随意运动分－静态分－联动分
评价人

　　最后得分＝随意运动分－静态分－联动分；Sunnybrook（多伦多）面神经评定系统得分在0～100分，分值越高，表示面神经功能越好。

第四十一章 过敏性鼻炎相关评分

1. 鼻部症状总分（表41-1）

表41-1 鼻部症状

评分等级	流鼻涕____分	鼻痒____分	鼻塞____分	打喷嚏____分
0分	无症状			
1分	轻度症状（症状轻微，易于忍受）			
2分	中度症状（症状较明显，令人厌烦，但可以忍）			
3分	较重度症状（症状明显；影响日常生活或睡眠；无法忍受）			
4分	非常重度症状（症状十分明显；严重影响日常生活或睡眠；完全无法忍受）			

2. 过敏性鼻炎鼻伴随症状评价表（Total non nasal symptom score，TNNSS，表41-2）

表41-2 TNNSS

	0＝无	1＝有
鼻涕从咽部流过		
流泪		
鼻或眼瘙痒		
鼻或口腔上颌疼痛		
头痛		

3. 变态反应性鼻炎患者生存质量调查问卷（表41-3）

表41-3 变态反应性鼻炎患者生存质量调查问卷

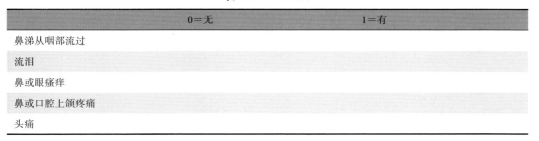

填写日期：　　　年　　月　　日

调查者姓名：　　性别：男　女　年龄：　　岁　　　职业：

电话号码：

家庭住址：

就您所知：

1. 您是否对某些物质过敏？若是，请指出过敏物：

2. 您家里人或亲戚有过敏性疾病的病史吗？

活动

我们希望你能回想一下你的鼻/眼睛症状对你生活所造成困扰的情形，我们想了解您所做的哪些事但又受到你的鼻/眼睛症状限制。你所受的限制是指你比平时更少做，或者做得不好，或者没有平时那么有趣。这些活动应该是你经常要做的，或者对你的日常生活是重要的，并且在整个研究过程中你会经常地去做。以下是一些由于鼻/眼睛症状限制的活动列表，我们希望能有助于你找出你在过去的7天里因为你的鼻/眼睛症状而受到限制的3个主要活动。

1. 骑自行车　　　2. 阅读　　　　　3. 购物
4. 做家庭维修　　5. 做家务活　　　6. 进出空调房间
7. 看电视　　　　8. 运动或锻炼　　9. 晨练
10. 使用电脑　　　11. 乒乓球　　　　12. 与宠物玩耍
13. 与儿女们或孙子们玩耍　14. 参加团体式体育运动　15. 驾驶
16. 唱歌　　　　　17. 进行正常的社交活动　18. 性生活
19. 羽毛球　　　　20. 聊天　　　　　21. 吃东西
22. 使用吸尘器　　23. 拜访朋友或亲戚　24. 外出散步
25. 带孩子上下学　26. 户外活动　　　27. 工作
28. 坐在户外　　　29. 带孩子上公园　30. 置身于吸烟环境

	没有困扰0	几乎没有困扰1	有些困扰2	中等程度困扰3	十分困扰4	很困扰5	极度困扰6
1.	☐	☐	☐	☐	☐	☐	☐
2.	☐	☐	☐	☐	☐	☐	☐
3.	☐	☐	☐	☐	☐	☐	☐

睡眠
在过去的7天里，你在多大程度上因你的鼻/眼睛症状而被以下睡眠问题所困扰？

4. 入睡困难	☐	☐	☐	☐	☐	☐	☐
5. 夜间醒来	☐	☐	☐	☐	☐	☐	☐
6. 夜间睡眠欠佳	☐	☐	☐	☐	☐	☐	☐

非鼻/眼症状
在过去的7天里，你在多大程度上因你的鼻/眼睛症状而被以下问题所困扰？

7. 精力不足	☐	☐	☐	☐	☐	☐	☐
8. 口渴	☐	☐	☐	☐	☐	☐	☐
9. 工作能力下降	☐	☐	☐	☐	☐	☐	☐
10. 疲倦	☐	☐	☐	☐	☐	☐	☐
11. 注意力难以集中	☐	☐	☐	☐	☐	☐	☐
12. 头痛	☐	☐	☐	☐	☐	☐	☐
13. 疲惫不堪	☐	☐	☐	☐	☐	☐	☐

实际问题
在过去的7天里，你在多大程度上因你的鼻/眼症状而被以下问题所困扰？

14. 因为不得不带纸巾或手帕而感到不便	☐	☐	☐	☐	☐	☐	☐
15. 需要揉擦鼻眼	☐	☐	☐	☐	☐	☐	☐
16. 需要反复地擤鼻涕	☐	☐	☐	☐	☐	☐	☐

鼻部症状
在过去的7天里，你在多大程度上被下列症状所困扰？

	没有困扰 0	几乎没有困扰 1	有些困扰 2	中等程度困扰 3	十分困扰 4	很困扰 5	极度困扰 6
17. 鼻不通气 / 鼻塞	☐	☐	☐	☐	☐	☐	☐
18. 流鼻水	☐	☐	☐	☐	☐	☐	☐
19. 打喷嚏	☐	☐	☐	☐	☐	☐	☐
20. 鼻涕倒流至咽喉	☐	☐	☐	☐	☐	☐	☐
眼部症状 在过去的 7 天里，你在多大程度上被下列症状所困扰？							
21. 眼痒	☐	☐	☐	☐	☐	☐	☐
22. 流泪	☐	☐	☐	☐	☐	☐	☐
23. 眼痛	☐	☐	☐	☐	☐	☐	☐
24. 眼肿	☐	☐	☐	☐	☐	☐	☐
情感 在过去的 7 天里，你有多少时候由于你的鼻 / 眼症状受到以下情感问题所困扰？							
25. 沮丧	☐	☐	☐	☐	☐	☐	☐
26. 内心不耐烦或不安宁	☐	☐	☐	☐	☐	☐	☐
27. 易恼怒	☐	☐	☐	☐	☐	☐	☐
28. 因症状而感到难堪	☐	☐	☐	☐	☐	☐	☐

第九篇

进修生感言

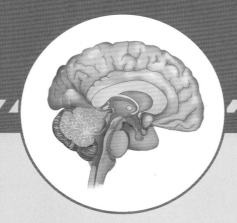

　　截至2024年5月，麻醉创新诊疗论坛已经举办8期，在山东第二医科大学（潍坊医学院）附属医院常年招收进修医师。这些进修医师来自全国各地，从祖国大西北到东部沿海，从四川盆地到首都北京。这些进修医师在学习结束后收获颇丰，在离开风筝之都——潍坊之际感触颇多，留下了这些感人的故事。

第四十二章 进修生感言

◦ 风筝不断线，赴潍医附院学习归来有感 ◦

任国强

时间过得很快，自潍坊医学院附属医院跟随安建雄教授学习结束，回到省精神卫生中心已经两个多月了。这两个月忙忙碌碌，诊疗科目、制度、规范、设备从无到有，终于完成了省卫健委的评审，也有了从医16年来的第一个门诊，到现在才有时间回顾一下在潍坊的学习经历（图42-1）。

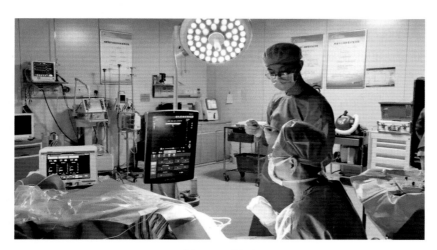

图42-1　学习

其实，运用麻醉治疗的想法由来已久。当年硕士论文答辩时省中医苏帆教授建议我开展麻醉治疗精神疾病的研究，但一直苦于没有思路，直到见到安建雄教授才有了思路。安建雄教授是中国医师协会神经调控专委会电休克与神经刺激学组发起人和组长，也是国际电休克与神经刺激协会中国分会创始会长。我很早就听过安建雄教授讲课，也一直在关注安建雄教授的工作，对安建雄教授原创的多模式睡眠和快速抗抑郁疗法非常感兴趣。经过申请，安建雄教授也对我这个短期学员开了绿灯。

盛夏时节，我回到潍坊，选择了住在校园，当年读书的地方。骑一辆单车沿着当年走过的路绕了一大圈，吃了朝天锅、肉火烧、卷饼、和乐、芥末鸡，见到了舍友、同学、当年的老师，当然也见到了安建雄教授（图42-2）。

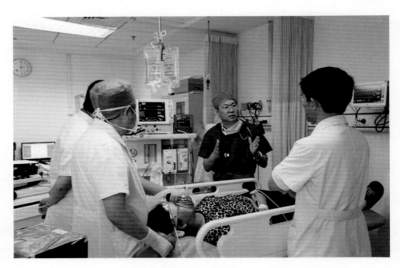

图42-2　交流

初见时，安建雄教授正在诊室问诊，一位患者治疗结束准备出院，表示对治疗很满意。临行时，安建雄教授送给患者一个精致的风筝，告诉他风筝不断线，这让我感到很新奇、也很温暖。安教授的诊室很有特色，墙上挂着全国人大常委会副委员长的题词"君子风德"，另一面墙上是华西医院刘进教授写给安教授的"提出一个新概念，建立一套新方法，开辟一个新领域"。一个新方法就是一个突破，我在附院至少看到了三种新方法：多模式睡眠、艾司氯胺酮快速抗抑郁、高频电压脉冲+三氧治疗。

学习的第1周，患者中带状疱疹痛居多，俗称缠腰龙，潍坊叫作缠腰丹。第1天跟门诊，有位东营的患者慕名而来。当我走进手术室时（图42-3），感觉这里确实和别的地方不一样。以前疼痛科多是射频+激素治疗，这种方法对神经的损伤比较大，安教授治疗带状疱疹采用影像引导下高电压脉冲神经调控加三氧治疗，形象地称为"导弹+霰弹，两弹一调控"，主要是神经修复。带状疱疹痛患者，很多都是疑难病例，有九十多岁的老人，有疼痛、麻木一两年的患者，带状疱疹痛的时间越久治疗就越困难，被称为不死的癌症。安教授说，在美国病程超过一年基本就不治疗了，因为效果不明显，但我在潍坊见到几个病程特别长的患者，治疗1次后疼痛、烧灼感就缓解了大半，麻木感也有减轻，不死的癌症有了克星。也很佩服王若国、李永祥两位医师，超声、疼痛治疗都特别棒，羡慕他们可以跟随安教授这样的医学科学家工作学习。

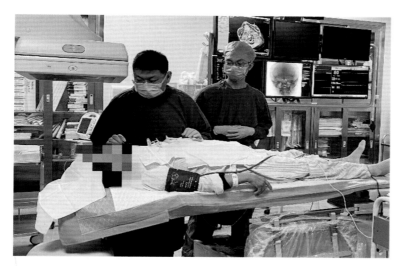

图 42-3　跟诊

　　学习的第 2 周，有几位失眠患者来医院就诊。每个失眠患者都有漫漫的长夜，都有厚厚的病历，都有经历：一大把药片，安定、阿普唑仑、劳拉西泮、氯硝西泮、奥沙西泮、黛力新、曲唑酮、喹硫平，一片，一片，又一片，塞入口中都不见"效果"。有位七十多岁的老年患者，从黑龙江孤身前来，安建雄教授问他自己来不害怕吗？老人说相信大学附属医院的医疗水平。他看起来很乐观，其实求医经历很坎坷。为了能睡个好觉，曾自己开车从黑龙江到海南去治疗，现在慕名来到潍坊，一个山东腹地的城市，开始他治疗的"新旅程"。老人住院后的第 2 天下午，王若国、李永祥、罗兵带我去了电生理检查室，在多导睡眠监测下进行睡眠滴定。来潍坊之前，我看过安建雄教授的文章，有关睡眠滴定和居家治疗两个步骤还不太明白，现在终于可以看一下是怎么操作了。然而事实与我想的有点不一样，没有特别高端的设备，也没有惊心动魄，一切很顺利地完成了。当晚给老人实施自控睡眠，第 2 天一早去了解效果：老人睡着了，同病室的另一个患者反而没睡好，因为老人打呼噜！

　　虽然创业初始条件有限，但安教授还是联系病房主任、护士长开设了无鼾病房，这就是山东省第一个无鼾病房的由来。

　　睡眠障碍往往会导致精神心理疾病，精神心理疾病也往往伴发睡眠障碍，尤其是焦虑、抑郁，这也是我（一个精神专科医院麻醉医师）来此学习睡眠的动力。如果能通过治疗失眠来缓解焦虑、抑郁，或者麻醉技术能够直接治疗精神疾病，那就大有可为了！安建雄教授在潍坊成立了全球第一个快速抗抑郁治疗中心，建立了潍坊医学院自杀干预中心，创造性地将快速抗抑郁和睡眠调控技术相结合，已经挽救了全国各地很多抑郁、有自杀倾向患者，也为麻醉治疗抑郁闯出了一条新路。

　　在潍坊时，快速抗抑郁也是我重点学习的一个内容，每次有快速抗抑郁治疗都会全程学习，及时了解患者的感受，同时对比电休克治疗的效果。艾司氯胺酮起效很快，有的注射结束就有效果，与电休克相比，患者更容易接受，也更容易在门诊实施。注射中患者没有任何的欣快感，最大的感受是有一点微醺的感觉，当初对于成瘾的担忧也就烟消云散（图42-4）。

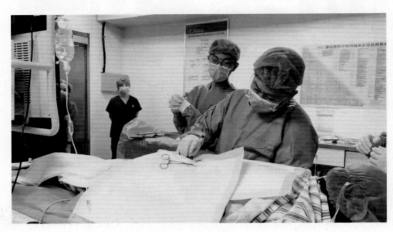

图42-4 操作

三氧治疗是此次学习的一个意外收获，原来见过三氧治疗椎间盘突出症，但直肠三氧灌注、三氧水的神奇疗效还是首次见到。几位接受直肠三氧灌注治疗的患者感觉效果都很好。有位女患者说治疗后不仅睡眠改善了，皮肤也变好了，色素沉着也变淡了。三氧治疗作为多模式睡眠的一部分，不仅改善了睡眠，增强了免疫力，还可以解决一部分患者的疼痛问题。

这段时间，我也在思考以后如何在精神专科医院开展多模式睡眠治疗以及其他麻醉治疗。对于多模式睡眠，面临的环境、人群都有很大不同。精神专科医院不仅在门诊有很多失眠患者，在病房也有大量的顽固性失眠人群。我在单位群里转发了两篇安建雄教授的文章，有的主任、医师很感兴趣。我去诊治了几位患者，有无睡眠感，有脑外伤后夜间谵妄，有精神分裂症睡眠不佳，下一步可以尝试通过多模式睡眠治疗的方式进行治疗。

路漫漫，道且长，回头望，潍坊依然亲切。非常感谢安建雄教授，孙银贵副院长，当年的老师黄科昌教授、王德伟副主任，麻醉科、疼痛科的各位老师，王若国、李永祥两位师弟，还有我的舍友、同学。

风筝不断线，有线牵着，希望有机会再回潍坊！

任国强　医学硕士

山东省精神卫生中心主治医师，麻醉科主任。

中国睡眠研究会麻醉与疼痛专业委员会常务委员，山东省伦理学会神经调控分会常委，山东省疼痛医学会心身专业委员会委员。

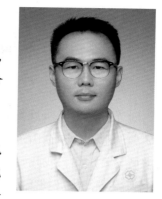

发表核心期刊发表论文数篇，参编论著两部。

擅长顽固性失眠治疗、安眠药物成瘾戒断，电休克治疗（MECT），磁休克治疗（MST），曾在多家大型医院进修培训，有丰富的临床经验。实施了数万例MECT，开展了世界第1例在精神专科医院实施的麻醉技术治疗睡眠。

2022年8月在潍坊医学院麻醉创新诊疗研究院＆附属医院疼痛与睡眠医学中心学习。

第四十二章　进修生感言

鸢都——"梦"开始的地方

丁永红

时光飞逝，转眼间离开潍坊一个月了。潍坊，自古有"南苏州、北潍县"之称，这么美的地方，同在山东，我却是第一次去。经申请，安建雄教授接收了我这个短期的学员，就这样，我开始了潍坊医学院附属医院学习之旅。

到潍坊，华灯初上，安顿好，已是晚上。我抬头望着繁星点点的天空，那闪烁的星光如同我梦想的蓝图（图42-5），相信潍坊将是我梦开始的地方，我也会在这里茁壮成长。第2天，是安建雄教授门诊，初见时，安建雄教授正在诊室问诊，这是一位带状疱疹后神经痛的患者，带状疱疹的部位主要集中在枕部和颈部，异常剧烈的疼痛让他寝食难安。发病以来，家属只要听说有哪个医师能治疗这个病，便立刻带他前往，但每次都失望而归，这次也是抱着试试看的心态找到安教授。安建雄教授从抽屉里拿出一张便签，用笔很形象地把背根神经节结画了出来，然后不厌其烦地向患者解释疱疹后引起疼痛的原因，以及如何应用"两弹一调控"进行治疗。

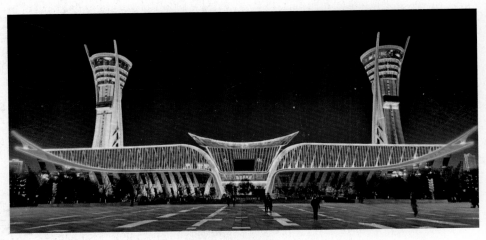

图42-5 潍坊夜景

看到这一幕，我本来有些忐忑的心情，随着安建雄教授细致的讲解，渐渐平复（图42-6）。安教授说"患者把命交给我们是天大的信任，花点时间画图科普，患者了解病情了，放心了，病也就好治了"。听到这句话我被深深地触动了，将患者放在心上，正是角色的一种转变，把患者当亲人，全心为患者着想，正是我们行医人的追求。在王若国和李永祥两位主治医师的协助下，安建雄教授亲自为患者实施了"两弹一调控"，也就是在超声引导下，将生物活性氧（医用三氧）精确包围带状疱疹病毒

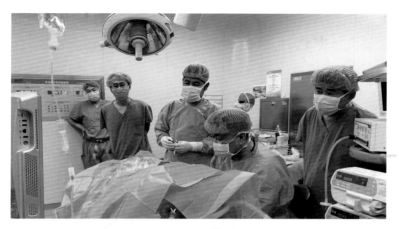

图 42-6　带教

的温床背根神经节，不仅可以抑制病毒，同时还能修复损伤的神经；继而再用最先进的高电压脉冲神经调控技术对神经根进行刺激（图42-7）。"两弹一调控"是安建雄团队经过多年研究总结的创新疗法，改变了长期以来激素注射和神经损毁的传统疗法，仅单次"两弹一调控"，患者的疼痛就降为轻度，即可以忍受，不影响一般生活和睡眠，在安建雄教授团队精心照料下，患者露出了久违的笑容，经过1周的综合调理，顺利痊愈出院。

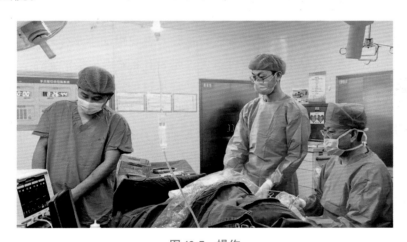

图 42-7　操作

　　本次学习的主要任务是睡眠障碍患者的诊治，据安建雄教授介绍："睡眠障碍是当今世界上发病率最高，也是最令人痛苦的病症之一，擅长让人睡觉的麻醉医师也应该战斗在抗失眠的第一线"。有一些外地的失眠患者慕名前来医院就诊，安建雄教授说"每个患者都有一把心酸药，能让患者停药的人最美"。印象最深刻的是位从德州市慕名而来31岁的女硕士，因学业工作压力大导致抑郁、失眠已8年之久，日常生活无兴趣，不愿从事任何工作，严重影响生活质量，无奈之下，四处奔波，求医问药。

去过多家医院，吃过各式各样的药物，试了或真或假的偏方秘方，用了千奇百怪的治疗方式，钱一点儿没少花，失眠是一点儿没解决，为了能睡个好觉，慕名来到潍坊（图42-8）。

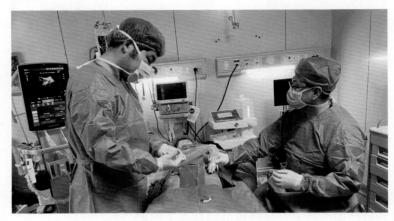

图42-8 交流

患者住院后的第2天下午，我跟随李永祥、王若国、罗兵老师去了电生理检查室，在多导睡眠监测下进行了睡眠滴定，没有我想象的惊心动魄，一切都是那么的顺理成章。在这里要特别感谢电生理检查室的老师们，对于我这样一个从业十几年的麻醉医师，转做睡眠、疼痛的"小白"，他们没有嫌弃我的无知，不厌其烦地教我怎么辨认纺锤波、K复合波以及进入深度睡眠的波形。当晚跟随李永祥老师去病房给患者实施了自控睡眠，第2天一早查房，患者说这是8年来睡得最美的觉了，脸上流露出了激动的神情。是啊，睡个好觉这个看似再平常不过的事情，却是有些患者终其一生的梦想。在得到患者反馈后，李永祥老师更是毫无保留地讲解了失眠认知行为疗法以及病人自控睡眠的注意事项，患者不仅认真聆听，并且再三感谢李医师的负责体贴，这一幕医学仿佛有了温度，这是从一颗心到另一颗心的温度。医患之间，互相珍惜，互相给予，医学才是温暖的。有时是去治愈，有时是去帮助，有时是一句语重心长的嘱咐（图42-9，图42-10）。

长期失眠不仅会降低患者的生活质量、影响社会功能，还会引发一系列躯体和精神疾病。失眠和抑郁是密切相关的，失眠和抑郁可单独发生，也可同时出现，互为因果。临床上往往很难判断失眠与抑郁之间的因果关系，只要失眠和抑郁的症状严重到具有主观痛苦并影响社会功能，均应给予积极的临床干预。这位女患者晨起会感觉全身乏力、头痛头晕、后背疼痛，有时伴有干呕等症状，针对此患者一系列抑郁导致的躯体症状，我们给予患者快速抗抑郁治疗，效果显著，抗抑郁治疗后第2天，患者的精神状态明显好转，后背疼痛明显缓解，经过7天的治疗后，患者睡眠质量、精神状况得到明显改善，令患者感到高兴的是，睡觉的时候开始出现了梦境并且有了想要出

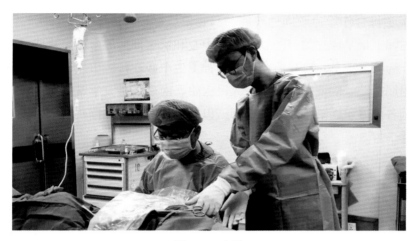

图42-9　专注

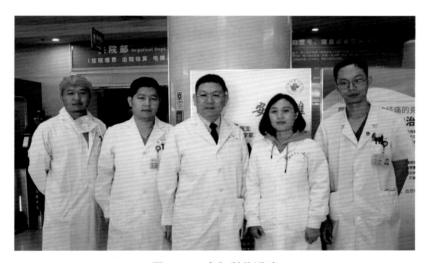

图42-10　参加科普活动

去运动的意愿，睡眠监测仪器也显示患者开始恢复比例合理的浅睡眠、深睡眠和快动眼睡眠。看到患者的好转，我由衷地为她恢复健康睡眠感到高兴。

　　三氧治疗是我的一个意外收获，在潍医附院更是亲身体验了三氧水的神奇魅力，一次性解决了困扰我多年的肩胛下疼痛，王若国老师在超声引导下注射三氧水进行菱形肌松解和疼痛部位注射，当晚我就感觉疼痛减轻了许多，次日疼痛完全消失。很多患者都在求医的路上遍寻不遇，愿每个遇到安建雄团队，身心疼痛都能疗愈。此次鸢都之行，不仅学习了新知识、新理念，更是通过学习治愈了自己的失眠顽症，失眠好几年的我，深知失眠的痛苦与烦恼，去潍坊之前每晚入睡必服安眠药，跟随安建雄教授团队学习失眠认知行为疗法后，意识到自己失眠是很多不良睡眠卫生习惯所导致，积极调整后，停掉安眠药，并且达到可以秒睡的境界。

　　据悉，潍坊医学院附属医院麻醉、疼痛与睡眠中心是以麻醉学原理和技术为基础，通过多学科合作诊治顽固性疼痛和药物依赖型慢性失眠等疑难病的创新医疗团队，也是国际上最早成立的麻醉创新诊疗中心和快速抗抑郁中心。从成立之日起就将人才培养作为第一要务。已接收山东省精神卫生中心、聊城市人民医院、湖南中医药大学第一附属医院、陕西汉中市第一人民医院、南京医科大学常州医学中心（常州二院）等全国各地三甲医院的高年资医师，以及潍坊医学院在读研究生、规培住院医师等来院进修学习。

丁永红　医学博士

山东省聊城市人民医院主治医师。

发表SCI3篇，中文1篇，山东省医学会科技进步奖一项。

于2022年10月在潍坊医学院麻醉创新诊疗研究院&附属医院疼痛与睡眠医学中心学习。

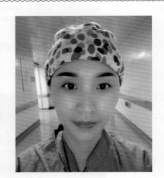

赠人以言，重于金石珠玉

杨婉君

初见

初次见到安建雄老师是在西安的麻醉年会上，虽然之前已有耳闻安建雄老师是一个非常随和的人，但是去分会场找他的时候，内心依然十分忐忑，不过在与他交流之后，我心里的石头终于放下了，当时我的脑海里只有一句话可以形容他，那就是"温文尔雅学术风"，在后来进修期间跟他的学习中也再次证实了我的印象。

对潍坊的印象是"好客山东，风都潍坊"，从高铁站到医院的路上，出租车司机热情的向我介绍了潍坊美食，站在医院门口，我真切感受到了潍坊的风，像山东人一样热情，后来才听老师们说："潍坊一年只刮两次风，一次六个月"。

病房篇

关于麻醉创新诊疗之"两弹一调控"，我想讲一个故事，是一位胸段带状疱疹后神经痛患者，患者76岁但带状疱疹后神经痛病史8年，合并严重的哮喘，一年四季、春夏秋冬从未穿过上衣，痛觉超敏折磨了他整整8年，他说："那种刀割一样的疼痛8年来从未停止过，衣服轻扫，微风吹来，甚至手的触碰动作，这些看似毫不起眼的举动，都能诱发剧烈的疼痛…"第1次见到这位患者是在门诊，当他听到治疗费用时发了很大的脾气，护士告诉他住院费可以报销，他说公家的钱也不能乱花呀！后来交谈中才了解到患者之前花了很多冤枉钱。几经波折后这位患者终于入院，在病房询问病史时，他因为疼痛甚至不愿跟我交流，经过1次"两弹一调控"的治疗后，老人家的脸上终于有了笑容，后来我再去病房的时候他都热情的与我交谈，仔细地描述着发生的疼痛改变，经过两次"两弹一调控"治疗后，老人家出院了，在出院当天我去病房看他时，他一边道谢一边流泪，他说："感谢安教授，感谢你们又让我穿上了衣服，我终于可以出门了"（图42-11）。

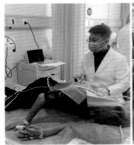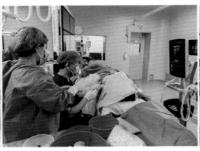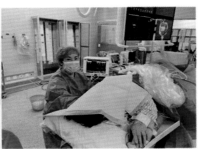

图42-11 操作

关于麻醉创新诊疗之"两快一滴定",也有讲不完的美丽故事,我要说的一个孕妈妈的故事,从怀孕8周起失眠就开始折磨她,反复就医,跑了一家又一家医院,没有人帮她解决困扰,所有人都告诉她"再熬一熬就好了",当她找到安建雄老师的时候已经怀孕34周了。入院查完房后医师进行了大讨论,每个人都发表了自己的意见(图42-12),正反方各执一词,最后安老师做了决定,一定要帮她解决问题,最后在安建雄老师的帮助下,她终于能睡个好觉了。还有来自全国各地的失眠抑郁患者,有年老的,也有年轻的,还有许多青春期的孩子,安建雄团队创新的"两快一滴定",拯救了太多抑郁焦虑的孩子,挽救了一个又一个支离破碎的家庭。

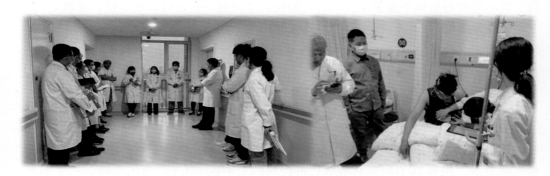

图 42-12　大查房

关于"两弹一调控"和"两快一滴定",有太多感人的故事,每一张照片都是一个又一个的美丽故事…

门诊篇

每周一和周三的知名专家门诊是进修医师最喜欢的地方,因为跟着安建雄老师上门诊总是收获满满,门诊所见病种多种多样,有些病真的是闻所未闻。失眠患者手中的一大把一大把口服药物,精神分裂症患者的激越与喋喋不休,抑郁症孩子眼里的不安与绝望,这些都是我未曾接触过的领域,没有门诊的磨炼,无法真正理解安老师的麻醉创新诊疗理念。安建雄老师与患者的交流方式、给患者普及专业知识以及对疾病的预判力,将会影响我的整个职业生涯(图42-13)。

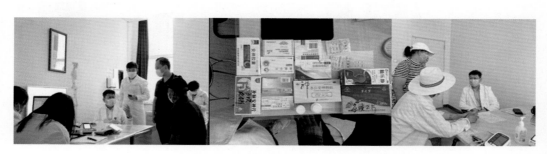

图 42-13　门诊

人物篇

赠人以言，重于金石珠玉，在我心中，每个老师都有影响着我的名言（图42-14）。

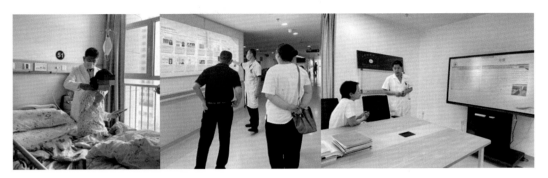

图42-14　学习

安建雄老师经常对进修医师说："患者把命交在医师手中，医师一定要对患者负责"，安建雄老师也用自己的行动践行着这句话。安老师的话让我想到罗素的名言，"对爱情的渴望，对知识的追求，对人类苦难无法遏制的同情心，这三种纯洁而无比强烈的感情苦苦支配着我的一生"。作为医师的我，正是用来拯救人类苦难的存在之一。

王若国老师是麻醉疼痛与睡眠医学中心最忙的那个人，他有许许多多的事情要处理，他也是离进修医师最近的老师，他告诉我们，在管患者的过程中，"患者的期望值非常重要"，我们在治疗的过程中，给予患者的期望值尽量不要超过治疗效果，不是对治疗效果不自信，而是低的期望值往往能达到更好的患者满意度，我觉得这是哲学问题。

李永祥老师是最有耐心的一位老师，哪怕只有一个失眠患者，他也会定期进行睡眠认知教育。是他告诉我"从麻醉医师到临床医师的角色如何转换"，他让我们一群学麻醉的医师学会了从围术期走出来，走到患者的吃喝拉撒中去。

游玩篇

大美山东，钟灵毓秀，对于一个北方人来讲，海边城市生活真的是梦里才有，对大海的向往一直都在，安建雄老师给了我们这样的机会，带我们去了渤海边和星光岛，渤海之眼，有着令人窒息的美，天水一色的星光岛以及大珠山小珠山，都如山水画般美好，每一帧都让人惊叹不已。

离别

始于初春，终于盛夏，不用刻意想起，相遇是一场奇迹。

感谢相遇，感谢安建雄老师的教导，感谢王老师、李老师和护理老师们的耐心讲解，感谢一起进修的全国各地的老师们，感谢照顾我生活的刘淑杰老师，感谢杨勇老师一直以来的鼓励，感谢又美又飒的左慕妍博士，还有小丽娜和我的门诊搭档耀祖博士，感谢安建雄老师的麻醉创新诊疗让我们相遇相惜（图42-15）。

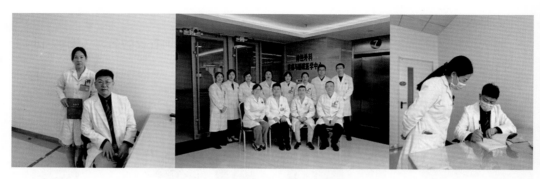

图 42-15 离别

　　不想离别，却又不得不离别，为了麻醉创新诊疗的传承，希望未来能够各自发光，让麻醉创新诊疗在全国各地以及国际上开出更多更美的花，怕言语太浅，道不出一起工作的你们有多好，只能向海风许愿，在山海相见！

　　杨婉君　医学硕士。

　　西安医学院第二附属医院麻醉科主治医师。

　　于 2023 年 3 月 1 日至 8 月 30 日在潍坊医学院麻醉创新诊疗研究院 & 附属医院疼痛与睡眠医学中心学习。

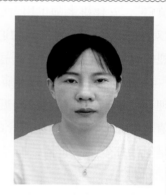

◦ 做有温度的医者 ◦

刘淑杰

潍坊医学院附属医院麻醉疼痛与睡眠医学中心和快速抗抑郁中心2022年成立以来，已经为全国多个大学和政府所属三甲医院培养了20余名麻醉创新诊疗人才。2023年5月22—24日，安建雄团队与中国睡眠研究会合作，召开第一期麻醉创新诊疗学术带头人研讨会。

2023年2月底，我来到潍坊医学院附属医院麻醉疼痛与睡眠医学中心，跟随安建雄教授学习麻醉创新理论和技术（图42-16）。光阴似箭，不知不觉中，三个月的学习生涯即将结束，在这三个月中，既有开始时对于新环境的紧张与彷徨，更有对新技术新理论的追求。此时在医院的点点滴滴化作了我的所见、所感、所想。

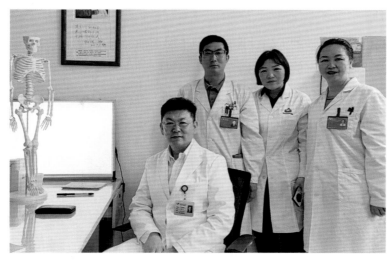

图42-16　安建雄与进修医师在一起（左三为作者刘淑杰）

所见

"两弹一调控"治疗的神奇："两弹一调控"是在DSA设备（或超声）引导下用高电压脉冲神经调控技术对神经根进行刺激，再用生物活性氧（医用三氧）精确包围带状疱疹病毒所侵袭的神经节，不仅可以抑制甚至杀死病毒，还可以修复受伤的神经。我们一起看看这个患病的老阿姨，她饱受病痛折磨（图42-17A），辗转几家医院都没有好的疗效，找到了安建雄教授才找到了希望，通过安建雄教授"两弹一调控"的治疗，老阿姨托着脸颊露出开心的笑容（图42-17B）。"两快一滴定"是安建雄教授团队对于抑郁失眠共病建立的创新诊疗体系，包括快速抗抑郁，快速鉴别诊断睡眠障

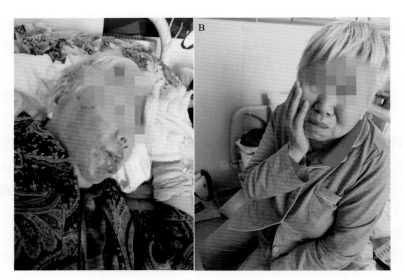

图 42-17　患者

碍，筛选诱导自然睡眠的最佳剂量和使用方法等，客观上为新型冠状病毒感染后遗症提供了解决方案。

面对着我们侃侃而谈的大姐，谁能想到十多天前，她还是一个躺在病床上浑身乏力、畏寒怕冷、处于失眠的患者呢？家属形容她吃的中药多得能当柴烧，这么多的药也没治好大姐的怪病，看到媒体的报道，找到了安建雄教授，这才治好困扰她们一家人的怪病。

当然，在我的这段学习期间，治好的患者还有很多很多，多家媒体都进行了报道，全国各地患者不远千里万里，纷纷慕名而来，包括藏族老乡、香港同胞（图 42-18）。

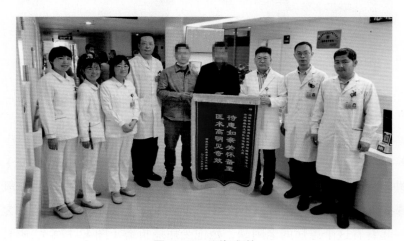

图 42-18　旌旗感谢

所感

每天早晨7点半高质量的晨课，使我体会到教学医院和基层医院的区别。进修期间时间安排得满满当当，上晨课、门诊、手术、管理患者、写病历，每天都有不同的收获。我认为做一个麻醉科医师与做一个疼痛睡眠科医师的区别在于，我所面对的不仅仅是一个生病的躯体，更是一个饱受疼痛失眠折磨的心灵。关心的眼神，关切的话语，耐心的聆听，甚至一个真诚的面容，都会给患者温暖，给他力量，使他充满信心对抗病痛。

"安医师是个很有温度的医师"，一个住了两次院的老病号这样说。"啊？"我感到很奇怪，"有温度？不应该是有风度吗"我眼睛里看到的安建雄教授是一个很"讲究"的医师，白大褂洁白干净，衬衣领带板板正正，特别有风度。但是在患者心中，他们感受到的是安建雄教授半俯的身躯，关切的眼神，认真的倾听，耐心的解答（图42-19）。这所有的一切都让患者感受到内心的温暖。医学是有温度的，在这一刻我瞬间明白了。

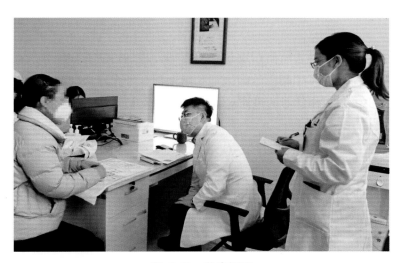

图42-19 认真倾听

所想

三个月的学习生涯虽短，但我却感受到了安建雄教授治疗患者的精髓，他不仅有高超的技术，先进的理念，更有一颗对待病患的爱心、仁心、良心和责任心。我学着像安建雄教授那样去用"心"来对待我所管床的患者，也得到了患者、家属的好评和认可。有时候我感觉自己学到的很少，因为知识是永远也学不够的，我只能一点一滴地去积累它。但有时我又感觉自己学到了很多，从安建雄教授的言行举止中我学着怎么去做一名真正的医师——良好的医德，广博的知识（不仅仅是医学知识），良好的沟通与交流能力，脚踏实地认真做事。安建雄教授常常把潍坊医学院附属医院麻醉、疼痛与睡眠医学中心比喻成麻醉创新诊疗疑难病"革命圣地"，我们这些跟着安建雄教授学习的进修医师就像一粒粒火种，把教授麻醉创新诊疗的技术和理念洒遍全国（图42-20）。

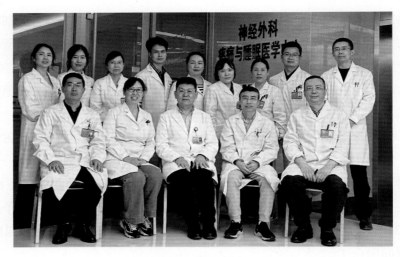

图 42-20　合影

感恩

我要感谢学习期间身边所有帮助过我的老师，特别感谢安建雄教授在学习期间给予我的指导和教诲，同时感谢王若国医师和李永祥医师在这段时间的帮助和照顾，最后也要感谢和我一起工作学习的进修老师们，谢谢大家！

刘淑杰

开封市人民医院麻醉科主任医师；科研成果1项、现立项1项，于2023年3月至2023年8月在潍坊医学院麻醉创新诊疗研究院＆附属医院疼痛与睡眠医学中心学习。

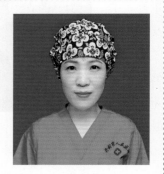

⊙向阳花开，硕果累累⊙

梁丽敏

初衷

我是一名在临床一线工作8年的麻醉医师。8年的时光里，每天穿梭于各个手术间，面对不同的患者，做着日复一日的操作，日出而作，戴月而归。近年来随着舒适化医疗的发展，越来越多的诊室和操作间有了我们麻醉医师的身影，麻醉的无痛和舒适化技术让越来越多的患者受益，麻醉医师的工作从局限于手术间小小的"围城"里逐渐从幕后慢慢被大家看到，被认可。但是，我自己却越来越感觉不到对自我价值的肯定，不想甘于现状，却又很迷茫，找不到方向。同时，因为工作的性质，自己和身边越来越多的同事、朋友、家人出现了睡眠障碍，让我觉得我必须要去做些什么，去自救，也去帮助更多需要的人。在这个迷茫的时期，安建雄教授的麻醉创新诊疗像一束光一样，让迷茫的我找到了方向。

奔赴

很荣幸，在2022年11月经学长的推荐联系上了安建雄老师，并且取得了宝贵的进修机会。因为当时在下乡期间，无法外出学习，所以看到安建雄老师朋友圈里一批又一批的进修老师结业，学习的热情就愈发迫切。在6月底结束了我的下乡对口支援工作以后，7月2号我就马不停蹄地直接来到了美丽的潍坊，开启我为期6个月的进修生活。进修的老师里，有部分是通过参加培训班之后，怀着对麻醉创新诊疗的热情来继续学习的；有部分是科主任或者院领导来参观访学后，被派遣来深入学习麻醉创新理念的。而我，似乎属于极少数里那个"孤勇者"。

初体验：研究型学科的美！

入科学习的第1周，就遇到了八十多岁的北海舰队退役老舰长，浑身插着管子（胃管、中心静脉导管、尿管，输液管），24小时心电监护，ICU多次下达了病危通知书，安建雄老师坚持"无论患者多危重都不能推诿"的原则，凭借其长期管理麻醉和重症医学救治危重症的经验及团队的共同努力，通过直肠三氧灌注和多模式睡眠等创新疗法，经过短短几天的治疗，老先生就能下地行走（图42-21）。家属感叹："我们真是太幸运了，原本要给老爷子准备后事了，结果幸运地遇上了安建雄博士！"这个病例（图42-22），让我看到了安建雄教授的医者担当及学术自信，也更加坚定了我学习的信念，麻醉医师不仅能治病，而且还能治别人治不好的病！

麻醉创新诊疗，贵在创新，重在研究；对于每一种疾病和疑难病症的深入研究不仅是一个学习的机会，更是一种勇于挑战和突破自我的提升。每天早上七点半的晨

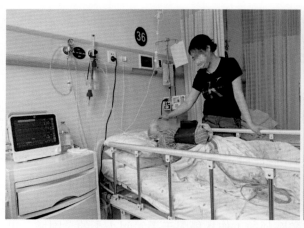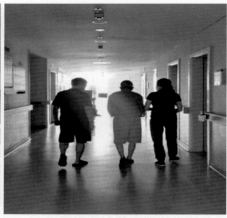

图 42-21　濒临绝境的北海舰队老舰长经过安建雄团队精心治疗 3 天后下地行走

八旬老人"首阳"几度病危，安建雄博士团队扭转乾坤

大众报业·齐鲁壹点　07-09 06:37　　　　　　　　　　　　　◎ 1420

记者 马媛媛

"爸，你今天气色真好！一会儿咱下床转转！"7月3日上午，济南市民张女士一边拉着父亲的手，一边高兴地对父亲说道。张女士的父亲已81岁高龄，今年5月下旬，老人首次感染新冠病毒后病情反复，身体出现多种不适，曾在当地重症监护室救治12天，家属数次准备后事。绝望之际，老人家属听说潍坊医学院附属医院安建雄博士团队在治疗新冠后遗症方面颇有成效，遂慕名转院就诊。尽管老人病危，情况不乐观，但安建雄博士仍毅然将老人收治。令人欣慰的是，仅经过5天的治疗，老人身体遂明显好转，并能下床走动，对于这个奇迹般的变化，家属十分满意。安建雄博士告诉记者，潍坊医学院附属医院在全国率先创立新冠感染后综合征门诊，作为一所大学医院，就应该有责任担当和学术自信，为更多患者带去希望。

图 42-22　媒体报道

会，报告学术进展、疑难病例讨论等丰富的教学活动，体现出了麻醉创新诊疗学科作为一门研究型的学科，它具有的浓厚的学术氛围，不断探索创新、严谨的科研态度，深深地影响了我。更庆幸的是，见证了现代麻醉学诞生178周年之际，我国第一个麻醉创新诊疗研究院在这里成立。

成长

在麻醉疼痛与睡眠医学中心的病房里，每天接诊来自天南海北的患者，比如内蒙古、西藏、新疆等，大都是不远千里慕名而来或者病友推荐而来。在这些患者里，有长期经受失眠折磨的患者，有抑郁不愿意沟通交流的孩子，有产后想自杀的新手妈妈，有精神分裂症激越状态大哭大笑的患者，有一天需要吃40片安眠药才能入睡的患者，安建雄老师总是细心询问患者的病史，耐心地去跟患者及家属沟通交流（图42-23）。

安建雄老师总会问患者"你的需求是什么"，尽可能地去帮助患者，尤其是家庭困难，经济拮据的患者。在这里，我不仅从安建雄老师身上学到了和患者的沟通交流，疾病的诊断和鉴别诊断专业知识，更学到了"医者仁心"，做一名有温度的医者（图42-24）。

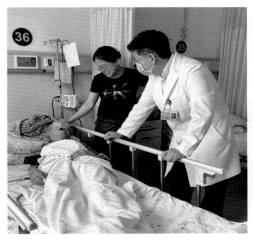
图42-23　沟通交流

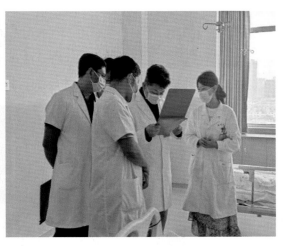
图42-24　查房和带教

也是在这里，我遇到了我第一个特别的患者：突发性耳聋患者。

这是一位青岛的女性患者，3个月前无明显诱因突发右耳听力完全丧失，伴24小时耳鸣持续存在，耳部闷胀感，情绪烦躁、焦虑，入睡困难等。在外院诊断为"突发性耳聋"，行高压氧、激素、巴曲酶及针灸调理（具体不详）治疗后，自诉右耳有音感但声音遥远，听力数字评分（0分完全听不到，10分正常听力）自评3分。最开始接管这个患者，我的内心是有疑问的，这是一个突发性耳聋患者，和麻醉创新治疗有关系吗？专科治疗效果都不好的患者，我们能治好吗？安建雄老师运用麻醉创新诊疗原理为患者制订了超声引导下交感神经调控、"两快一滴定"（快速抗抑郁，失眠快速鉴别诊断和睡眠滴定）、直肠三氧灌注等治疗方案。在第二次治疗后，患者不仅睡眠改善了，焦虑抑郁症状也得到了明显的缓解，并且听力也开始慢慢恢复。这对于我来说，也好像是打开了新世界的大门，学习的兴趣愈发浓厚。

在接下来的治疗中，安建雄老师要求每天汇报患者的治疗情况，用笔记录下每天的治疗方案及治疗效果，对日常治疗过程中成功与失败分析原因，查阅突发性耳聋相关治疗的最新文献及研究进展，在晨会上做病例讨论，通过大家的共同探讨，不断地改进治疗方案，最终，不仅患者得到了良好的预后，我们学员也通过查阅文献了解了疾病治疗的最新进展，提高了查阅和阅读文献的能力。通过每1次的讨论和讲课，也提高了我们青年医师的讲课水平，真正做到教学相长。安建雄老师常说："每一个患者，都是我们最好的老师"。感恩遇到的每一位患者，是他们帮助我们医路上的不断成长（图42-25，图42-26）。

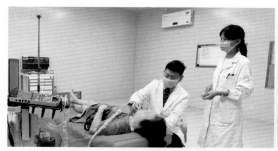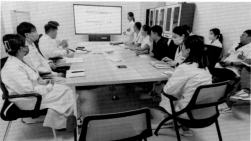

图42-25　教学与工作

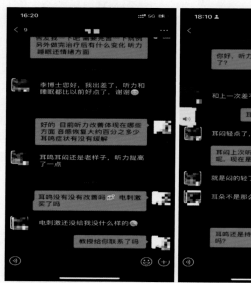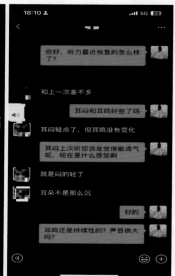

图42-26　患者反馈

潍坊医学院附属医院疼痛与睡眠医学中心将临床教学工作作为首要任务。

收获

润物细无声：在潍坊医学院的进修学习的这段时光里，安建雄老师常说：学问学问，就是要多学多问！不怕你问的问题不好，就怕你连问题都没有！所以安老师平常总是鼓励我们去主动发现问题，在专业知识方面和科研学术方面都让我们受益匪浅。

安全有效可复制理念：学习了"两弹一调控（影像引导下低浓度三氧注射加神经调控）"理念，安建雄教授独创的绿色疗法，不损坏一根神经，不注射一支激素，治愈了长期经受带状疱疹后神经痛折磨的患者，让坐着轮椅或者挂着拐杖来就医的股骨头患者找回下地走路的自由、让辗转多地求医的慢性盆腔痛终于有了笑容，看到了治愈的希望；学习了"两快一滴定"理念，让无数经历失眠痛苦，长期无法入睡的患者找回属于自己的"美梦"；让许多学龄期的青少年摆脱焦虑抑郁状态，重新回到校园，继续学业，完成他们的大学梦；帮助有自杀倾向的患者快速放弃自杀的意念，拯救一个又一个即将破碎的家庭。

回首这段时光，审视自身的改变。学会了很多先进的技术和方法，但最重要的收获还是观念的改变和思想的开阔，以及如何从一名麻醉科医师到临床医师的思维和认知的转变（图42-6）。

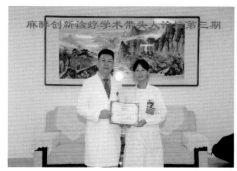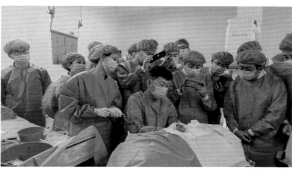

图42-27 颁发证书和手术示范

感恩

在这4个月中，由最开始接触每一个新的同事，紧张和不安，到慢慢地接受和融入这个团体，感受了如家人般的温暖。没见到安建雄老师之前，总觉得他是国内知名专家，有着一长串的头衔，应该是一位威严的长者。真正接触安建雄老师以后，才发现他平易近人，风趣幽默，对进修医师的学习和生活也十分关心（图42-28）。9月"初阳"的我，在安建雄老师和各位进修小伙伴的关心和帮助下，虽然独处异乡，却也觉得温暖。感谢生命中的每1次相遇，感谢和安建雄老师的这份师生之情，感谢安建雄老师麻醉创新诊疗团队王若国老师、李永祥老师、赵彩群医师、迟智佳医师和护理老师们的指导和帮助，感谢来自全国各地的进修老师的互相关心和照顾（图42-29）。

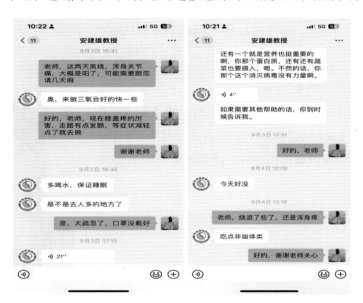

图42-28 师生之情

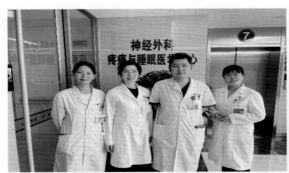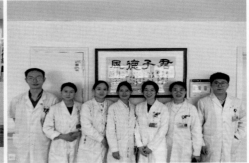

图 42-29　留念

寄语

从对前路的茫然无措，到以梦想为锚踏上白衣征程，踔厉奋发，笃行致远。

麻醉创新理念就像向阳花，向阳而生，经过不断的创新，实践，有了累累硕果。祝愿麻醉创新治疗学事业发展欣欣向荣（图 42-30）。

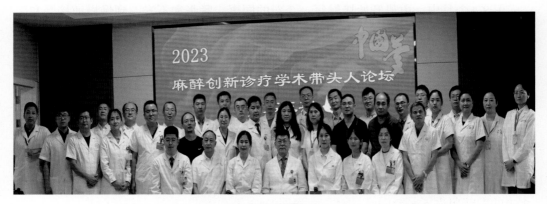

图 42-30　参加学科带头人论坛

梁丽敏　医学硕士

河南大学淮河医院麻醉科主治医师，发表论文2篇、主持省级课题1项，于2023年7—12月在潍坊医学院麻醉创新诊疗研究院&附属医院疼痛与睡眠医学中心学习。

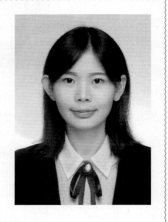

麻醉医师从"幕后"到"台前"，如何破局？

李 备

> 麻醉医师只能干这些工作吗，我们还可以干什么？怎么才能从幕后走到台前，做一名真正意义上的"临床医师"？
>
> ——一位麻醉医师曾经萦绕心头的疑问

迷茫

我是一名在基层二甲医院麻醉科工作了十多年的医师。数年来，经过临床的摸爬滚打，麻醉技能磨联得近乎娴熟，每天穿梭在各个手术间内，气管插管全身麻醉、腰硬联合麻醉、超声引导神经阻滞、无痛胃肠镜、深静脉穿刺置管等等各种麻醉操作做个不停，应付日常的麻醉工作，可以说是得心应手、游刃有余。但是随着年龄的增长，我却越来越不安于现状，不安于能一眼望到老的重复机械的工作，有不安，更有不甘。这种不安和不甘，让我变得越来越迷茫，内心一直有一个声音在呼唤：麻醉医师只能干这些工作吗，我们还可以干什么？怎么才能从幕后走到台前，做一名真正意义上的"临床医师"？

思考、迷茫了很久很久，没找到答案，也没有人给我答案……

曙光和希望

多年前，从学术期刊上读到了著名麻醉与疼痛学家安建雄博士提出的麻醉创新诊疗治疗顽固性失眠、带状疱疹后神经痛以及股骨头坏死等疑难病的论文，内心犹如无边的黑暗照进了一缕曙光，但又有深深的怀疑和疑虑：麻醉创新诊疗真的有这么神奇？效果真的这么好？会不会是在自娱自乐而已？因为和北京相隔甚远，没有找到合适的机会去学习和深入了解安建雄博士引领的麻醉创新诊疗工作，仅仅是知道了麻醉学原理治疗疑难病的创新概念，却没有抱多少希望。就这样兜兜转转又几年，直到看到安建雄教授发布的麻醉创新诊疗学术带头人培训班的学习通知，才知晓安建雄教授现已被潍坊医学院附属医院作为特聘教授，并创建了麻醉、疼痛与睡眠医学中心，我内心感到一阵狂喜——淄博到潍坊，开车也就2小时的路程，这么近的距离，让求学变得异常容易，于是毫不犹豫地报名参加了培训班，耳听为虚、眼见为实，我想看一看，所谓的"麻醉创新诊疗疑难病"，到底是一个怎样的存在。

初涉麻醉创新诊疗

春暖花开之际，来到了美丽的"鸢都"潍坊，参加了第一期麻醉创新诊疗学术带头人培训班，短短的三天时间，安建雄教授团队倾囊相授，从理论培训到手术室实战参观再到病房查房，给我们带来了史无前例的学术上的饕餮盛宴，看到了用神经调控技术来治疗三叉神经痛、带状疱疹后神经痛，腹腔三氧水注射治疗慢性顽固性盆腔疼痛等特色手术，"两快一滴定""两弹一调控""全神经损伤学说"等颠覆性创新理论学说更是让我的内心受到了极大的震撼，简直是让人拍案惊奇！我真正感受到麻醉不仅仅是"麻醉"而已，确实能在多种疾病的诊疗方面大显身手（图42-31）。安建雄教授指出，保证要让每一个参加培训班的人学得会、回去之后用得上，安建雄经常强调，创新技术教学要做的：安全、有效和可复制。可重复的技术，才是好的技术！但是对我来说，激动之余，尚存一丝忐忑，这些技术能不能完美复制过来，能不能在基层医院生根发芽，这里又要打一个大大的问号。

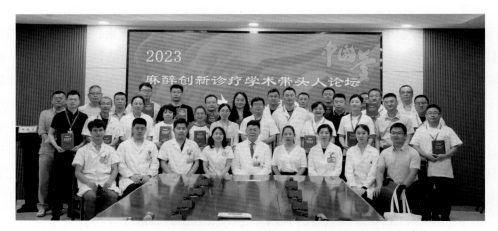

图42-31　参加麻醉创新诊疗学术带头人培训班

实践

从潍坊医学院附属医院回来以后，虽然信心满满，雄心壮志，但是又好像无从下手。同事得知我在安建雄教授那里学习了麻醉创新诊疗，问我能治疗什么病，我说可以治疗新型冠状病毒感染后遗症、带状疱疹后神经痛、顽固性失眠等。同事说：正好，我母亲自从感染新型冠状病毒以后，浑身乏力，胸闷气短、上半身发热、下半身冰冷、脾气大、易烦躁。问我能不能治疗？我在安建雄教授那里学习期间已亲眼看到类似病例，所有我自信地说我说能！接下来真的是见证奇迹的时刻，当天上午过来做了第1次治疗，来的时候阿姨还有些不情愿、不信任，不相信一个麻醉医师也能治病，还治疗内科、外科医师都治疗不了的病，结果经过短短一个小时的"超声引导星状神经节阻滞＋直肠三氧灌注疗法"治疗，阿姨感觉浑身轻松，所有的上述临床症状竟然完全消失了，阿姨直呼神奇，露出了久违的灿烂笑容，不停地给我们竖大拇指。并且欣然接受作为典型案例出镜，为我麻醉创新诊疗工作拍摄了宣传视频。成功复制出第一个安建雄博士创建的新型冠状病毒感染后遗症效果后，给予我极大的信心和鼓舞，让我坚定了干下去的决心！第一次的成功宣传以后，慕名而来的患者越来越多。一个大姐，感染新型冠状病毒之后，出现了严重的抑郁、焦虑伴顽固性失眠，浑身游走性疼痛。经过2个疗程的（20次）星状神经节阻滞+直肠三氧灌注疗法，现已基本痊愈，在高兴、激动之余，亲笔为我写了一封饱含真情的感谢信（图42-32），这也是我迄今为止，职业生涯收到的第一封感谢信！

图42-32　患者的感谢信

反思

人就是这样，知足而后知不足！用安建雄教授的麻醉创新诊疗技术和理念可以很好地治疗新型冠状病毒感染后遗症，顺利实现了从大三甲医院到县级基层医院的对接，但是安建雄教授提出的其他理念和技术能不能行呢？我还没有真正实践过，并且越来越感觉自己还是没有学到安建雄教授知识理论体系的精髓，充其量是学到了一点皮毛而已，要想完全吃透麻醉创新诊疗的精髓，还要继续加强学习！于是，我又连续果断报名参加了第二期、第三期麻醉创新诊疗学术带头人培训班（图42-33），对麻醉创新诊疗有了更深、更全面的认识，尤其是"神经病理性疼痛的全神经损伤学说"，在我这段时间接诊的很多慢性疼痛的患者身上，得到了充分的印证：很多慢性疼痛的患者，初始发病的根源可能仅仅是一支细小的外周神经，但是随着疾病的进展，患者会出现沿着外周神经逆行的神经节、神经根甚至是脊髓、大脑的中枢性破坏，进而出现以往疼痛理论（包括权威的闸门控制理论）很难解释其怪异复杂临床现象。中枢神经系统可影响外周神经系统，外周神经系统同样可逆行影响中枢神经系统，

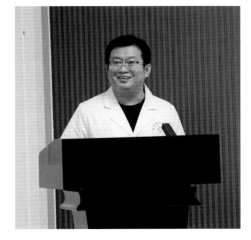

图42-33　作者分享麻醉创新诊疗工作

它们是一个整体，应该用全局、整体思维来对很多疾病有一个全新的认识，而不应该用简单、机械的想法去"头痛医头、脚痛医脚"！

再实践

带着思路走，永远不迷路！在接受了安建雄博士提出的"疼痛的全神经损伤学说"的再洗礼以后，接诊了一位复杂顽固性疼痛的患者：两侧上臂内侧疼痛多年，辗转全国各大医院，均没有得到有效的治疗，今年开始身体每况愈下，找到我的时候，是被亲属3个人架着过来的！我根据安建雄博士提出"全神经损伤学说"的理论，并应用安建雄博士创建的影像精确引导下三氧注射和特殊神经调控，现患者已脱胎换骨，能吃能睡，从治疗到现在近2个月的时间，胖了十几斤！患者和家属也是送来了锦旗（图42-34）和礼物表达感激之情！

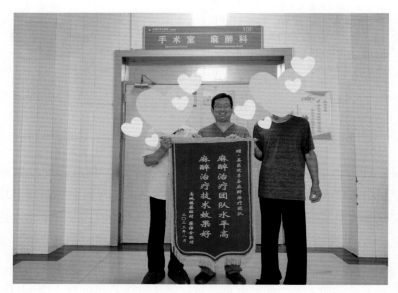

图 42-34 收到锦旗

学有小成

经过三次"麻醉创新诊疗学术带头人培训班"的洗礼，接受了安建雄教授团队耳提面命的谆谆教导（图42-35），现在我已成功开展了新型冠状病毒感染后遗症、带状疱疹后神经痛等复杂顽固性神经病理性疼痛的治疗工作，近期准备开展慢性顽固性失眠等的诊疗工作。回首这几个月的历程，恍如隔世！现在的我，已经顺利实现了多年的梦想，从"幕后英雄"转型成为"台前医师"，短短2个多月的时间里，收到了7面锦旗，比我十几年麻醉工作收到的锦旗还要多！我也成了医院小有名气的"神医"，疑难杂症现在都找我治疗或者会诊。也深感肩上的担子和责任越来越重，前路漫漫、未来可期，相信在安建雄教授的带领下，坚定信心走好"麻醉创新诊疗"这条路，未来定能取得更大的成就！

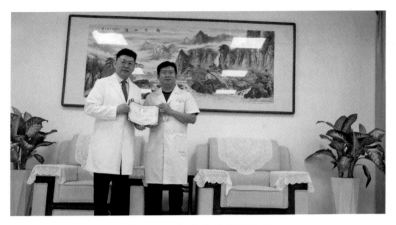

图 42-35　与安建雄教授合影

感恩

人生天地间，各自有禀赋；为一大事来，做一大事去！

我想这句话用在安建雄教授身上，最为贴切！以安教授的资历、学识、学术水平，本可以安逸地享受生活，但他却毅然决然的选择了一条不断探索、不断创新的艰辛之路。回顾安教授的过往会发现，安教授这么多年来，不是在创新，就是在创新的路上。正因为有了安教授的创新和探索，才给像我这种迷茫的麻醉医师带来了希望、指明了道路！

再次衷心感恩、感谢安建雄教授以及他所带领的团队！

无以为报，只能把安建雄教授给予的知识学以致用，并且发扬光大，用成功的辉煌向恩师证明自己并没有让他们失望！

李　备　医学硕士。

高青县人民医院麻醉科主治医师，发表国家级学术论文3篇，实用新型发明专利3项，先后参加三期麻醉创新诊疗学术带头人论坛暨精品培训班。

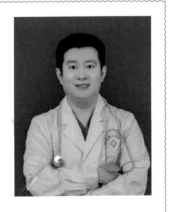

麻醉创新诊疗名词解释

周围神经病理性疼痛全神经损伤学说

关于疼痛的机制有很多学说，但只有1965年梅尔扎克（Malzack）和沃尔（Wall）发表的"痛觉闸门控制学说"被广泛接受。随着时间推移，"闸门控制学说"很难解释诸如复杂性区域疼痛综合征和幻肢痛等魔鬼般疼痛的临床现象。安建雄博士通过自己的临床和实验研究，结合文献支持，于2022年10月在中华医学会疼痛学分会官方杂志《中国疼痛医学》发表"周围神经病理性疼痛全神经损伤学说"（comprehensive neural insult theory）。该假说的核心内容为：周围神经损伤引发的神经病理性疼痛，常伴有中枢神经系统全神经结构的损伤和认知障碍，传统抗惊厥药虽然可以缓解疼痛，但不能修复损伤的神经结构，也不能改善认知障碍；而（电、磁、光、化学等）神经调控技术在缓解疼痛的同时，也可修复患者中枢神经系统的损伤，相应地也会改善认知功能障碍。临床实践表明，疼痛全神经损伤学说可以改变临床行为和范式，促进患者远期预后，安建雄团队用神经调控和修复彻底替代传统的糖皮质激素注射与神经损毁，并发症显著减少，远期效果明显改善。

阅读参考

［1］ AN JX, LIU H, CHEN RW, WANG Y, WILLIAMS JP. Computed tomography-guided percutaneous ozone injection of the Gasserian ganglion for the treatment of trigeminal neuralgia [J]. J Pain Res. 2018, 11: 255-263.（CT引导下经皮三氧注射半月神经节治疗三叉神经痛）

［2］ 安建雄, 张建峰. 周围神经病理性疼痛新学说: 全神经损伤 [J]. 中国疼痛医学杂志, 2022, 28(10): 724-732.

[3] ZHANG JF, WILLIAMS JP, ZHAO QN, AN JX. Combined high-voltage pulsed radiofrequency and ozone therapy *versus* ozone therapy alone in treating postherpetic neuralgia: a retrospective comparison [J]. Med Gas Res. 2023, 13(1): 15-22. （高电压脉冲射频联合三氧治疗与单独三氧治疗带状疱疹后神经痛: 一项回顾性研究）

[4] GAO L, CHEN RW, WILLIAMS JP, AN JX. Efficacy and Safety of Percutaneous Ozone Injection Around Gasserian Ganglion for the Treatment of Trigeminal Neuralgia: A Multicenter Retrospective Study [J]. J Pain Res. 2020, 13: 927-936. （半月神经节周围经皮三氧注射治疗三叉神经痛的疗效和安全性: 一项多中心回顾性研究）

[5] 人民网报道: 我国麻醉与疼痛专家提出神经病理性疼痛新学说（网址: https://m.peopledailyhealth.com/articleDetailShare?articleId=d0bcb06a1a364167899fac30e42ccaf2）

[6] 光明网报道: 我国麻醉与疼痛学家发表神经病理性疼痛新学说: 全神经损伤（网址: https://share.gmw.cn/health/2022-10/09/content_36071855.htm）

慢性失眠全神经损伤学说

慢性失眠障碍是各种原因引起的睡眠节律的紊乱，长期睡眠节律紊乱会引起包括脑和脊髓在内整个中枢神经系统神经细胞的广泛损伤；传统的安眠类药物，包括抗抑郁药和抗精神病药物会进一步加重这种损伤。用病人自控仿生睡眠为主的多模式睡眠反复、长期纠正紊乱的睡眠节律，不仅可以恢复脑功能，也即恢复正常睡眠节律，也会修复中枢神经结构性损伤。

阅读参考 ————————————————————

郑鑫, 安建雄. 慢性失眠的新学说: 全神经损伤 [J]. 中华麻醉学杂志, 2023, 43(11): 1287-1291.

病人自控睡眠

是指当患者需要睡觉时，自己可以通过自控给药装置，将可诱导自然睡眠的药物按照预先规定的安全剂量注入静脉而入睡。病人自控睡眠的疗效开始主要体现在纠正异常的睡眠节律，在一定时间内通过反复调控睡眠结构，达到缓解失眠焦虑的同时，因慢性失眠损伤的脑神经结构也会得以修复，最终达到治愈失眠的目的。病人自控睡眠（patient-controlled sleep）概念由我国麻醉创新诊疗学科带头人安建雄博士提出，先后发表在相关中文核心期刊和国际英文期刊，为睡眠医学增加了中国元素。

麻醉创新诊疗名词解释

阅读参考

［1］ AN JX, WILLIAMS JP, SHI L, ZHANG WH. Feasibility of Patient-Controlled Sleep with Dexmedetomidine in Treating Chronic Intractable Insomnia [J]. Nat Sci Sleep. 2020, 12: 1033-1042.（右美托咪定诱导病人自控睡眠治疗慢性顽固性失眠的可行性）

［2］ 光明网报道: 我国麻醉与睡眠医学医生率先发表"病人自控睡眠"新概念（网址: https://share.gmw.cn/health/2020-11/20/content_34387226.htm）

［3］ 人民网报道: 我国麻醉与睡眠医学医生率先发表"病人自控睡眠"新概念（网址: http://health.people.com.cn/n1/2020/1124/c14739-31942143.html）

［4］ 中国睡眠研究会官微: 病人自控睡眠治疗慢性顽固性失眠的可行性: 一项试点研究（网址: https://mp.weixin.qq.com/s/D7zynl5MraEFPW76vFOrWg）

两弹一调控

是指在X线和超声等影像技术引导下，将生物活性氧（医用三氧）注射到组织病变靶点，通过抗炎消肿、抗病毒和组织修复作用，达到缓解疼痛和恢复神经肌肉正常功能；高电压脉冲神经调控则可以通过电场调整紊乱的神经电活动达到镇痛作用。"两弹一调控"最早由我国疼痛学家安建雄教授提出，将影像引导技术比喻为导弹，而三氧注射形容为霰弹，为增加疗效，联合了神经调控。研究发现"两弹一调控"对国际上公认的带状疱疹后神经痛和复杂性区域疼痛综合征等顽固性疼痛具有良好的远期疗效，彻底替代了以往的糖皮质激素注射和神经损毁等传统治疗模式。研究结果显示，与传统方法相比，"两弹一调控"降低了激素注射和神经损毁的并发症，远期疗效得以显著提高。

阅读参考

［1］ GAO L, CHEN RW, WILLIAMS JP, AN JX. Efficacy and Safety of Percutaneous Ozone Injection Around Gasserian Ganglion for the Treatment of Trigeminal Neuralgia: A Multicenter Retrospective Study [J]. J Pain Res. 2020, 13: 927-936（中文翻译　三氧神经节注射治疗顽固性三叉神经痛的多中心临床研究）

［2］ LIN SY, ZHANG SZ, AN JX, WILLIAMS JP. The effect of ultrasound-guided percutaneous ozone injection around cervical dorsal root ganglion in zoster-associated pain: a retrospective study [J]. J Pain Res. 2018, 11: 2179-2188.（"导弹＋霰弹"治带状疱疹后神经痛新技术）

［3］ 孙丽娜, 云梦真, 马宝丰等. 头面部带状疱疹后神经痛微创疗法的非随机对照研究 [J]. 中国疼痛医学杂志, 2023, 29(03): 179-185.

［4］ ZHANG JF, WILLIAMS JP, ZHAO QN, AN JX. Combined high-voltage pulsed radiofrequency and ozone therapy *versus* ozone therapy alone in treating postherpetic neuralgia: a retrospective comparison[J]. Med Gas Res. 2023;13(1):15-22. （"两弹一调控"治疗疱疹后神经痛）

［5］ 人民网报道: 多中心临床研究证实三氧神经修复疗法可有效控制三叉神经痛 （http://yn.people.com.cn/health/n2/2020/0507/c228588-33998866.html）

［6］ 光明网报道: 高电压脉冲射频可解除头颈部疱疹后遗神经痛（https://health.gmw.cn/2019-06/09/content_32904096.htm）

［7］ 齐鲁晚报报道: 疼痛专家安建雄: 研究疼痛三十年, 只为"天下无痛"（https://baijiahao.baidu.com/s?id=1747307256506179900 & wfr=spider & for=pc）

［8］ 山东第二医科大学附属医院官方报道: "两弹一调控"创新疗法治疗缠腰龙效果显著（http://www.wyfy.cn/contents/140/11598.html）

多模式睡眠

根据患者失眠障碍的特征以及病情发展的不同阶段, 配合病人自控给药装置, 在实时心电、脑电、呼吸监测下, 通过不同药物和治疗方法配合的一种个性化治疗手段, 旨在恢复患者正常睡眠周期的同时, 也治疗由失眠引发的一系列焦虑、抑郁、药物依赖和睡眠认知障碍综合征。"多模式睡眠"（multimodal sleep）包括五个基本步骤: 多学科评估, 滴定, 药物依赖脱毒, 患者居家自控睡眠和预防复发。"多模式睡眠"由我国麻醉创新诊疗学科带头人安建雄博士提出, 先后发表在中文核心期刊《中华麻醉学杂志》和美国睡眠医学会官方杂志 *Clin J Sleep Med*《临床睡眠医学杂志》, 为睡眠医学增加了中国元素。

阅读参考

［1］ 安建雄, 张建峰, 赵倩男, 等. 多模式睡眠: 慢性失眠的创新疗法 [J]. 中华麻醉学杂志, 2020, 40(5): 520-523.

［2］ ZHANG J, WILLIAMS J, ZHAO Q, et al. Multimodal sleep, an innovation for treating chronic insomnia: case report and literature review [J]. Journal of clinical sleep medicine: JCSM: official publication of the American Academy of Sleep Medicine, 2021, 17(8): 1737-1742. （多模式睡眠是治疗慢性失眠的一种创新: 病例报告和文献综述）

［3］ 光明网报道: https://health.gmw.cn/2020-09/14/content_34184294.htm

［4］ 人民网报道: http://health.people.com.cn/GB/n1/2020/0914/c14739-31860726.html

［5］ 潍坊新闻网: http://www.davioo.com/content/2022-06/30/content_2554449.htm

麻醉创新诊疗学

用麻醉学原理或技术，对经过传统疗法疗效不好，或者不愿意接受传统疗法的顽固性疼痛（PHN，CRPS，慢性盆腔痛）、失眠、物质成瘾，以及其他疑难病（股骨头坏死，顽固性呃逆）等开展创新诊断和治疗的麻醉亚学科。安建雄团队于2019年提出"麻醉创新诊疗"概念，2023年山东第二医科大学麻醉创新诊疗研究院获批，安建雄任创始院长，2023年中华医学会麻醉学分会在俞卫峰教授主持下投票通过，建立麻醉创新诊疗学组，标志着这一亚学科开始形成，2024年安建雄与方七五主编的《麻醉创新诊疗学：麻醉学原理诊治疑难病》由清华大学出版社出版。

麻醉精神病学

麻醉精神病学（Anesthesia psychiatry）是指通过麻醉药物、方法、技术、设备和理念来治疗精神心理疾病的一门新兴学科，治疗方向包括睡眠障碍、抑郁障碍、双相情感障碍、创伤及应激相关障碍、身心疾病、物质使用障碍、激越、非自杀性自伤、精神科重症监护以及精神障碍围术期管理，强调通过麻醉药物、技术、设备等手段对原发疾病及症状进行治疗，以达到快速治愈或长期稳定的目的。2022年秋天山东省精神卫生中心麻醉科负责人任国强在安建雄团队进修麻醉创新诊疗抑郁失眠，2023年在该院建立安建雄博士工作室，山东精神卫生中心主要领导建议设置麻醉精神医学新学科，2024年麻醉精神医学定义在安建雄主编的《麻醉创新诊疗学》发布。

仿生睡眠滴定

不同于传统用安眠或麻醉药镇静催眠，仿生睡眠滴定（biomimetic sleep titration）是指通过右美托咪定等作用于蓝斑的仿生睡眠药物，诱导出人类自然睡眠，从而为居家病人自控睡眠提供个性化用药方案。诱导自然睡眠过程中，不仅可以发现适合患者自然睡眠的药物剂量，而且还可以发现是否有副作用及解决方案；同时可以迅速筛查出睡眠呼吸暂停综合征、不安腿综合征等长期被误诊的失眠障碍相关疾病，在一定程度上比多导睡眠监测更高效和敏感。为这类长期隐匿性失眠相关疾病找到了新的诊断措施，是麻醉学对睡眠障碍诊断学领域的新贡献。

阅读参考 ————————————————————

[1] ZHANG X, LV N, LI X, et al. The value of drug-induced sleep computed tomography in diagnosis of obstructive sleep apnea syndrome: a pilot study [J]. Acta Oto-Laryngologica, 2019, 139(10): 895-901.

[2] BALDASSARI C M, LAM D J, ISHMAN S L, et al. Expert Consensus Statement: Pediatric Drug-Induced Sleep Endoscopy [J]. Otolaryngol Head Neck Surg, 2021, 165(4): 578-591.

[3] 方七五, 钱晓焱, 郑鑫, 等. 右美托咪定滴定判断不宁腿综合征的准确性 [J]. 中华麻醉学杂志, 2021, 41(7): 861-864.

[4] 安建雄, 张建峰, 赵倩男, 等. 多模式睡眠: 顽固性失眠的创新疗法 [J]. 中华麻醉学杂志, 2020, 40(5): 520-523.

[5] AKEJU O, HOBBS L E, GAO L, et al. Dexmedetomidine promotes biomimetic non-rapid eye movement stage 3 sleep in humans: A pilot study [J]. Clin Neurophysiol, 2018, 129 (1): 69-78.

反向滴定

慢性失眠患者的多模式睡眠方案里, 我们更多采用慢脱毒, 而"反向滴定"法是慢脱毒过程中, 让患者避免戒断症状的一个重要措施。"滴定"通常指化学实验中的酸碱度中和实验, 麻醉医生在给手术患者 (特别是重症和老年患者) 麻醉给药时, 为了避免血流动力学过度波动, 通常会缓慢、分次将所需的镇痛药和镇静药逐渐加到手术所需的血药浓度, 这一过程形象地被描述为"麻醉滴定"。慢性失眠或抑郁合并失眠患者, 长期服药会产生药物耐受、依赖甚至成瘾现象, 在实施病人自控睡眠为主线的多模式睡眠过程中, 为了既能达到减少和停用口服安眠类和抗抑郁类药物, 又不让患者遭受药物戒断的痛苦, 需要从小剂量开始试探性测试减药的剂量和速度, 我们将这一过程称作"反向滴定"。简言之, 反向滴定就是在为药物依赖患者进行慢性脱毒时, 让患者在没有严重戒断症状的前提下减停依赖药物的最大速度和剂量的过程。由于每次减药间隔需要3周左右, 这一过程通常是一个漫长过程, 一般需要数月到半年。药物脱毒不仅有助于慢性失眠患者恢复自然睡眠节律, 对因长期失眠和使用催眠药物造成的神经细胞结构损伤的修复有重要意义。

超快速抗抑郁

"超快速抗抑郁"(ultra rapid anti-depression) 是将最强和最快的两种抗抑郁疗法

"改良电休克"和"（艾司氯胺酮）静脉快速抗抑郁"联合使用，从而迅速有效控制顽固性抑郁患者病情，特别是伴有严重自杀倾向者症状的患者。静脉快速抗抑郁起效时间通常在2～24小时起效，远超过口服抗抑郁药3～4周起效，因此被称为快速抗抑郁。"超快速抗抑郁"新概念由安建雄博士于2024年6月15日正式提出，并首先在媒体报道。

超级电休克

电休克（electroconvulsive therapy，ECT）最早于1938年在意大利用于临床，由于患者在清醒状态下接受头部电刺激，不仅令人恐惧，而且由于脑细胞癫痫波发作时肌肉剧烈抽搐会诱发骨折和缺氧，严重并发症频发，使用受到限制。20世纪50年代，电休克改在全身麻醉下进行后，并发症显著下降，麻醉下电休克被称为"改良电休克（modified electroconvulsive therapy，MECT）"。2011-2016年间，安建雄团队将MECT进一步改进，将麻醉深度控制在脑电双频指数（BIS）70，肌肉松弛监测TOF=0，喉罩控制气道情况下，电休克治疗时脑电监测癫痫波发作的成功率可达100%，安建雄将该方法称为"改良电休克再升级"，该成果发表在国际电休克与神经刺激协会官方杂志"Journal of ECT"。 2024年6月15日安建雄又提出"超级电休克"（Super electroconvulsive therapy，Super ECT）新概念，主要内容是在改良电休克升级基础上，重复头部电刺激不仅可以多次诱发癫痫波发作，而且癫痫波的发作时间可能会比前一次更长。这一现象提示，电休克治疗通过延长单次麻醉癫痫波的发作次数和时间，可能会提高治疗效果，并减少麻醉次数，从而提高电休克治疗效率和减少记忆力损伤等并发症发生率和严重程度。

阅读参考

LIU CC, QIAN XY, AN JX, WILLIAMS JP. Electroconvulsive Therapy Under General Anesthesia With Cisatracurium, Laryngeal Mask Airways, and Bispectral Index [J]. J ECT. 2016; 32(1): 17-19.

介入精神病学

在影像引导下，将声、光、电、磁和化学药物准确作用于病变部位或相关靶点，通过物理或化学神经调控作用对精神类疾病进行诊断和治疗，我们称作"介入精神病学"（Interventional psychiatry）。以往精神类疾病多数采用口服药物和无创物理治疗，虽然简单安全，但疗效和效率受到一定限制。介入精神病学有可能显著提高改变此类疾病治疗效率。

阅读参考

李永祥, 王若国, 迟智佳, 安建雄. 安眠穴高电压脉冲射频调控治疗失眠 1 例 [J]. 手术电子杂志, 2024, 11(1): 77-80

（安建雄　方七五　任国强　刘采采　沈晶晶）

麻醉创新诊疗名词解释